Hefte zur Unfallheilkunde
Beihefte zur Monatsschrift für Unfallheilkunde
Herausgegeben von
J. Rehn und L. Schweiberer

124

10. Tagung

der Österreichischen Gesellschaft
für Unfallchirurgie

11. und 12. Oktober 1974, Salzburg

Kongreßbericht
im Auftrage des Vorstandes zusammengestellt
vom Sekretär der Gesellschaft

E. Jonasch

Mit 110 Abbildungen

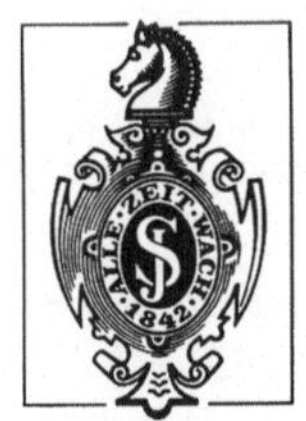

Springer-Verlag
Berlin · Heidelberg · New York 1975

ISBN-13: 978-3-540-07495-3 e-ISBN-13: 978-3-642-95278-4
DOI: 10.1007/978-3-642-95278-4

Library of Congress Catalog Card Number: 53-26914

Inhaltsverzeichnis

Referentenverzeichnis

ANDRASINA, J., Dr.: CS-04190 Košice, Rastislavova 53
ARCT, W., Doz. Dr.: PL-45-050 Opole, Zajaczka 20
ARZINGER, H., Doz. Dr.: DDR-701 Leipzig, Liebigstraße 20a
BARAC, M., Prim. Dr.: YU-Zagreb, Draskoviceva ulica 19
BAUER, J., Prim. Dr.: CS-04190 Košice, Rastislavova 53
BECK, A., Dr.: A-1090 Wien, Spitalgasse 23
BECK, E., Prim. Dr.: A-6800 Feldkirch, Unfallkrankenhaus
BONNEL, F., Dr.: F-3400 Montpellier, Hôpital St. Eloi
BUCHHOLZ, H., Prof. Dr.: D-2 Hamburg, 1, Lohmühlenstraße 5
COPIN, G., Dr.: F-45 Strasbourg, Boulevard Clémenceau
DENCK, H., Doz.Dr.: A-1130 Wien, Wolkersbergenstraße 1
DOSSA, J., Dr.: F-3400 Montpellier, Hôpital St. Eloi
EBERLE, H., Prof. Dr.: CH-8006 Zürich, Rämistraße 100
ECKE, H., Prof. Dr.: D-63 Gießen, Klinikstraße 37
ENDER, H.G., Dr.: A-1090 Wien, Ferstelgasse 9
ENDER, J., Prim. Dr.: A-4400 Steyr, Unfallabteilung
ERLACHER, G., Dr.: A-4111 Walding, Siedlung 18
FELDKAMP, G., Dr.: D-6900 Heidelberg, Chir. Univ.-Klinik
FINK, D., Dr.: A-5020 Salzburg, Dr. Franz Rehrl-Platz 5
FLOTH, H., Dr.: A-1160 Wien, Paulinensteig 8
FOERSTER VON G., Dr.: D-2 Hamburg 1, Lohmühlenstraße 5
FRIESEE, H. Dr.: A-1120 Wien, Kundratstraße 37
GÖRDES, W., PD Dr.: D-8 München 90, Harlachinger Straße 51
HARNACH, Z., Dr.: CS-66250 Brno, Ponavka 6
HAUSMANN, E., Dr.: A-3100 St. Pölten, Allgem. Krankenhaus
HEISS, W., Prof. Dr.: D-6900 Heidelberg, Chir. Univ.-Klinik
HERTEL, P., Dr.: D-665 Homburg/Saar, Chir. Univ.-Klinik
HIEBLER, W., Dr.: A-8036 Graz, Auenbruggerplatz, Landeskrankenhaus
HÖNIG, M., Dr.: A-4400 Steyr, Unfallabteilung
HÖNIG, V., Doz. Dr.: H-Budapest VIII, Mezö Imre ut 17
HUBMER, G., Dr.: A-8036 Graz, Auenbruggerplatz, Landeskrankenhaus
HUPFAUER, W., PD Dr.: D-43 Essen, Hufelandstraße 55
JAHNA, H., Prim. Dr.: A-1120 Wien, Kundratstraße 37
JANZIK, W., Dr.: D-6900 Heidelberg, Chir. Univ.-Klinik
JONAS, M., Dr.: A-1130 Wien, Wolkersbergenstraße 1
JONASCH, E., Dr.: A-1200 Wien, Donaueschingenstraße 13
JUNGBLUTH, K.H., Prof. Dr.: D-2 Hamburg, 20, Martinistraße 52

KAŽÁR, G., Dr.: H-1430 Budapest, VIII, Mezö Imre ut 17
KESSLER, E., Prof. Dr.: D-6500 Mainz, Langenbeckstraße 1
KISSLER, F., Prim. Dr.: A-3500 Krems/Donau, Allgem. Krankenhaus
KLIMA, M., Dr.: CS-04190 Košice, Rastislavova 53
KRAUMANN, H., Dr.: CS-29301 Mladá Boleslav, Lidovych milici 55
KROUPA, J. Dr.: CS-66250 Brno, Ponavka 6
KUDERNA, H., Dr.: A-1200 Wien, Donaueschingenstraße 13
LESSAN, D., Dr.: A-1200 Wien, Donaueschingenstraße 13
LETIĆ, S., Prim. Dr.: YU-Novi Sad, Hajduk Veljkova 1
MADERSBACHER, H., Prof. Dr.: A-6020 Innsbruck, Anichstraße 35
MANNER, G., Dr.: D-74 Tübingen, Nordringstraße, Berufsgenossenschaftl. Unfallklinik
MARBERGER, H., Prof. Dr.: A-6020 Innsbruck, Anichstraße 35
MARBERGER, M., Dr.: D-6500 Mainz, Langenbeckstraße 1
MARTINEK, H., Dr.: A-1097 Wien, Spitalgasse 23
MOCKWITZ, J., Dr.: D-6 Frankfurt/Main 60, Friedberger Landstraße 430
MÖSENEDER, H., Dr.: A-5020 Salzburg, Dr. Franz Rehrl-Platz 5
NYÁRI, T., Dr.: H-1430 Budapest, VIII, Mezö Imre ut 17
OBERHAMMER, J., Dr.: A-6020 Innsbruck, Anichstraße 35
Passl, R., Dr.: A-1097 Wien, Spitalgasse 23
POEPLAU, P., Dr.: D-665 Homburg/Saar, Chir. Univ.-Klinik
PRETL, K., Doz. Dr.: A-4020 Linz/Donau, Krankenhausstraße 9
PROKSCHA, G.W., Dr.: D-8000 München 80, Ismaninger Straße 22
RECHFELD, H., Dr.: A-8011 Graz, Theodor Körner Straße 65
RENNÉ, J., Dr.: D-74 Tübingen, Rosenauer Weg 95
RETTIG, H., Prof. Dr.: D-63 Gießen, Freiligrathstraße 2
RIESS, J., Prim. Dr.: A-9010 Klagenfurt, Öffentliches Krankenhaus
ROHRINGER, J., Dr.: A-1200 Wien, Donaueschingenstraße 13
RUPP, G., Prim. Dr.: A-4840 Vöcklabruck, Unfallstation
RUSSE, F., Dr.: A-1120 Wien, Kundratstraße 37
RUSSE, O., Prof. Dr.: A-6020 Innsbruck, Anichstraße 35
RÜTER, A., Dr. med.: D-79 Ulm, Steinhövelstraße 9
SARVESTANI, M., Dr.: D-6500 Mainz, Langenbeckstraße 1
SCHERZER, E., Prim. Doz. Dr.: A-1120 Wien, Kundratstraße 37
SCHLAG, G., Dr.: A-1200 Wien, Donaueschingenstraße 13
SCHMIDT, H.D., Dr.: D-6500 Mainz, Langenbeckstraße 1
SCHNEIDER, H., Dr.: A-4400 Steyr, Unfallabteilung
SCHOLZ, R., Dr.: A-8036 Graz, Chir. Univ.-Klinik
SERFLING, H.J., Prof. Dr.: DDR-104 Berlin, Schumannstraße 20/21
SPIER, W., Dr.: D-79 Ulm, Steinhövelstraße 9
STANKOVIĆ, P., PD Dr.: D-3400 Göttingen, Goßlerstraße 10
STERN, W., Dr.: A-1080 Wien, Pfeilgasse 35
STRMISKA, J., Dr.: CS-66250 Brno, Ponavka 6
SÜKÖSD, L., Dr.: H-Budapest XII, Diosárok 1
TERBRÜGGEN, D., Dr.: CH-4410 Liestal, Kantonspital
TROJAN, E., Prof. Dr.: A-1097 Wien, Alserstraße 4
VAGACS, H., Prim. Dr.: A-3300 Amstetten, Krankenhausstraße 21
VECSEI, V., Dr.: A-1097 Wien, Spitalgasse 23
VEIHELMANN, D., Dr.: D-74 Tübingen, Chir. Univ.-Klinik
VOIGT, L., Dr.: S-Lund, Laurith Weibules 8
WECHSELBERGER, F., Prim. Dr.: A-4020 Linz, Vöest
WEIGAND, M., Dr.: D-6500 Mainz, Langenbeckstraße 1

Zajić, Z., Dr.: YU-1100 Beograd, Vranjska 23/X
Zifko, B., Dr.: A-1120 Wien, Kundratstraße 37
Zöch, G., Dr.: A-8036 Graz, Auenbruggerplatz, Landeskrankenhaus
Zotter, K., Dr.: A-8011 Graz, Theodor Körner-Straße 65

Eröffnungsansprache

Präsident W. Krösl, Wien

Als Präsident der Österreichischen Gesellschaft für Unfallchirurgie eröffne ich die 10. Jahrestagung unserer Gesellschaft.

Mein erster Gruß gilt unseren Gästen.

Ich begrüße

den Landeshauptmann des Bundeslandes Salzburg, Herrn Ing. Dr. LECHNER, den Bürgermeister der Stadt Salzburg, Herrn SALFENAUER, den Präsidenten der Salzburger Ärztegesellschaft, Herrn OMR Dr. WENDT, den Obmann der Allgemeinen Unfallversicherungsanstalt, Herrn Dr. KINZEL, den ersten Obmann-Stellvertreter der Allgemeinen Unfallversicherungsanstalt, Herrn Zentr. Sekr. GEBAUER, den zweiten Obmann-Stellvertreter der Allgemeinen Unfallversicherungsanstalt Herrn Abg. z. NR WEDENIG, den Generaldirektor der Allgemeinen Unfallversicherungsanstalt, Herrn Hofrat Dr. BAKULE, die Klinikvorstände und Primarii der Unfallkliniken, Unfallkrankenhäuser und Unfallabteilungen, den Leiter der Delegation der DDR, Herrn Prof. Dr. SERFLING, den Präsidenten der Schweizer Gesellschaft für Unfallchirurgie und Berufskrankheiten, Herrn Prof. Dr. RICKLIN, den Präsidenten der Deutschen Gesellschaft für Unfallheilkunde, Versicherung-, Versorgungs- und Verkehrsmedizin, Herrn Prof. Dr. FAUBEL, den Präsidenten der Österreichischen Gesellschaft für Chirurgie, Herrn Prof. Dr. NAVRATIL, den Präsidenten der Vereinigung der Orthopäden Österreichs, Herrn Prof. Dr. ENDLER, den Ministerialrat im Bonner Bundesministerium für Arbeit und Sozialordnung, Herrn Dr. BLOHMKE, den Direktor des Landesverbandes Bayern der Gewerblichen Berufsgenossenschaften, Herrn Dr. ASANGER und den Direktor der Arbeitsgemeinschaft berufsgenossenschaftlicher Rehabilitationseinrichtungen in der BRD, Herrn DASSBACH.

Eine besondere Freude ist es uns, die Spitzen und die zahlreich erschienenen Mitglieder der Selbstverwaltung der Allgemeinen Unfallversicherungsanstalt hier bei uns zu begrüßen, da uns seit Gründung unserer Gesellschaft ein festes Band in unseren gemeinsamen Bestrebungen verbindet und ich bin überzeugt, auch weiter verbinden wird. Darüber wird zu einem späteren Zeitpunkt noch zu sprechen sein.

Einen ganz besonderen Gruß möchte ich allen Kollegen aus dem Ausland sagen, die auch heuer wieder in großer Zahl unserer Einladung gefolgt sind und an unseren Beratungen teilnehmen. Es sind dies zum Teil ja langjährige und treue Freunde aus 17 Staaten und Vortragende aus der Bundesrepublik Deutschland, aus Frankreich, der Deutschen Demokratischen Republik, Italien, Schweden, der Schweiz, der Volksrepublik Polen, der Tschechoslowakischen Sozialistischen Republik, der Volksrepublik Ungarn und der Sozialistischen Föderativen Republik Jugoslawien; eine beachtliche Zahl für einen nationalen Kongreß.

Salzburg wird auch heuer wieder, wie schon alle Jahre bisher, ein Forum für den wissenschaftlichen Gedankenaustausch zwischen Ost und West darstellen und den Beweis liefern, daß die Ärzteschaft über alle Grenzen und Ideologien hinweg eine internationale Brüderschaft darstellt, die der Wunsch verbindet, den ihnen anvertrauten Menschen nach besten Kräften zu helfen. Nicht nur hier im Kongreßhaus, sondern auch außerhalb wird sich Gelegenheit ergeben, alte Bekanntschaften zu festigen und neue zu schließen.

Herzlich begrüße ich die Ehrenmitglieder:

Herrn Walther EHALT und
Herrn JIMENO-VIDAL

Mein besonderer Gruß und Dank gilt allen Kollegen, die auf dieser Tagung aus eigener Initiative oder unserer Anregung folgend Vorträge halten werden. Wir danken ihnen schon jetzt für ihre Mühe, die die Basis für den Erfolg dieses Kongresses bildet. Ich bin überzeugt, daß wir durch ihre Arbeit mit großem Nutzen in zwei Tagen wieder auseinandergehen werden.

Gestatten Sie mir, daß ich hier persönlich ganz besonders einen Herrn erwähne, dem alle Vortragenden aus unseren Unfallkrankenhäusern die Grundlage für ihre Beiträge verdanken, Herrn ENDER aus Steyr. Selbst nunmehr einer der ältesten Schüler von LORENZ BÖHLER hat er viele Wochen intensivster Arbeit darangesetzt, die Klassifizierung der Hüft- und Beckenverletzungen für die österreichischen Arbeitsunfallkrankenhäuser auf eine einheitliche Basis zu stellen und damit eine sichere Grundlage zu schaffen, ohne die es nicht möglich gewesen wäre, größere Serien aus mehreren Krankenhäusern vergleichend zu untersuchen. Es war nicht das erste Mal, daß er sich einer so großen Aufgabe unterzogen hat. Seine wissenschaftliche Erfahrung und Informiertheit kamen ihm dabei zustatten, nicht zuletzt aber auch seine Begeisterung einem neuen Problem gegenüber, die ihn in ständigem Kontakt mit allen Unfallkrankenhäusern viel Zeit und Mühe opfern ließ. Ein Beweis, daß auch fernab der Universitätskliniken und großen Zentren wissenschaftlich viel geleistet wird, ohne daß als Lohn die Venia legendi winkt. Wir alle danken ihm dafür und ich persönlich darf ihm sehr herzlich danke sagen.

Nicht vergessen soll hier auch die Medizinische Dokumentation unter Dr. BERTEL und die Computer-Service-Abteilung (COSA) der Allgemeinen Unfallversicherungsanstalt unter Herrn GAMBAL werden.

Die Arbeiten, die von der COSA für diesen Kongreß durchgeführt wurden, bestanden in:

Auswertungen aus dem allgemeinen Bestand der Medizinischen Dokumentation der Allgemeinen Unfallversicherungsanstalt, Erstellung von Auswertungsprogrammen für nachuntersuchte Fälle, sowie Erfassen, Prüfen, Speichern und Auswerten der Daten von etwa 800 speziell verschlüsselten Fällen.

Seit Beginn des Jahres 1974 wurden etwa 40 verschiedene Auswertungswünsche an die COSA herangetragen. Als Ergebnis wurden jeweils Patientenzahl, Tabellen nach Alter, Behandlungsdauer und Entstehung, sowie Kurzkrankengeschichten geliefert.

Unter Mitwirkung von 4 Programmierern wurden in einer Woche 4 Auswertungsprogramme geschrieben. Mit Hilfe von Parameter-Karten können Auswahl- und Ausgabekriterien in den Programmen verändert werden, so daß alle gewünschten Listen mit diesen 4 Programmen und einem bereits existierenden einfachen Summierungsprogramm gedruckt werden können.

Der Programmieraufwand betrug etwa 200 Stunden.

Die Daten wurden in der Datatypie erfaßt, geprüft und gespeichert. Von den auf Band gespeicherten Daten wurden nach eingehenden Gesprächen mit den beteiligten Ärzten über 100 verschiedene Listen - in mehrfacher Ausfertigung gedruckt - zur Verfügung gestellt.

Herrn GAMBAL und seinen Mitarbeitern sei dafür recht herzlich gedankt.

Nicht zuletzt möchte ich die Damen und Herren von Presse, Rundfunk und Fernsehen begrüßen. Wir wissen, wie groß das Interesse der Allgemeinheit an allen medizinischen Fragen ist und bejahen auch das Recht dieser Allgemeinheit, richtig und ausreichend informiert zu werden. Ich brauche Ihnen, meine Damen und Herren, nicht zu sagen, wie groß Ihre Verantwortung gerade auf dem Gebiete der medizinischen Berichterstattung ist und darf sie weiters unser aller Bereitschaft versichern, Sie in ihren Bemühungen zu unterstützen.

Leider ist unsere Wiedersehensfreude durch die Trauer um die Mitglieder getrübt, die heuer nicht mehr unter uns sein können. Seit der Tagung im Oktober 1973 hat unsere Gesellschaft durch den Tod verloren:

Herrn Dr. KARGER aus Graz,
Herrn Primarius Dr. KNAPEK aus Ostravy,
Herrn Prof. Dr. THOMSEN aus Bad Homburg und
Herrn Dr. WOJTEK aus Bühl in Baden.

Unser besonderes Bedauern gilt auch dem Hinscheiden unseres Ehrenmitgliedes BÜRKLE DE LA CAMP, der seit dem Jahre 1965 die Kongresse unserer Gesellschaft durch seine Anwesenheit ausgezeichnet hat. Seine persönliche Freundschaft mit dem Hause BÖHLER und die hohe Wertschätzung unserer Gesellschaft durch ihn war für uns überaus wertvoll und wir werden ihm wie den anderen Dahingegangenen ein würdiges Andenken bewahren.
Sie haben sich zu Ehren der Toten von Ihren Plätzen erhoben, ich danke Ihnen.

Meine sehr geehrten Damen und Herren!
Wir begehen heuer die 10. Jahrestagung der Österreichischen Gesellschaft für Unfallchirurgie, ein Jubiläum, das den derzeitigen Präsidenten in die Lage versetzt, einen kurzen Rückblick zu halten und einige Dinge zu sagen, die ihm am Herzen liegen.

1965 fand hier in Salzburg die erste Jahrestagung unserer Gesellschaft unter dem damaligen Präsidenten LORENZ BÖHLER statt, der am 15. Jänner desselben Jahres sein 80. Lebensjahr vollendet hatte. Wie bei allen folgenden Kongressen, mit Ausnahme der gemeinsam mit der deutschen und schweizerischen Schwestergesellschaft im Jahre 1972 veranstalteten Tagung, gab es nur ein Generalthema und zwar die Unterarmbrüche. (Verzeihen Sie mir, wenn ich das damals im Programm und in den Vorträgen verwendete häßliche Wort "Vorderarmbrüche", das wohl eine Übersetzung aus dem Lateinischen ist, aber genau genommen aus der Veterinärmedizin kommt, nicht verwende.) Wir sind in der Folge der Übung, nicht eine Vielzahl von Themen, sondern nur ein einziges, das aber gründlich und von allen Gesichtspunkten aus beleuchtet, abzuhandeln, treu geblieben und haben dafür viel Zustimmung erhalten. Es ist sozusagen die persönliche Note unserer Kongresse.

1966 waren es die Knöchelbrüche,
1967 die Schenkelhalsbrüche,
1968 Amputationen, prothetische Versorgung und Rehabilitation Amputierter,
1969 die per- und subtrochanteren Oberschenkelbrüche,
1970 die Wirbelbrüche ohne komplette Querschnittlähmung,
1971 die schwere Schädel-Hirn-Verletzung,
1972 auf der gemeinsamen Tagung die Ellbogenfrakturen beim Erwachsenen, die Pyocyaneusinfektion und die Schlüsselbeinbrüche und
1973 der Unterschenkelbruch.

Heuer haben wir ein Thema abzuhandeln, das nicht nur den Unfallchirurgen, sondern ebenso den traumatologisch interessierten Allgemeinchirurgen, Urologen, Neurologen, Angiologen und Gynäkologen anspricht, und wir haben uns sehr gefreut, daß viele namhafte Fachleute aus all den genannten Disziplinen ihr Interesse durch Anmeldung eines Vortrages oder durch ihr Kommen dokumentiert haben.

Die Unfallchirurgie hat sich in Österreich einstmals,in unserer schnellebigen Zeit kommt es einem schon lange vor, wenn es auch de facto erst fünf Jahrzehnte, de jure erst zwei Jahrzehnte sind - von der Mutter Chirurgie getrennt; aus heutiger Sicht nicht, um für alle Zeit ein streng getrenntes Eigenleben zu führen, sondern um sich effektiver entwickeln zu können, was auch geschehen ist. WITT hat jüngst gesagt: "Die Orthopädie ist eigentlich aus dem mangelnden Verständnis der chirurgischen Väter für die orthopädischen Probleme entstanden." Ich möchte das für die Unfallchirurgie nicht so scharf formulieren, doch schien die damalige Struktur der Unfallchirurgie mit der Prävalenz der Unfallfolgen des Bewegungs- und Stützapparates auch diese Trennung zu begünstigen und die mehr orthopädische Ausrichtung des unfallchirurgischen Denkens und Handelns zu rechtfertigen.

In der Folge hat die Schwere der Unfälle und vor allem die Zahl der Mehrfachverletzungen auch des Zentralnervensystems, der großen Körperhöhlen und der Sinnesorgane zugenommen und diese Entwicklung förderte zwangsläufig die Zusammenarbeit nicht nur mit der Allgemeinchirurgie, sondern auch mit der Augenheilkunde, der Kieferchirurgie, der Hals-, Nasen-, Ohrenheilkunde, der Neurologie, der Urologie, neu entstandener Disziplinen wie der Gefäßchirurgie, der plastischen Chirurgie und anderen mehr. Die in erster Linie aus dem Bedarf der Unfallchirurgie entstandenen Intensivbehandlungseinheiten erforderten und forderten zudem die Cooperation mit der Anästhesiologie und der internen Medizin, wobei vor allem der Anästhesiologie das Verdienst zukommt, große unfallchirurgische Operationen überhaupt erst zu ermöglichen. Auch die Behandlung Querschnittgelähmter ist ein gutes Beispiel für die fruchtbare interdisziplinäre Zusammenarbeit mehrerer Spezialfächer.

Wir Unfallchirurgen begrüßen diese Entwicklung, die jedem etwas gibt, in erster Linie dem Patienten. Ich betone das ganz besonders, weil gerade das Thema des diesjährigen Kongresses ein gutes Beispiel für diese Zusammenarbeit darstellt.

Sie werden, meine sehr geehrten Damen und Herren, bei der Aufzählung der Kontaktfächer der Unfallchirurgie die Orthopädie vermißt haben, welche doch in einem besonderen Naheverhältnis zur Unfallchirurgie steht, was richtig ist.

Ich möchte mir gestatten, dazu einige besondere Bemerkungen zu machen und zitiere in diesem Zusammenhang LORENZ BÖHLER, aus seiner Eröffnungsansprache zum ersten Unfallchirurgenkongreß 1965: "Im anglo-amerikanischen sowie im lateinischen und latein-amerikanischen Sprachraum sind Orthopädie und Unfallchirurgie des Bewegungsapparates häufig zusammengelegt. Mit Ausnahme des deutschen Sprachraumes gibt es überall nationale Gesellschaften für Orthopädie und Traumatologie und außerdem die Societé international de chirurgie orthopédique et traumatologique (SICOT). In Österreich sind alle meine Versuche, diese zwei Fächer zusammenzubringen, fehlgeschlagen, zum Teil auch deshalb, weil wir in den Unfallkrankenhäusern auch die Höhlenverletzungen behandeln."

Ich habe mir aus dem letzten Jahresbericht die entsprechenden Zahlen zusammenstellen lassen und da zeigt sich, so hoch ist der Prozentsatz der Höhlenverletzungen gar nicht, daß sie einer engeren Verbindung beider Fächer entgegenstehen würden, und zudem hat sich ja auch die Orthopädie in den letzten Jahrzehnten in eine Richtung entwickelt, die, was die Art der Therapie betrifft, weitgehende Ähnlichkeiten zeigt.

Das Behandlungsgebiet beider ist in erster Linie der Bewegungs- und Stützapparat, im einen Fall angeboren oder durch Krankheit, im anderen Fall durch einen Unfall geschädigt. Berührungspunkte und Überschneidungen sind vornehmlich die Arthrose, Pseudarthrose und Knochennekrose, die Osteoporose, Osteomyelitis und die Kontrakturen, Gelenkfehlstellungen mit allen ihren Folgen und nicht zuletzt das große Gebiet der Prothetik. In manchen Fällen scheidet den Orthopäden und den Unfallchirurgen nur die Anamnese des Patienten, nicht der behandlungsbedürftige Zustand. JUNGHANS hat das in seiner Eröffnungsansprache zur 30. Tagung der Deutschen Gesellschaft für Unfallheilkunde, Versicherungs-, Versorgungs- und Verkehrsmedizin im Jahre 1966 so formuliert:

Die Unfallchirurgie kann als "Grundpfeiler der Unfallheilkunde" das Gesamtgebäude der Unfallheilkunde nur tragen, wenn andere Fächer als mittragende Pfeiler zur Seite stehen. Das gilt in erster Linie für die Orthopädie, die mit ihren speziellen Verfahren in Unfallheilkunde und Rehabilitation ihren Platz eingenommen hat, nachdem sie sich in der Zeit der Jahrhundertwende aus dem chirurgischen Fach ausgliederte.

Ich glaube, daß die Verwandtschaft beider Fächer näher ist als die Verwandtschaft beispielsweise der Neurologie mit der Psychiatrie und es wäre ein ähnliches Modell, bei dem bereits in der Fachausbildung auf die künftige vorwiegende Beschäftigung mit einer der beiden Sparten Bedacht genommen wird, denkbar. Im EWG-Raum wurde bereits ein gemeinsames Fachgebiet Orthopädie und Traumatologie (oder umgekehrt, das ist nicht wesentlich) empfohlen und ich möchte anregen, darüber nachzudenken, um nicht von der Entwicklung außerhalb unseres kleinen Landes überrollt zu werden. Die Gefahr einer Majorisierung der Orthopädie durch die Unfallchirurgie ist durch die Entwicklung und die Möglichkeiten der modernen Orthopädie sicher nicht, oder wenn Sie wollen, nicht mehr gegeben.

Ich muß aber auch die Bereitschaft der Unfallchirurgen, sich strikt auf ihr Fachgebiet zu beschränken, voraussetzen. Wir wirken unglaubwürdig in unserem Verlangen, daß Unfallverletzte von Unfallchirurgen behandelt werden sollen, wenn wir selbst Ausflüge in andere Fachgebiete unternehmen.

Ganz entschieden möchte ich aber den in letzter Zeit gestarteten Versuchen, dem Unfallchirurgen die röntgenärztliche Tätigkeit in seinem Fachgebiet zu entziehen, entgegentreten. Die traumatologische Radiologie ist ein integrierender Bestandteil der unfallchirurgischen Diagnostik und, was die daraus abgeleitete Indikation betrifft, auch der Therapie, und kann personell nicht von ihr getrennt werden. Die Beurteilung und Befundung von Röntgenbildern gehört zu einer der Haupttätigkeiten des Unfallchirurgen, für die er auch im Rahmen seiner Ausbildung besonders geschult wird und stellt später einen nicht unwesentlichen Bestandteil seiner täglichen Routinearbeit dar. Gerade das diesjährige Kongreßthema zeigt, wie schwierig die röntgenologische Diagnostik und die daraus abzuleitende Indikation sein kann und daß in erster Linie der Unfallchirurg (beziehungsweise außerhalb Österreichs der unfallchirurgisch tätige Chirurg oder Orthopäde) durch seine auf diesem Gebiet sicherlich große Erfahrung befähigt ist, eine kombinierte Beckenverletzung beziehungsweise einen Hüftverrenkungsbruch richtig beurteilen zu können.

Welches sind nun die Ursachen von Beckenbrüchen inklusive Hüftverrenkungsbrüchen? Hierzu findet sich im fünften Gesang der Ilias eine treffende Schilderung eines zentralen Hüftverrenkungsbruches mit Schockgeschehen, die so instruktiv ist, daß ich sie Ihnen nicht vorenthalten möchte. Es heißt hier:

"Da ergriff einen mächtigen Felsstein
Tydeus' Sohn, so schwer, daß nicht zwei Männer ihn trügen
Unter den Sterblichen heute; doch er schwang leicht ihn alleine.
Damit traf er Aineias am Hüftgelenk, dort wo des Schenkels
Bein in der Hüfte sich dreht, das auch die Pfanne genannt wird.
Und zermalmt' ihm die Pfanne, dazu zerriß er die beiden
Sehnen, der zackige Stein zerfetzte die Haut; doch der Recke
Hielt noch, sank in das Knie und stemmte die nervige Rechte
gegen die Erde, und finstere Nacht umzog ihm die Augen."

Heute hat sich das Schwergewicht bei den Beckenverletzungen eindeutig auf den Kriegsschauplatz der Straße verlagert, was mich zwingt, einige diesbezügliche Überlegungen anzuknüpfen. Ich muß aber kurz rückblenden.

Die Mitgliederversammlung der Österreichischen Gesellschaft für Unfallchirurgie hat im Jahre 1971 unter dem Eindruck der Vorträge zum damaligen Thema der Schädel-Hirn-Verletzung, besonders der sehr eindrucksvollen Ausführungen von Unterharnscheidt über die Schäden des Boxsportes beschlossen, gegen diesen sehr gefährlichen Sport, der zum Unterschied zu anderen Sportarten auf eine augenblickliche Schädigung des Gegners abzielt und auch Dauerschäden des Gegners in Kauf nimmt (von vielen als die einzige gesetzlich erlaubte Tötungsart bezeichnet) etwas zu unternehmen und eventuell ein Verbot des Boxsportes in Österreich zu erreichen, womit Österreich nicht das erste Land wäre. Ich muß Ihnen gestehen, daß in dieser Richtung noch nichts unternommen wurde, nicht zuletzt deshalb, weil wir uns der Schwierigkeit eines solchen Unterfangens und auch des mangelnden Verständnisses der Öffentlichkeit bewußt waren und sind. Wir haben uns von der Mentalität der Gladiatorenkämpfe noch nicht sehr weit entfernt.

Unser diesjähriges Kongreßthema sind die Beckenverletzungen und wir wissen, daß ein Großteil, ein größerer Teil als bei anderen Verletzungsarten, Folge von Verkehrsunfällen ist und ich glaube, das es hier noch notwendiger ist, von ärztlicher Seite aus ein warnendes Wort zu sprechen. Wenn sich zwei Boxer gegenüberstehen, wissen sie, so ist zumindestens anzunehmen, in welche Gefahr sie sich begeben und sie nehmen diese Gefahr mehr oder weniger bewußt in Kauf. Ein dritter Beteiligter kommt dabei nicht zu Schaden. Im Straßenverkehr hingegen kommt auch der Unschuldige zum Handkuß und nicht allzu selten noch mehr als der Schuldige. Sicher, es gibt Fehlreaktionen im Straßenverkehr, denen der Dolus fehlt. Es gibt aber Handlungen, die einem bewußten Dolus gleichgesetzt werden können, weil sie die Möglichkeit der Schädigung eines anderen in Kauf nehmen. Wir kennen alle diese Fehlverhalten, wobei des Wort "Fehlverhalten" nicht scharf genug ausgelegt werden kann. Wir hätten die Möglichkeit, die Zahl und die Schwere der Straßenunfälle zu verringern. Und wir wurden in jüngster Vergangenheit gezwungen, einen solchen Versuch zu machen und einen Beweis für etwas zu erbringen, das eigentlich gar nicht beweisbedürftig gewesen wäre. Eine Geschwindigkeitsbegrenzung wurde erlassen, aber sie wird heute nur noch von wenigen eingehalten und auch sehr dürftig kontrolliert und leider ist einem Teil der Verkehrsteilnehmer Geschwindigkeit wichtiger als Sicherheit. Denn Geschwindigkeit ist für manche ein Rauschgift wie Alkohol oder Haschisch. Und wenn wir auch wissen, daß der Druck auf das Gaspedal über ein vernünftiges Maß hinaus die Folge eines niedrigen Intelligenzquotienten ist, so müssen wir dennoch darauf bestehen und damit einverstanden sein, daß der große Teil der vernünftigen Fahrer durch die dazu berufene Exekutive vor dieser Minderheit geschützt wird, denn die Situation des Straßenverkehrs bringt es mit sich, daß nicht nur der Schuldige in Gefahr kommt, was im Sinne einer positiven Auslese noch hinzunehmen wäre.

Die Autoindustrie und ein Teil der Autofahrer haben keine Freude an diesen Feststellungen, doch ich weiß mich Ihrer Zustimmung sicher, wenn ich bei dieser Gelegenheit eindringlich an die Verantwortlichen appelliere. Wir haben uns daran gewöhnt, das Auto als Maß aller Dinge zu betrachten. Wir trinken die Milch und essen die Butter von Kühen, die mit Gras gefüttert wurden, das entlang der Autostraßen und Autobahnen wächst und nachweislich schwer abgasverseucht ist. Wir nehmen in Kauf, daß bereits unsere Kinder Vergiftungsschäden aufweisen, nur um hochoktanig und schnell fahren zu können. All das können wir als Ärzte und Menschen beklagen, ohne große Aussicht auf Erfolg. Als Unfallchirurgen können und müssen wir aber zumindest eine strenge Einhaltung und Überwachung der sowieso weit gefaßten Geschwindigkeitsbegrenzungen fordern, da der Beweis erbracht wurde, daß Geschwindigkeitsbegrenzung Leben und Gesundheit retten kann.

Gestatten Sie mir noch ein Wort zur Forschung. Nachuntersuchungen allein sind, so notwendig, mühsam und zeitaufwendig sie auch sein mögen, keine Forschung im eigentlichen Sinn. Sie sind meines Erachtens eine Selbstverständlichkeit. Jeder Betrieb überprüft von Zeit zu Zeit seine Produktionsmethoden und jedes Behandlungskollektiv muß überprüfen, ob seine Therapiemethoden den gewünschten Erfolg bringen. So begrüßenswert und notwendig diese mühsame Tätigkeit ist, echte wissenschaftliche Arbeit geht darüber hinaus und ist von einem Einzelnen und von einer Fachrichtung allein nicht mehr zu bewältigen. Sie kann nur mehr eine Gemeinschaftsaufgabe mehrerer medizinischer Disziplinen sein. Ich erinnere nur an das Problem der physikalischen oder medikamentösen Beeinflussung der Knochenbruchheilung und erwähne dabei als Beispiel den Wiener Arbeitskreis für Osteologie, der Unfallchirurgen, Internisten, Pädiater, Histologen und Chemiker vereint und dessen Arbeiten bereits wertvolle Grundlagenerkenntnisse gebracht haben. Und hier muß ich meinen Appell in zwei Richtungen vortragen:

In erster Linie an die jungen Ärzte, die noch Elan, geistige Regsamkeit und Ideenreichtum besitzen, noch nicht eingeengt von ausgefahrenen Geleisen und die in vielen Fällen in der Lage wären, Bahnbrechendes zu leisten. Man hat jedoch manchmal den Eindruck, daß dem allgemeinen Trend unserer Zeit in unserer Gesellschaft folgend bei nicht wenigen - und hier sind es nicht so sehr die jüngsten Ärzte - Freizeit und wirtschaftliche Erwägungen den Vorrang vor der Wissenschaft genießen. Doch ich bin hier vor Ihnen in der Lage eines Pfarrers, der ja denen predigt, die sowieso in die Kirche kommen.

Mein zweiter Appell geht in die Richtung der für die Aufbringung und Verteilung der finanziellen Mittel Verantwortlichen. Wir leben in einer Zeit mit drohenden Anzeichen einer Rezession am wirtschaftlichen Horizont. Wo ist die Versuchung zu sparen am größten? Bei den Ausgaben für die Forschung. Das ist leicht, denn das spürt der Durchschnittsbürger nicht direkt. Er verspürt es aber indirekt und unbewußt, denn es ist nicht gleichgültig, ob wir Geld für Renten ausgeben oder für Forschung und damit für bessere Behandlung. Gewiß, die Summe unter dem Strich bleibt gleich. Das Lebensglück oder wie es heute so schön heißt, die "Lebensqualität" ist es nicht. Und darum appelliere ich an alle Verantwortlichen: Es gibt viele Dinge, bei denen man sparen kann und vielleicht sparen soll. Nicht aber auf dem Gebiet, das auf lange Sicht gesehen das verbessern kann, was wir alle ersehnen: Gesundheit und Arbeitsfähigkeit und damit persönliches Glück. Möge uns alle daher der Grundsatz vereinen: Salus laesi ac vulnerati suprema lex.

H. G. Ender

Die Formen der Hüftpfannenbrüche

Wenn ich Ihnen heute über die Pathomorphologie der Hüftpfannenbrüche berichten darf, so verdanke ich es dem Umstand, daß ich bei meinem Studienaufenthalt am gerichtsmedizinischen Institut der Universität Lund nicht nur die Gastfreundschaft, sondern auch die wertvolle Unterstützung von Prof. VOIGT erfahren habe. In seiner selbstlosen Großzügigkeit hat er mir sein ganzes Material von mazerierten Leichenbecken zum Studium der Hüftpfannenbrüche zur Verfügung gestellt, an denen er selbst die Mechanismen der Beckenringbrüche erforscht und dargestellt hat.

Weiters hatte ich die Möglichkeit im Laufe des vergangenen Jahres die Röntgenserien von 540 Azetabulumfrakturen in den verschiedenen UKH Österreichs zusammen mit meinem Vater und den jeweiligen Untersuchern systematisch zu bearbeiten. Da war schon auffällig, daß trotz der großen Zahlen keine gleichmäßige Verteilung, sondern oft eine Häufung besonderer Typen in den einzelnen Häusern gefunden wurden.

Deshalb hat unser Herr Präsident KRÖSL veranlaßt, das gesamte Material in den Vorträgen zu verwenden und so einen echten Überblick zu geben.

Nach dem Studium der Literatur, meinen Erfahrungen in Lund und in den UKH Österreichs habe ich in dem Ihnen übergebenen Heftchen versucht, Formen der Hüftpfannenbrüche zusammenzustellen, damit wir über dieses schwierige Thema bereits einen Leitfaden für etwaige Diskussionen und vor allem für das Podiumgespräch haben.

Ich war mir bewußt, daß dieses Unterfangen mancher Kritik ausgesetzt ist. Allerdings liegt das in der Natur der Sache; es läßt sich nicht alles in ein Schema pressen, denn das Leben ist reicher als ein Schema.

Die Stabilität des Beckens wird vor allem durch das starke anuläre Segment nach VOIGT gebildet, wobei diesem tragenden Ring die Pfanne exzentrisch angesetzt ist.

Der übliche Beckenringbruch, welcher indirekt durch die Kompression des anulären Segmentes erfolgt, unterliegt entgegen der Meinung mancher Autoren anderen Gesetzen als der Pfannenbruch. Ja ich möchte sogar sagen, daß der Beckenringbruch üblicherweise die Pfanne verschont.

Zum Entstehen der Pfannenbrüche ist fast immer das Eindringen des Kopfes in die Pfanne notwendig, wobei der auffallend starke Kortikalisring des Pfanneneinganges unter starke Zugspannung kommt und schließlich reißt.

Theoretische Überlegungen über Entstehungsmechanismen zeigen selten sofort einen praktischen Wert. Wahrscheinlich deshalb haben sich die Chirurgen mehr den Brucheinteilungen zugewandt, die für sie in ihrer Zeit von praktischem Wert für die Behandlung waren. So sind denn meist die Einteilungen Kinder ihrer Zeit und ihrer Behandlungsmöglichkeiten.

Schon 1929 hat WESTERBORN 2 große Gruppen beschrieben: Einerseits Frakturen mit erhaltenem Pfannendach, andererseits Frakturen bei denen die ganze Beckenhälfte eingedrückt ist. BÖHLER hat diesen Gedanken aufgegriffen und der konservativen Behandlung nutzbar gemacht. Bei BÖHLER ist die Verschiebung des Schenkelkopfes das ausschlaggebende Merkmal, weil man durch konservative Maßnahmen wie Längs- und Seitenzug einen reponierenden Einfluß direkt auf den Schenkelkopf ausüben kann. Dieser Einfluß wird durch die funktionelle Einheit von Bändern, Muskeln und Gelenkkapsel auf die Bruchstücke der Pfanne übertragen, so daß erstaunlich gute Rekonstruktionen der Pfanne erreichbar sind.

In neuerer Zeit hat sich mit der Zunahme der operativen Technik das Interesse vom verschobenen Schenkelkopf immer mehr auf die verlagerten Pfannenanteile selbst konzentriert, weil die Verschiebung der Fragmente dem Chirurgen den operativen Zugang aufzwingt.

So wurden Begriffe wie vorderer und hinterer Pfeiler von JUDET und LETOURNEL zum besseren Verständnis in die Literatur eingeführt, obwohl diese Orthopäden sich wahrscheinlich bewußt waren, daß diesen Beckenanteilen mechanisch keineswegs die Funktion von Pfeilern zukommt.

Die AO hat die französische Einteilung übernommen und die Regionen in A, B, C - Segmente umgetauft.

Bei den Pfannenbrüchen unterscheidet man Brüche des Pfannenrandes und des Pfannengrundes.

Bis zum 50. Lebensjahr sind beide etwa gleich häufig. Mit zunehmendem Alter werden die hinteren Verrenkungsbrüche immer seltener, bis schließlich bei 90-jährigen praktisch nur noch zentrale Hüftverrenkungsbrüche vorkommen.

Die Brüche des Pfannenrandes sind in der Mehrzahl harmlos. Bei manchen können sich jedoch bei der Reposition Pfannenanteile interponieren oder ein Repositionshindernis darstellen.

Bisweilen gefährden sie aber durch ihre Lage und ihr Ausmaß die Stabilität des Hüftgelenkes und sind dann von großem therapeutischen Interesse, wie z. B. die Gelenkszerreißung, bei welcher der gesamte knöcherne Pfannenrand ausgerissen und geborsten ist.

Die Stabilität des Hüftgelenkes und die bleibende Zentrierung des Kopfes ist auch dann gefährdet, wenn ein größerer Keil besonders an der Hinterwand aus dem kräftigen stabilisierenden Reifen des Pfanneneinganges ausgebrochen ist.

Bei der Verrenkung des Schenkelkopfes nach kranial-dorsal kann durch den Zug der Gelenkkapsel auch kranial ein Pfannenanteil ausgerissen und verschoben werden. In wenigen Fällen stößt der Kopf beim Eintritt in das kleine Becken, einen Pfannenanteil mit dem Sitzbeinast vor sich her und es entsteht der hintere Vertikal- oder hintere Pfeilerbruch. Das Gegenstück ist der vordere Pfeilerbruch. Stato-mechanisch kommt ihm allerdings nur dann eine Bedeutung zu, wenn der Kopf einen größeren Gelenksanteil oder die quadrilateral surface ausbricht und nach medial vorne und evt. kaudal subluxieren kann.

Die Mutter aller Brüche des Pfannengrundes ist die Querfraktur. Sie trennt den tragenden Anteil der Pfanne von den statisch weniger bedeutenden kaudalen Anteilen und der Kopf kann so in das kleine Becken eindringen. Reine Querfrakturen sind selten. Keilförmige Ausbrüche nach dorsal oder ventral verwischen diesen Grundtyp, sind jedoch für die Stabilität nicht unbedeutend und gestatten dem Kopf Verschiebungen nach hinten und vorne.

Manchmal entsteht durch den eindringenden Kopf eine T- oder Y-förmige Entlastungsfraktur, welche den dorsalen vom ventralen Pfeiler trennt, wodurch Verwerfungen oder stärkere Verschiebungen derselben möglich sind.

Die Querfrakturen durch die Pfanne können in verschiedenen Etagen verlaufen. Tief durch die spina ischiadica, mittel an der Grenze Pfannendach und Pfannengrund und schließlich hoch durch das Pfannendach. Den hohen Querbrüchen kommt besondere prognostische und therapeutische Bedeutung zu.

Ich habe ihnen folgende Formen der hohen Querfrakturen zusammengestellt:

1. Hohe Querbrüche ohne Impression mit verschiedenem Grad der Verschiebung.

2. Hohe Querfrakturen mit Impression, die den Behandlern sowohl konservativ als auch operativ die gleichen großen Schwierigkeiten macht. Dazu kommt, daß man auch am Kopf manchmal eine für die Ernährung nicht unbedeutende Impression findet. Diese hat bereits Lorenz BÖHLER beschrieben und sie mit den Kopfnekrosen in Zusammenhang gebracht. Die hohen Querfrakturen sind durch eine Instabilität des Kopfes in beiden Richtungen gekennzeichnet nach MERLE D' AUBIGNE sind es Frakturen a double instabilitê und sind von daher schon das Hauptindikationsgebiet für die operative Behandlung.

In der Beckenkonstruktion gibt es eine echte tragende Säule, der Anteil des anulären Segmentes zwischen Sakrum und dem Pfannendach. Bei den bis jetzt genannten Frakturen bleibt diese Säule erhalten und die Pfannenanteile werden kaudal davon weggebrochen.

Anders verhält es sich bei den Pfannenbrüchen mit Alabeteiligung, bei denen die einwirkende Gewalt diese Säule nach kranial abschert. Die Bedeutung dieser Gruppe ist schon deshalb nicht zu unterschätzen, da ihre Häufigkeit in unserem Material 22 % betrug. Auffallend ist, daß das Pfannendach zwar manchmal frakturiert, jedoch kopfumschließend in toto nach kranial verlagert ist (BÖHLER II).

Kaudal sind wieder alle Möglichkeiten der vorher angegebenen Bruchkombinationen mit den sogenannten Pfeilern möglich. Auch muß bisweilen mit Verwerfungen der Pfeiler gerechnet werden, wodurch eine besondere Instabilität und therapeutische Schwierigkeiten hervorgerufen sind.

Das Ende des Versuches einer schematischen Darstellung sind die Trümmerbrüche des Pfannendaches und der Ala. Ihre Zahlreichen Fragmente sind regellos ineinander verschoben und verklemmt und dem operativen Zugriff größtenteils entzogen.

Ich habe auf die Beschreibung noch zahlreicher Kombinationen verzichtet. Ich hoffe aber, daß meine Darstellung gezeigt hat, daß die Pfannenbrüche auch, wenn sie fast immer mit Beckenringbrüchen kombiniert sind, einer eigenen Betrachtung bedürfen.

Klinischer Befund: (Bewertung der Hüftfunktion) nach MERLE D'AUBIGNÉ

	Schmerzen		Motilität		Gang
0	sehr starke ständige Schmerzen	0	Ankylose in Fehlstellung	0	unmöglich
1	sehr starke Schmerzen, die den Schlaf verhindern	1	Klinische Ankylose mit leichter oder ohne Fehlstellung	1	nur mit Krücken
2	starke Schmerzen beim Gehen, die die Berufsausübung verhindern	2	Beugung 40° Abduktion 0° oder leichte Fehlstellung	2	nur mit 2 Stöcken
3	starke, aber erträgliche Schmerzen mit beschränkter Berufsausübung	3	Beugung 40-60°	3	weniger als 1 Stunde mit Stock sehr schwer ohne Stock
4	Schmerzen nur nach dem Gehen, verschwinden schnell in Ruhe	4	Beugung 60-80°, kann seine Schuhe schnüren	4	langdauernd mit einem Stock beschränkt und hinkend ohne Stock
5	sehr leichte und intermittierende Schmerzen, die eine normale Tätigkeit nicht verhindern	5	Beugung 80-90°, Abduktion bis 25°	5	ohne Stock, aber leichtes Hinken
6	vollständige Schmerzlosigkeit	6	Beugung 90°, Abduktion 40°	6	normal

Beurteilung der Funktion aus der Summe:
0 - 8 schlecht, 9 - 12 mäßig, 13 - 16 gut und 17 - 18 sehr gut
Die Summe ergibt sich aus der Addition der Zahlen der in obiger Einteilung angeführten Bewertung 0 - 6 von Schmerzen, Motilität und Gang

Hintere Verrenkungsbrüche (Einteilung nach LORENZ BÖHLER)

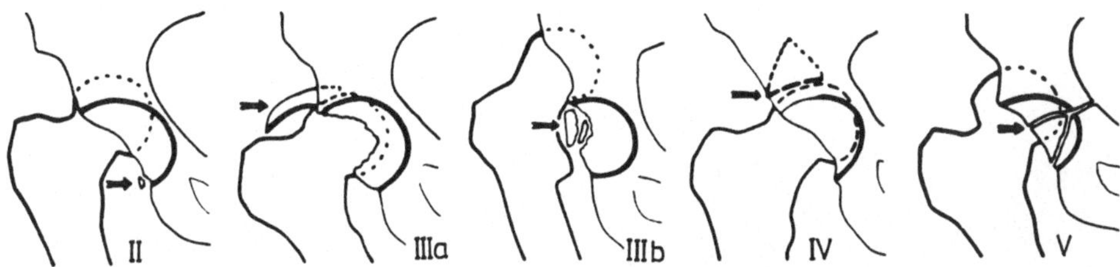

Abb. 1 a. II: Lux. iliaca mit Ausriß eines knöchernen Bandansatzes. III a Lux. iliaca mit Abscherung des hinteren Pfannenrandes der mit dem Schenkelkopf kranial und dorsal verschoben ist. III b: Lux. iliaca eversa mit Abscherung von zwei Knochenstücken aus dem hinteren Pfannenrand die kaudal vom Schenkelkopf liegengeblieben sind. Der Schenkelkopf steht auffallend weit kranial, das Bein ist nach außen gedreht, was an dem groß erscheinenden Troch. minor zu erkennen ist. IV. Lux. iliaca mit Abscherung eines großen dorso-kranialen Knochenkeiles aus dem Pfannendach. V. Lux. iliaca mit Sprengung des Pfannenbodens

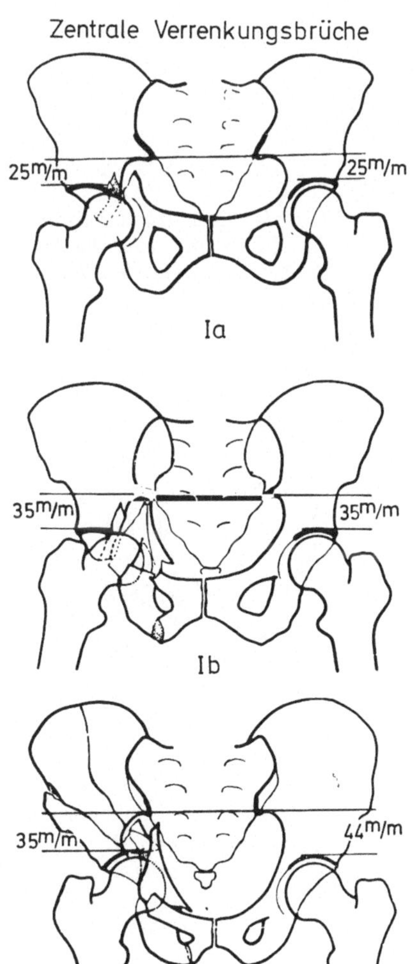

Abb. 1b. Ia Kopf gegenüber Dach nach medial subluxiert, erhaltener Pfannenboden und Obturatorrahmen. Ib Kopf gegenüber Dach nach medial subluxiert, Y-förmige Splitterung der Pfanne und vorderer Ringbruch. II Ganze Beckenhälfte eingedrückt und Alafraktur, Kopf mit gebrochener Pfanne nach medial kranial verschoben. Keine Subluxation des Kopfes gegenüber dem Dach. (Aus L. BÖHLER, Technik der Knochenbruchbehandlung, 12. - 13. Aufl. 1954, Verlag Maudrich, Wien)

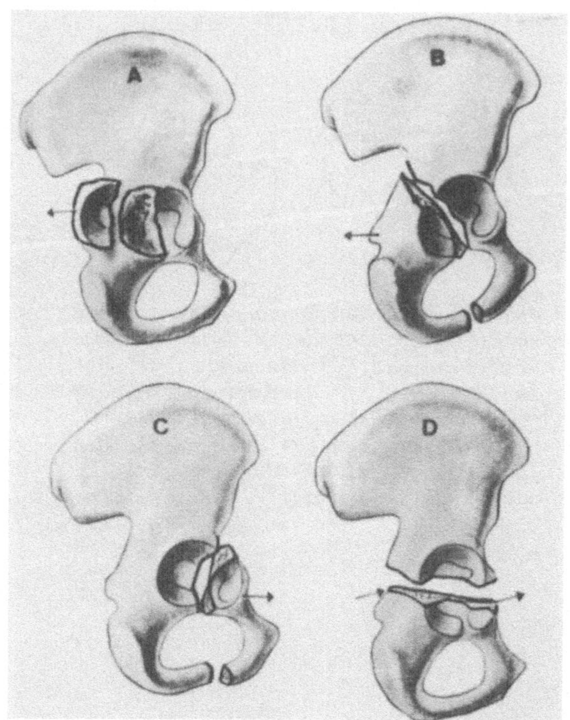

Abb. 2. Einteilung nach JUDET und LETOURNEL. (A) Fraktur des dorsalen Pfannenrandes; (B) Dorsaler Pfeilerbruch; (C) Ventraler Pfeilerbruch; (D) Querfraktur des Pfannengrundes. (Aus M. E. MÜLLER, M. ALLGÖWER, H. WILLENEGGER, Manual der Osteosynthese. Berlin: Springer Verlag 1969)

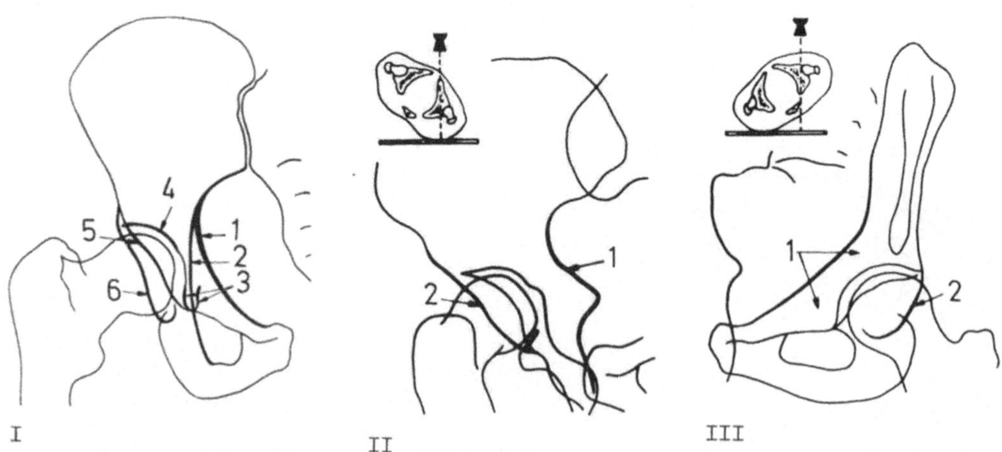

Abb. 3. I. Normalbild: 1 Beckeneingang, 2 Ilio-ischiadische Linie, 3 Tränen-Figur, 4 Pfannendach, 5 ventraler Pfannenrand, 6 dorsaler Pfannenrand. II. Ala-Bild: 1 dorsaler Rand des Os ilii, 2 ventraler Pfannenrand, dazwischen: beckenseitiger Pfannengrund, dazu: Ala iliaca. III. Obturator-Bild: 1 Beckeneingang, 2 dorsaler Pfannenrand, dazu: Foramen obturatum, Pfannendach. (Aus E. LETOURNEL, Langenbecks Arch., klin. Chir. 316 (1966))

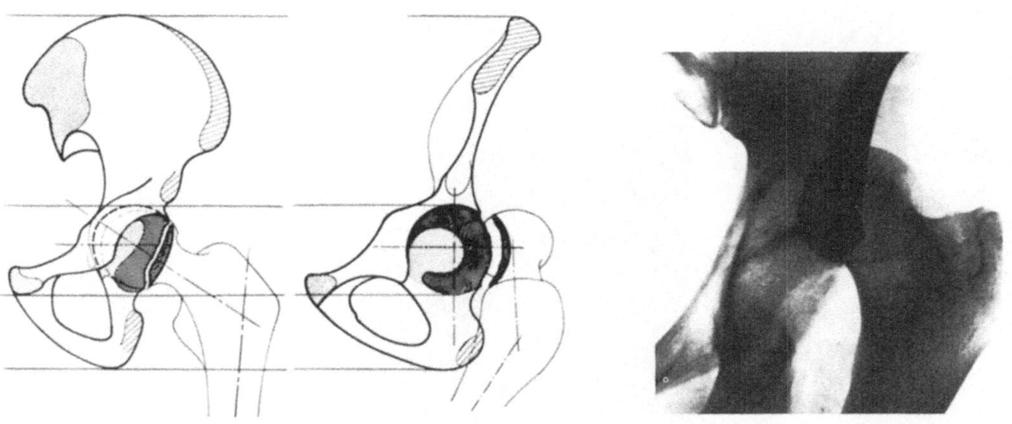

Abb. 4. Formen der Hüftpfannenbrüche zusammengestellt von H. G. ENDER. Bruch eines hinteren Pfannenrandes ohne wesentliche Verschiebung und Verrenkung des Oberschenkelkopfes nach dorsal kranial lateral

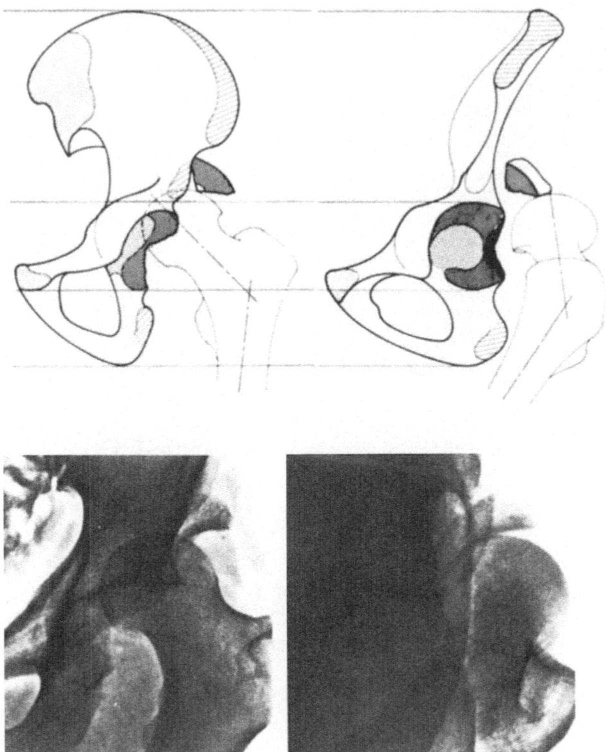

Abb. 5. Bruch der hinteren Pfannenwand und Verrenkung des Oberschenkelkopfes und Verschiebung eines hinteren Keiles nach dorsal kranial lateral

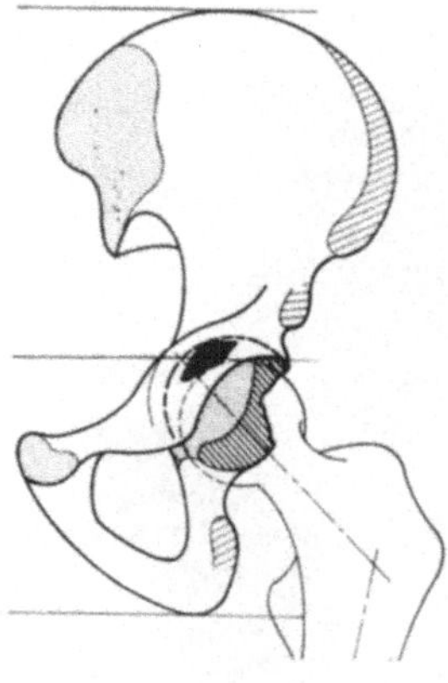

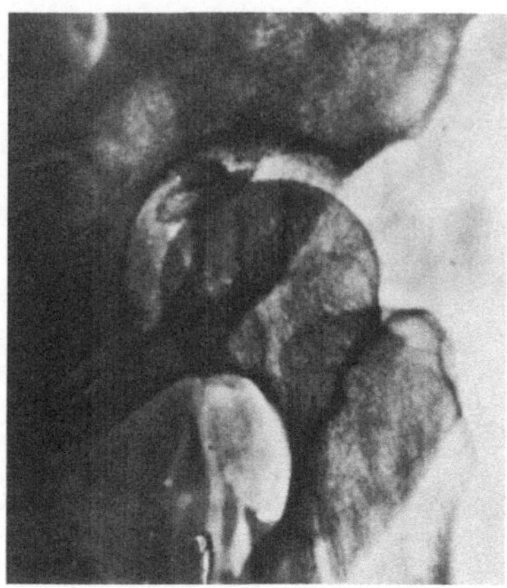

Abb. 6. Hinterer Hüftgelenksverrenkungsbruch bereits reponiert, der Oberschenkelkopf steht in der Pfanne jedoch Interposition eines knöchernen Pfannenrandanteiles

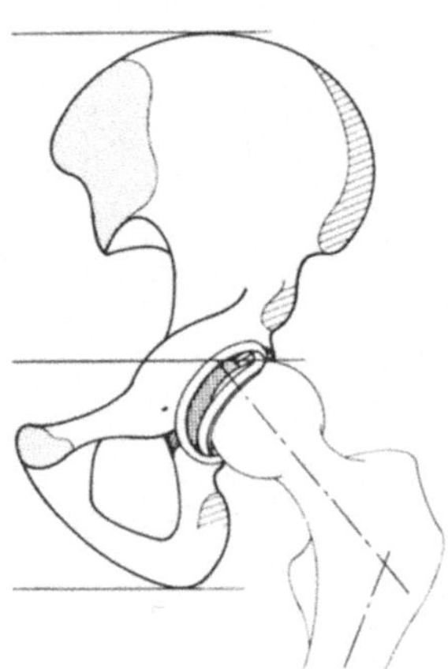

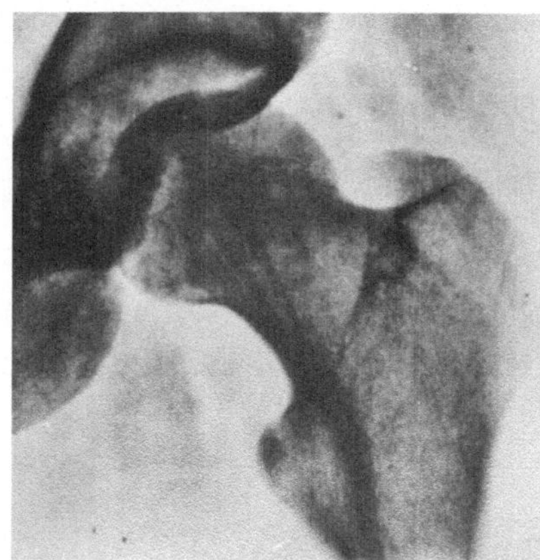

Abb. 7. Hinterer Verrenkungsbruch mit eingeschlagenem Pfannenrandanteil (Repositionshindernis)

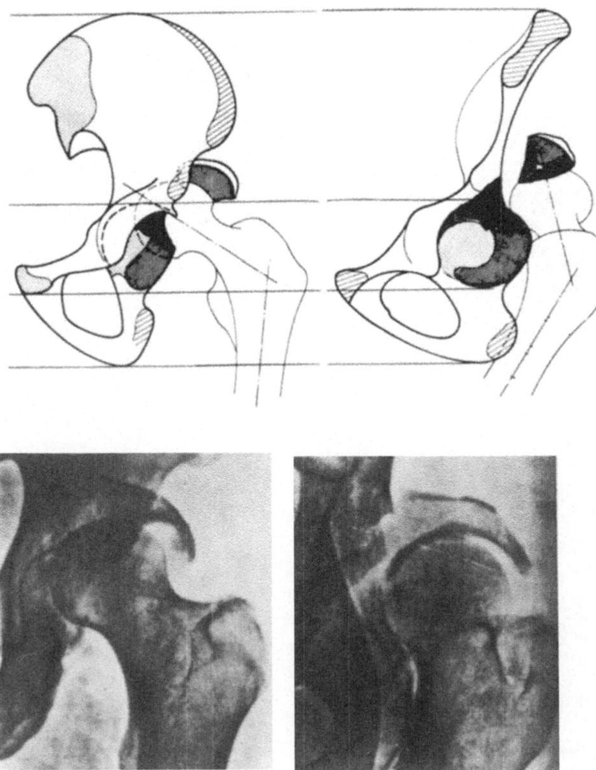

Abb. 8. Pfannenbruch mit Verrenkung des Oberschenkelkopfes nach dorsal kranial (Eversionsluxationsfraktur) und Abscherung eines großen dorsal-kranialen Keiles

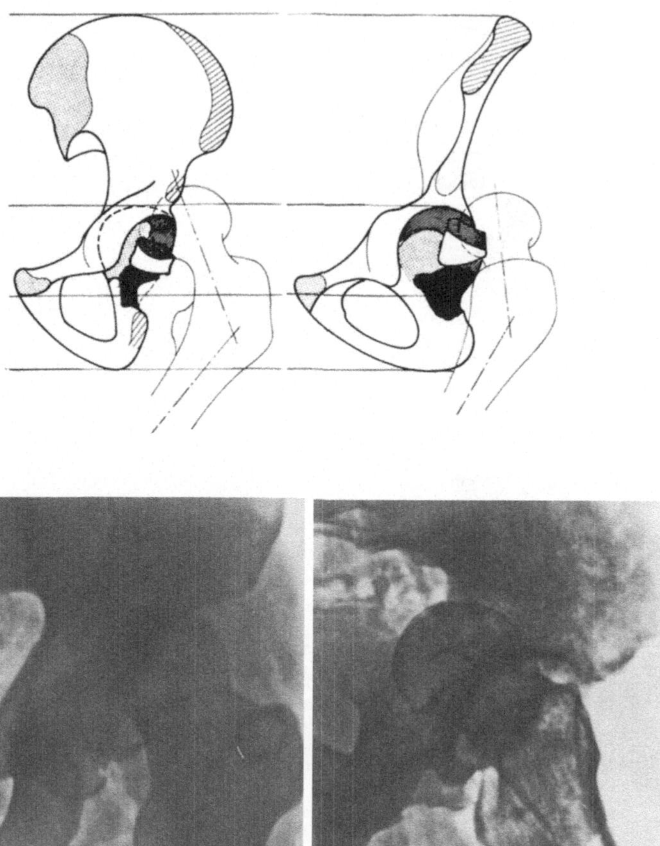

Abb. 9. Pfannenbruch mit Verrenkung des Oberschenkelkopfes nach dorsal-kranial-lateral und Außenrotation unter gleichzeitiger Mitnahme eines kaudalen Pfannenanteiles

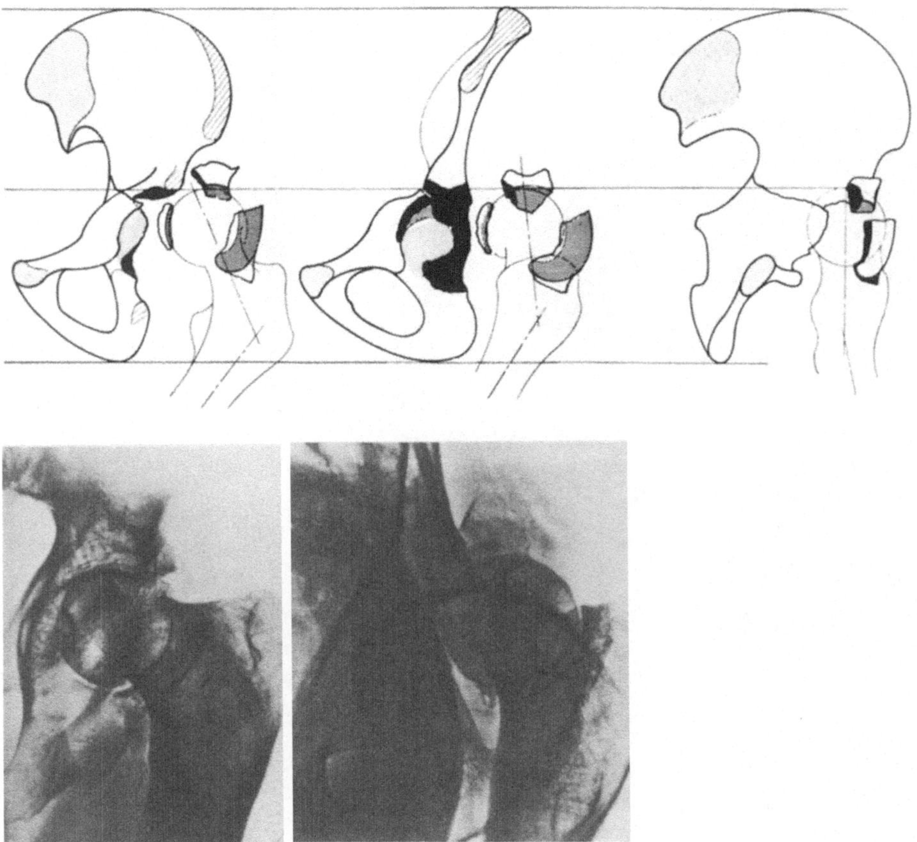

Abb. 10. Hüftverrenkungsbruch mit Verrenkung des Oberschenkelkopfes nach dorsal und gering nach kranial, sowie Abriß eines großen Anteiles des knöchernen Pfanneneinganges. Der Pfannenring ist in mehrere Bruchstücke zerteilt (Gelenkszerreißung)

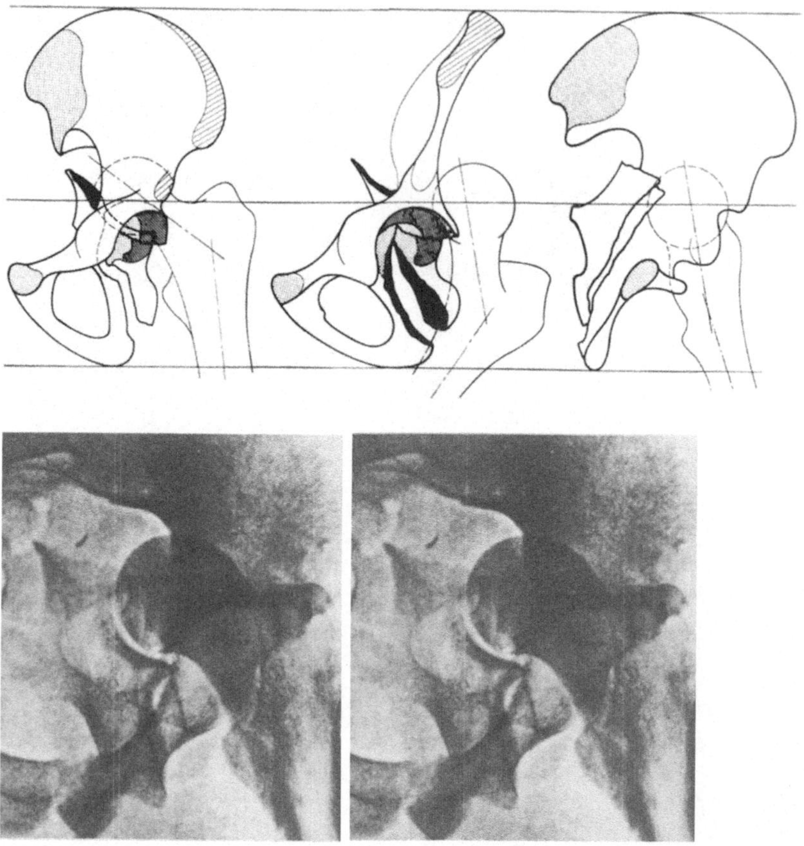

Abb. 11. Hinterer Vertikalbruch nach Mazas, bzw. Bruch eines hinteren Pfeileranteiles nach Letournel

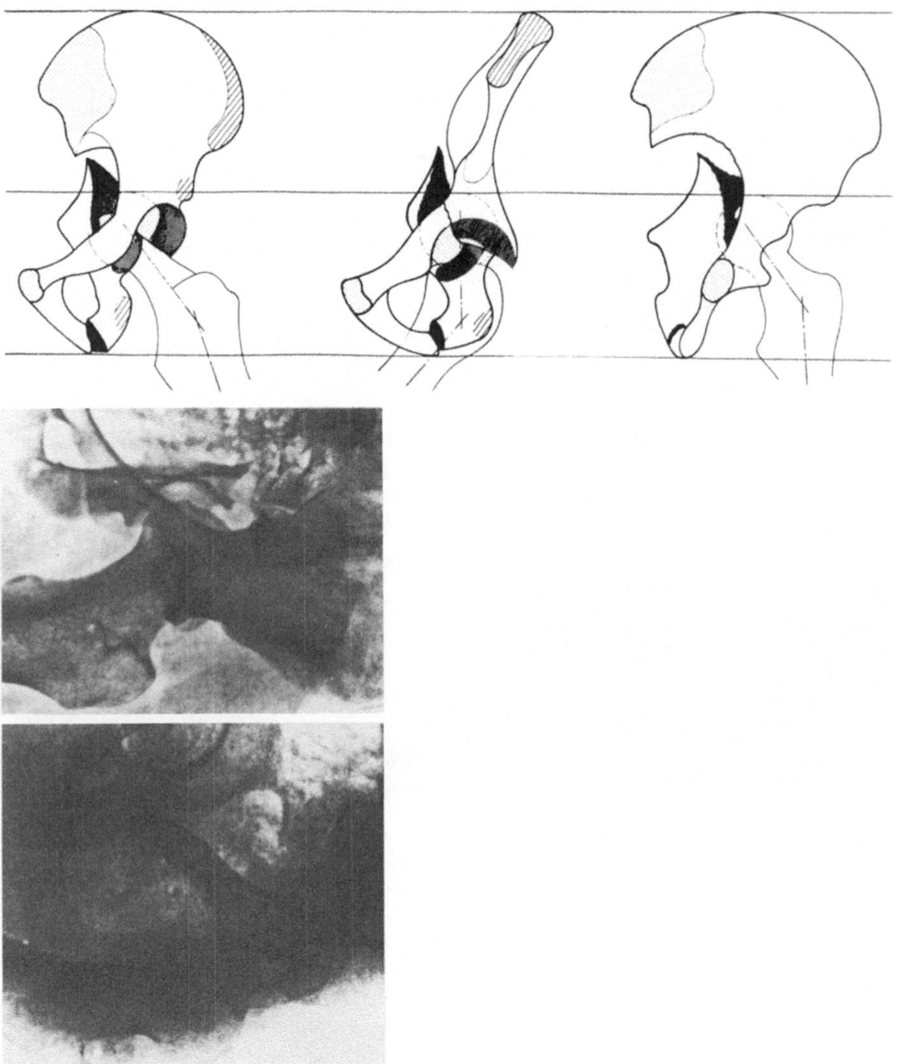

Abb. 12. *Hinterer Vertikalbruch nach Mazas bzw. Bruch des hinteren Pfeilers nach Letournel mit Verschiebung ins kleine Becken*

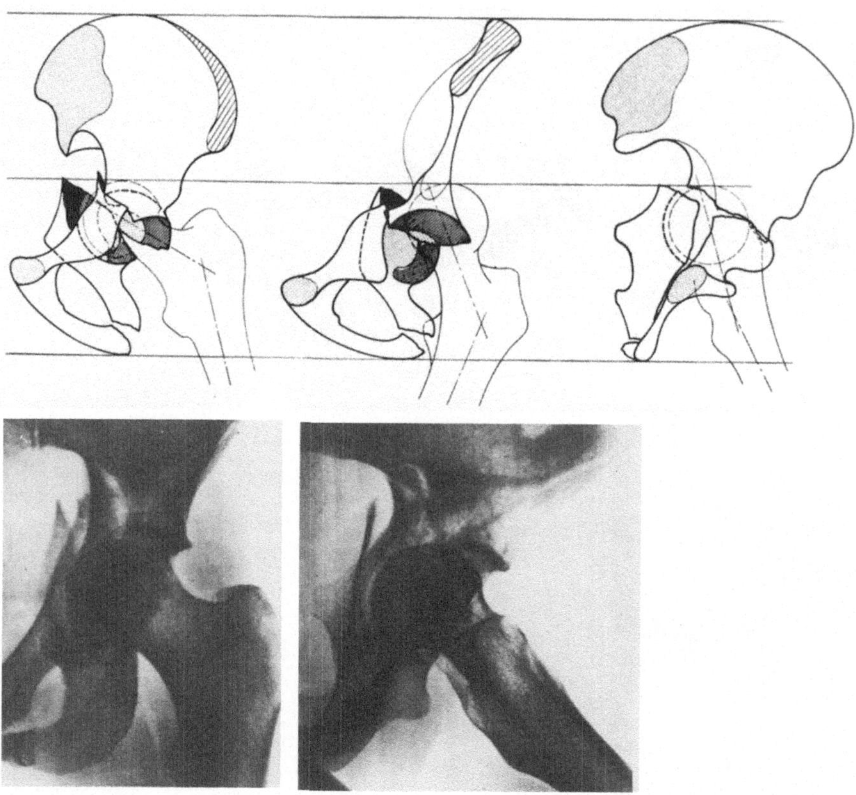

Abb. 13. Querbruch durch die Pfanne und Verwerfung beider Pfeiler mit Beteiligung der Ala

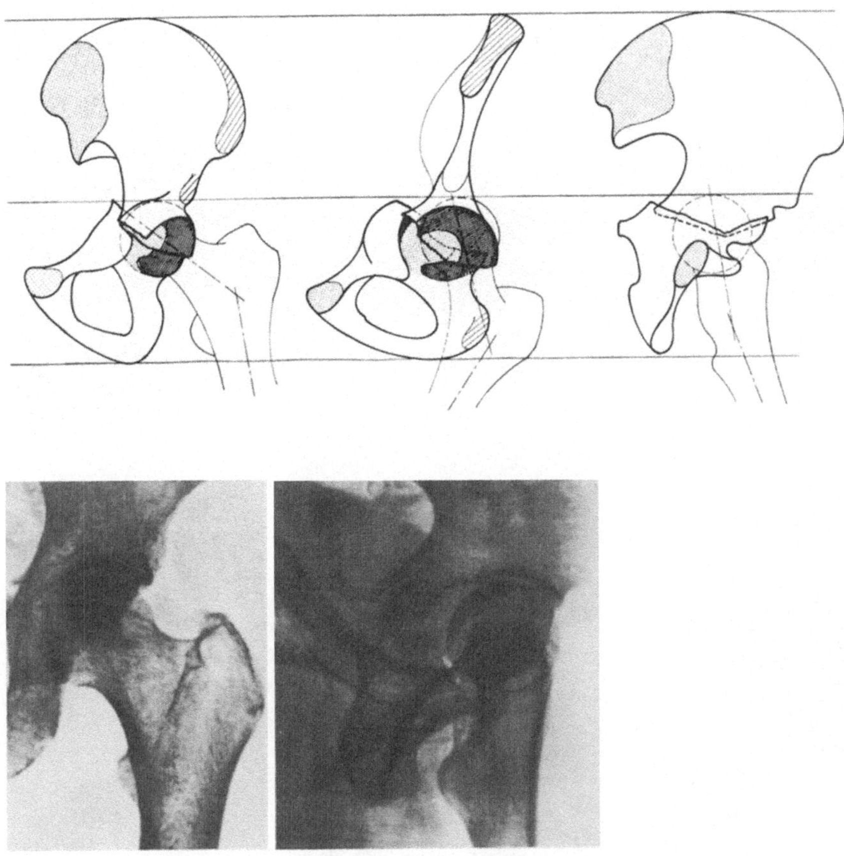

Abb. 14. Tiefer Querbruch durch die Pfanne

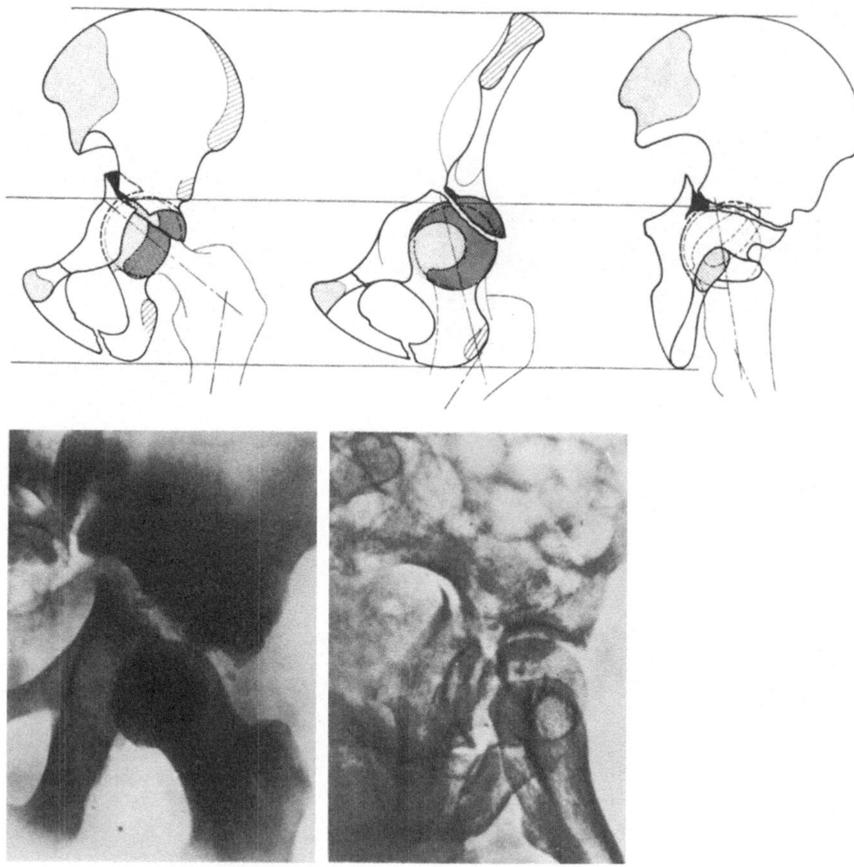

Abb. 15. Hoher Querbruch ohne Impression

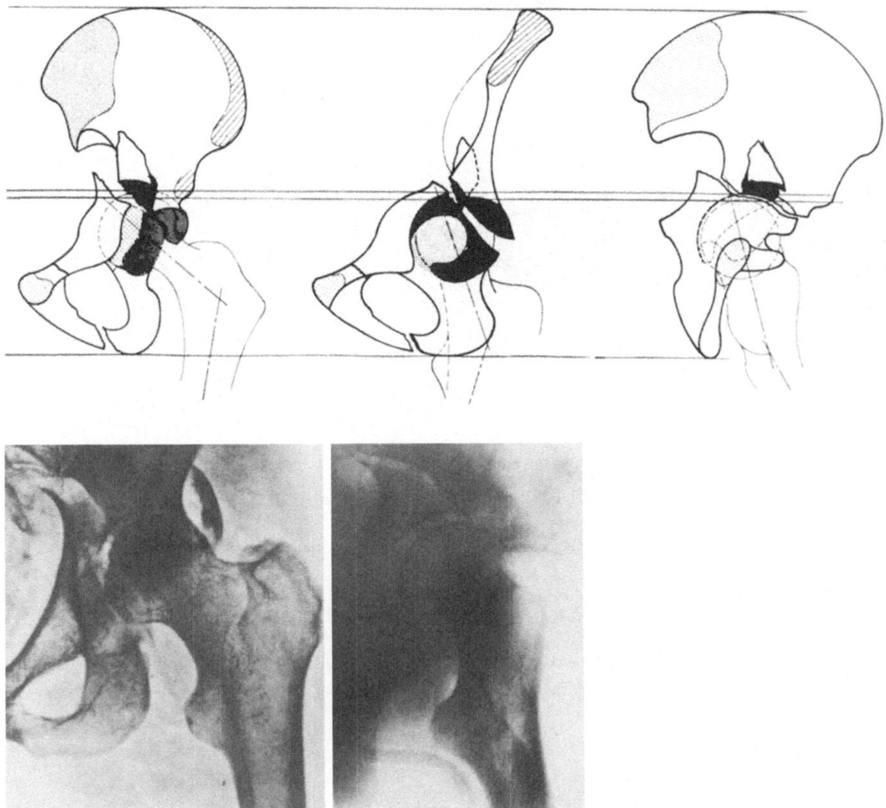

Abb. 16. Hoher Querbruch mit medialer Impression

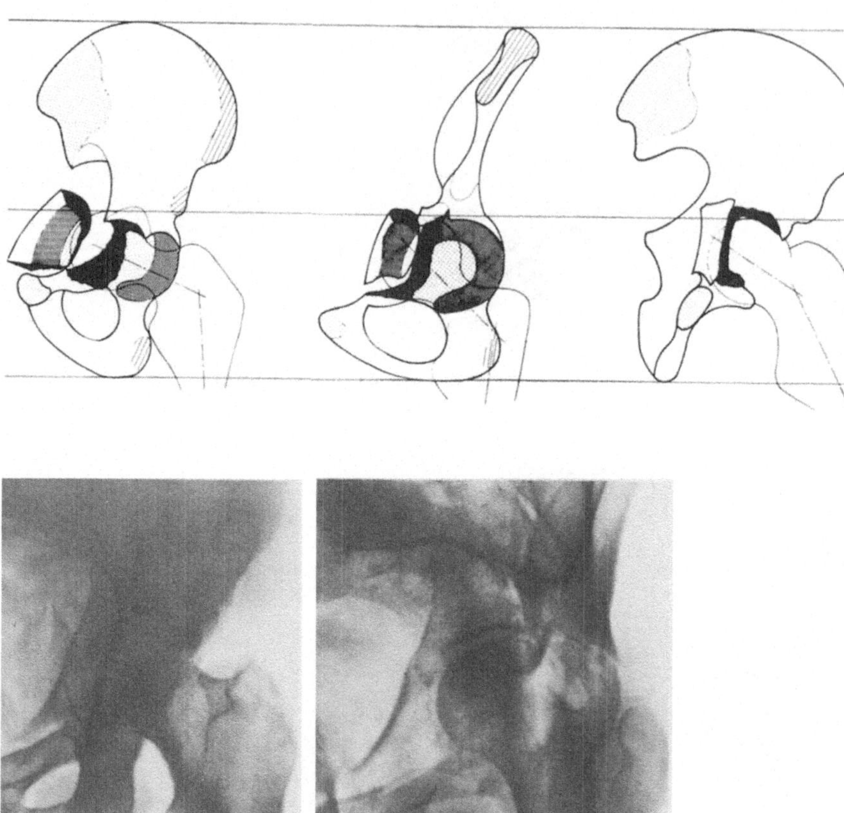

Abb. 17. Bruch des vorderen Pfeilers (vorderer Vertikalbruch mit großem Gelenksflächenanteil) und Verschiebung des Kopfes nach ventral medial. Der Pfannenboden (quadrilateral suface) ist nach medial geklappt

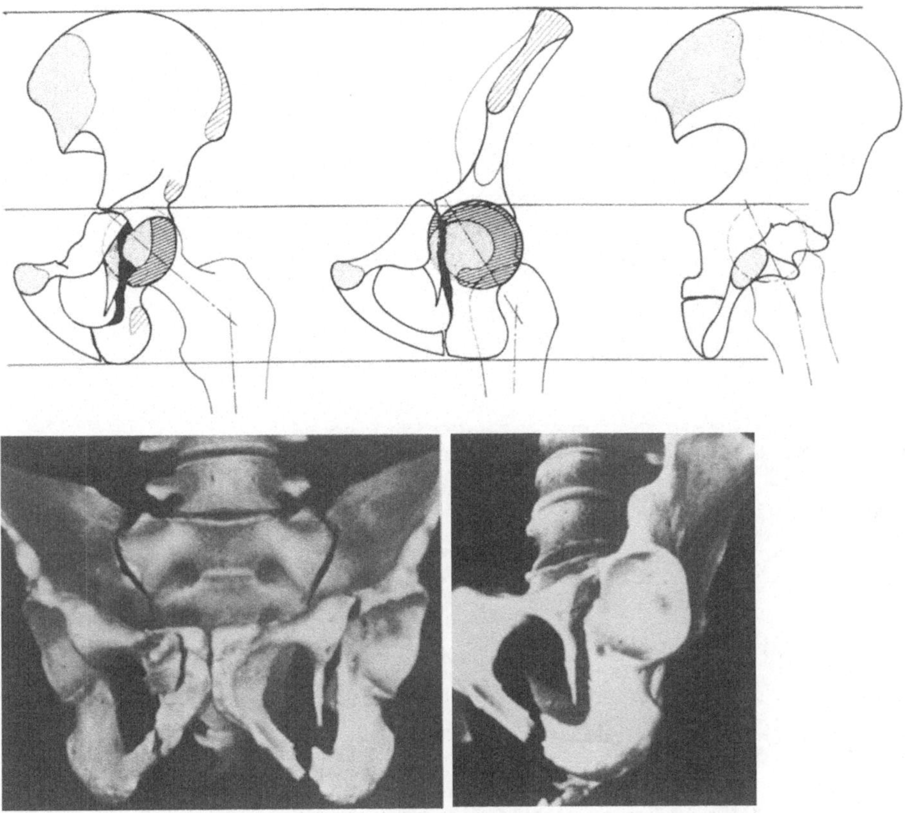

Abb. 18. Bruch des vorderen Pfeilers ohne wesentliche Verschiebung des Kopfes (vorderer Vertikalbruch mit kleinem Gelenksanteil)

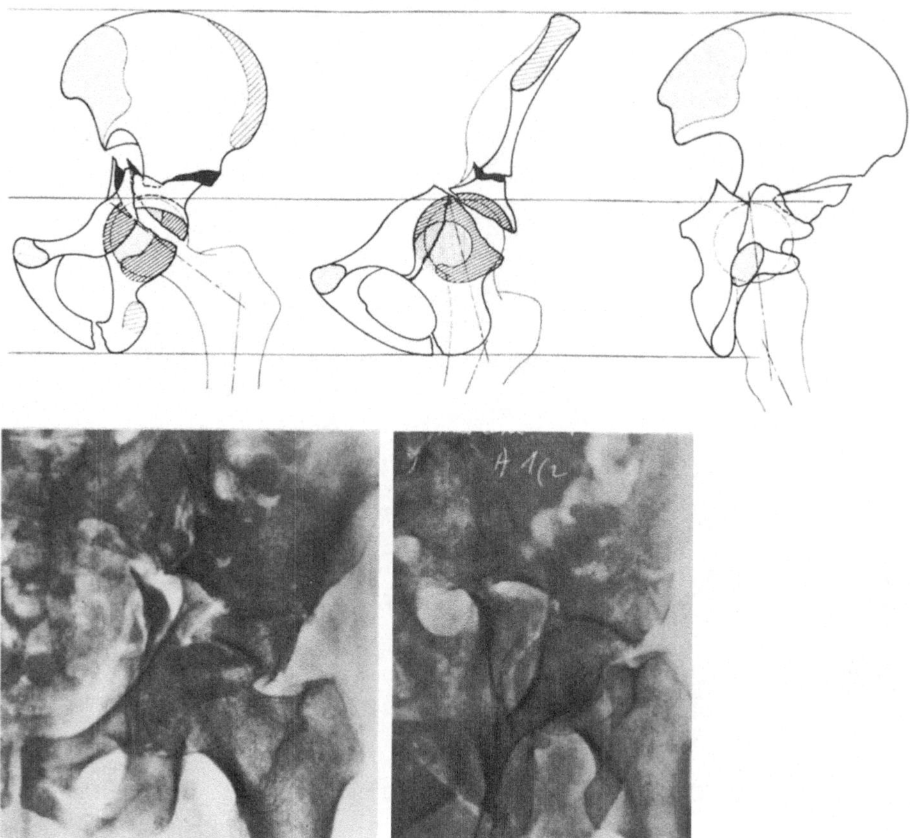

Abb. 19. Hüftgelenksverrenkungsbruch mit quer verlaufendem Bruch der Ala oberhalb des Pfannendaches

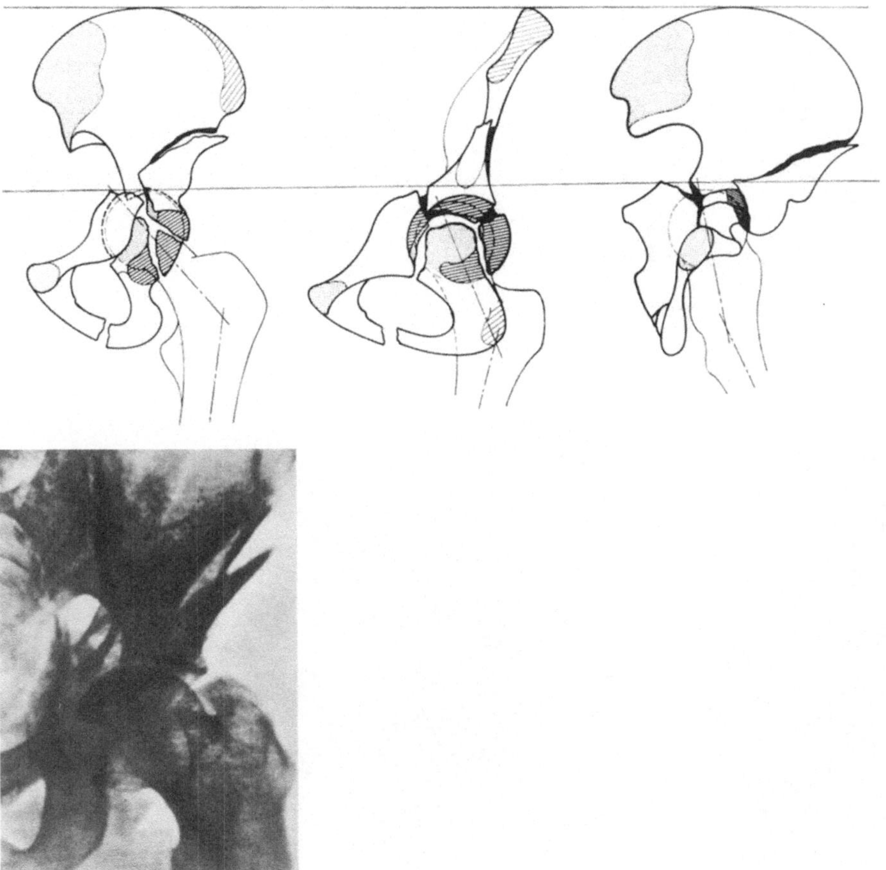

Abb. 20. Hüftverrenkungsbruch mit schräg verlaufendem Bruch der Ala und kleinem Alafragment

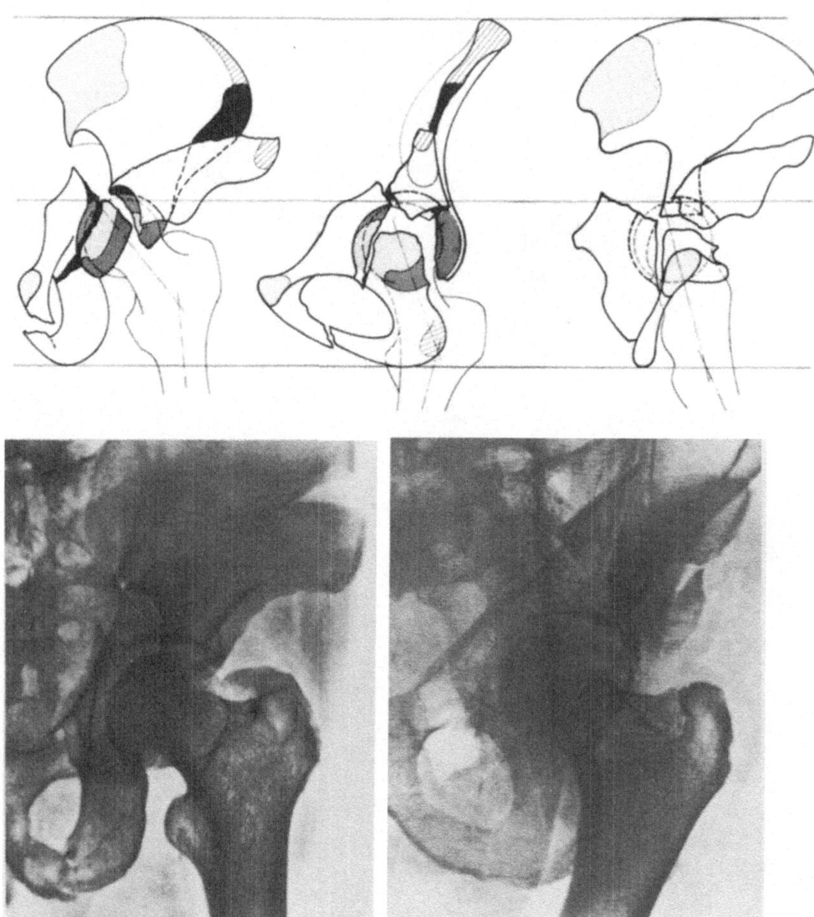

Abb. 21. Hüftverrenkungsbruch mit schräg verlaufendem Bruch der Ala und mittelgroßem Alafragment

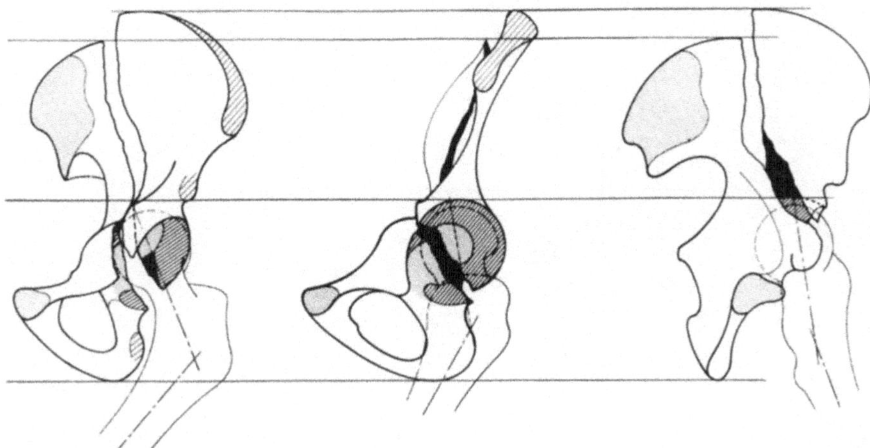

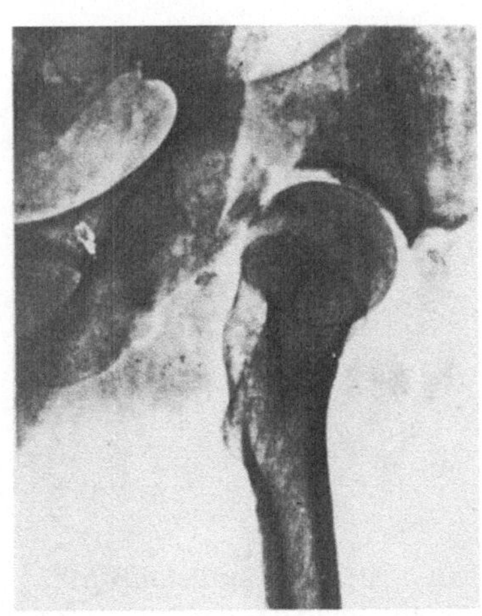

Abb. 22. Hüftverrenkungsbruch mit schräg verlaufendem Bruch der Ala und großem Alafragment

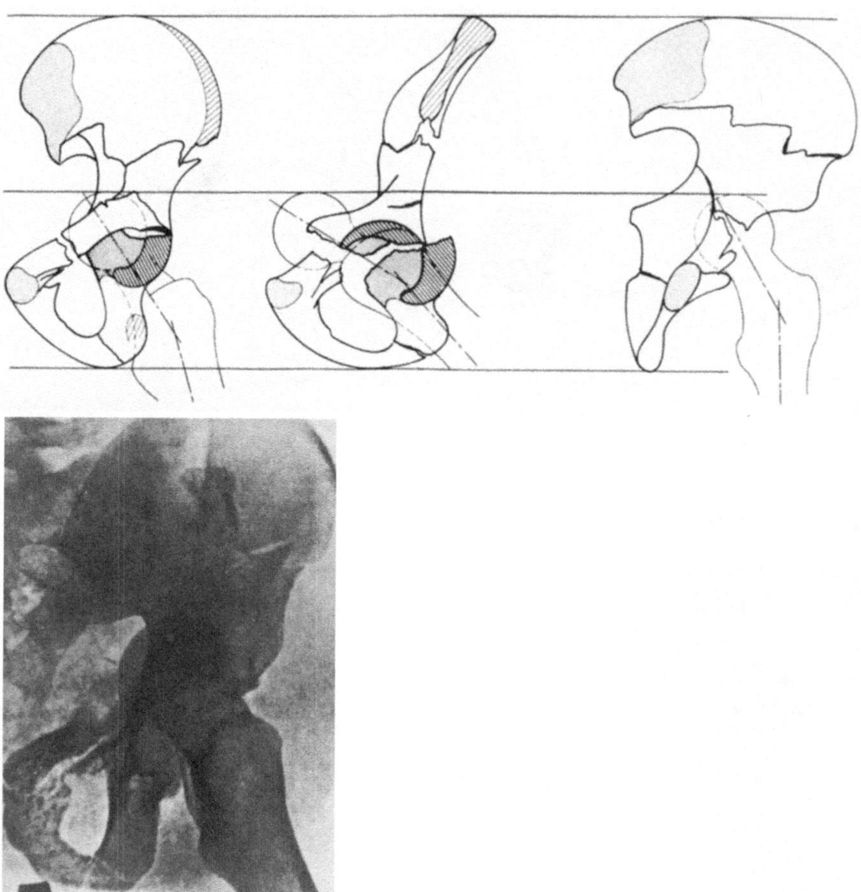

Abb. 23. Hüftverrenkungsbruch mit Bruch des vorderen Pfeilers und schräg verlaufendem Bruch der Ala. Verrenkung des Kopfes nach kranial ventral (Kopf erscheint vergrößert)

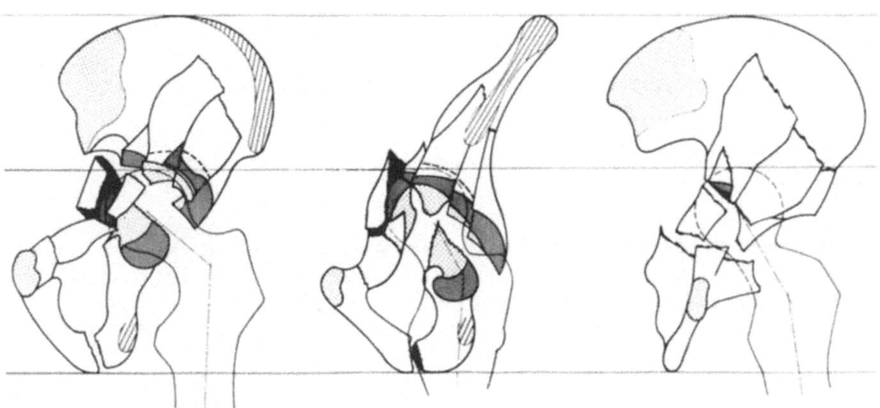

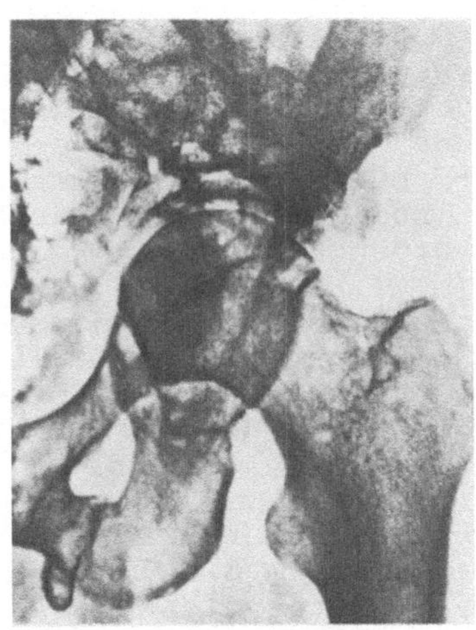

Abb. 24. Hüftverrenkungsbruch mit Zertrümmerung des Pfannendaches

J. Ender

Einleitungsvortrag mit Ergebnissen der in den AUKH Österreichs in den Jahren 1967 – 1972 behandelten Azetabulum-Frakturen

Zuerst ein persönliches Wort, ein Wort der Dankbarkeit, der Verehrung und des Anrufes an Lorenz BÖHLER, an unseren Lehrer und den Vater einer modernen Unfallchirurgie. Herr EIGENTHALER hat vor einem Jahr an dieser Stelle sein Lebenswerk eindrucksvoll gewürdigt.

Ich darf mich glücklich schätzen, einer seiner Schüler zu sein und bin der Meinung, daß Prof. KRAUS diesem einmaligen und genialen Mann im Geleitwort der "Technik der Frakturenbehandlung" von MÜLLER, ALLGÖWER und WILLENEGGER keineswegs gerecht wird, wenn er nur schreibt, daß es ein hohes und bleibendes Verdienst von Lorenz BÖHLER ist, die konservativen Behandlungsverfahren bei Knochenbrüchen in umfassender Weise ausgearbeitet und dargestellt zu haben.

Das Verdienst BÖHLERS um die Unfallchirurgie ist weit größer und bedeutender.

Wenn wir auf dem gezeigten Dia nur die Augen dieser kraftvollen Persönlichkeit, des preaceptors fracturarum betrachten, so wird jedem bewußt, daß BÖHLER nicht nur exakt beobachten konnte, sondern darüber hinaus auch immer die Zeichen der Zeit erkannt und erfaßt hat. So trägt denn auch sein Lehrbuch den Titel "Die Technik der Knochenbruchbehandlung" und keine der zahlreichen Auflagen beschränkt sich auf die "Technik der konservativen Knochenbruchbehandlung".

BÖHLER war immer bereit, gute und bewährte Operationsverfahren aufzunehmen, diese mit seltener Präzision anzuwenden und dann unter seinem Einfluß auch weiter zu empfehlen. BÖHLER tritt in seinem Lehrbuch bei vielen Verletzungen für eine operative Behandlung ein, weil es zahlreiche Frakturen gibt, bei denen eine Osteosynthese den Verletzten erhebliche Vorteile bringt und weil manche Frakturen gar nicht konservativ behandelt werden können.

In unserem technisierten Zeitalter verlangt nun MÜLLER die perfekte Osteosynthese, um damit eine Fraktur zu neutralisieren. Allerdings beweist die Erfahrung, daß eine Neutralisierung der Fraktur erst nach deren Heilung erreicht ist, wie JÄGER und POIGENFÜRST durch klinische Untersuchung gezeigt haben.

Nach HACKENBROCH scheint die "Instrumentalisierung"der Frakturenbehandlung vielen eine volle, mit der Biomechanik im Einklang stehende Begründung zu haben, wenn auch das höchstverdienstvolle Manuale der AO - Gemeinde nicht unbedingt als allein gültige "Bibel" der Frakturenbehandlung angesehen werden muß.

Für BÖHLER gab es und für seine Schüler gibt es keinen prinzipiellen Streit zwischen konservativer und operativer Frakturbehandlung. Eine solche Einschränkung würde unser ärztliches Handeln zu sehr beengen. Man sollte und müßte beide Techniken beherrschen, um das von BÖHLER in seinem Vorwort der "Technik der Knochenbruchbehandlung" anvisierte Ziel, die volle Gebrauchsfähigkeit der verletzten Extremität in möglich kurzer Zeit zu erlangen. Auf dem Weg zu diesem Ziel gibt es allerdings einen für Ärzte seit jeher bestehenden und für immer gültigen Grundsatz, den HIPPOKRATES mit folgenden Worten ausspricht: "Man muß es auf dem ganzen Gebiete der Heilkunst für das Höchste halten, den Kranken gesund zu machen. Wäre es möglich, ihn auf viele Arten gesund zu machen, so soll man die wählen, welche am wenigsten gefährlich ist. Denn so ist es eines tüchtigen Mannes und der Kunst würdiger, es sei denn, es strebe einer nach Täuschung und nach der Gunst der Menge." Möge im Geiste von HIPPOKRATES und BÖHLER diese Tagung verlaufen und uns helfen, bei dem so schwierigen Thema ohne Emotionen eine für Arzt und Verletzten verantwortungsbewußte Indikationsstellung zu erarbeiten.

Nun zum eigentlichen Thema. Schon HIPPOKRATES hat uns gezeigt, nicht nur Schulter- sondern auch Hüftverrenkungen konserativ einzurichten.

Die operative Behandlung der zentralen Hüftgelenksfrakturen beginnt mit LAMBOTTE. Um die dreißiger Jahre wurde es auch von LEXER versucht. SMITH PETERSON empfahl ebenfalls die operative Behandlung. Während die soeben Genannten aber nur eine kleine Zahl von Fällen aufzuweisen hatten, verhalfen seit 1955 die französischen Orthopäden JUDET, LETOURNEL, MERLE D' AUBIGNÉ und MAZAS nach Studium ihrer konservativen Behandlungsergebnisse und auf Grund mehrerer zum Teil sehr guter Ergebnisse nach operativer Behandlung letzterer zur vermehrten Geltung. Wie schon angedeutet, gab den Anstoß dazu ihre "schlechte" Erfahrung mit der konserativen Behandlung dieser Frakturen. Wie schlecht ihre Ergebnisse nach konservativer Behandlung waren, darf ich Ihnen an einer Zusammenstellung von MAZAS aus der Klinik Hospital Cochin zeigen. (Tabelle 1).

Tabelle 1. Nicht operierte Frakturen der Pfanne. Funktionelles Resultat ohne Berücksichtigung der Qualität hinsichtlich der Kongruenz des Gelenkes

	sehr gut	gut	mittel	schlecht	total
Gelenkskongruenz erhalten oder wieder hergestellt	29	2	1	-	32
Mäßige Inkongruenz	-	6	-	-	6
Bedeutende Inkongruenz	-	2	6	3	11
	29	10	7	3	49
	75 % sehr gut - gut		19 % mäßig	6 % schlecht	

BÖHLER und seine Schüler haben konservativ nie derart gute Ergebnisse erzielt. Wahrscheinlich haben sie einen wesentlich strengeren Maßstab für die Beurteilung des Erreichten angewendet. Ich glaube daher in der Annahme nicht fehl zu gehen, daß die genannten französischen Orthopäden auch für die Beurteilung ihrer operierten Fälle die gleiche Milde walten ließen.

Viele Chirurgen des deutschen Sprachraumes haben die französische Anregung und Empfehlung aufgenommen und sich in den letzten Jahren zögernd an die operative Wiederherstellung der gebrochenen Hüftpfanne herangewagt, weil diese Eingriffe doch oft mit erheblichen Schwierigkeiten für Chirurg und Verletzten verbunden sind und weil man schon von EHALT weiß, daß Nekrosen und Arthrosen auch nach operativer Behandlung in nicht kleiner Zahl auftreten und die chirurgische Kunst beeinträchtigen oder gar zunichte machen. Im Grundsätzlichen mag es richtig sein, zahlreiche Gelenksfrakturen vor allem der unteren Extremität operativ zu behandeln. In Zukunft wahrscheinlich mehr, als es bis jetzt der Fall war.

Es ist begreiflich, daß das Hüftgelenk ansich und die große Chirurgie an diesem Gelenk besonders auf junge Operateure eine große Faszination ausübt. Nur so ist zu erklären, daß in einem der letzten Hefte der Monatsschrift für Unfallheilkunde aus einer deutschen Klinik eine Arbeit über Azetabulumfrakturen allerdings ohne Ergebnisse mit folgender Einleitung erschienen ist: "Die Frakturen des Azetabulums müssen wie alle Gelenksfrakturen primär den Verletzungen zugeordnet werden, die operativer Behandlung bedürfen. Nur durch Gelenkseröffnung, schonende und millimetergenaue Adaptation der knorpeltragenden Anteile mit stabiler Osteosynthese im Sinne der interfragmentären Kompression lassen sich Spätschäden durch Sekundärarthrose und Fehlstellung vermeiden. Auch die Prognose hinsichtlich der Häufigkeit der Hüftkopfnekrose, die bei all diesen Frakturtypen durch die ausgedehnten Kapsel- und Gefäßzerreißungen stets droht, ist nur durch die frühzeitige Reposition des Kopfes und die Fixation der Fragmente zu verbessern."

Ich habe eines noch vermißt, die frühzeitige Mobilisierung der verletzten Extremität, wie JUDET diese forderte. Das ist wohl eine sympathische Utopie zumindest für all jene, welche nur einigermaßen die Vielfalt und die Schwere der Azetabulumfrakturen erfaßt und auch eine größere Anzahl persönlich konservativ oder operativ behandelt haben.

In diesem Augenblick, wo die chirurgische Behandlung der Gelenksfrakturen auf einer hohen Erfolgswelle zu reiten scheint, stellt unsere Gesellschaft der Tagung die Frage nach dem Stand unserer Kenntnisse und unser Herr Präsident KRÖSL hat mir die interessante Aufgabe übertragen, das bisher Erarbeitete klärend vor Ihnen darzustellen.

Wir sind heute noch in der Bewertung der angegebenen Verfahren allein auf die Statistik angewiesen. Wir haben daher uns für diese Tagung mit Unterstützung der Allgemeinen Unfallversicherungsanstalt der Mühe unterzogen, die in den Jahren 1967 - 1972 in den Unfallkrankenhäusern Österreichs behandelten Azetabulumfrakturen klinisch und röntgenologisch nachzuuntersuchen.

An dieser Stelle muß ich allen, welche sich an dieser retrospektiven Forschung beteiligt haben, für ihre aufopfernde Arbeit danken.

Die bei der Nachuntersuchung erfaßten Ergebnisse dieser Sammelarbeit wurden dann nach mehrmaliger Überprüfung der EDV der Anstalt übergeben und nach Programmerstellung durch Herrn KUDERNA vom Lorenz-Böhler-Krankenhaus in Wien nach verschiedenen Richtungen abgefragt. Wenn auch die Zahl der eingegebenen Fälle nicht sehr groß ist (es waren nur 382 Azetabulumfrakturen) war diese Art der Bearbeitung schon ein großer Vorteil gegenüber Strichlisten, weil bei der Vielfalt der zu beachtenden Kriterien nur so ein einheitliches und vergleichbares Material zu erhalten war. Jederzeit war es auch möglich, neuauftauchende Fragen kurzfristig beantwortet zu erhalten. Hier danke ich besonders Herrn Abteilungsleiter GAMBAL und seinen Mitarbeitern für ihre selbstlose Einsatzfreudigkeit und zuvorkommende Gefälligkeit.

So hoffe ich, daß ich Ihnen nun im Folgenden einen Querschnitt über Behandlungen und Ergebnisse der in den AUKH Österreichs angefallenen Verletzten mit Azetabulumfrakturen zu geben vermag, wobei ich mir bewußt bin, daß es manchmal nur ein Anschnitt noch offener Fragen sein wird. Vielleicht besteht für die Nachuntersucher nach dem Kongreß und zwar nach nochmaliger Abfrage Gelegenheit, die in der Datenverarbeitung dokumentierten Ergebnisse nochmals zu bearbeiten und mit den Mitteln der mathematischen Statistik zu überprüfen, so daß wir dann die Sicherheit unserer Aussagen genau bestimmen können. (Tabelle 2).

Tabelle 2. Anzahl der Pfannenfrakturen (1967 - 1972)

frisch	315	
nicht frisch	33	
		348
veraltet		32
alt		2
gesamt		382

Für JUDET und LETOURNEL ist die Indikationsstellung zur operativen Behandlung einfach. Alle Brüche mit Verschiebung wurden operiert, das sind 75 %. MERLE D' AUBIGNÊ hat 50 % der Pfannenfrakturen einer operativen Behandlung zugeführt. Wir 20 %. Es wäre reizvoll, es ließen sich die Ergebnisse der 75 % von JUDET operierten Fälle mit jenen 80 % konservativ Behandelten aus den Unfallkrankenhäusern vergleichen. Da aber unsere konservativ Behandelten bereits eine Auslese darstellten, muß ein solcher Vergleich statistisch unbefriedigend sein.

Tote: Von unseren Verletzten mit Hüftpfannenbrüchen sind 10 % gestorben. Dies entspricht dem in der Literatur angegebenen Prozentsatz. Bei BÖHLER waren es 12 %. Sicher sind seit 1951 die Verletzungen schwerer und vorallem die Begleitverletzungen häufiger geworden. Am Hüftpfannenbruch allein sind nur 3 Verletzte gestorben, es waren alte Verletzte und solche mit schweren offenen Trümmerbrüchen.

An diesem Beispiel einer offenen Zerreißung des Hüftgelenkes mit breitklaffender Alafraktur und mit Zerfetzung des Oberschenkels konnte auch die Hemipelvektomie das Leben nicht mehr retten.

Selbstverständlich sollte die Schockbehandlung rasch und gezielt einsetzen. Es ist für ein ausreichendes, effektives Blutvolumen, Beseitigung der Schockazidose und bestmögliche Oxygenierung zu sorgen. Es sind die kardialen, pulmonalen und renalen Funktionen zu überwachen und möglichst baldige Schmerzfreiheit zu erzielen. Zur groben Orientierung während der Infusionstherapie dient die Messung des zentralen Venendruckes über einen in der Hohlvene liegenden Katheter, um eine Überlastung des Kreislaufs zu verhindern - ein zu wenig infundieren heißt "Schocklunge", ein zu viel "Transfusionslunge".

Wir können zwar messen und wägen aber nicht abwägen. Nur vitale Indikationen rechtfertigen operative Eingriffe vor dem Verschwinden aller Schocksymptome und vor der Stabilisierung aller Kreislaufparameter. Ich hoffe, daß Herr SCHLAG in seinem Referat uns praxisnahe und gezielte Vorschläge machen kann. Das Hauptkontingent der innerhalb der ersten 8 Tage Verstorbenen sind Polytraumatisierte. Bei den Polytraumatisierten ist mit Osteosynthesen im Hinblick auf einen zusätzlichen Operationsschock und evtl. einsetzende Fettembolien Zurückhaltung zu empfehlen. Schock und Fettembolie sind zwar Verbündete, aber das ganze Geschehen ist so komplex, daß es noch mehrfacher prospektiver Forschung bedarf, um nur einigermaßen die Pathophysiologie dieses Geschehens zu ergründen.

Selbst für operationsfreudige "progressive" Chirurgen kann die Behandlung der Polytraumatisierten nur in einem Kompromiß bestehen, der bestimmt wird von Alter und Allgemeinzustand des Verletzten, der Schwere der Begleitverletzungen und dem Ausmaß der Azetabulumfrakturen. LETOURNEL berichtet als sofort auftretende postoperative Komplikation von 2 nicht abgeklärten Fällen von Kreislaufversagen und von 2 Versagensfällen der Reanimation von Schwerstverletzten am Anfang ihrer Operationserfahrung. Bei MERLE D' AUBIGNE ist nur ein Verletzter mit einem gleichzeitigen Serienrippenbruch 8 Tage nach dem Unfall bei der Einleitung der Narkose zur Hüftoperation gestorben.

Manche unserer Verletzten mit dem treffenden Ausdruck der Kettenfrakturen (GÖRDES) bekamen eine Fettembolie. Trotz gegenteiliger Literaturberichte kann ich mich persönlich bis jetzt bei solchen Verletzten vor Erholung aller Kreislaufparameter noch nicht entschließen mit Eisen sprich Platten, Schrauben und Marknägel versuchen der drohenden Fettembolie vorzubeugen. Auch der scill of surgeon ist mehr als begrenzt.

Eine weitere Gefahr, die manchen Verletzten sogar das Leben kostet, ist die postoperative Wundinfektion. Dem erfahrenen BÜRKLE DE LA CAMP ist als Vorsitzender beim Unfallkongreß in Bern aufgefallen, daß zwar während des ganzen Tages über die operative Behandlung von Ellbogenfrakturen gesprochen wurde, jedoch niemand ein Wort über Infektionen erwähnt hat. Es scheint also die postoperative Wundinfektion heute nicht mehr zu existieren oder wir haben uns schon daran gewöhnt mit der Infektion zu leben. Es wird die Wundinfektion systematisch aus dem Bewußtsein der jungen Chirurgen verdrängt. Ich möchte aber allen empfehlen, die Warnungen eines LORENZ BÖHLER, eines MAX LANGE und eines BÜRKLE DE LA CAMP ernst zu nehmen.

Über die bei uns aufgetretenen postoperativen Infektionen wird Herr FRISEE berichten und ich kann mich daher auf die Angaben von LETOURNEL und MAZAS beschränken: LETOURNEL berichtete am SICOT-Kongreß 1966 in Paris über einen Toten nach Sepsis und über weitere 7 Fälle mit Wundinfektion bei 240 Operierten (2,8 %). 2 Fälle mit PS-Heilung, bei denen der Eiterherd breit inzidiert und mit Drainage versorgt wurde, sind wieder vollkommen gesund geworden und zu den Fällen mit einem guten Ergebnis gereiht. Bei den 5 anderen wurde einmal eine Hüftresektion gemacht, welche ein recht annehmbares Ergebnis brachte. Bei 2 Patienten kam es schließlich zum Aufhören der Sekretion, wovon man einen Fall als gutes, den anderen Fall als mittelmäßiges Ergebnis werten kann. Nach MAZAS ist die postoperative Infektion ein nicht zu unterschätzendes Risiko. Auf 54 Fälle 2 schwere Hüftinfektionen und 3 vereiterte Hämatone mit Osteomyelitis der Darmbeinschaufel (9 %), alles Fälle bei Wahl des vorderen Zugangweges. Hingegen traten unsere Infektionen ausschließlich beim hinteren Zugang auf, weil wir diesen am häufigsten benützten.

Die Verrenkungsbrüche des Hüftkopfes nach hinten (31 %)

Unter diesen waren 46 Fälle mit Abriß oder Abscherung eines kleinen Randfragmentes. Von unseren 46 Hüftverrenkungsbrüchen mit kleinem Randfragment wurden 39 konservativ und 7 operativ behandelt.

Die Indikation zum operativen Eingriff stellen wir dann, wenn der Hüftkopf nach der Reposition aus der Pfanne bei vorsichtiger Prüfung auf seine Stabilität leicht re- oder subluxierbar ist. Vor gewaltsamen Ausrenkungsmanövern in Narkose muß ich aber warnen, denn dann ist bei diesen Gefährdeten eine Kopfnekrose und manchmal auch eine Myositis auch nach anschließender Osteosynthese der Hinterwand sicher und das funktionelle Endergebnis schlecht.

Es ist eine weltweite Erscheinung und Tatsache, daß diese Verletzungen immer noch übersehen werden, wenn man es sich nicht zur Regel macht, bei jedem Polytraumatisierten oder bei Verletzten mit Kettenfrakturen der unteren Extremität zumindest auch eine Beckenübersichtsaufnahme zu machen.

Nach MERLE D' AUBIGNÊ waren bei 100 veralteten hinteren Hüftverrenkungsbrüchen, die bei ihm zur Behandlung kamen, bei 47 eine primäre Röntgenaufnahme unterlassen worden. Bei Hüftverrenkungsbrüchen rein nach dorsal kann die Diagnose auf dem Beckenübersichtsbild ap schwierig oder unvollständig sein, weil gelegentlich bei Jugendlichen eine Spontanreposition möglich ist oder kleine Unstimmigkeiten der Hüftgelenkskonturen übersehen oder fehlgedeutet werden. So berichtete mir ein deutscher Kollege aus einer bekannten Klinik anläßlich einer kürzlich durchgeführten Umfrage, daß bei veralteten Frakturen mit Luxation des Kopfes rein nach hinten von den Untersuchern in 80 - 90 % nur die Diagnose zentrale Luxation mit Sekundärarthrose gestellt wurden. Er schreibt weiter, daß die Verschmälerung des Gelenkspaltes als durch eine Kontusion des Kopfes hervorgerufen interpretiert wurde. Auf die immer, wenn auch leichte Fehlstellung des Oberschenkelschaftes wurde nicht geachtet. Drehbilder der Hüfte waren völlig unbekannt, obwohl diese schon 1947 von GELEHRTER (Graz) angegeben und später von URIST und TROJAN u. a. gefordert wurden.

Erst kürzlich lag auf meinem Schreibtisch eine Buchankündigung aus der Schweiz. Aus der Bildbeschreibung ist nicht zu entnehmen, ob es sich um eine veraltete hintere obere Hüftluxation gehandelt hat. Ein bei der Tagung gezeigtes Dia führte uns aber wohl eindringlich vor Augen, welche Passion für den Verletzten hinter so viel Technik steckt. Eine ausgeprägte Myositis ossificans hat letzten Endes diese Passion beendet, wenn man nur die gebrochene lange Schraube auf dem Bild rechts unten mit der großen Cobra-Platte sieht. Wegen der großen Verkürzung mußte zum Trost des Verletzten ein orthopädischer Schuh mit einem Verkürzungsausgleich von 5 cm verordnet werden.

Es ist eine wohlbegründete alte Forderung, daß man nach klinisch und röntgenologisch gestellter Diagnose sofort den verrenkten Hüftkopf konservativ reponieren muß, zumal dann, wenn wie nicht selten bei diesen Verletzungen eine Lähmung vorhanden ist. Herr SCHERZER wird darüber ausführlich berichten. Die meisten primär vorhandenen totalen und partiellen Ischiadikuslähmungen sind bei frühzeitiger Reposition reversibel und verlangen fast immer keine operative Freilegung des Nerven. Nur ausnahmsweise ist nach LETOURNEL der Nerv durch ein Bruchstück angespießt, wie wir dies auch einmal gefunden haben. Manchmal ist die Lähmung aber auf eine Wurzelzerrung oder einen Wurzelausriß zurückzuführen wie LETOURNEL dies zweimal elektromyographisch bei gleichzeitiger Femoraliswurzelbeteiligung feststellen konnte.

Interposition

In 15 % der hinteren Verrenkungsbrüche stellt sich der konservativen Reposition ein Repositionshindernis oder eine Interposition in den Weg (eingeschlagener Limbus oder ein hinteres Randfragment oder eine kleine entweder knöcherne oder knorpelige Kopfkalotte). Manchmal ist eine Interposition durch das Klaffen des Gelenksspaltes nach der Repostiion erkennbar und das Interpositionshindernis oft nur im Tomogramm genau lokalisierbar. Nach Erholung des Verletzten aus dem Unfallschock muß dann unverzüglich operativ reponiert und das Interponat entfernt werden, weil sonst eine schwere Arthrose unvermeidbar ist.

Diese hier gezeigte Interposition, die unbegreiflicherweise übersehen wurde, konnten wir erst 3 Wochen nach dem Unfall entfernen. Trotzdem war nach 13 Jahren eine normale Hüfte mit freier Beweglichkeit und klinischer Schmerzfreiheit vorhanden.

Bei größeren Interponaten wird man selbstverständlich das große Fragment reponieren und befestigen bzw. anschrauben.

Hinterer Hüftverrenkungsbruch mit großem Keil

Heute schrauben wir einen großen nach dorsal in die Glutealmuskulatur verschobenen Keil an, weil der operative Eingriff schonend und leicht durchführbar und dann das Infektionsrisiko nicht groß ist.

BÖHLER hat aber darauf hingewiesen, daß auch dann sehr gute bis gute Endergebnisse erwartet werden können, wenn ein größeres hinteres Pfannenbruchstück wie eine Dachschindel nach hinten lateral absteht unter der Voraussetzung allerdings, daß der reponierte Schenkelkopf stabil in der Pfanne ist.

Wenn aber die Pfannenhinterwand in mehrere kleinere oder größere Bruchstücke zersplittert ist und das Gelenk instabil ist, so soll man eine anbiegbare Platte verwenden zwar nicht zur interfragmentären Kompression sondern lediglich zum Zusammenhalten der gesplitterten Wand. Eine Deperiostierung der Bruchstücke muß wegen Nekrose vermieden werden.

Bei den seltenen Gelenkszerreißungen bleibt meist nur die temporäre Transfixation des Kopfes mit der Pfanne. In einem unserer Fälle hat dann eine ausgedehnte teils durch die Operation hervorgerufene Myositis ossificans eine extraartikuläre Versteifung herbeigeführt.

Unter den konservativ Behandelten trat nur einmal eine schwere Myositis ossificans auf. Wenn man auf dem bei der Tagung gezeigten Dia das Ausmaß der einwirkenden Gewalt und die Größe der Verschiebung des Kopfes mit der Splitterung der Ala ins Kalkül zieht, so ist jedem klar, daß die primäre Muskelzerreißung die Hauptursache für die Myositis und die schlechte Funktion war.

Arthrosen und Nekrosen treten nach konservativer Behandlung seltener als nach operativer auf. Bei den operierten Fällen ist vielleicht zu berücksichtigen, daß meist die schweren Verrenkungsbrüche operativ behandelt wurden.

THOMPSON und EPSTEIN berichten im Jahre 1951 über 204 Fälle hinterer Hüftverrenkungsbrüche mit einer Beobachtungszeit bis zu 21 Jahren. Unter ihren Fällen waren allerdings auch solche mit Pfannenbodenfrakturen. Nach EPSTEIN wurden 88 % konservativ in Extension behandelt und nur 12 % operiert.

Von den konservativ behandelten Fällen haben 55 % mittlere bis schwere degenerative oder aseptische Nekrosen. Unter den 12 % operativ Behandelten hatte keiner ein ausgezeichnetes Ergebnis. Gute Resultate wurden nur bei den Fällen mit großem hinteren Keil beobachtet. Nach einer Beobachtungszeit von 5 Jahren trat keine Verschlechterung mehr ein.

EPSTEIN zieht den Schluß, daß die chirurgische Behandlung keine Vorteile brachte. Ich kann mich dieser Schlußfolgerung nicht ganz anschließen, weil vorallem die Schwere des primären Traumas die funktionellen Endergebnisse beeinträchtigt, manche hintere Verrenkungsbrüche schon aus Stabilisierungsgründen einer operativen Behandlung bedürfen.

Hüftverrenkungsbrüche mit dorso-kranialem Keil (3 %)

Der Einfluß der Primärschädigung auf die Endergebnisse wird besonders deutlich bei jenen Verrenkungsbrüchen, bei denen der Oberschenkelkopf nicht nur die Pfannenhinterwand frakturiert hat, sondern außerdem noch einen kleinen oder größeren Pfannendachanteil ausgestanzt und den entsprechenden Knochenkeil nach kranial verschoben hat. Meist ist auch eine nicht verschobene Querfraktur der Pfanne vorhanden. Hier muß der Kopf die dickste Partie der Hüftpfanne durchstoßen. Subchondrale Spongiosafrakturen des Kopfes im Sinne JÖRG BÖHLERS dürften öfters vorkommen.

Die Entscheidung, ob konservativ oder operativ, soll man davon abhängig machen, ob nach der Reposition des Kopfes der verschobene Knochenkeil sich in Extension anlegt und in guter Stellung bleibt.

Die operative Freilegung für die Verschraubung des kranialen Keiles erfordert einen etwas größeren Zugang als bei den rein hinteren Verrenkungsbrüchen. Es ist daher besonders darauf zu achten, daß der an Weichteilen noch haftende Keil durch die Operation in seiner Ernährung nicht gefährdet wird. Ansonsten droht zusätzlich noch eine Pfannennekrose. Manchmal ist nur durch operative Verschraubung des Keiles die Stabilisierung und bei behutsamer operativer Technik ein gutes Ergebnis erreichbar. Aber auch nach operativer Stabilisierung empfehlen wir nicht die Frühmobilisierung, sondern eine Extensionsbehandlung durch mindestens 12 Wochen zur Entlastung eines evtl. geschädigten Kopfes bis zu seiner Heilung.

Eine Venographie des Schenkelkopfes kann uns bisweilen vor unliebsamen Späteinbrüchen schützen, da diese infolge Kontrastmittels Depot im Kopf Spongiosafrakturen erkennen läßt. Bei jüngeren Verletzten ist eine weitere Entlastung mit Stützkrücken zweckmäßig.

Hüftverrenkungsbruch mit Abbruch des hinteren Pfeilers (3 %)

Es ist beachtenswert, daß mit der Reposition des manchmal tief in das kleine Becken eingedrungenen Kopfes, für dessen Reposition manchmal in Narkose der Schraubenzugapparat notwendig wird, auch der verschobene hintere Pfeiler sich gut anlegt. Die Beurteilung darf man aber nicht dem Röntgenbild ap allein überlassen, sondern es sind unbedingt Drehbilder notwendig. Bei gut angelegtem hinteren Keil kann man weiterhin in Extension behandeln und es ist bei regelmäßigen Röntgenkontrollen ein gutes Ergebnis zu erwarten, wobei man sich allerdings bewußt sein muß, daß die kallöse Heilung des hinteren Pfeilers in Extension erst nach 14 Wochen erreicht wird. Wird die Extension früher entfernt, entsteht eine Pseudarthrose und bei anschließender Belastung kommt es zu neuerlicher Verschiebung der Bruchstücke und zur Subluxation des Kopfes, also zu einer präarthrotischen Deformität, welche vom Verletzten nicht immer auf längere Zeit verkraftet wird. Nach HACKENBROCH ist die präarthrotische Deformität entweder ein Minus an Kongruenz oder ein Minus an Durchblutung.

Das Hüftgelenk, welches zu den mechanisch vollkommensten Gelenken zählt, reagiert auf beides empfindlich.

Es sind 3 Formen von <u>Hüftarthrosen</u> zu beobachten:

1. Der Eichelkopf mit Randwülsten vorallem an der Kopfhalsgrenze, welche manchmal von der Natur gleichsam als Schutz gegen ein Eindringen des Kopfes in eine zu große und tiefe Pfanne gebildet und gedeutet werden können. Hier findet man kaum Randwülste am Pfannendach.

Im allgemeinen sind arthrotische Veränderungen um so größer, je größer die Gelenksinkongruenz ist und umso schlechtere funktionelle Ergebnisse sind dann gewöhnlich zu erwarten. Manchmal ist auch die Diskrepanz zwischen klinischem Befund und Schweregrad der Arthrose deutlich. BÖSCH hat allerdings nachgewiesen, daß nach Rheumatoiden eine Gelenksinkongruenz fehlt, Eichelköpfe nach Jahren wahrscheinlich als Folge der gestörten Durchblutung auftreten.

2. Der Pilzkopf entsteht als Ausheilungsstadium nach Kopfnekrosen mit Sekundärarthrosen, wobei ein Anbaukopf zur sekundären Subluxation führt.
3. Es gibt Arthrosen nach Kopfnekrosen, wobei der Schenkelkopf manchmal teilweise oder vollkommen verschwindet. Randwülste an der Pfanne sind die Folge.

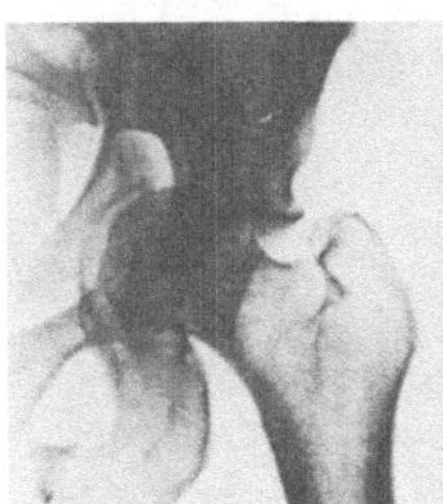
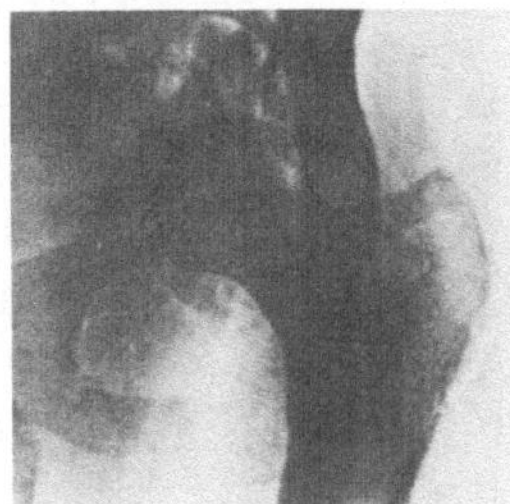
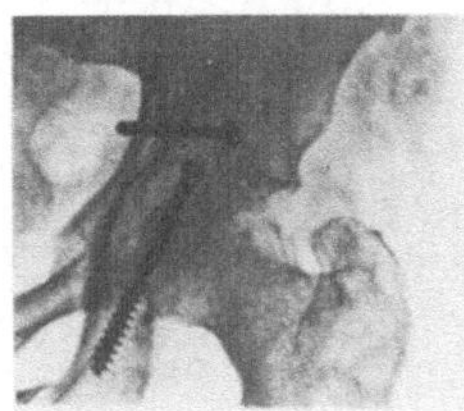
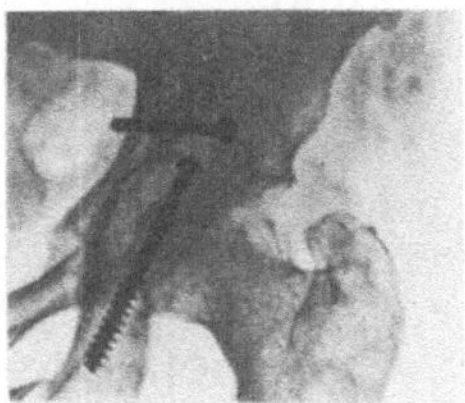

Abb. 1. Bruch des hinteren Pfeilers. Ideale Reposition und Fixation mit 2 Schrauben, dennoch Arthrose nach 8 Jahren

Auch nach operativer Behandlung sind Arthrosen und Nekrosen zu erwarten (Abb. 1), da man meines Wissens bis heute auch operativ auf die Kopfdurchblutung keinen Einfluß nehmen kann, es sei denn durch frühzeitige Reposition. Bei hinteren Verrenkungsbrüchen hatten wir 21 % Nekrosen und 69 % Arthrosen. Da die operative Freilegung des hinteren Pfeilers ohne großes Risiko nicht schwierig ist, kann man heute für diese Brüche die operative Behandlung empfehlen weil durch eine anbiegbare DCP-Platte eine sichere Rekonstruktion der Pfanne erreicht wird. Wegen einer möglichen Kopfschädigung ist eine anschließende Extension trotzdem empfehlenswert und sogar notwendig.

Querfrakturen (29 %)

Der klassische Pfannenbruch ist die Querfraktur. Der Bruchspalt verläuft kaudal durch die spina ischiadica (tiefer Querbruch). Am Ap-Bild erscheinen die Pfeiler unverschoben. Nur das Ala-Bild deckt die wahre Verschiebung des hinteren Pfeilers auf. Bisweilen ist auch eine Impression des Pfannengrundes vorhanden. Therapeutisch sind diese Brüche unproblematisch und können konservativ behandelt werden, da nur die kaudale Hälfte des statisch unbedeutenden Pfannenanteiles betroffen ist und es daher zu keiner Subluxation des Kopfes nach medial kommt.

Bei den Querbrüchen durch die Pfanne an der Grenze zwischen Dach und Pfannengrund (mittlere Querfraktur) bleibt der Obturatorrahmen meist erhalten und ist bisweilen nur leicht verdreht. Der Schenkelkopf luxiert nach hinten kranial (Gruppe VI nach BÖHLER). Bei frischen Verrenkungsbrüchen kann der Kopf konservativ reponiert werden und durch die anschließende Extensionsbehandlung stellen sich auch die leicht verdrehten und verschobenen Pfannensegmente in der Regel wieder ein.

Mißlingt aber die Rekonstruktion des Hüftgelenkes auf konservativem Wege meist schon bei Verletzten ab dem 3. Unfalltag, so ist operativ vorzugehen. Nach Reposition des Kopfes gelingt es dann durch einen Zugang von dorsal her die Reposition der großen Pfannensegmente und ihre Fixation ist oft mit einer einzigen von kranial-dorsal in den hinteren Pfeiler gebohrten AO-Schraube ausreichend stabil. Manchmal wird man aber die Fixierung besser mit einer angebogenen DCP-Platte sichern. Die Fixation mit Kirschnerdrähten allein hat sich nicht bewährt. Es kam zu Subluxationen und Sekundärarthrosen. Aber auch nach idealer stabiler, operativer Pfannenrekonstruktion kann es nach Jahren noch zu einer Arthrose kommen.

Bei jenen Querbrüchen bei denen der Schenkelkopf medial einen größeren Anteil des Pfannendaches durchstoßen hat (hohe Querfraktur) gibt es sowohl prognostisch als auch vorallem therapeutisch 2 verschiedene Typen. Bei den einen sprengt der nach medial und kranial vordringende Kopf die beiden Pfeiler nach medial ab und bei dem anderen nimmt er vom medialen Anteil des Pfannendaches ein kleineres oder größeres Bruchstück nach kranial mit und das imprimierte Fragment erhält den Bruchspalt klaffend, so daß der Schenkelkopf kranial medial stecken bleibt. Da aber nach MERLE D' AUBIGNÉ nur ein schmaler Grat medial am Pfannenrand stehenbleiben kann, kann der Schenkelkopf sowohl nach hinten als auch nach vorne kranial sich verschieben. Er bezeichnet diese Bruchtypen als fracture a double instabilité.

Beim Durchtritt des Kopfes durch das Pfannendach kann dieser eine Impression erleiden, welche nach BÖHLER für die Kopfdurchblutung nicht ohne Bedeutung ist und BÖHLER fand einen direkten Zusammenhang dieser Kopfimpression mit einer nachfolgenden Kopfnekrose.

Die Behandlung dieser hohen Querfrakturen, die immerhin 13 % ausmachen, gelingt nach EHALT in der Regel nur dann koservativ, wenn keine Impression vorhanden ist, Ein Beispiel einer mit Erfolg konservativ reponierten Querfraktur ohne Impression zeigt Abb. 2.

Hohe Querfrakturen mit medialer eingeklemmter Impression sind nach MAZAS die Indikation für eine operative Behandlung. Er be-

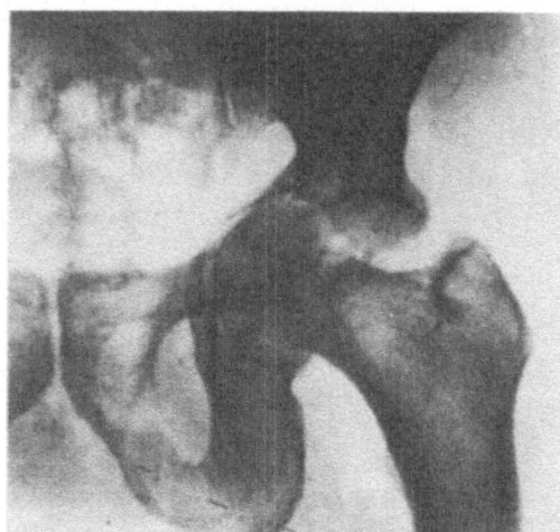
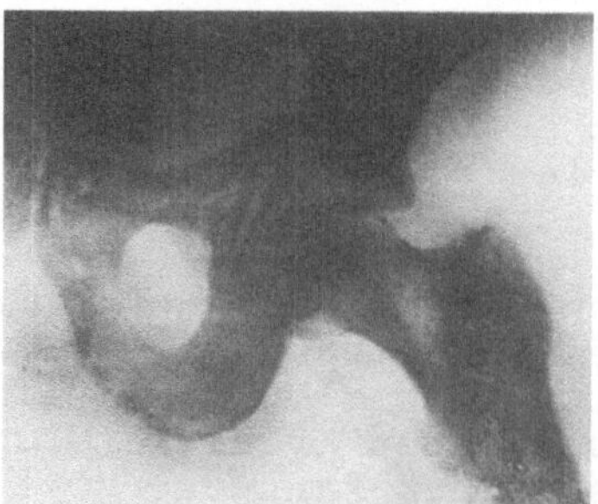
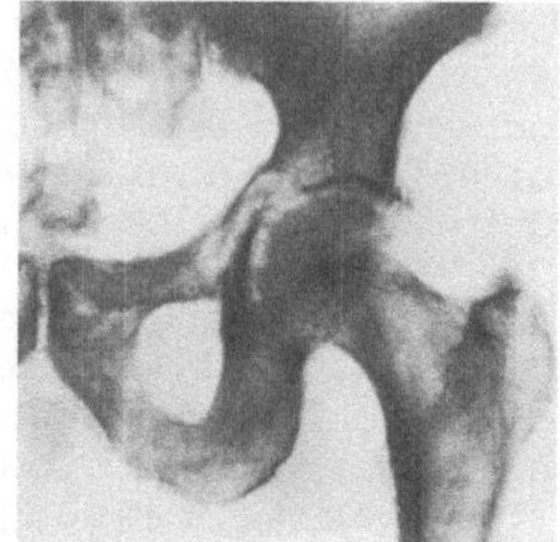

Abb. 2. Hohe Querfraktur mit zentral kranialer Verschiebung des Kopfes. Durch Längs- und Seitenzug ausreichende Reposition der Pfanne

richtet über eine gemischte Serie hoher Querfrakturen von 36 Fällen. Von diesen wurden 13 konservativ und 23 operativ behandelt. Der Vergleich der erzielten Ergebnisse ist aus Tabelle 3 ersichtlich.

Tabelle 3. Hohe Querfrakturen der Pfanne, nicht operierte Fälle im Vergleich mit operierten Fällen. Resultate:

	sehr gut	gut	mittelmäßig	schlecht	total
Konservative Behandlung	2	5	4	2	13
Osteosynthesen	10	5	2	6	23
total	12	10	6	8	36

Die 6 schlechten Fälle nach Osteosynthesen verursacht durch 1 Nekrose infolge verspäteter Reposition einer hinteren Luxation. 3 alte Fälle, operiert mittels einer nicht entsprechenden Operationstechnik und 2 wahre Mißerfolge.

MAZAS kommt zu dem Schluß, daß trotz der kleinen Zahl und des hohen Operationsrisikos die chirurgische Behandlungsmethode der konservativen überlegen zu sein scheint, wenn er auch die Hoffnung hegt, daß die Resultate sich auch mit der Entwicklung unserer Operationstechnik (1966) sich verbessern werden müssen.

Wir haben zwischen 1968 - 1972 33 hohe Querfrakturen unterschiedlichen Schweregrades konservativ und 12 operativ versorgt. Unsere Ergebnisse waren etwas besser und wir hatten 73 % sehr gute und gute Ergebnisse und 27 % mäßige Ergebnisse, obwohl bei uns nur 1/3 der Fälle operiert wurden, während MAZAS 2/3 operiert hat. Die kleine Zahl läßt jedoch keinen zwingenden Schluß zu. Auch wir haben aber den Eindruck auf Grund unserer geringen Erfahrung, daß hohe Querfrakturen mit medialer Impression bei Verletzten unter 50 - 60 Jahren bei persönlicher und räumlicher Voraussetzung in Zukunft operiert werden sollen.

Bei stärker verworfenen Pfeilern sind diese Brüche sowohl von einem vorderen als auch von einem hinteren Zugang anzugehen, wobei wegen des Operationsschockes die operative Stabilisierung in der Regel in 2 Sitzungen erfolgen soll.

Das ist große Hüftchirurgie und darf keineswegs mit der standartisierten Operation einer Totalprothese verglichen werden. Wegen der Schwere des Eingriffes ist die operative Rekonstruktion der Pfanne, wenn auch JUDET ausnahmsweise Verletzte bis 75 Jahre operiert hat, in der Regel nach unserer Ansicht nur für Verletzte unter 60 Jahren angezeigt.

Ich möchte Ihnen nun einige Fälle operierter hoher Querfrakturen zeigen, bei denen die konservative Behandlung mißlang und die nach der Operation ein sehr schönes Ergebnis zeigten.

Sicherlich werden Ihnen auch die Herrn der AO aus Deutschland heute noch im Dia mehrere Fälle operierter hoher Querfrakturen demonstrieren mit guten funktionellen Ergebnissen. Es sind manchmal überzeugend schöne Resultate durch diese heroischen Eingriffe zu erhalten. Es darf aber auch nicht verschwiegen werden, daß die operative Rekonstruktion manchmal auch nur teilweise gelingt, und dann fast immer mit einer Arthrose und einem beeinträchtigten Ergebnis zu rechnen ist.

Nach LETOURNEL sind eine nicht geringe Zahl auch schlechter Repositionen zu verzeichnen gewesen. Im Zusammenhang mit einem Fehler in der Zentrierung des Kopfes wurden 3 technische Mißerfolge und 6 ungenügende Repositionen, die Pfanne betreffend, beobachtet.

1 einziges, paradoxerweise sehr gutes Resultat
5 gute Resultate, aber mit 4 potentiellen Koxarthrosen
2 mittelmäßige Resultate, davon 1 mit einer noch zu tolierierenden Koxarthrose
3 schlechte Resultate mit gesicherter Koxarthrose.

Auch unsere Nachuntersuchungen zeigen ähnliche Resultate. Wenn auch die Ergebnisse einer perfekten Osteosynthese uns ermutigen und begeistern, so muß man andererseits doch auch die eben angeführten technischen Mißerfolge und das nicht geringe Operationsrisiko mit ins Kalkül ziehen, besonders wenn man die Operationsindikation auch auf Verletzte über 60 Jahre ausdehnt.

Gerade bei Verletzten über 60 Jahren ist es wesentlich schonender, immer zunächst konservativ zu behandeln und bei Auftreten stärkerer Schmerzen in einer 2. Sitzung eine Totalprothese einzumauern, worüber uns BUCHHOLZ und RUPP noch ausführlich berichten werden. Sicherlich ist diese radikale Form des Gelenksersatzes mit körperfremdem Material für viele eine Kapitulation vor einer perfekten Osteosynthese. Aber für ältere Verletzte ist es sicherlich zweckmäßiger, hier einen Kompromiß einzugehen wie man auch im allgemeinen Leben nicht jedes Problem radikal auf Anhieb beheben kann und eine Politik der kleinen Schritte betreiben soll. Für jüngere Verletzte mit veralteten Brüchen ist manchmal die Arthrodese die Methode der Wahl.

Bruch des vorderen Pfeilers (7 %)

Es ist verständlich, daß eine Extension auf den verschobenen vorderen Pfeiler nur einen geringen reponierenden Einfluß hat. Meist ist nur ein direkter Druck wirksam, sei es durch den Fixateur externe, sei es nach operativer Freilegung. Nach MAZAS gibt es 2 Formen der vorderen Pfeilerbrüche, welche sich prognostisch und therapeutisch dadurch unterscheiden, daß entweder nur ein kleiner unbedeutender Gelenksanteil abgebrochen ist oder ein größerer mit zunehmendem Klaffen des Bruchspaltes nach kaudal hin. Damit ist allerdings meist auch eine Subluxation des Kopfes nach medial vorne und meist kaudal verbunden. Nur bei jüngeren Verletzten ist dann die operative Wiederherstellung vom vorderen Zugang aus notwendig.

Brüche der Gruppe BÖHLER II, III (22 %) (Ala mit Pfeilerfrakturen)

Während wir bis jetzt Pfannenbrüche unterhalb des anulären Segmentes (VOIGT) abgehandelt haben, kommen wir nun zur Besprechung jener Brüche, bei welchen der Oberschenkelkopf auch das anuläre Beckensegment eingebrochen und zum Teil nach kranial verschoben hat. Bei diesen Bruchformen ist nach WESTERBORN (1929) die ganze Beckenhälfte eingedrückt, der Gelenkskopf mit der gebrochenen Pfanne, welche mit ihrer groben Form oft erhalten ist als Ganzes mit dem Kopf nach medial und kranial verschoben. Für MERLE D' AUBIGNE und auch für uns sind diese Brüche im allgemeinen die Domäne der konservativen Behandlung. Man ist erstaunt, wie durch Längszug allein und bei vorhandener Subluxation des Kopfes nach medial (BÖHLER III) durch gleichseitigen Seitenzug die stark verworfenen Bruchstücke der Ala sich einstellen und die Verwerfung im Pfannendach verschwindet. Unbeeinflußt bleibt allerdings oft eine stärkere Verwerfung und Verdrehung der Pfeiler. Wenn bei diesen Brüchen nur die Ala-Fragmente eine Verwerfung des Pfannendaches herbeigeführt haben, lassen sich diese gewöhnlich einfach offen reponieren und verplatten und das Pfannendach ideal wieder herstellen. Wenn aber diese Frakturen mit Verwerfung der Pfeiler einhergehen, dann ist die offene Reposition nur der Ala-Fragmente und ihre Verplattung schlecht, weil dann dem modellierenden Einfluß des Muskelzuges und der Belastung jede Möglichkeit entzogen wird. Daß es möglich ist, auch die sehr schweren Becken-Pfannenfrakturen erfolgreich zu rekonstruieren, haben LETOURNEL, M. MÜLLER und J. BÖHLER an Einzelfällen auf Kongressen gezeigt. Es werden sowohl die Alafrakturen als auch die verworfenen Pfeiler gestellt und verplattet, Eingriffe, welche nur bei jüngeren Verletzten gerechtfertigt sind.

Trümmerbrüche

Trümmerbrüche muß man konservativ behandeln, weil diese bereits jenseits der Grenzen liegen, wo auch chirurgische Virtuosen kaum Erfolg haben und meist scheitern. (Abb. 3 und 4). Zum Beispiel ist selbst bei den unter der Haut liegenden Trümmerbrüchen der distalen Schienbeinbasis eine konservative Behandlung zu empfehlen. WILLENEGGER hat diese Brüche im Anschluß an einen Vortrag von TROJAN und JAHNA als Grenzbereich operativer Behandlung bezeichnet. Trümmerbrüche liegen aber besonders bei den Hüftverrenkungsbrüchen nicht im Grenzbereich, sondern jenseits der Grenzen operativer Möglichkeiten. Ganz allgemein muß man in der Knochenchirurgie die schwersten Trümmerbrüche einer konservativen Behandlung zuführen und ihre Leistungsbreite ist erstaunlich (Tabelle 3 u. 4).

Tabelle 4. Wie waren die funktionellen Ergebnisse

Nachuntersuchte Fälle gesamt	225	
konservativ	172 (77 %)	
operativ	53 (23 %)	
Von den 225 Nachuntersuchten wurden		53 (23 %) operativ behandelt
		172 (77 %) konserv. behandelt

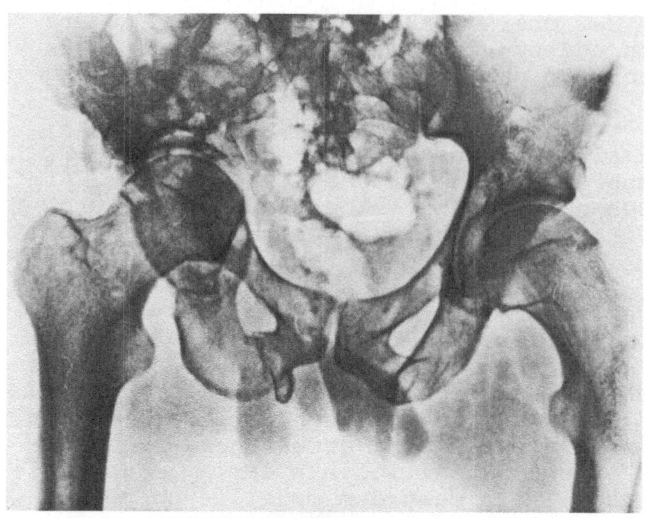

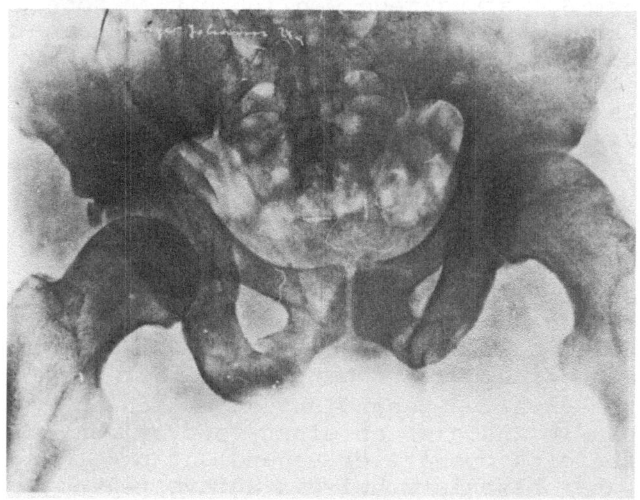

Abb. 3. Trümmerbruch der Pfanne. Starke Verschiebung des Kopfes mit den Pfannenbruchstücken nach kranial. Durch Extension ausreichende Reposition

Tabelle 5. Funktionelle Ergebnisse

	sehr gut und gut	mäßig	schlecht
Fälle AUKH Österreichs kons. und op. 1967 - 1972	73 %	21 %	6 %
Letournel 1966 117 NU op. Fälle	82 %	11,9 %	6 %

Ich habe schon darauf hingewiesen, daß solchen Gegenüberstellungen nur ein begrenzter Aussagewert zukommt. Es scheinen also die funktionellen Ergebnisse nach rein operativer Behandlung etwas

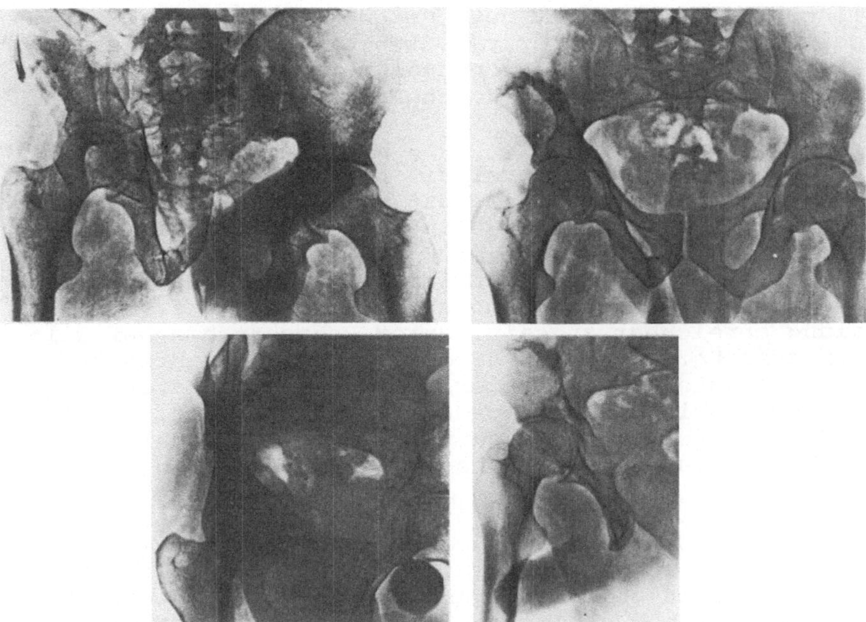

Abb. 4. Trümmerbruch der Pfanne II Konservative Behandlung durch Extension. Nachuntersuchung nach 2 Jahren, Pfanne in guter Stellung geheilt, keine Beinverkürzung

besser zu sein als nach kombiniert operativ-konservativem Vorgehen. Wir möchten aber noch anführen, daß LETOURNEL unter 238 operierten Fällen 4 Todesfälle zu verzeichnen hat, die der operativen Behandlung angelastet werden müssen. (2 irreversible Schockzustände und 2 Fälle von Sepsis). Auch die Zahl der Infektionen, die man postoperativ beherrschen kann, ist nicht zu unterschätzen.

Wie können die Ergebnisse nun verbessert werden?

Unsere detaillierten Nachuntersuchungsstudien der einzelnen Pfannenbrüche vom gleichen pathologisch anatomischen Typ zeigen, daß bei den hinteren Verrenkungsbrüchen die funktionellen Ergebnisse nach konservativer Behandlung deutlich besser waren, als nach operativer Behandlung. Dies erklärt sich aus der Tatsache, daß nur hintere Verrenkungsbrüche mit Interposition und instabile hintere Pfannenverrenkungsbrüche mit Berstung der Hinterwand operiert wurden.

Die konservativ behandelten hinteren Pfeilerbrüche, die tiefen Querfrakturen und die ventralen Pfeilerbrüche mit kleinem Gelenksflächenanteil haben eine relativ gute Prognose, während konservativ behandelte ventrale Pfeilerfrakturen mit großem Gelenksflächenanteil, hohe Pfeilerfrakturen und Querfrakturen kombiniert mit dorso-kranialem Keil in einem hohen Prozentsatz unbefriedigende Spätergebnisse zeigten.

Wir haben aber schon bei unserer relativ geringen Anzahl operierter Fälle dieser Bruchtypen gesehen, daß bei diesen operativ die Pfannenrekonstruktion viel besser gelingt und man daher bisweilen der operativen Behandlung den Vorzug geben soll. Für die Zukunft scheint uns eine Besserung der funktionellen Gesamtergebnisse nur in einer ausgewogenen kombinierten konservativ-operativen Behandlung erreichbar zu sein. Unter Bedachtnahme auf allgemein medizinische Parameter ist eine der jeweiligen Bruchform adäquate Indikationsstellung erforderlich wie sie sich teils schon aus unserer detaillierten Nachuntersuchung ergibt. Diese hat uns allerdings nicht in die Lage versetzt, eine scharfe Abgrenzung zwischen operativer und konservativer Behandlung zu empfehlen.

Ich habe mit HIPPOKRATES und BÖHLER meine Ausführungen begonnen und möchte mit ihrer ärztlichen Einstellung auch schließen. Ich glaube, daß wir auch bei der Behandlung der tief im Körper liegenden und von großen Muskelmassen umgebenen Gelenksfrakturen der Hüfte nicht fehl gehen, wenn wir uns an diese beiden großen Ärzte halten solange konservativ vorzugehen als konservatives Vorgehen aussichtsreich ist und dann erst zu einem operativen Verfahren mit seinen höheren Risiken zu greifen, wenn wir sicher sein können, dadurch ein wesentlich besseres Ergebnis zu erhalten. Denn auch bei den Verrenkungsbrüchen der Hüfte haben wir immer wieder gesehen, daß nicht nur die sichtbaren und klar deutbaren Vorgänge eine Rolle spielen, sondern ebensosehr biologische Gesetze und Anpassungen, deren Verwertung unser handwerkliches Können erst zur ärztlichen Kunst erhebt.

F. Bonnel

Biomechanische Betrachtungen und die klinische Anwendung des Fixateur externe bei den Brüchen der Hüftgelenkspfanne

Die Hüftgelenkspfanne stellt nur einen kleinen Bereich in der Gesamtheit des Beckens dar. Man kann das Becken vereinfacht als einen geschlossenen Ring ansehen.

Die Kräfte, die auf die Hüftgelenkspfanne einwirken, können in 3 Achsen zerlegt werden: x, y, z. Zu diesen kommen noch Druckkomponente, welche die Pfanne bei Flexion und Drehung des Oberschenkels beanspruchen. Die Drehung erfolgt um die Achse z, sie ist die gedachte Linie durch die Mitte des Oberschenkelschaftes (anatomische Oberschenkelachse).

Um die bei der Hüftbeugung an den Pfeilern der Pfanne auftretenden Kräfte genau messen zu können, haben wir elektrische Dehnungsmeßstreifen angebracht, die eine Empfindlichkeit von 10^6 mm aufweisen.

Wir haben auch genaue Messungen am Becken vorgenommen, wobei wir eine Elektrode an der Zwischenwirbelscheibe des 5. Lumbalwirbels und die andere an der Oberschenkelkondylenbasis angebracht haben. Dann ließen wir Kräfte von 10 kg und von 10 - 60 kg einwirken, wobei wir zur Messung das 2-Elektrodenprinzip verwendet haben. Wir haben schematisch jeden der Pfeiler durch eine Kurve dargestellt, welche den während der Beugung auftretenden Kräfte proportional ist. Durch die Elektrodensymmetrie wird deutlich, wie der obere und vordere Pfeiler mit ihrer Krümmung dem Druck des Femurkopfes entgegenwirken.

Wir haben nun nach dem gleichen Prinzip ein Gerät mit Spannungsmessern entwickelt, mit dem wir die Spannung der verschiedenen periartikulären Muskel messen können. Für die praktische Durchführung benützen wir 2 Muskelgruppen zur Messung: Die Spannung der Adduktorengruppe mit dem M. pectineus führt zu einer Versteifung des vorderen Pfeilers. Die muskuläre Versteifung hat eine Elastizitätsverminderung des oberen Pfeilers zur Folge. Die Spannung der Gluteusgruppe mit dem M. Gluteus medius vermehrt die Krümmung des oberen und vorderen Pfeilers. Diese Untersuchungen führen ganz deutlich die sehr wichtige und oft unterschätzte Wirkungsweise der Muskel vor Augen. Bei der unipolaren Ableitung ohne jedwede Muskelkontraktion bemerkt man eine signifikante Vergrößerung der Elastizität der 3 Pfeiler. Dies ist ein Beweis der permanenten Anpassung der Hüftgelenkspfanne während des Gehaktes.

Bei der queren Kompression zeigt sich, daß die Pfanne optimale Bedingungen für die am Schluß der Beugung konzentrisch wirkenden Kräfte mitbringt. Die bei der Flexion auftretenden Kräfte verteilen sich auf die Pfanne, auf jeden Pfeiler. Wenn der Bekkenring ganz starr wäre, würde er gegenüber den Abstützungspunkten rupturieren. Jedoch unter normalen Bedingungen gibt es 2 elastische Stellen: Die Symphyse und das Sakroiliacalgelenk.

Tritt jedoch ein Trauma ein, welches die Grenzen der Elastizität in diesen Gelenken überschreitet, kommt es zum Querbruch am Boden der Pfanne.

Es wird nun über einige Brucharten referiert, bei denen eine Querfraktur mit Protrusion des Femurkopfes in das kleine Becken und mit einer Symphysenzerreißung und einer schweren Verrenkung des Sakroiliacalgelenkes kombiniert ist.

Diese besondere Art der Frakturen stellte für uns die ideale Indikation zur Verwendung des Fixateur externe dar. Wie wird nun der Fixateur externe installiert und verwendet?

Technik der Anbringung des Fixateur externe

Der Verletzte wird auf den orthopädischen Tisch unter Zug gelagert.

1. Zunächst werden die Gewindestifte (3 - 4) auf der rechten und linken Crista iliaca angebracht. Der 2. Schritt besteht in der Anbringung der Gewindestifte am Winkel des Os pubis und am oberen Schambeinast. Beim Mann ist wegen des Samenstranges der offene Zugangsweg unerläßlich. Bei der Frau kann man perkutan vorgehen. Wenn Sie die oben beschriebene Technik genau so anwenden, werden Sie keinen Mißerfolg haben. 3. Will man den Femurkopf unter Zug halten, so muß man eine Fixation am oberen Ende des Femurs anbringen und durch 3 perkutan eingebrachte Gewindestifte an ihrem Platz halten. Sind die Stifte angebracht, nehmen wir nun die geschlossene Reposition der Pfannenfraktur unter Bildwandler vor.

Dann reponieren wir die Symphysenzerreißung durch eine Drehung im Uhrzeigersinn und stellen so den vorderen und unteren Pfannenanteil wieder her.

Wir schrauben das Gestänge des Fixateur externe fest und wirken dann auf die Verschiebung der Darmbeinschaufeln durch entsprechendes Spannen und schließen das Sakroiliacalgelenk.

Klinische Beobachtungen

Wir haben diese Methode in ganz bestimmten Fällen mit genau gestellter Indikation angewendet.

Fall 1: Es handelte sich um eine 45-jährige Frau, die von einem Auto beim Überqueren der Fahrbahn niedergestoßen wurde. Sie erlitt eine Querfraktur und eine zentrale Hüftluxation. Wegen ihrer Beleibtheit (sie wog 110 kg) wurde die Behandlung mit dem Fixateur externe ins Auge gefaßt, um ihre Fraktur zu reponieren und zu fixieren. Im 4. Monat konnte sie wieder gehen. Nach einem Jahr haben wir sie wiedergesehen: Kein hinkender Gang, die Flexion und die Abduktion sind normal. Zurück blieb eine Einschränkung der Außenrotation von 20°.

Fall 2: M. S. war an einem Verkehrsunfall beteiligt und polytraumatisiert. Sie hatte eine Querfraktur der Pfanne und eine zentrale Hüftluxation. Sie wurde wegen ihrer anderen peripheren Frakturen zunächst nur notversorgt, erst am 4. Tag Reposition und Fixation der Pfannenfraktur auf dem orthopädischen Tisch. Die Röntgenkontrollen sind zufriedenstellend, das Gehen ist im 4. Monat mit Hilfe von Krücken möglich und man konnte nun den Fixateur externe entfernen. Das funktionelle Ergebnis 2 Jahre nach dem Unfall ergab normale Werte.

Fall 3: M. J., 27 Jahre, fettleibig (100 kg), schwer verletzt; Pneumothorax, Frakturen von Extremitäten und Trümmerbruch der Hüftgelenkspfanne. Wegen seines schlechten Allgemeinzustandes und der Gefahr einer Fettembolie wurde die Behandlung seiner Pfannenfraktur mit dem Fixateur externe beschlossen. Die Röntgenkontrollen sind befriedigend bis gut, wobei man mit der Reposition auch die hintere Pfannenwand erreichen konnte. Der Verletzte mußte jedoch noch 1 Monat assistiert beatmet werden und vor dieser Zeit wäre nicht daran zu denken gewesen, die hintere Pfannenwand operativ zu reponieren. Im 3. Monat nach Entfernung des Fixateur externe wird das Gehen möglich und im 8. Monat ergibt das funktionelle Resultat keinerlei Behinderung beim Beugen der Hüfte.

Fall 4: M. S., 30 Jahre, schwerverletzt, erlitt eine Querfraktur und wurde mittels des Fixateur externe behandelt. Wir haben ihn nach einem Jahr nachuntersucht. Das funktionelle Resultat ist zufriedenstellend.

Man kann nach unserem Ermessen die Indikationsstellung für den Fixateur externe auf die Trümmerbrüche ausweiten, wo jede Osteosynthese besonders wegen des erhöhten Infektionsrisikos zu schwierig erscheint.

Wir möchten hier den Fall eines 17-jährigen Burschen erwähnen, der als Folge eines Motorradunfalles einen Beinbruch mit Splitterbruch der linken Beckenhälfte aufwies. Die Vielfalt der Bruchlinien und das Erscheinen eines riesigen Hämatoms in der linken Fossa iliaca ließ uns von der Osteosynthese Abstand nehmen. Wir haben uns nun für eine Behandlung mit dem Fixateur externe als Methode der Wahl entschieden. Er erlaubt uns die Vereinigung der Bruchstücke ohne Infektionsrisiko.

Während 3 Monate war die Ruhigstellung mit dem Fixateur externe erwünscht. Dann im 4. Monat wurde der Fixateur externe ohne Komplikationen entfernt. Das funktionelle Ergebnis am Ende eines Jahres war sehr zufriedenstellend, und im 2. Jahr normalisierte sich der Gang ohne Krücken oder Hinken wieder völlig.

Dies waren nun die Indikationsstellungen und die Resultate, die wir mit Verwendung des Fixateur externe erzielt haben und die uns in ganz bestimmten, genau präzisierten Fällen gute Resultate erreichen ließen.

W. Gördes und K. Viernstein

Die Kettenfrakturen der unteren Extremitäten

Von dem breiten Begriff des Polyfrakturierten ausgehend und aufgrund eigener Beobachtungen von Frakturen an den unteren Extremitäten soll mit der Bezeichnung "Frakturenkette" ausgedrückt werden, daß eine gewisse Ordnung in der Lokalisation der Frakturen vorhanden ist. Diese Ordnung ist durch anatomische, statische und mechanische Faktoren bedingt.

Diesbezüglich wurden 79 Patienten (56 männliche Patienten, 15 - 65 Jahre alt und 14 weibliche Patienten, 7 - 67 Jahre alt) untersucht. Die Durchsicht der Verletzungen an den unteren Extremitäten ergab zunächst einmal, daß die Hüftluxationen mit 64 % den Schenkelhalsfrakturen mit 36 % gegenüberstanden. Dabei war ferner festzustellen, daß allein 40 % der Luxationen mit Pfannenbrüchen vorkamen und 13 % Luxationen mit Pfannen- und Beckenbrüchen. Nur 11 % waren reine Luxationen. Indessen traten die Schenkelhalsfrakturen nur zu 4 % mit Pfannen- und Beckenverletzungen auf.

Der heute allgemein anerkannte Entstehungsmechanismus (BRINKMANN, BÜTTNER u. FRIEDHOF, DETZEL, GRATTAN u. HOBBS, JONASCH, MASSANYI, SCHATZKER, SCHMID, VOLLMAR) wird als Krafteinwirkung über die Längsachse des zunächst noch unversehrten Femur auf das Hüftgelenk gesehen, welches entweder luxiert oder zum Bruch des Schenkelhalses führt. Hat sich die kinetische Energie noch nicht erschöpft, so wird schließlich das Femur brechen. BÖHLER und AICHNER konnten dies experimentell nachweisen. Schon aus der Frühzeit der Motorisierung waren derartige Verletzungen als "Armaturenbrettluxation oder -fraktur" bekannt geworden (GROSS, CAMPBELL, FUNSTEN, KINSER u. FRANKEL).

Mit Abstand sind dann auch Verkehrsunfälle für diese Serienverletzungen ursächlich gewesen, wie auch die typische Altersgruppierung in der Abbildung zeigt: Zwischen dem 20. bis 39. Lebensjahr lag die Unfallziffer allein bei 91 % gegenüber 9 % Arbeits- und sonstigen Unfällen. Entsprechendes weisen KOSLOWSKI und RAUCH sowie GÖGLER in ihren Untersuchungen auf.

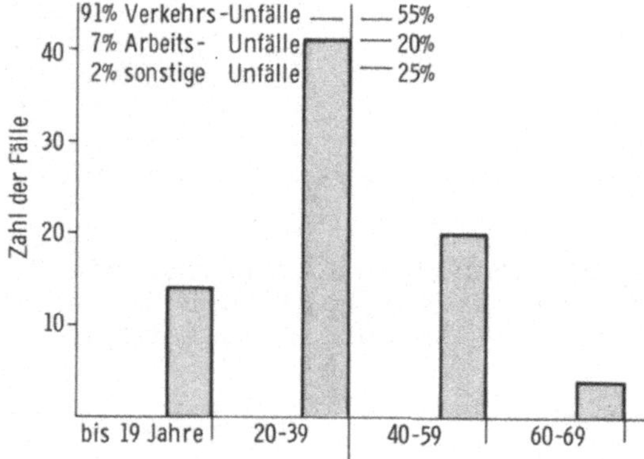

Abb. 1

Im übrigen geht aus einer vergleichenden Übersicht (Abb. 1) aller Begleitverletzungen an den unteren Extremitäten im Falle einer Hüftluxation bzw. einer Schenkelhalsfraktur hervor, daß das Kniegelenk fast zu gleichen Teilen betroffen ist, indessen aber erwartungsgemäß verhältnismäßig wenig Oberschenkelfrakturen (16 %) bei der Luxationsfraktur gegenüber einer hohen Zahl (43 %) bei der Schenkelhalsfraktur zu finden waren. Ebenso aufschlußreich ist die geringere Anzahl der Fußverletzungen (8 %) bei gleichzeitiger Hüftluxation, aber die weitaus höhere Verletzungsquote am Fußskelett (20 %) im Falle der Schenkelhalsfraktur. Daraus ist zu folgern, daß entsprechend der Haltung mit vermehrter Adduktion der Hüfte die Luxationsfraktur, bei Abduktion die Schenkelhalsfraktur mit Serienfraktur an den gleichseitigen Skelettabschnitten resultiert (VIERNSTEIN, BEZOUGLIS, GÖRDES). (Abb. 2).

Abschließend möchte ich einen Fall dazu vorstellen, dessen Verlauf ein gewisses Kuriosum darstellt:

Ein 16-jähriges Mädchen verunglückte als Beifahrerin in einem PKW. Sie wurde mit schwerem Schock in ein Krankenhaus eingeliefert. Nach allgemeinen unfall-

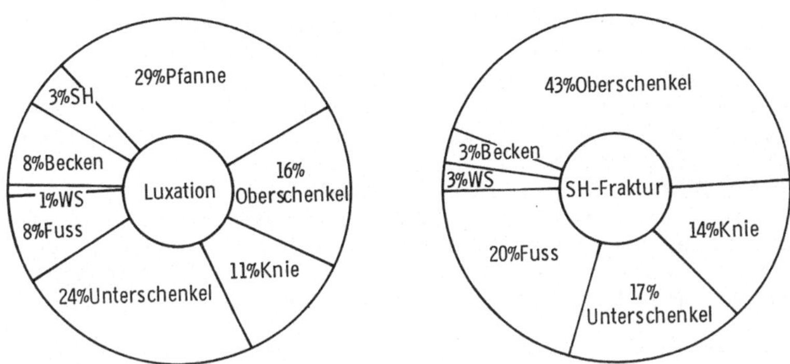

Abb. 2

chirurgischen Vorbereitungen wurden beidseitige Femurfrakturen mit Marknägeln versorgt, ohne Berücksichtigung der einseitig vorliegenden Luxation. Nach 4 Wochen erfolgte die stationäre Aufnahme zur Weiterbehandlung in der Orthopädischen Klinik. - Es wird eine offene Reposition des betreffenden Hüftgelenkes unter Beseitigung von Interponaten durchgeführt. Die Torsion der Fragmente läßt sich nicht mehr beseitigen. Nach 6-wöchiger Fixation im Gipsverband wird mit der Mobilisation begonnen, die jedoch erfolglos bleibt. Das Gelenk wird in starker Außenrotation und Beugung steif. Aufgrund des Befundes wird die Kreuzplattenarthrodese mit Rotationsosteotomie vorgenommen. Nach 5 Monaten gelingt ein vollkommener knöcherner Durchbau und nach weiteren 9 Monaten ein gutes funktionelles Ergebnis nach Kreuzplattenentfernung.

In diesem Zusammenhang sei noch vermerkt, daß 9 Ischiadikusparesen beobachtet wurden, eine allgemein bekannte Komplikation (SOMMELET, BESSERT u. STREIT). Aber darunter gab es allein 5 der Orthopädischen Klinik überwiesene Fälle, bei denen die eigentliche Ursache der Nervenläsion zunächst von den einweisenden Krankenhäusern übersehen wurde. Tatsächlich wurden sogar 11 Schenkelhalsfrakturen und 16 Hüftluxationen primär nicht diagnostiziert (34 %) und erst zwischen 5 Wochen bis zu einem Jahr nach dem Unfall entdeckt. Die Literatur bietet dazu zahlreiche Beispiele (BÖHLER, CAMPBELL, GROSS, KOLOWSKI u. RAUCH, MERLE D' AUBIGNÉ u. RAMIDIER, SCHATZKER u. BARRINGTON, SCHMAUS, SCHMID, SEIFERT, TROJAN, WEIL). DEHNE u. IMMERMANN, DETZEL, DROSSART, MERLE D' AUBIGNÉ geben an, daß Hüftverletzungen sogar bis zu 50 % unerkannt bleiben.

F. Wechselberger

Die konservative Behandlung der Hüftpfannenbrüche und Spätergebnisse

Meine Aufführungen beziehe ich auf Untersuchungen und Nachuntersuchungen nach 2 - 21 Jahren bei 57 frischen zentralen Hüftgelenksverrenkungen, die in den Jahren 1926 - 51 am Unfallkrankenhaus Wien, Webergasse behandelt wurden - sowie auf Erfahrungen bei 35 frischen Hüftpfannenbrüche zwischen 1952 und 55. Dieses Material war damals nach der Weltliteratur das zahlenmäßig umfangreichste.

Die klinische Diagnose ist nicht ganz leicht zu stellen - schmerzhafte Fixation in Beugenstellung des Hüftgelenkes bei leichter Rotation und Adduktion, Trochanterhochstand, selten meßbare Verkürzung des Beines - Hautabschürfungen am großen Rollhöcke. Erst das Röntgen klärt das Bild dann endgültig auf. Zu meinen eindruckvollsten Erinnerungen zählen die unermüdlichen Bemühungen, die mein verehrter Lehrer LORENZ BÖHLER aufwendete, um mit mir bei der wiederholten Durchsicht von hunderten Röntgenbildserien Ursachen und Folgen herauszubekommen, um konsequente Behandlungsrichtlinien zu gewinnen. Mein später Dank noch an Prof. TROJAN der wesentlich Anteil hatte an der Fertigstellung der Arbeit.

Bei dieser Durchsicht und bei diesen zahlreichen Nachuntersuchungen konnten wir röntgenologisch 2 Gruppen feststellen, die in ihrer Entstehung und ihrer Prognose vollkommen verschieden voneinander sind.

Bei der Gruppe 1 sind die lateralen zwei Drittel des Pfannendaches erhalten und nur der mediale Anteil der Pfanne ist ausgebrochen oder es ist gleichzeitig zum Bruch des oberen und unteren Schambeinastes gekommen. Der Kopf ist gegenüber dem Pfannendach mehr oder weniger weit gegen das Becken subluxiert. Manchmal findet man eine Impression an der lateralen Begrenzung der Kopfoberfläche. Diese Verletzung entsteht wahrscheinlich durch eine direkte Gewalteinwirkung auf den Trochanter.

Die 2. Gruppe entsteht wahrscheinlich durch eine direkte Gewalteinwirkung auf den Trochanter und gleichzeitig auf den Darmbeinkamm. Dadurch kommt es zum Zusammenbruch der ganzen Beckenhälfte. Der vordere Anteil der Darmbeinschaufel ist abgebrochen, außerdem kommt es zum Bruch des oberen und unteren Schambeinastes und zum Ausbrechen eines großen Knochenstückes längs der Linia inominata. Der Schenkelkopf rückt mit der zerbrochenen Pfanne gegen das Beckeninnere. Es kommt aber nicht zu einer Subluxation des Kopfes gegenüber der Gelenkspfanne.

Bei der konservativen Behandlung liegt die Schwierigkeit nicht nur in der Reposition der Bruchstücke des Pfannenbodens und des Kopfes, sondern vielmehr auch noch in der Fixation zur Erhaltung der reponierten Stellung.

Wir fanden folgendes: Wenn man die Luxation am 2. - 3. Tag durch Längsextension und entsprechende Seitenzüge mit Zuggewichten einrichtet, die einem 5. Teil des Körpergewichtes - das ist 10 - 15 kg - entsprechen und diese Züge durch mindestens 10 - 12 Wochen beläßt, erreicht man ein sehr gutes Ergebnis.

Bei der Gruppe 2 nach BÖHLER wird in derselben Weise vorgegangen. Man darf aber hier nicht am Becken angreifen, da man sonst die zerbrochenen Darmbeinschaufeln zusammenpreßt. Durch die Züge soll im Gelenk eine Diastase von 5 - 6 mm entstehen.

Besonders aber ist hier anzumerken, daß das Zuggewicht nicht aus Angst vor einer Distraktion des Hüftgelenkes in den ersten 6 Wochen vermindert werden darf, da in dieser Zeit eine Neigung zur Reluxation besteht. Wenn eine solche eintritt, gelingt es auch durch starke Erhöhung des Zuggewichtes nicht mehr die Bruchstücke des Pfannenbodens herauszuziehen, sondern nur mehr den Oberschenkelkopf.

In unserer raschlebigen Zeit, in der zwar jeder Mensch eine Uhr besitzt, aber kein Mensch mehr glaubt, Zeit zu haben, sehen wir immer wieder Bestrebungen, die Behandlung - vor allem die Extensionsdauer - abzukürzen, das heißt, auch frische Fälle zu operieren, die einer erfolgreichen konservativen Behandlung zugänglich wären. Darum möchte ich mir erlauben, Ihnen jetzt anhand einiger Bilder zu zeigen, daß man bei konsequenter Beachtung der von unserem Lehrer Lorenz BÖHLER festgelegten Grundsätze auch bei schwersten zentralen Hüftgelenksverrenkungsbrüchen aller Gruppen für dauernd ein sehr gutes funktionelles Ergebnis erzielen kann.

Lorenz BÖHLER hatte die Gabe, seine Ideen konsequent auch bis zum Ende durchzuführen. Wer seinem Weg der Kunst der konservativen Behandlung erfolgreich folgen will, geht einen guten, für seine Patienten segensreichen Weg. Doch hängt der Erfolg gerade dieser Methode bei Hüftpfannenbrüchen entscheidend davon ab, daß sie unverändert und mit der gleichen Konsequenz, wie Lornez BÖHLER sie einsetzte, angewandt wird. Der Erfolg kann dann nicht ausbleiben.

H. Jahna

Ursachen von Mißerfolgen nach konservativer Behandlung bei zentralen Hüftgelenksverrenkungsbrüchen

Die kritische Beurteilung von Behandlungsmißerfolgen ist für den Behandler zwar häufig schmerzlich, aber sehr wichtig. Nur so kann man Fehler einer geübten Behandlungsmethode erkennen, in Zukunft vermeiden und untaugliche Methoden feststellen und durch bessere ersetzen.

Die zentralen Hüftgelenksverrenkungen wurden in den Unfallkrankenhäusern Österreichs zum überwiegenden Teil konservativ behandelt. Eine kritische Analyse der Mißerfolge dieser Behandlungsmethode ist Sinn des Referates.

Die konservative Behandlung wurde von L. BÖHLER genau festgelegt. Es wurde für die Praxis der Extensionsbehandlung eine relativ leicht zu unterscheidende Einteilung der zentralen Hüftgelenksverrenkungsbrüche in 3 Gruppen getroffen und eine entsprechende Behandlung vorgeschrieben.

Gruppe I
Subluxation des Oberschenkelkopfes gegenüber dem Pfannendach mit und ohne Splitterung der Pfanne, keine Dachhöhendifferenz.
Therapie: Reposition durch Dauerlängszug mit 1/5 des Körpergewichtes, Seitenzug am Oberschenkel der verletzten Seite, Gegenzug am Becken.

Gruppe II
Die ganze Beckenhälfte ist eingedrückt, Alafraktur. Die Pfanne ist in ihrer groben Form erhalten, keine Subluxation oder Luxation des Kopfes gegenüber dem Dach, Höhendifferenz der Pfannendächer.
Therapie: Reposition durch Dauerlängszug mit 1/5 Körpergewicht.

Gruppe III
Kombination von I und II, Subluxation des Kopfes gegenüber dem Dach bei eingedrückter Beckenhälfte, Höhendifferenz der Pfannendächer.
Therapie wie bei Gruppe I.

L. BÖHLER hat in seinem Lehrbuch in didaktisch einmaliger Weise - zu Unrecht von manchen belächelt - 23 Punkte aufgestellt, die die Überschrift tragen "Welche Fragen soll man sich bei der Behandlung der zentralen Hüftgelenksverrenkungsbrüche vorlegen, um Mißerfolge zu vermeiden?". Bei Befolgung dieser Empfehlungen wird man das Optimum von dem erreichen, was die konservative Behandlung bieten kann. Die Hauptfehler, die immer wieder geschehen und die auch wir wieder bei unserer jetzigen Untersuchungsreihe feststellen konnten, sind: Verspätete Einrichtung, zu geringes Zuggewicht, Nichtbeachtung der Gruppeneinteilung und dadurch Unterlassen der Seitenzüge bei der Gruppe I und III, zu kurze Extensionsdauer.

Beispiel für Mißerfolg durch zu kurze Extensionsdauer:

77-jährige Hausfrau, von Auto niedergestoßen worden, schwerer zentraler Hüftgelenksverrenkungsbruch der Gruppe BÖHLER I.
Therapie: Reposition im Dauerzug mit 12 kg. Röntgenbild am 3. Tag zeigt ideale Reposition. Wegen eines schweren Verwirrtheitszustandes mußte aber die Extension schon nach 4 Wochen entfernt werden. Der Pfannenboden war zu dieser Zeit noch nicht geheilt. Das letzte Bild nach 3 Monaten zeigt neuerlich starke Luxationsstellung des Kopfes, fast wie primär.

Es sind aber nun gerade die frischen Fälle von Hüftgelenksverrenkungsbrüchen, bei denen es trotz richtig durchgeführter konservativer Behandlung zu ungünstigen röntgenologischen Endergebnissen gekommen ist, besonders interessant. Hier kann man annehmen, daß die konservative Therapie einfach überfordert war und es besser gewesen wäre, zumindest einen Teil davon frühzeitig zu operieren.

Solche Fälle fanden wir vor allem bei der Gruppe BÖHLER I. Nach der Einteilung von LETOURNEL sind es vor allem die hohen Querbrüche - die sich ja in die Gruppe BÖHLER I einfügen lassen - die bei der konservativen Therapie Schwierigkeiten machen. Auch vordere und hintere Pfeilerbrüche, bei denen der Kopf gegenüber einem tragenden Dachanteil nach vorne oder hinten subluxiert ist, können bei konservativer Behandlung manchmal zu Mißerfolgen führen. Wir sind deshalb heute der Meinung, daß man hier bei Verletzten unter 50 Jahren häufiger primär operieren sollte.

Beispiel für Mißerfolg bei konservativer Behandlung, Operation wäre angezeigt gewesen:

45-jähriger Gerüster, vom Gerüst gestürzt, zentrale Hüftgelenksverrenkung, Gruppe BÖHLER I. Suprakondyläre Nagelextension mit 12 kg durch 12 Wochen. Bei der Nachuntersuchung nach 4 Jahren Schmerzen beim Gehen, die in Ruhe verschwinden, leichte Adduktionskontraktur, Gang mit Stock. (Einteilung nach MERLE D' AUBIGNE 4, 5, 4). Das Röntgenbild zeigt Inkongruenz der Pfanne mit Subluxationsstellung des Kopfes, deutliche Arthrose mit Randwulstbildung, die ein Ausdruck der Angleichungstendenz des Körpers gegenüber der Subluxationsstellung ist.

Bei der Indikationsstellung zur Operation drängen sich gewisse Parallelen zum Stauchungsbruch am distalen Schienbeinende auf. Nur ist die Technik der Operation bei diesen Brüchen einfacher und die Infektionsgefahr wesentlich geringer als beim zentralen Hüftgelenksverrenkungsbruch.

Besonders unstabil sind am distalen Schienbeinende die Brüche mit ein bis zwei großen vorderen, hinteren medialen und lateralen Keilen. Es steht dabei ein Teil des Schienbeins an richtiger Stelle und die abgebrochenen Keile sind mit dem Sprungbein nach zentral vorne, hinten, medial oder lateral subluxiert. Diese Brüche können mit einer einfachen Osteosynthese stabil verschraubt werden.

Beispiel für unstabilen Supinationsbruch am distalen Schienbeinende und Stabilisierung mit einfacher Osteosynthese:

61-jährige Frau, Sturz von der Leiter, Supinationsbruch am distalen Schienbeinende mit großem medialen Keil und Subluxation des Sprungbeines nach zentral-medial. Offene Reposition. Stabilisierung mit einer Schraube und einem Bohrdraht. Unterschenkelgipsverband für 12 Wochen. Bei der Gipsabnahme Bruch in idealer Stellung geheilt. Bei der Nachuntersuchung nach 4 Jahren normale Gelenksverhältnisse, freie Beweglichkeit.

Diese Frakturen entsprechen unstabilen hinteren und vorderen einfachen zentralen Hüftgelenksverrenkungsbrüchen und den hohen Querbrüchen. Man findet sie häufig in der Gruppe BÖHLER I.

Beispiel für einfache Osteosynthese bei schwerem zentralen Hüftgelenksverrenkungsbruch:

24-jähriger Angestellter, PKW-Unfall, schwerer hinterer Hüftverrenkungsbruch mit stark verschobenem Bruch der Hüftpfanne. Nach dem konservativen Repositionsversuch sieht man in Extension am nächsten Tag, daß der Hüftkopf zwar in der Pfanne steht, aber noch immer deutlich gegenüber dem Pfannendach nach medial kranial subluxiert ist. Der Frakturtyp entspricht der hohen Querfraktur. Deshalb Operation, Stabilisierung mit einer Schraube. Bei der Nachuntersuchung nach 5 Jahren nur zeitweise geringe Schmerzen, Gang ohne Stock, angedeutet hinkend (leichte Restperonäuslähmung) (nach MERLE D'AUBIGNÉ 5, 6, 5). Röntgen: Heilung in idealer Stellung, keine wesentliche Arthrose.

Die Brüche der vorderen und hinteren Schienbeinhälfte mit zahlreichen Fragmenten, Impressionen und zentraler Subluxation des Sprungbeines lassen sich aber häufig überraschend leicht konservativ einrichten und in reponierter Stellung halten. Ihre Operation ist zwar möglich, aber technisch schwierig.

Beispiel für schweren Trümmerbruch am distalen Schienbeinende mit gutem Ergebnis bei konservativer Behandlung:

Schwerer Trümmerbruch am distalen Schienbeinende bei einem 47-jährigen Mann, Dauerextension am gezielten Fersenbeindraht. Nach 3 Jahren gutes röntgenologisches und funktionelles Endergebnis.

Diese Brüche entsprechen den Hüftverrenkungsbrüchen der Gruppe BÖHLER II und III, den kombinierten hinteren und vorderen Pfeilerbrüchen. Auch sie ergeben bei konservativer Behandlung meist gute Ergebnisse und sind schwierig operativ zu stabilisieren.

Beispiel für ideale Reposition eines zentralen Hüftgelenksverrenkungsbruches der Gruppe BÖHLER II nach konservativer Behandlung:

49-jähriger kaufmännischer Angestellter, als Fußgänger von PKW niedergestoßen worden. Schwerste zentrale Hüftgelenksverrenkung links, Gruppe BÖHLER II, nach LETOURNEL: Kombinierter Bruch beider Pfeiler mit Ala- und Pfannenfraktur. Therapie: Suprakondyläre Nagelextension durch 14 Wochen mit 12 kg. In Extension sieht man nach 4 Tagen ideale Reposition, erwünschte Diastase zwischen Kopf und Pfanne. Bei Nachuntersuchung nach 5 Jahren schmerzfrei, freie Beweglichkeit, normaler Gang (Einteilung nach MERLE D' AUBIGNE 6, 6, 6). Röntgen: Der Verrenkungsbruch in idealer Stellung geheilt, keine Arthrose.

Zusammenfassung

Die kritische Analyse der Ursachen von Mißerfolgen bei der konservativen Behandlung von zentralen Hüftgelenksverrenkungsbrüchen ergab als Hauptfehler, verspätete Einrichtung, zu geringe Extensionsgewichte, zu kurze Extensionsdauer und Unterlassen der Seitenzüge bei der Gruppe BÖHLER I und III. Bei manchen Brüchen in der Gruppe BÖHLER I, vor allem bei den hohen Querbrüchen, gelingt die Einrichtung trotz richtig durchgeführter konservativer Behandlung nicht. Die Methode ist daher überfordert und die Frühosteosynthese angezeigt. Wir glauben folgendes Vorgehen empfehlen zu können (Abb. 1):

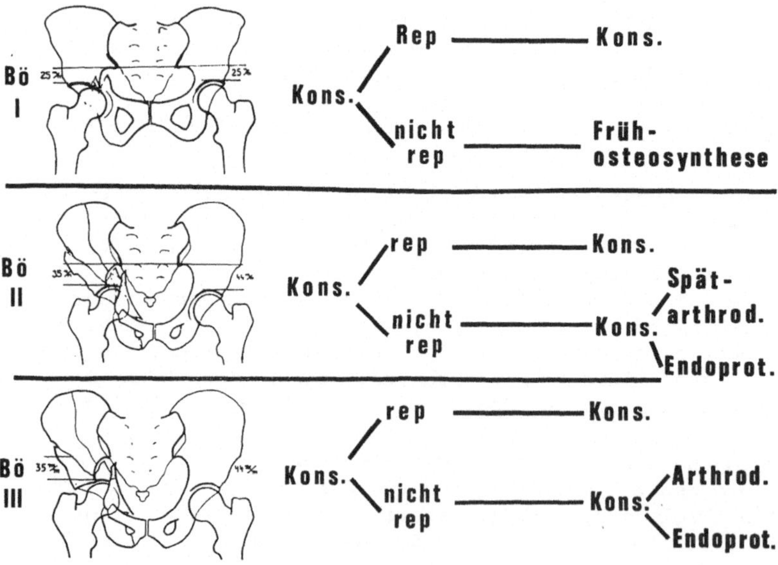

Abb. 1. Behandlungsvorschlag der zentralen Hüftverrenkung

D. Lessan

Ergebnisse der Hüftpfannenbrüche ohne Verschiebung

Im Jahre 1966 - 1972 wurden im LBK 46 Patienten mit einem unverschobenen Hüftpfannenbruch behandelt (Tabelle 1).

Tabelle 1. Unverschobene Hüftpfannenbrüche L. B. K. (1966 - 1972)

Pat. Zahl	Geschlecht	isoliert	Polytrauma	Todesfälle
46	31 15	31	15 ⟶	3

Die Unfallursache war in 54,3 % ein Verkehrsunfall und in 45,7 % der Fälle Sturz. 15 der 46 Verletzten waren polytraumatisiert, davon hatten 4 Schädelhirntraumen, 2 intraabdominelle Verletzungen wie Leber, Milz, Darm- und Urogenitalverletzungen, 2 schwere Thoraxtraumen und 7 multiple Frakturen.

3 der Polytraumatisierten sind gestorben, ein 84-jähriger mit beidseitigem Azetabulum- und Beckenfraktur kam am 3. Tag infolge paralytischen Ileus und Fettembolie ad Exitum, 2 weitere starben in den ersten Stunden nach der Einlieferung im Schock. Die unverschobene Pfannenfraktur läßt also keinen Schluß auf die Schwere des Unfallgeschehens zu.

Tabelle 2. Unverschobene Hüftpfannenbrüche L. B. K. (1966 - 1972)

Bruchformen			
Querfraktur	Tief	30	
	Mittel	1	
	Hoch	0	
Pfeilerbruch	dorsal	5	
	ventral	3	
Vertikalfissur mit Ala			1
Komb. Ala mit Pfeilerfraktur			6

Zu den Bruchformen: 30 der 46 Patienten hatten eine tiefe Querfraktur. In insgesamt 11 Fällen finden wir im primären Röntgenbild einen hinteren Pfannenrandabbruch, dies läßt darauf schließen, daß es bei diesen Fällen zusätzlich auch zu einer Luxation oder zumindest Subluxation des Schenkelkopfes aus der Pfanne heraus gekommen ist, wie dies auf Grund des Mechanismus der Dashboard-Verletzung verständlich wird. Das Knie stößt gegen das Armaturenbrett und der Schenkelkopf gegen den dorsalen Bereich der Pfanne, gleitet in der weiteren Folge das Knie nach medial ab, wird das Bein gewaltsam adduziert und es kommt im Anschluß an den Pfannenbruch zur dorsalen Verrenkung, bzw. Subluxation, die sich in den gesamten Fällen offenbar spontan reponiert hat.

Alle 46 Patienten wurden konservativ behandelt, und zwar in 36 Fällen mit Bettruhe von durchschnittlich 9 Tagen, und 10 Patienten wurden durchschnittlich 58 Tage extendiert. In einem Fall ist es zu einer Infektion an der Extensionsnagelstelle gekommen.

24 Patienten wurden nachuntersucht. Wir konnten in einem Fall eine schwere Arthrose und Myositis mit partieller Kopfnekrose beobachten, bei einem zweiten Patienten eine Myositis ossificans.

Klinisch waren von 24 nachuntersuchten Patienten 11 vollkommen beschwerdefrei, 13 haben leichte Schmerzen angegeben. Die Motilität war zufriedenstellend, alle 24 Patienten konnten das Hüftgelenk bis 90° beugen und bis 40° abduzieren. Beugekontrakturen fanden sich lediglich in einem Ausmaß von weniger als 20° und Adduktionskontrakturen weniger als 40°. 17 Patienten hatten einen vollkommen normalen Gang, 7 zeigten ein leichtes Hinken.

Wenn auch diese Ergebnisse, wie zu erwarten, gut sind, schließt die primär fehlende Frakturverschiebung dennoch nicht das Auftreten einer Kopfnekrose, Arthrose oder Myositis völlig aus.

O. Russe

Operative Zugänge zum Hüftgelenk

Die Vielzahl der verschiedenen im Bereiche der Hüfte durchzuführenden Operationen bringt es mit sich, daß wir mit einer Vielzahl von operativen Zugängen konfrontiert sind. Es gilt jeweils den für die bestimmte Operation günstigsten Zugang zu wählen, um bei möglichster Schonung von Muskeln und ihrer Gefäß- und Nervenversorgung ein Optimum an postoperativer Funktion zu erzielen.

Von alters her bekannte Schnitte an der Vorderseite der Hüfte sind der gerade Längsschnitt nach LANGENBECK, weiter medial davon der Längsschnitt nach LUDLOFF, von der vorderen Hälfte des Darmbeinkammes gerade nach distal ziehend der Schnitt nach SMITH-PETERSEN. Am Beckenkamm verläuft bogenförmig der Schnitt nach SPRENGEL. Rein seitlich und auch längsverlaufend liegt wieder ein Schnitt nach LANGENBECK. Hinter dem vorderen oberen Darmbeinstachel zieht leicht bogenförmig über den Trochanter der Schnitt nach WATSON-JONES, in der Tiefe verläuft dann der Zugang zum Hüftgelenk zwischen den kleinen Glutealmuskeln und dem M. tensor fasciae latae. Am oberen Rand des M. glut. max. führt der Schnitt nach KOCHER nach vorne oben konvex im leichten Bogen zum Trochanter, ganz ähnlich aber etwas weiter distal verläuft auch der Schnitt nach GIBSON. GIBSON trennt die kleine Glutealmuskulatur nahe ihrem Ansatz am Trochanter temporär ab. Im großen Bogen kranial und ventral um die Glutealmuskeln zum Trochanter ziehend und dann an der Medialseite des Schaftes nach distal verläuft der sogenannte Fragezeichenschnitt nach HENRY bzw. ISELIN.

Die für die Osteosynthese der Hüftpfannenbrüche am besten geeigneten Schnitte sind

1. der an der Dorsalseite gelegene "südliche" Zugang nach MOORE und
2. der an der Ventralseite gelegene ilio-femorale und ilio-inguinale Zugang, schließlich
3. an der Lateralseite der Bogenschnitt nach LEXER (Abb. 1 und 2).

ad. 1. Unter allen Zugängen bei Osteosythesen der Hüftpfannenbrüche ist der am häufigsten verwendete Schnitt der dorsal gelegene "südliche" Zugang nach MOORE, dient er doch zur Osteosynthese der

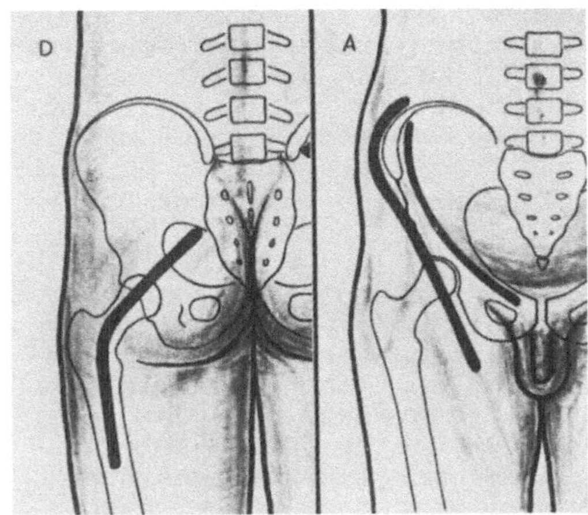

Abb. 1. Hautschnitte zur Osteosynthese am Hüftgelenk D: Südlicher Zugang nach Moore an der Dorsalseite. A: Ilio-femoraler und ilio-inguinaler Zugang an der Ventralseite

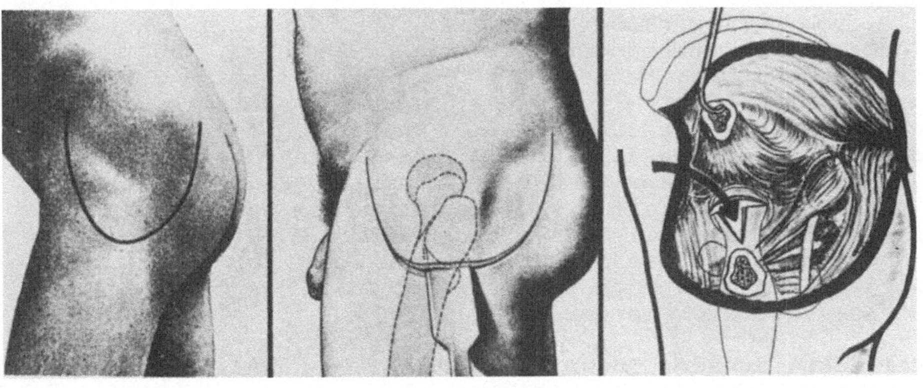

Abb. 2. Bogenschnitte nach Lexer an der Lateralseite der Hüfte

so zahlreichen hinteren Verrenkungsbrüche, weiters des Bruches des dorsalen Pfeilers (Hüftpfanne - Sitzbeinhöcker), der Querfraktur der Hüftpfanne, eventuell als erster Akt zur Versorgung bei Vorliegen von Brüchen des hinteren und vorderen Pfeilers (Hüftpfanne - oberer Schambeinast), oder von Kombinationsbrüchen. Der Hautschnitt verläuft im unteren Drittel des M. glut. max. parallel zu dessen Fasern vom hinteren unteren Darmbeinstachel zum Hinterrand des Trochanter major, winkelt dann nach distal ab und verläuft noch weitere 10 cm. Die Fasern des M. glut. max. werden stumpf auseinander gedrängt, der distale sehnige Ansatz dieses Muskels wird so weit wie nötig abgetrennt. Die kleinen Außenrotatoren werden dargestellt und der N. ischiadicus lokalisiert, der am unteren Rand des M. piriformis in das kleine Becken eintritt (Foramen infrapiriforme). Oft ist der birnenförmige Muskel durch das Trauma abgerissen, manchmal sind es auch die kleinen Außenrotatoren. Wie zum Einsetzen der Moore-Prothese werden auch manchmal bei einer Osteosynthese der Hüftpfanne die kleinen Außendreher nahe ihrem Ansatz temporär abgetrennt (M. gemelli und M. obturator internus, eventuell auch bei Vorliegen eines Bruches des hinteren Pfeilers der M. quadrat. fem.). Die kleinen Glutealmuskeln lassen sich oberhalb der Hüftpfanne gut von ihrer Unterlage abpräparieren.

ad 2. Bei Brüchen im Bereiche der Linea terminalis, also bei Brüchen des vorderen Pfeilers werden je nach Höhe der ilio-femorale oder viel seltener der ilio-inguinale Zugang verwendet. Bei kombinierten Brüchen dient dieser Schnitt nach erfolgter dorsaler Stabilisierung zur ventralen Stabilisierung, dazu wird der Patient nur auf den Rücken gedreht. Gleich wie der Smith-Petersen-Schnitt liegt der Hautschnitt des ilio-femoralen Zuganges über der vorderen Hälfte des Darmbeinkammes, weicht dann aber nach medial ab und verläuft am Innenrand des M. sartorius. Von der Innenseite der Darmbeinschaufel läßt sich der M. iliacus leicht subperiostal abschieben. Die Ursprünge des Lig. inguinale und des M. sartorius werden auch abgelöst oder nahe dem Darmbeinstachel temporär durchtrennt. So läßt sich die Linea terminalis übersichtlich darstellen. Beim ilio-inguinalen Zugang verläuft der Hautschnitt vom Darmbeinkamm herkommend über den Darmbeinstachel weiter längs des Leistenbandes in Richtung Symphyse. Die temporäre Abtrennung des Leistenbandes und des M. sartorius ist nahe dem Ursprung nötig. N. femoralis, Art. und V. femoralis, sowie der Samenstrang müssen geschont werden und durch Anschlingung nach medial abgezogen werden. Oberhalb vom Leistenband wird der M. obliquus externus gespalten, nach Lösung der Bauchdeckenmuskulatur vom Leistenband erfolgt die Abschiebung der Muskulatur extraperitoneal. Eventuell müssen die Ursprünge des M. rectus femoris abgetrennt und die Sehne des M. psoas z-förmig durchtrennt werden. Nun kann auch der obere Schambeinast zur Plattenosteosynthese verwendet werden.

ad. 3. Bei hochliegenden Querbrüchen der Hüftpfanne und besonders bei Kombination eines Querbruches der Pfanne mit gleichzeitigem Ausbruch eines dorso-kranialen Pfannenkeils (Gruppe V) leistet der seitliche Bogenschnitt nach LEXER hervorragende Dienste. Der Patient braucht zur Versorgung der zugleich dorsale und ventral gelegenen Brüche nicht von zwei Schnitten aus operiert werden und braucht nicht nach dem 1. Akt zum 2. Akt in Rückenlage umgelagert werden. Der Hautschnitt verläuft vom vorderen oberen Darmbeinstachel im großen distal konvexen Bogen um die Spitze des Trochanter major zum hinteren unteren Darmbeinstachel. Dorsal werden die Fasern des M. glut. max. längsgespalten, die Trochanterspitze wird schräg nach medial kranial temporär abgemeißelt und dann mit der daran haftenden Glutealmuskulatur hochgeklappt. Die Gegend kranial von der Pfanne wird mühelos dargestellt. Zur Freilegung der Linea terminalis wird der M. tensor fasciae latae im kaudalen Wundbereiche z-förmig durchtrennt, eventuell auch der M. rectus femoris an seinen Ursprüngen temporär abgelöst. Das Hüftgelenk muß, um die Pfannenbruchstücke zu übersehen, gewöhnlich eröffnet werden. Unter Sicht des Auges kann nun auch die Fraktur am vorderen Pfeiler durch zwei Einzinkerhaken reponiert werden und durch eine 60 - 80 mm lange Spongiosazugschraube parallel zur Linea terminalis und senkrecht zur Fraktur stabilisiert werden. Die Verschraubung des dorso-kranialen Keiles erfolgt wie bei den hinteren Verrenkungsbrüchen mit 1 oder 2 Schrauben, deren Richtung im allgemeinen zum vorderen oberen Darmbeinstachel der gegenüberliegenden Seite zieht.

Zusammenfassung

Wie bei anderen Osteosyntheseoperationen sind auch bei Hüftpfannenbrüchen die Zugänge so zu wählen, daß unter Schonung der Muskulatur und ihrer Gefäß- und Nervenversorgung ausreichender Raum gewonnen wird für die Reposition und Stabilisierung - mit dem Ziel, ein Optimum an postoperativer Funktion zu erreichen. Die vier bewährtesten Zugänge werden beschrieben.

E. Trojan

Die operative Behandlung der Hüftverrenkungsbrüche

Das Ziel der Behandlung jeder Gelenkfraktur ist die Heilung in anatomischer Stellung. Dieses ist bei den Hüftverrenkungsbrüchen (HVB) oft nur auf operativem Wege zu erreichen. Die Indikation zur Osteosynthese wird unter folgenden Umständen gestellt:

1. der HVB ist konservativ nicht reponierbar
2. der HVB ist nach Reposition unstabil, der Oberschenkelkopf hat die Tendenz zu reluxieren
3. primäre Ischiadikus- oder Peronäuslähmung.

ad. 1. Eine absolute Operationsindikation ist die Interposition von Pfannen- oder Kopffragmenten im Gelenkspalt, der Oberschenkelkopf kann deshalb nicht vollständig in die Pfanne eintreten. Eine andere zwingende Indikation liegt vor, wenn Pfannenbruchstücke nach der Reposition des Oberschenkelkopfes stark verschoben bleiben und wenn die normale Form der Pfanne ohne Operation nicht wiederhergestellt werden kann. Der Rekonstruktion der Hüftpfanne sind allerdings Grenzen gesetzt, wenn durch schwere mehrfache Zertrümmerung des gesamten Pfannengefüges eine operative Rekonstruktion nicht mehr möglich ist. Eine konservative Behandlung im Dauerzugverband kann in solchen Fällen noch brauchbare Ergebnisse liefern. Gegebenenfalls muß man durch eine Hüftplastik oder Arthrodese zu einem früheren oder späteren Zeitpunkt ein tragbares Ergebnis schaffen.

ad 2. Es gelingt mitunter den HBV konservativ gut zu reponieren, die Hüfte ist allerdings unstabil und hat die Tendenz zu reluxieren. Unter diesen Umständen kann man mit der konservativen Extensionsbehandlung gute Dauerergebnisse erzielen, der Dauerzugverband muß aber oft 3 Monate lang belassen werden. Um das Repositonsergebnis zu sichern und um die Behandlungsdauer abzukürzen, kann man in solchen Fällen eine Osteosynthese mit Erfolg durchführen.

ad. 3. Eine primäre Ischiadikus - oder Peronäuslähmung ist eine dringende Operationsindikation. Man findet fast regelmäßig den Nerv durch ein Pfannen- aber seltener ein Knopfbruchstück gequetscht. Je rascher der Nerv vom schädigenden Druck befreit wird, um so größer ist die Chance der Wiederherstellung der Funktion.

Krankengut

In den Jahren 1967 - 1973 wurden in den Unfallkliniken und Arbeitsunfallkrankenhäusern insgesamt 86 HVB operativ behandelt, die 1 - 7 Jahre lang nachkontrolliert werden konnten. Davon waren 71 Männer und 15 Frauen. 38 mal war die rechte, 46 mal die linke Hüfte und 2 mal waren beide Hüftgelenke verletzt. Folgende Arten von HVB wurden behandelt:

Einteilung nach BÖHLER	
Hintere HVB	72
zentrale HVB	14

Einteilung nach JUDET und LETOURNEL	
Dorsale HVB	52
dorsaler Pfeiler	4
ventraler Pfeiler	1
Querfrakturen	14
kombinierte HVB	15

Zur Klassifizierung der operierten Fälle eignet sich das Schema nach JUDET-LETOURNEL besser, da dieses auf Grund einer jahrelangen operativen Erfahrung ausgearbeitet worden ist.

Die überwiegende Zahl der operierten HVB sind reine dorsale Luxationsfrakturen mit Abscherung eines dorsalen oder dorso-kranialen Pfannenbruchstückes. Wenn das Fragment klein ist und die Stabilität des Gelenkes nicht beeinträchtigt, erübrigt sich die Operation, auch wenn das Bruchstück nicht exakt reponiert ist. Größere Teile der hinteren Pfannenwand und besonders Bruchstücke des Pfannendaches sollen operativ stabilisiert werden. Von einem hinteren Zugang lassen sich die Bruchstücke meist anatomisch reponieren und mit Schrauben fixieren. In der gleichen Weise geht man bei Frakturen des dorsalen Pfeilers vor (Abb. 1a - d).

Ventrale Pfeilerfrakturen erfordern einen ventralen Zugang (ilioinguinal), wie er von den französischen Autoren angegeben wurde. Die Fixation der Fragmente erfolgt mit einer entsprechend langen Platte. Von den Querfrakturen bieten besonders die hohen Formen mitunter beträchtliche operative Schwierigkeiten. Die konservative Reposition gelingt oft nicht, im Dauerzugverband ist ein breites Klaffen des Bruchspaltes im Röntgenbild sichtbar. Die Operation kann mit einem kombinierten dorsalen und ventralen Zugang ausgeführt werden (Abb. 2a - e). Besser ist der laterale Zugang nach LEXER-OLLIER. Dabei wird nach Hochschlagen der pelvi-trochanteren Muskeln das Hüftgelenk von lateral freigelegt. Durch weitere Präparation nach dorsal und ventral können die Bruchstücke sehr gut identifiziert und reponiert werden. Die Fixation erfolgt meist mit mehreren Schrauben und eventuell mit einer Platte.

Die kombinierten HVB: Querfrakturen mit dorso-kranialem Keil, Frakturen eines Pfeilers kombiniert mit halber Querfraktur des anderen Pfeilers, kombinierter Bruch beider Pfeiler mit Ala- und Pfannenfraktur werden je nach Lage des Falles von einem oder zwei der genannten Zugänge operiert.

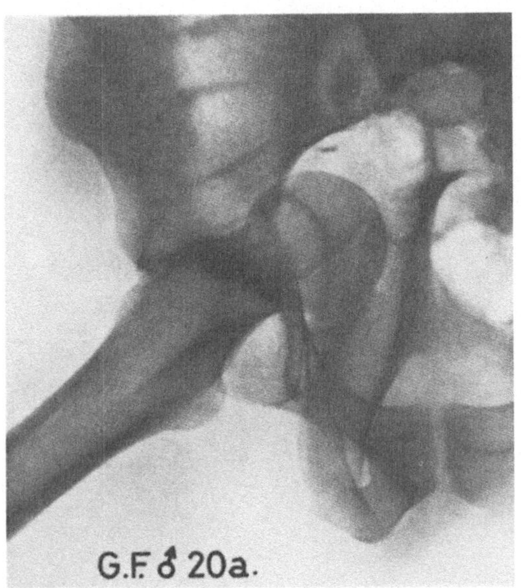

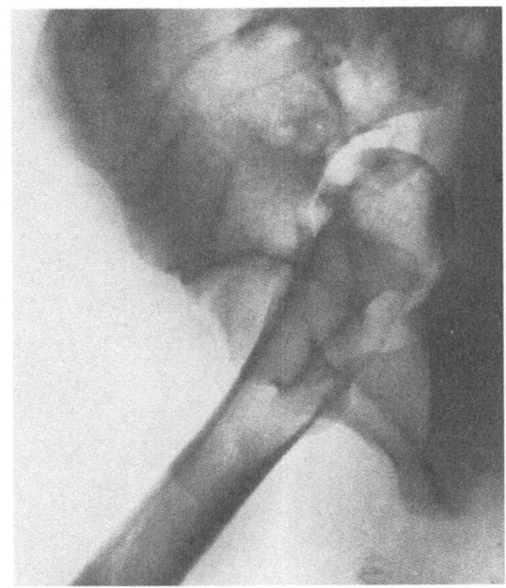

Abb. 1a u. b. 20-jähriger Koch, Autounfall am 17.7.1971 (Frontalzusammenstoß). Schwerer Verrenkungsbruch des rechten Hüftgelenkes mit primärer Ischiadikuslähmung (reiner dorsaler Pfeilerbruch). In Kurznarkose Reposition des Verrenkungsbruches, Dauerzug mit suprakondylärem Nagel

Zeitpunkt der Operation

Von den 86 Hüften wurden 76 innerhalb der ersten 2 Wochen operiert, 4 wurden in der dritten Woche operiert und nur 6 zu einem noch späteren Zeitpunkt. Der HVB soll wie jede andere Luxationsfraktur möglichst frühzeitig operiert werden. Wegen eines oft bestehenden Schockzustandes muß die Operation nicht am Tag der Verletzung ausgeführt werden. Nach Möglichkeit soll aber im Laufe der ersten Woche operiert werden. Je älter der HVB, um so schwieriger gestaltet sich die intraoperative Reposition, besonders bei hohen Querfrakturen. Nach Ablauf der zweiten Woche sind viele Fälle nur äußerst mühsam reponierbar, nach Ablauf der dritten Woche ist die Rekonstruktion der Hüftpfanne meist nicht mehr möglich. Diese Eingriffe gehören zu den schwersten in der Unfallchirurgie. Sie sollten daher nur in personell und instrumentell einwandfrei ausgestatteten Spezialabteilungen ausgeführt werden. Solche Brüche sollen deshalb von anderen Krankenhäusern möglichst frühzeitig zur endgültigen Versorgung überwiesen werden.

Auch die Ergebnisse der verspätet operierten Fälle sind in der Regel schlechter als die der Frühoperationen. Man sieht nach verspäteter Operation immer wesentlich mehr paraartikuläre Verknöcherungen, die zu schweren Bewegungsstörungen bis zu Ankylosen führen können. Mitunter können auch Fälle nach verspäteter Operation ein gutes Resultat liefern. Andererseits waren in der vorliegenden Serie unter den schlechten Endergebnissen vorwiegend verspätet operierte Fälle.

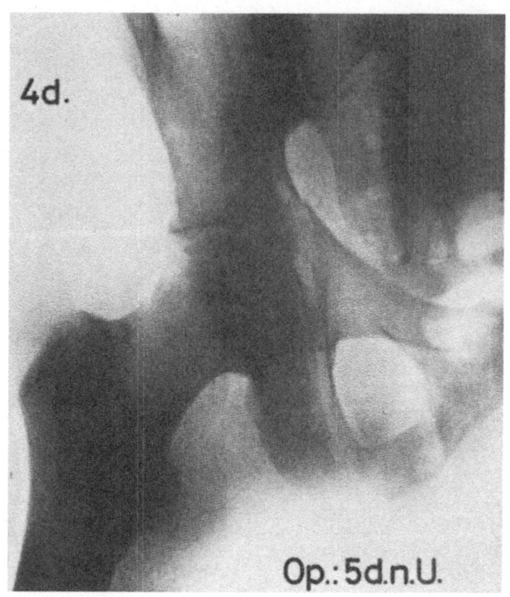

Abb. 1c. Röntgenkontrolle nach 4 Tagen im Dauerzugverband. Das ap-Bild zeigt, daß der Oberschenkelkopf richtig in der Pfanne artikuliert. Das Bruchstück des hinteren Pfeilers ist jedoch nicht exakt reponiert, der Bruchspalt scheint mehrere mm zu klaffen. Operationsindikation wegen nicht exakter Reposition der Pfannenbruchstücke und zwecks Revision des N. ischiadicus. Operation 5 Tage nach dem Unfall: Von einem hinteren Zugang Revision des N. ischiadicus. Am Übergang ins kleine Becken tastet man ventral eine Kerbe im Nerven, die offenbar durch das große ausgebrochene, hintere Pfeilerbruchstück entstanden ist. Die Kontinuität des Nerven ist nicht durchtrennt. Nach Freilegung der Bruchstelle sieht man, daß der Bruchspalt bis auf 1 cm klafft und daß der Pfannenbruch deshalb nicht exakt reponiert ist. Nach Ausräumung des Bruchspaltes von Blutgerinnsel und Knochensplittern läßt sich der Bruch exakt reponieren und mit zwei Spongiosaschrauben in anatomischer Stellung fixieren. Die Hüfte ist stabil. Postoperativ Dauerzugverband für weitere 14 Tage, dann Beginn mit Heilgymnastik. Wundheilung komplikationslos, Entlastung der rechten Hüfte durch 3 Monate. Allmählich Besserung der Lähmung. Wegen Fortbestehen der Peronäusparese Neurolyse etwa viereinhalb Monate nach der ersten Operation. Der tibiale Anteil des N. ischiadicus hat normales Aussehen und normale Konsistenz, der fibulare Anteil ist wesentlich dünner und weicher

Nervenverletzungen

Bei 86 operierten HVB fanden sich insgesamt 15 primäre Nervenverletzungen (17 %). Davon waren 6 Ischiadikus- und 9 Peronäuslähmungen. Die Verteilung auf die verschiedenen Gruppen zeigt nachstehende Tabelle. Die Häufigkeit bei den dorsalen HVB war verhältnismäßig geringer als bei den übrigen Gruppen. Die Zahlen sind allerdings zu klein, um daraus weitere Schlüsse ziehen zu können.

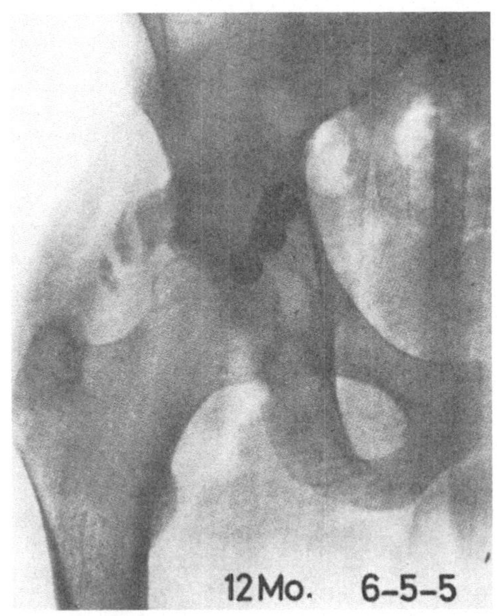

Abb. 1d. Nachuntersuchung nach 12 Monaten: Patient völlig beschwerdefrei, lediglich Peronäusparese noch vorhanden. Gang ohne Stock, leichtes Hinken. Hüftbeugung bis 110°, Abduktion 25°. Drehbewegungen geringfügig eingeschränkt. Röntgen: Hüftpfannenbruch in anatomischer Stellung geheilt, normaler Gelenkspalt, normale Kopfstruktur, 2 Spongiosaschrauben. Lediglich an der Lateralseite der Hüftpfanne sieht man geringe, klinische bedeutungslose Verknöcherungen

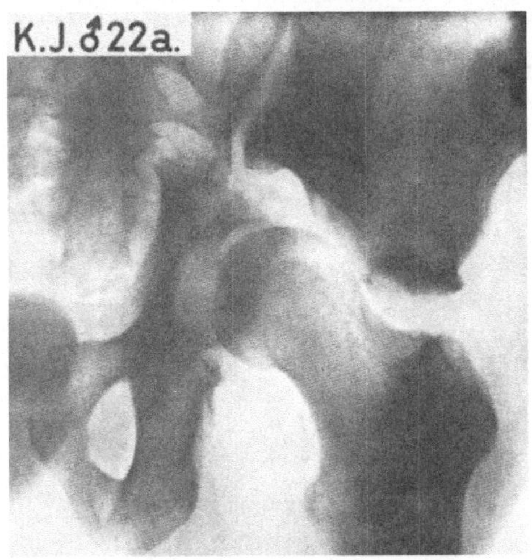

Abb. 2a. 22-jähriger Angestellter, Autounfall am 3. 9. 1972. Schwerer Verrenkungsbruch des linken Hüftgelenkes (reine hohe Querfraktur der Hüftpfanne). Einlieferung in ein auswärtiges Krankenhaus. Dort Anlegen eines Dauerzuges mit suprakondylärem Nagel. Die Reposition gelang im Dauerzug nicht, deshalb 11 Tage später Transferierung in die Klinik

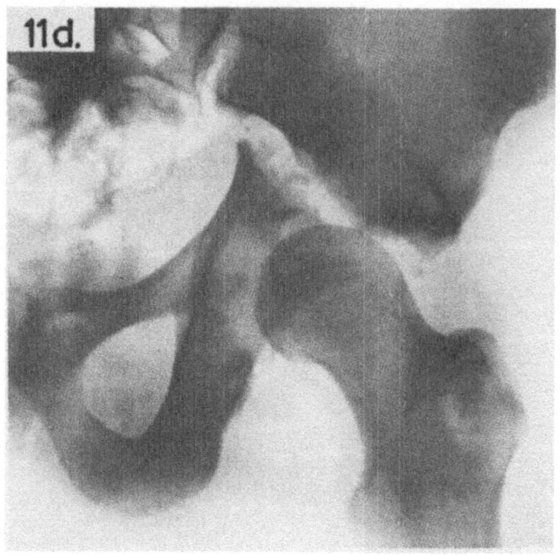

Abb. 2b. Röntgenkontrolle 11 Tage nach dem Unfall im Dauerzugverband: Die hohe Querfraktur ist auf konservative Weise nicht reponierbar. Es wird daher die Indikation zur offenen Reposition und Fixation der Hüftpfanne gestellt. Von einem kombinierten vorderen und hinteren Zugang wird der Pfannenbruch freigelegt. Der Pfannenknorpel ist schwer geschädigt. Es liegen offenbar Impressionsfrakturen innerhalb der Hüftpfanne vor, wobei der Knorpel stellenweise dünn und atrophisch erscheint und von mehreren Spalten durchsetzt ist. Nach Mobilisierung der Bruchstücke Reposition der Pfannenbruchstücke, die äußerst schwierig ist. Fixation mit einer langen Platte und Schrauben. Bei diesen Brüchen verwenden wir jetzt den lateralen Zugang nach LEXER-OLLIER mit Abmeißelung des großen Trochanters und Aufklappen der pelvitrochanteren Muskeln. Bei dem lateralen Zugang gewinnt man eine wesentlich bessere Übersicht über das verletzte Hüftgelenk, als bei einem kombinierten vorderen und hinteren Zugang. Postoperativ Peronäusparese, Wundheilung komplikationslos. Wegen des schwer geschädigten Pfannenknorpels Dauerzugverband durch 12 Wochen

Tabelle 1. Nervenverletzungen bei 86 operierten Fällen

	Ischiadicus	Peronäus
52 dorsale HVB	2	5
4 dorsale Pfeiler	2	0
14 Querfrakturen	2	2
8 Querfrakturen und dorso-kranialer Keil	0	2
	6	9

Die Prognose der Lähmung hängt von 2 Faktoren ab: 1. Schwere der Nervenverletzung und 2. Zeitpunkt der Operation.

Wenn der Nerv beim Unfall schwer gequetscht wird, kann die Lähmung trotz frühzeitiger Operation bestehen bleiben. Vielfach ist die Nervenschädigung aber nicht so intensiv. In diesen Fällen kann durch eine möglichst frühzeitige Operation und Entlastung des Nerven die Funktion entweder vollständig oder teilweise zurückkehren. Von den 6 Ischiadikuslähmungen kam es in keinem Fall

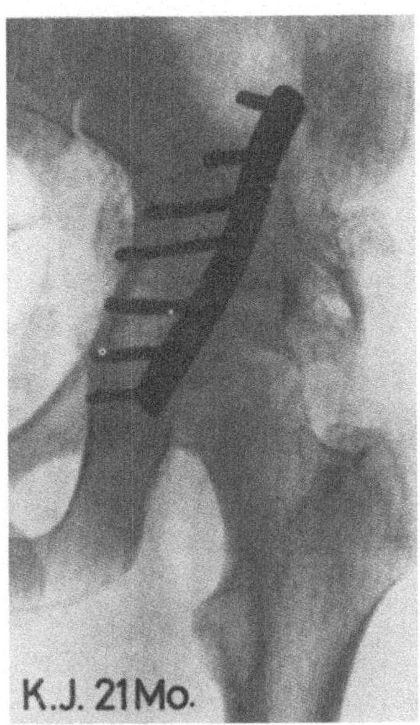

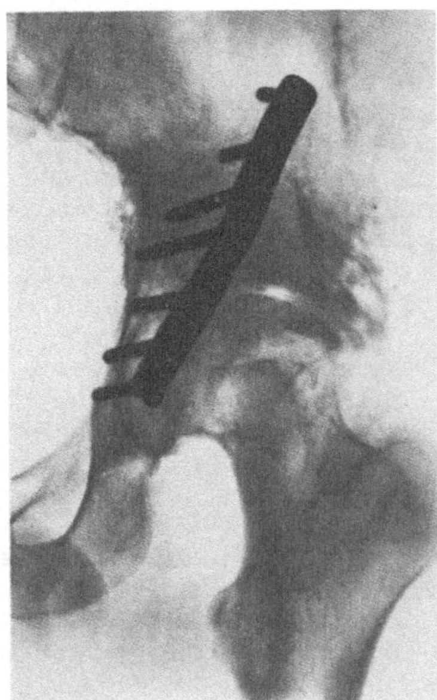
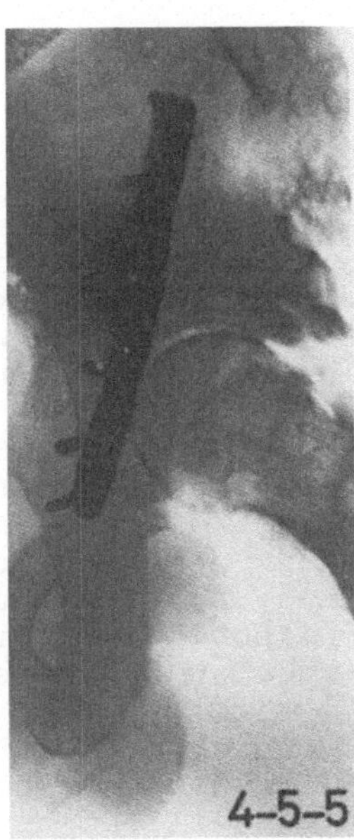

Abb. 2c - e. Nachuntersuchung nach 21 Monaten: Die Peronäusparese ist nach wie vor vorhanden. Gang ohne Stock; leichtes, kaum merkliches Hinken. Hüftbeugung mehr als 90°. Abduktion mehr als 25° möglich, Drehbewegungen etwa 1/3 behindert. Leichte Abduktionskontraktur. Röntgen: Der Hüftpfannenbruch in guter Stellung geheilt. Verknöcherungen besonders an der Lateral-Hinterseite der Hüftpfanne. Gelenkspalt stellenweise etwas verschmälert. Leichte Strukturveränderungen des Oberschenkelkopfes im Röntgenbild ohne Deformierung des Kopfes

zu einer vollständigen Wiederherstellung der Funktion. In 4 Fällen war die Lähmung gebessert, es war nur noch eine Peronäusparese nachweisbar. In 2 Fällen war die Ischiadikuslähmung bei der Nachuntersuchung unverändert. Von den 9 Peronäuslähmungen zeigten 3 Fälle eine vollständige Wiederherstellung, in einem Fall war lediglich eine Sensibilitätsstörung feststellbar. In 5 Fällen war die Parese unverändert. Aus dem Verlauf unserer Fälle kann man lediglich schließen, daß die Prognose der vollständigen Ischiadikuslähmung schlechter ist, als die der Teillähmung (Peronäusparese).

Offenbar ist die Schädigung des Nerven bei kompletter Ischiadikuslähmung größer, als bei der Teillähmung.

Postoperative Nervenstörungen wurden 6 mal beobachtet: 3 Peronäuslähmungen und 3 Fälle, die lediglich Sensibilitätsstörungen im Peronäusgebiet aufwiesen. Diese Nervenausfälle waren auch bei der Nachuntersuchung noch vorhanden. Besonders gefährdet sind HVB, die erst zu einem späten Zeitpunkt operiert werden und bei denen die Reposition der Fragmente sehr schwierig ist.

Art der Operation

Von den 86 operativ behandelten HVB wurde bei 61 Fällen die Osteosynthese mit Schrauben, bei 9 Fällen mit einer Platte und bei 4 Fällen mit Platten und Schrauben ausgeführt. In 2 Fällen war bei schweren Trümmerbrüchen nach Reposition der zahlreichen Fragmente lediglich eine Fixation mit mehreren Bohrdrähten möglich. In 10 Fällen schließlich wurde lediglich offen reponiert ohne zusätzliche Osteosynthese. Es waren Patienten mit Pfannenfragmenten, die im Gelenkspalt interponiert waren und entfernt werden mußten.

Die große Zahl von Schraubenosteosynthesen ist damit zu erklären, daß die überwiegende Zahl der Fälle reine dorsale HVB gewesen sind. Bei diesen kommt man nach anatomischer Reposition vielfach mit der Verschraubung des dorsalen oder dorso-kranialen Fragmentes aus. Das Ziel der operativen Behandlung bei den schweren Pfannenfrakturen der übrigen Gruppen ist die Erreichung einer möglichst übungsstabilen Osteosynthese. Dies läßt sich mit Hilfe einer Plattenosteosynthese und eventuell zusätzlichen Schrauben mitunter gut erreichen. Manchmal ist die Zertrümmerung der Pfanne so ausgedehnt, daß auch mit einer Plattenosteosynthese eine Übungsstabilität nicht unbedingt zu erreichen ist. Man muß sich dann damit begnügen, die Bruchstücke nach der Reposition möglichst stabil zu verschrauben und postoperativ eine Ruhigstellung der Hüfte im Dauerzugverband für einige Wochen anzuschließen.

Bei 4 weiteren Patienten, die in der vorliegenden Statistik von 86 Fällen nicht enthalten sind, wurde keine Osteosynthese ausgeführt, sondern 3 mal eine Arthrodese und 1 mal wurde bei einem veralteten HVB eine Totalendoprothese durchgeführt. Eine Arthrodese wurde bei einem Polytraumatisierten lediglich mit 2 Dreilamellennägeln gemacht, da wegen des schlechten Allgemeinzustandes ein großer Eingriff mit Rekonstruktion der Hüftpfanne nicht zumutbar war. Die beiden anderen Arthrodesen, sowie die Totalendoprothese wurden bei veralteten Fällen durchgeführt, bei denen eine Rekonstruktion der Hüftpfanne nicht mehr erreichbar war.

Postoperative Behandlung

Von den 86 operierten HVB wurden postoperativ nur 12 Patienten ohne Dauerzug weiterbehandelt. 25 erhielten einen Extensionsverband weniger als 4 Wochen, 49 länger als 4 Wochen.

Die Indikation zum postoperativen Dauerzugverband kann aus 2 Gründen erfolgen:

1. Es gelingt bei schweren Pfannenbrüchen nicht eine übungsstabile Osteosynthese zu erreichen. Um das Repositionsergebnis nicht zu gefährden, ist die Anwendung eines postoperativen Dauerzugverbandes durch einige Wochen angezeigt. Die Dauer der Extensionsbehandlung muß von Fall zu Fall, je nach Schwere des Bruches und nach erreichter Stabilität festgesetzt werden.
2. Bei schweren HVB sieht man intraoperativ oft beträchtliche Schädigungen des Knorpelüberzuges der Hüftpfanne und des Oberschenkelkopfes. Nicht selten sind auch subchondrale Impressi-

onsfrakturen des Oberschenkelkopfes nachweisbar. Um die Regeneration dieser geschädigten Knorpel-Knochenschicht zu gewährleisten, ist eine Entlastung der Hüfte im Dauerzugverband für 2 - 3 Monate zweckmäßig.

Schließlich ist eine kurzdauernde postoperative Ruhigstellung der Hüfte von etwa 2 Wochen auch bei guter Stabilität des Gelenkes sinnvoll und wird vom Patienten angenehm empfunden. Sie trägt zur komplikationslosen Wundheilung nach diesen großen Eingriffen bei und gefährdet nicht das funktionelle Spätergebnis.

Komplikationen

1. Todesfälle. 2 Patienten kamen an einer Pulmonalembolie nach dem 8. Behandlungstag ad exitum. Beide waren dorsale HVB, die im Laufe der ersten Woche operiert worden waren.

2. Infektionen. 5 Patienten hatten postoperative Wundinfektionen. 4 Fälle waren dorsale HVB mit dorso-kranialem Keil, 1 Fall ein kombinierter HVB. In einem Fall lag nur eine oberflächliche Wundinfektion vor. In 2 Fällen wurden tiefe Weichteilinfektionen beobachtet, die mit Inzisionen beherrscht werden konnten. In 2 Fällen entwickelte sich ein Hüftgelenkempyem. Nach Inzisionen und antibiotischer Behandlung konnten diese Komplikationen beherrscht werden.

3. Thrombosen. 4 mal kam es postoperativ zu Lungeninfarkten. 3 mal trat diese Komplikation ohne Prophylaxe mit Antikoagulantien auf, 1 mal während der Durchführung der Prophylaxe mit Marcoumar.

4. In einem Fall kam es zum Auftreten eines ausgedehnten Dikubitalgeschwüres während der Dauerzugbehandlung und ein weiterer Fall erkrankte an einem Delirium tremens.

Klinische Ergebnisse

Von den 86 operierten HVB sind 21 Patienten bei der Zusammenstellung der Arbeit zu einer neuerlichen klinischen Untersuchung nicht erschienen. Diese 21 Fälle konnten zwar auf Grund der vorhandenen Befunde und Röntgenbilder in der Statistik verwertet, der derzeitige genaue klinische Befund jedoch nicht erhoben werden

Tabelle 2. Klinische Ergebnisse bei 86 Fällen

	sehr gut	gut	mäßig	schlecht	nicht beurt.
52 dorsale HVB	12	11	10	3	16
4 hintere Pfeiler	1	2	0	0	1
1 ventraler Pfeiler	0	1	0	0	0
14 Querfrakturen	2	7	2	0	3
15 kombinierte HVB	4	6	1	3	1
86 Fälle	19	27	13	6	21
	46 (sehr gut + gut)		19 (mäßig + schlecht)		

Für die klinische Beurteilung bleiben 65 Patienten zur Verfügung. Davon stehen 46 Fälle (70 %) mit sehr guten und guten Ergebnissen 19 Fällen (30 %) mit mäßigen und schlechten Ergebnissen gegenüber. Bemerkenswert in dieser Zusammenstellung ist die Tatsache, daß nicht nur bei den einfacheren dorsalen HVB die günstigeren Ergebnisse überwiegen (23 sehr gute und gute gegenüber 13 mäßigen und schlechten Resultaten), sondern, daß sogar bei den wesentlich schwereren Querfrakturen und kombinierten HVB die Zahl der günstigen Ergebnisse verhältnismäßig noch größer ist (19 sehr gute und gute Fälle gegenüber 6 mäßigen und schlechten Fällen). Vielleicht ist dieser Umstand dadurch zu erklären, daß gerade diese schwereren HVB von erfahreren Chirurgen operiert worden sind. Es sei nochmals die Tatsache erwähnt und hervorgehoben, daß die mäßigen und schlechten Ergebnisse vielfach in jenen Fällen eingetreten sind, die erst verspätet nach Ablauf der zweiten Woche operiert wurden und bei denen die exakte Reposition deshalb nicht mehr gelingen konnte.

Röntgenbefunde

Von den 86 operierten HVB wurde an 33 Gelenken eine posttraumatische Arthrose gefunden: Die Veränderungen waren 15 mal nur leicht, 9 mal mittelschwer und 9 mal schwer. Paraartikuläre Verknöcherungen wurden zusätzlich zu arthrotischen Veränderungen in 9 Fällen festgestellt: Die Verknöcherungen waren 1 mal leicht, 2 mal mittelschwer, 4 mal schwer und 2 mal entstand eine Ankylose des Hüftgelenkes. Die Verknöcherungen entwickelten sich vorwiegend bei verspätet operierten Fällen. Veränderungen in der Struktur des Oberschenkelkopfes wurden ebenfalls beobachtet: 15 mal zeigte der Oberschenkelkopf bedeutungslose leichte Strukturveränderungen. In 26 Fällen (30 %) waren schwerere Veränderungen feststellbar: 13 mal war die Kopfstruktur deutlich verändert ohne Deformierung des Kopfes. 8 mal wurde eine Teilnekrose des Oberschenkelkopfes mit Einbruch und 5 mal eine Totalnekrose festgestellt.

Zusammenfassung

86 Hüftverrenkungsbrüche verschiedener Gruppen wurden im Laufe von 7 Jahren operativ behandelt, die Beobachtungszeit beträgt 1 - 7 Jahre. Die Operationsindikation wird bei nicht reponierbaren, unstabilen und mit primären Nervenverletzungen kombinierten Fällen gestellt. Das Ziel der Operation ist eine möglichst übungsstabile Osteosynthese, wobei die Notwendigkeit der Frühoperation innerhalb der ersten Woche unterstrichen wird. Primäre Nervenverletzungen waren in 1 % der Fälle vorhanden, etwa in der Hälfte der Fälle blieb die Lähmung bestehen. Postoperativ wurde in der überwiegenden Zahl der Fälle ein Dauerzugverband von einigen Wochen angelegt. 5 mal kam es postoperativ zur Wundinfektion, davon 2 Hüftgelenkempyeme. Von 65 klinisch nachuntersuchten Fällen hatten 70 % sehr gute und gute - und 30 % mäßige und schlechte Ergebnisse. 33 mal wurden Veränderungen im Sinne einer posttraumatischen Arthrose gesehen, 9 mal paraartikuläre Verknöcherungen. In 30 % kam es zu Strukturveränderungen des Oberschenkelkopfes, davon in der Hälfte der Fälle zur Teil- oder Totalnekrose.

R. Passl und P. Galle

Zur operativen Versorgung seltener Luxationsfrakturen der Hüfte

Wir möchten aus dem Krankengut der Lehrkanzel für Unfallchirurgie II Wien zwei Fälle seltener Luxationsfrakturen vorstellen und diskutieren, die wir operativ versorgen mußten und die ein ausgezeichnetes funktionelles Ergebnis erbrachten.

Ein alkoholisierter 31-jähriger Straßenwärter wird als Mopedfahrer von einem PKW erfaßt und niedergestoßen. Er wird im schwer schockierten Zustand von auswärts zu uns gebracht. Das Röntgenbild zeigt eine hintere obere Luxation des Oberschenkelkopfes bei subtrochanterer Trümmerfraktur und einer Fraktur im Azetabulumbereich. Nach Schockbekämpfung wird die Indikation zur sofortigen operativen Revision gestellt. Es wird der "südliche" Zugang nach MOORE gewählt und der Frakturbereich eröffnet. Die Azetabulumfraktur erweist sich als unverschoben und stabil. Der Oberschenkelkopf wird reponiert, die subtrochantere Fraktur anatomisch eingestellt und die Hauptfragmente mit 2 Zugschrauben versorgt. Anschließend werden zwei um 90° versetzte Platten angelegt. Wegen der kritischen Ernährungssituation des Kopffragmentes haben wir bewußt auf die Verwendung eines Winkelnagels oder einer Kondylenplatte verzichtet. Die fertige Osteosynthese war übungsstabil, der Kopf in der Pfanne gut beweglich. Nach 4 Wochen erfolgte die Mobilisation mit Abstützkrücken, was retrospektiv etwas zu früh war, da nun eine Lockerung der oberen Schrauben eintrat. Durch eine Extensionsbehandlung von 3 Wochen konnte jedoch ein Fortschreiten der Varisierung des Oberschenkels verhindert werden. Ideal wäre wahrscheinlich in unserem Fall die frühe Übungsbehandlung in der sofort p. o. angelegten Extension gewesen. Wir ließen den Patienten 6 Monate nach der Operation voll belasten. 1 Jahr danach Plattenentfernung bei völlig normaler Funktion in der Hüfte. Die dorsal liegende Zugschraube wurde wegen der Einbettung in ein Narbengewebe, das auch den N. ischiadicus mit einbezog, belassen. Der Patient ist heute nach dem Unfall wieder voll arbeitsfähig und im selben Beruf tätig.

Eine 41-jährige holländische Touristin erleidet bei einem Frontalzusammenstoß zweier PKWs eine Luxationsfraktur des linken Oberschenkels und wird aus einem auswärtigen Krankenhaus, wo ein erfolgloser Repositionsversuch vorgenommen wurde, zu uns gebracht. Das Röntgenbild zeigt eine hintere obere Luxation des Kopfes, wobei ein abgeschertes Kopffragment in der Pfanne liegt. Nach der Einteilung der Luxation von STEWART und MILFORD ein Grad IV, in der Modifikation nach PIPKIN ein Typ I. Wir entschlossen uns ohne neuerlichen Repositionsversuch zur operativen Versorgung. Zugang wieder nach MOORE und Fixierung des Kopffragmentes mit 2 Naviculareschrauben. Darauffolgend zwanglose Reposition des Oberschenkels.

Wegen der kaum möglichen Entfernung der intraartikulären Schrauben nach Heilung dieser Art von Frakturen wäre die Verwendung von Knochenschrauben zu diskutieren.

Am 10. p. o. Tag wurde die Patientin mit Abstützkrücken mobilisiert und in ihre Heimat entlassen. Wir haben ihr die volle Belastung erst nach 6 Monaten erlaubt. 12 Monate nach dem Unfall wollten wir eine schriftliche Nachuntersuchung durchführen. Die Patientin kam aber aus Dankbarkeit persönlich nach Wien, wo wir uns selbst von der völligen Beschwerdefreiheit und freien Beweglichkeit der Hüfte überzeugen konnten. Es ist uns aber klar, daß das Schicksal des Kopfes 1 Jahr nach der Operation noch nicht endgültig beurteilt werden kann.

Wir wollten an Hand dieser sicher seltenen Fälle demonstrieren, daß ein zufriedenstellendes Ergebnis oft nur durch eine sofortige bzw. baldmöglichste operative Behandlung zu erzielen ist.

H. Martinek

Brüche der hinteren Pfannenwand

Die Auswertung von 439 Frakturen der Hüfte aus 9 Unfallkrankenhäusern Österreichs ergab in 185 Fällen (42 %) eine Mitbeteiligung des hinteren Pfannenrandes. 69 mal lag zugleich eine Verletzung des Pfannenbodens vor und nur die verbleibenden 116 Patienten mit einer Fraktur der hinteren Pfannenwand ohne Azetabulumverletzung werden hier einer genaueren Analyse unterzogen. Das Durchschnittsalter betrug 42 Jahre, eine Bevorzugung eines Geschlechtes oder einer Seite konnte nicht festgestellt werden.

Die Unfallursache war in 103 Fällen (88 %) ein Verkehrsunfall, wobei der Verletzte Insasse eines PKW oder eines einspurigen Fahrzeuges war. Es handelt sich also um eine typische dash-board Verletzung. Bei annähernd rechtwinkelig gebeugter Hüfte wird im Moment des Anpralls das Becken gegen den sich am Armaturenbrett abstützenden Oberschenkel nach vorne gedrückt. Der Femurkopf wird dadurch nach hinten aus der Pfanne getrieben und schert dabei einen verschieden großen Teil vom hinteren Pfannenrand ab. Die Form der dabei entstehenden Fraktur und die Größe des abgesprengten Fragmentes sind vor allem von 3 Faktoren abhängig:

1. Von der Größe und Tiefe der Hüftpfanne.
2. Von der Größe der einwirkenden Kraft; eine Geschwindigkeit des Fahrzeuges von 35 km/h genügt bereits, um bei einem 70 kg schweren Menschen den Pfannenrand auszubrechen, wenn nur 40 % der kinetischen Energie auf den Oberschenkel einwirken.
3. Von der Stellung des Oberschenkels im Hüftgelenk zum Zeitpunkt des Unfalls. Je stärker das Bein adduziert ist, desto kleiner wird das aus der Pfannenwand ausgesprengte Fragment sein. Eine Adduktion von über 25°, z. B. bei überkreuzten Beinen, führt nur mehr zu einer hinteren Luxation ohne knöcherne Läsion an der Pfanne. Eine stärkere Abduktion bewirkt eine Fraktur des hinteren Pfeilers, eine solche von 50° oder darüber leitet die einwirkende Kraft auf den Pfannenboden über und führt damit zum zentralen Verrenkungsbruch (Abb. 1a). Der Grad der Beugung im Hüftgelenk beeinflußt die Lage des Keiles in craniokaudaler Richtung. Eine Beugung von über 100° bewirkt eine nahe der Incisura acetabuli gelegene Fraktur, während eine Beugung von etwa 60° einen Ausbruch im dorso-kranialen Bereich der Pfannenwand zur Folge hat (Abb. 1b).

Im Hinblick auf das schwere Trauma und die große Gewalteinwirkung die zur Fraktur führt, sind die Begleitverletzungen von Interesse (Tabelle 1). In jedem Fall lag gleichzeitig eine schwere, vielfach lebensbedrohende Verletzung anderer Organsysteme vor. Umso überraschender erscheint es, daß nur 2 Patienten verstarben, beide nach einem Polytrauma unter den klinischen Zeichen des schweren Schädelhirntraumas.

Bei dem oben geschilderten Frakturmechanismus ist es verständlich, daß nicht nur der dorsale Pfannenrand, sondern auch der Femurkopf selbst einem entsprechenden Trauma und damit Verlet-

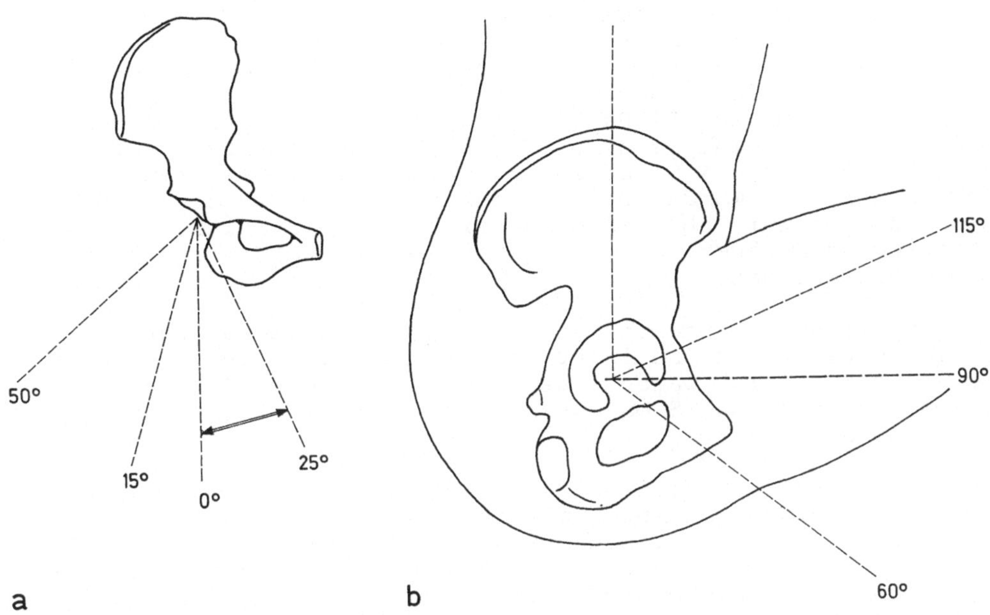

Abb. 1a u. b

Tabelle 1. Begleitverletzungen

SHT	16	Becken	8
Thorax	4	Femurkopffraktur	18
Bauch	1	Femurfraktur	1
Fraktur	25		
Polytrauma	11		
	57		

zungsgefahr ausgesetzt ist. In 18 Fällen lag zugleich mit dem Pfannenrandbruch eine Fraktur des Femurkopfes vor, einmal davon eine völlige Zertrümmerung desselben. Die Absprengung eines kaudal gelegenen Fragmentes überwog die nur einmal beobachtete Lage desselben im kranialen Kopfbereich.

In allen 116 Fällen war die Fraktur sehr stark verschoben bzw. der Femurkopf luxiert. Ein nicht dislozierter Ausbruch eines hinteren Pfannenfragmentes gehört zu den Seltenheiten. Auf die Bedeutung von Drehbildern zur exakten Diagnosestellung bei dieser Verletzung sei nur kurz hingewiesen. Diese, in allen Fällen vorhandene Dislokation des ausgebrochenen Pfannenrandes bzw. Luxation des Oberschenkelkopfes erklärt die 11 mal (9,4 %) primär diagnostizierte Mitbeteiligung des N. ischiadicus. Er wird entweder durch den luxierten Femurkopf gedehnt oder durch Knochensplitter aus dem Pfannenrand verletzt, wobei die Läsion des fibularen Anteils infolge dessen ventraler Lage im Nervenstamm überwiegt. Bei unseren 11 Patienten zeigten 4 eine Läsion des Ischiadikus und 7 eine Peronäusläsion. Bei der Nachuntersuchung fand sich außerdem bei 5 Patienten, bei denen primär keine Nervenläsion gefunden wurde, eine Peronäusschwäche, wobei leider nicht zu klären war, ob es sich dabei um echte Spätlähmungen, um iarthrogene Schäden oder um primär übersehene Nervenverletzungen gehandelt hat.

Das therapeutische Vorgehen bei unseren 116 Patienten war in 78 Fällen konservativ und in 38 Fällen operativ. Das bevorzugte Osteosynthesematerial waren Schrauben, einmal wurden Drähte zur Fixation verwendet und 8 mal wurde wegen einer Interposition offen reponiert.

Die postoperative Beurteilung der Gelenkrekonstruktion zeigt Tabelle 2. Die beiden Patienten mit postoperativ grober Fehlstellung wurden wegen einer Totalnekrose des Kopfes und schwerer Arthrose mit einer Endoprothese versorgt bzw. wurde wegen einer Reluxation eine Arthrodese der Hüfte durchgeführt. In der Gruppe der konservativ behandelten Patienten wurde nur bei den beiden mit einer groben Fehlstellung bzw. Reluxation eine sekundäre Arthrodese durchgeführt, alle anderen waren beschwerdefrei.

Tabelle 2. Rekonstruktion des Gelenkes (operative und konservative Behandlung)

	operativ	konservativ
gute Rekonstruktion	34	69
geringe Fehlstellung	2	3
mäßige Fehlstellung		3
grobe Fehlstellung	1	2
Reluxation	1	1
	38	78

Der Prozentsatz der posttraumatischen Arthrose nach diesen Frakturen wird in der Literatur mit 20 - 25 % angegeben. Die Tabelle 3 zeigt die Abhängigkeit der Arthrose vom Ergebnis der Reposition. Es kommt deutlich zum Ausdruck, daß einerseits unbedingt eine möglichst anatomische Wiederherstellung des Gelenkes angestrebt werden soll, daß aber andererseits ein gut rekonstruiertes Gelenk keine Garantie für das Ausbleiben einer posttraumatischen Arthrose ist.

Unter den gut rekonstruierten Gelenken findet sich kein schlechtes funktionelles Ergebnis, während kein sehr gutes bzw. gutes funktionelles Ergebnis bei den mäßig bzw. schlecht rekonstruierten Hüftgelenken findet.

Tabelle 3. Rekonstruktion

	Arthrose			
	keine	leicht	mittel	schwer
gut (68)	40	15	8	5
mäßig (5)	1		3	1
schlecht (3)				3

Die Aussagekraft über das funktionelle Resultat in Abhängigkeit zu konservativer bzw. operativer Therapie ist bei unseren Fällen leider nicht sehr groß, da nur ein kleiner Teil der Patienten der Einladung zur Nachuntersuchung Folge geleistet hat. Es zeigt sich aber kein auffallener Unterschied in der Funktion des Hüftgelenkes nach operativer oder konservativer Therapie, so daß zusammenfassend gesagt werden kann, daß die Funktion des Gelenkes von der Exaktheit der Rekonstruktion desselben abhängig ist, gleichgültig ob dieselbe auf operativem oder konservativem Weg erfolgte.

J. Rohringer

Verrenkungsbrüche mit dorso-kranialem Keil

Im Rahmen der Durchsicht von 385 Hüftpfannenbrüchen nach dem Kode von Dr. ENDER, fand ich insgesamt 19 hintere Hüftverrenkungsbrüche mit dorso-kranialem Keil.

Es waren dies 17 Männer und 2 Frauen, jeweils wurde nur eine Seite verletzt, in 10 Fällen war es die rechte, in 9 die linke Seite. An Mitverletzungen konnten festgestellt werden:

Tabelle 1. Mitverletzungen

Schädel-Hirntrauma	3
Serienrippenbrüche	1
Brüche von 1 - 2 Röhrenknochen	4
Multiple Frakturen	5
Polytrauma	2
keine Nebenverletzungen	4
	19

Urogenitalverletzungen, primäre Nerven- und Gefäßverletzungen wurden nicht registriert. Über die Bruchformen hat bereits Herr ENDER jun. ausführlich gesprochen.

Als Unfallursache wurde bei 16 Fällen ein Verkehrsunfall festgestellt, wobei der Verletzte Fahrzeuginsasse war, ein Fußgänger erlitt diese Verletzung bei einem Verkehrsunfall, einmal wurde Sturz aus großer Höhe, einmal eine Quetschung als Unfallursache angegeben (Tabelle 2).

Tabelle 2. Unfallursache

Verkehrsunfall (Insasse)	16 = 84,22 %
Verkehrsunfall (Fußgänger)	1 = 5,26 %
Sturz aus großer Höhe	1 = 5,26 %
Quetschung	1 = 5,26 %
	19 = 100 %

Daraus läßt sich schließen, daß als häufigste Unfallursache Gewalteinwirkung in der Längsachse des Oberschenkels bei gestrecktem oder leicht gebeugtem Hüftgelenk anzunehmen ist und es dabei zu einer Luxation des Oberschenkelkopfes nach dorso-kranial unter gleichzeitiger Abscherung eines dorso-kranialen Keiles der Pfanne kommt.

Dabei wird häufig bei Vorbeigleiten des Kopfes an den scharfen Bruchkanten der Pfanne der Knorpelüberzug des Oberschenkelkopfes geschädigt und sicherlich auch oft der Knochen subchondral verletzt. Wie schon von J. BÖHLER beschrieben, werden die Knochenbälkchen eingedrückt, richten sich jedoch nach der Gewalteinwirkung wieder auf und sind dann im Röntgen nicht mehr als Knochenschädigung erkennbar.

Auch bei der Operation können derartige Zonen geschädigter Spongiosa, wenn man nicht genau danach sucht, übersehen werden. Sie sind dann, wenn man eine Entlastung des Oberschenkelkopfes durch Dauerzug nach Reposition und Operation nicht vornimmt, sicher die Ursache für eine Kopfnekrose.

Von den 15 Fällen die innerhalb 1 Woche zur Behandlung kamen, konnte primär nur in einem Fall ein Abbruch einer kaudalen Kopfkalotte festgestellt werden, sonst wurde der Oberschenkelkopf als unverletzt beurteilt.

Bei der Nachuntersuchung, zu welcher 9 der 15 Verletzten erschienen, fanden wir:

Tabelle 3. Oberschenkelkopfveränderung bei 9 nachuntersuchten Fällen im Röntgen

keine Kopfveränderungen	3	= 1/3
Kopf leicht verändert	1	
Kopf deutlich verändert	2	
Teilnekrose mit Einbruch	1	= 2/3
Totalnekrose	1	
Bandverknöcherungen	1	

Die Hüftverrenkung wurde in allen Fällen innerhalb von 24 Std nach der Einlieferung behoben.

Tabelle 4. Behandlung

konservativ mit Manipulation und Extension	2
konservativ, dann Operation	13

Tabelle 5. Zeitpunkt der operativen Behandlung (Tage nach dem Unfall)

sofort oder bis zu 7 Tagen	9
8 - 14 Tage	1
15 - 21 Tage	1
über 21 Tage	2
	13

Der operative Zugang wurde immer von hinten gewählt, in 12 Fällen wurde eine Verschraubung des Keiles vorgenommen, einmal wurde eine Totalendoprothese wegen Teilnekrose des Kopfes mit Einbruch eingesetzt.

Tabelle 6. Funktionelles Ergebnis der 9 nachuntersuchten Fälle

	sehr gut	gut	mäßig	schlecht	zusammen
konservativ	0	1	0	0	1
operativ	1	3	3	1	8
	1	4	3	1	9

2 Fälle, die veraltet zur Behandlung kamen, wurden ebenfalls nachuntersucht: Bei einem 30-jährigen Mann wurde 52 Tage nach dem Unfall der hintere Verrenkungsbruch mit dorso-kranialem Keil operativ mit Schrauben versorgt, Nachuntersuchung nach 6 Jahren sehr gutes Ergebnis. Bei einem 59-jährigen Mann nach 32 Tagen operative Versorgung mit Schrauben, es kam zu tiefem Wundinfekt, Totalnekrose des Kopfes, sekundäre Kopfexstirpation mit schlechtem Gesamtergebnis nach 7 Jahren.

Schlußfolgerung

Bei hinteren Verrenkungsbrüchen mit dorso-kranialem Keil ist dieser Keil nach der Reposition des Kopfes meist nicht reponiert, das Hüftgelenk unstabil, da der dorso-kraniale Keil ein Teil der tragenden Fläche der Hüftpfanne ist. Diese Unstabilität erfordert die operative Fixation des Keiles, die in der Regel mit Schrauben erfolgt. Durch unnötig langes Zuwarten wird nur Zeit versäumt und ungünstigere Operationsbedingungen geschaffen.

Es ist daher zweckmäßig, diese Hüftverrenkungsbrüche möglichst bald operativ zu versorgen, dabei den Oberschenkelkopf genau auf eventuelle Schädigungen zu prüfen und - falls solche gefunden werden - auch postoperativ den Oberschenkelkopf ausreichend lange (ca. 10 - 14 Wochen) durch Dauerzug und eventuell Voß'sche Myotenotomie zu entlasten. Anschließend entlastendes Gehen mit Stützkrücken für 4 - 6 Monate.

J. Riess

Ossale Venographie des Schenkelkopfes bei Hüftgelenksverrenkungsbrüchen

Es darf angenommen werden, daß dieser Kongreß die recht schwierige Frage der Schenkelkopfnekrose nach Verrenkungsbrüchen bezugnehmend auf die einzelnen Frakturformen klärt. Die neuere Literatur gibt darüber wenig Auskunft, nach NIGST kommt es bei schweren Luxationsfrakturen in 70 % und bei leichten in 20 % zu Kopfnekrosen. Ebenso wie bei allen hüftnahen Verletzungen ist doch die Kopfnekrose die schwerwiegendste Komplikation, die beim Jugendlichen zu lebenslanger Krüppelhaftigkeit und beim älteren zum totalen Hüftgelenksersatz führen kann.

Da es sich bei den Hüftgelenksverrenkungsbrüchen meistens um Verkehrsunfälle mit Fremdverschulden handelt, gilt es eine Prognose zu stellen, da diese Verunfallten keine Renten, sondern seitens der Haftpflicht Abfindungen bekommen. Abgesehen davon muß der Patient auf Spätkomplikationen von vorne herein aufmerksam gemacht werden.

An unserer unfallchirurgisch-orthopädischen Abteilung hat sich die Methode der ossalen Venographie des Schenkelkopfes nach HULTH bestens bewährt, sie ist von jedermann durchführbar und ohne Aufwand.

Man benötigt 1 - 2 Injektionsspritzen mit fixiertem Druckschlauch, Lumbalpunktionsnadeln, eine Pinzette, Kontrastmittel und den Röntgenbildverstärker. Immer wird die Venographie bei stabilen Verhältnissen nach Abnahme einer Extension oder nach Wundheilung bei Osteosynthese gemacht. In allgemeiner Narkose punktiert man mit Hilfe des Röntgenbildverstärkers mit einer Kumbalpunktionsnadel den Hüftkopf, spritzt unter Druck Kontrastmittel ein, senkt die Bildröhre soweit als möglich, wozu man den Druckschlauch braucht und die Hände außerhalb des Strahlenbündels hat. Im Bildschirm beobachtet man den Abfluß des Kontrastmittels, die Dokumentation erfolgt mit Hilfe einer nachfolgenden Röntgenaufnahme.

Demonstration

Hier ein idealer Kontrastmittelabfluß in das Gebiet der Vv. circumflexae.

Das negative Venogramm zeigt keinerlei Abfluß, das Kontrastmittel bleibt im Schenkelkopf liegen.

Unbedingt notwendig ist die Venographie beim Jugendlichen und jungen Erwachsenen, er muß bei negativem Venogramm den Hüftkopf bis zur Revitalisation entlasten. Wir lassen diese Patienten immer mit einem Entlastungsapparat gehen. Der ältere Erwachsene wird auf die Möglichkeit einer Totalendoprothese aufmerksam gemacht, der nicht mehr operable Greis wird sein Leben mit Stökken oder Krücken beenden müssen, was ihm ebenfalls auf Grund der Venographie gesagt werden kann.

Nur allzu leicht ist der Patient geneigt, derartige Komplikationen dem behandelnden Arzt anzulasten. Somit haben wir von 1970 - 1973 82 ossale Venographien durchgeführt, 17 davon betrafen unser Thema. Negative Venogramme fanden sich in 10% der konservativen, in 40% der operativen Fälle.

Wenn auch nicht alle Patienten zur Nachuntersuchung erschienen sind, die Arbeitsunfallkrankenhäuser und Kliniken mit Lehr- und Forschungsauftrag haben es in dieser Beziehung leichter, so sind uns bis jetzt keine falsch positiven oder falsch negativen Resultate bekannt.

Demonstration

1. Schwere zentrale Luxation bei einer 38-jährigen Lehrerin, Unfall 1972. Sie zeigte ein positives Venogramm, daher eine ideale Heilung nach der Operation und Osteosynthese.
2. Hinterer Verrenkungsbruch bei 30-jährigem Fahrlehrer, Autounfall 1970, positives Venogramm, daher ideale Heilung nach Osteosynthese.
3. Hinterer Verrenkungsbruch bei einem 56-jährigem Gendarm, offene Reposition, positives Venogramm. Heilung mit Arthrose, jedoch ohne Kopfnekrose bei der Nachuntersuchung nach 2 Jahren.
4. Schwerer Trümmerbruch bei einer 20-jährigen Verkäuferin, operiert, negatives Venogramm bis jetzt bei konsequenter Entlastung ideales Ergebnis nach 10 Monaten.
5. Verrenkungstrümmerbruch bei 56-jährigem Ingenieur, ideal reponiert, Osteosythese mit Schrauben, negatives Venogramm. Nachuntersuchung nach 16 Monaten zeigt den beginnenden typischen Kopfeinbruch im belasteten Anteil, keine konsequente Entlastung, daher Schmerzen. Die Totalendoprothese mußte vorgeschlagen werden.

Somit stellt die ossale Venographie des Schenkelkopfes nach HULTH mit ihrer Einfachheit und weitgehenden Sicherheit eine wesentliche Bereicherung unserer Behandlungsmethoden dar.

G. Kažár, J. Manninger, E. Nagy und L. Zolczer

Schenkelkopfphlebographie bei Hüftgelenksverrenkungsbrüchen

Im Budapester Zentralinstitut für Traumatologie wurden seit 1962 in 1200 Fällen Schenkelkopfphlebographien - hauptsächlich an frischen Schenkelhalsbrüchen - durchgeführt. Aufgrund späterer Kontrolluntersuchungen bewies sich die Kreislaufsuntersuchung als in der Praxis anwendbares Diagnose-Verfahren, im Hinblick auf die Prognose und so bei der Auswahl der weiteren Behandlung.

Die Schenkelkopfnekrose ist eine nicht nur nach Schenkelhalsbrüchen drohende Komplikation. Laut Literaturangaben ist sie auch nach Hüftverrenkungen nicht selten, besonders aber bei Verrenkungsbrüchen. Hier kann einerseits die Blutversorgung des Schenkelkopfes zu Schaden kommen und diese Gefahr steigt mit der Zeitspanne vom Augenblick der Verletzung bis zur Repostiion ständig, andererseits kann auch durch die große Krafteinwirkung eine direkte mechanische Schädigung des Knochens und Knorpels eintreten.

Deshalb führten wir in den letzten Jahren auch bei Verrenkungsbrüchen der Hüfte die Phlebographie durch. Nach der Reposition haben wir bei 12 Verletzten Kreislaufuntersuchungen durchgeführt. Falls das Phlebogramm eine wesentliche Schädigung der Zirkulation aufwies, haben wir das Bein später belastet.

Im Folgenden demonstrieren wir die Anwendung der Phlebographie nach Hüftverrenkungsbrüchen:

1. Sz. Z., 47-jähriger Mann. Zeigt 1 Monat nach der Reposition einen guten Circumflexa-femoralis-Abfluß, schnelle Entleerung, also gute Durchblutung des Schenkelkopfes.
2. S. I., eine 55-jährige Frau, kam 4 Monate nach einem woanders behandelten Verrenkungsbruch zur Beurteilung des Kreislaufes zur Phlebographie zu uns. Guter Circumflexa-femoralis Abfluß.
3. S. Gy., 42-jähriger Mann erlitt eine zentrale Hüftverrenkung. Reposition mit Extension. Nach 6 Wochen zeigt sich ein, wenn auch geringer, Circumflexa-femoralis-Abfluß. Im Kopf ist auf der 3. Aufnahme eine Stauung des Kontrastmittels zu sehen (Abb. 1). Es war zweckmäßig wegen der bestehenden Gefahr der Schenkelkopfnekrose nicht zu belasten.
4. S. P., 69-jähriger Mann; Verrenkungsbruch. Er war Mitfahrer in einem PKW. 2 Wochen nach der Reposition deutet ein sehr dünner Circumflexa-Abfluß auf die Schädigung des Kreislaufes hin.
5. P. B., 68-jähriger Mann, der mit seinem Wagen gegen eine Säule fuhr. Er erlitt dabei einen Pfannenbruch mit hinterer oberer Verrenkung. Offene Reposition. Osteosynthese. Nach 2 Wochen Phlebographie. Auf dem Phlebogramm ist ein guter Circumflexa Abfluß sichtbar (Abb. 2).

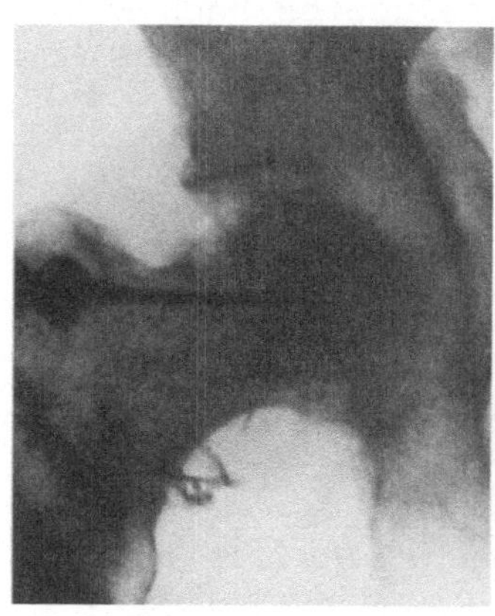
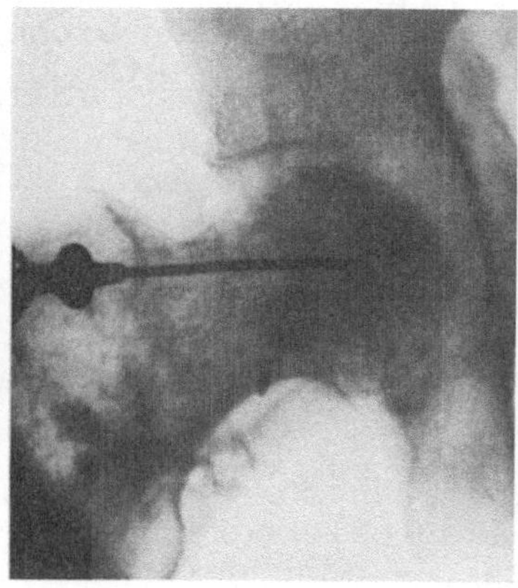
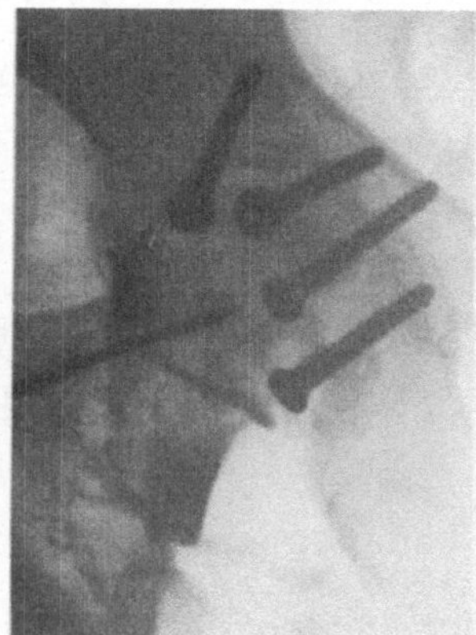

Abb. 1 und 2

Im Falle eines Schenkelkopfbruches wird bei der Beurteilung der Regeneration des abgebrochenen Knochens außer dem Schenkelkopf zweckmäßig auch das abgebrochene Stück aufgefüllt. Unsere nachstehend aufgeführten 2 Fälle sind ein Beispiel hierfür.

6. J. Gy., 23-jähriger Mann erlitt bei einem Autounfall eine Verrenkung mit Bruch des Schenkelkopfes. Bei der Reposition lag das abgebrochene Stück gut an, es war keine blutige Einrichtung nötig. Die Auffüllung des Schenkelkopfes und des abgebrochenen Stückes wurde nach 3 Monaten gesondert mit 2 Nadeln vorgenommen. Aus dem Schenkelkopf war der Abfluß tadellos, aus dem abgebrochenen Stück minimal. Nach 8 Monaten wurde die gezielte Phlebographie des abgebrochenen Stückes wiederholt und schon von hier aus war ein guter Abfluß sichtbar; auf der Seitenaufnahme mit ventraler Abführung. Aus der seitlichen Richtung ist gut erkennbar, daß die Nadel im abgebrochen Stück sitzt. Nach 2 Jahren gute Heilung. Die Bewegungen der Hüfte sind etwas eingeschränkt, der Verletzte hat jedoch keine Beschwerden.
7. G. A., 19 Jahre alt, erlitt bei einem Motorradunfall einen Schenkelkopfbruch; aber weder er selbst noch der behandelnde Arzt maßen dieser Verrenkung eine Bedeutung bei. Wegen immer stärker auftretender Beschwerden wurde erst nach 5 Wochen der gering verschobene Kopfbruch festgestellt. Die Aufnahme und die Tomographie zeigten, daß ein Fragment abstand; bei gezielter Auffüllung zeigte sich kein Abfluß. Trotzdem war schon beim Versuch einer blutigen Reposition des Kopffragmentes der Bruch fest. Nach einem Jahr erfolgte der Einbruch des Fragmentes.

Die gezielte Phlebographie kann also Informationen über die Regeneration des Kopffragmentes vermitteln. Nach 3 Monaten bestand erst eine geringe Zirkulation, nach 8 Monaten normalisierte sich der Kreislauf. Das beweist, daß bei einer Schenkelkopffraktur - wenn das Fragment sich gut anpaßt - die Entlastung für längere Zeit nötig ist.

K. Zotter und A. Titze

Femurkopffrakturen bei Verrenkungsbrüchen des Hüftgelenks – operative Versorgung mit Knochenschrauben

Oberschenkelkopfbrüche bei Hüftverrenkungen stellen eine relativ seltene Kombination dar. Wir konnten bei unserem Krankengut 13 Fälle aus etwa 140 Hüftverrenkungsbrüchen verschiedenster Kombination herausfinden. Davon wurden 7 Fälle konservativ behandelt. In 5 Fällen wurden die Kopffragmente operativ vereinigt. In 1 Fall mußten wir ein kleines abgesprengtes Kalottenstück als Interponat und Repositionshindernis entfernen.

Die therapeutischen Maßnahmen richten sich nach der Lokalisation der Fragmente - ob einem gewichttragenden oder nicht gewichttragenden Segment des Oberschenkelkopfes angehörend - und nach der Größe der Bruchfragmente. Das Ziel ist entweder konservativ oder operativ Verschiebungen oder Rotationen der Fragmente zu beheben und eine exakte Gelenkkongruenz zu erreichen.

Kaudale mediale Kalottenabscherungen machen im allgemeinen keine Schwierigkeiten in der Behandlung und wenn sie sich bei konservativer Einrichtung auch nicht ganz ideal anlegen, so kommt es später zu keiner wesentlichen Beeinträchtigung der Hüftgelenksfunktion, zumal sie ja nicht einem belasteten Anteil des Oberschenkelkopfes angehören. 38 ♀, Hüftverrenkung mit kaudaler Kopfkalotte, gute Reposition, konservative Behandlung, keine wesentlichen Beschwerden, normale Gangleistung. freie Beweglichkeit bei Nachuntersuchung 6 Jahre später. 21 ♂, die Luxation mit Abbruch einer kaudalen Kopfkalotte wurde auswärts eingerichtet, die Kalottenabscherung hat sich nicht ganz ideal angelegt. Das Nachuntersuchungsbild 7 Jahre später zeigt eine leichte Kopfveränderung entsprechend dem etwas verschobenen knöchern abgescherten Kalottenstück. Klinisch praktisch beschwerdefrei.

Auch größere Kopffragmente können sich nach konservativer Reposition in Allgemeinnarkose und Relaxation gut einstellen und die anschließende Behandlung in der Extension bis zur Konsolidierung der Fraktur ergibt ein gutes anatomisches und funktionelles Resultat. 43 ♂, Prim. Bild, ideale Reposition. 4 Jahre später, bei klinisch vollkommener Schmerzfreiheit, normale Gangleistung. Patient ist stark übergewichtig. Abspreizen und Rotation in den Endlagen kaum merklich behindert.

Anders ist die Situation, wenn das Frakturstück des Kopfes einem belasteten Segment zugehört, kranial liegt und mehr als 1/3 des Kopfes betrifft. Wenn hier nicht eine genaue konservative Reposition gelingt und die Stellung im entlastenden Längszug nicht erhalten bleibt, ist die genaue anatomische Wiederherstellung des Kopfes operativ durchzuführen. Bei allen unseren operativ durchgeführten Repositionen haben wir zur Fixation der Kopffrakturstücke Knochenschrauben verwendet. Es reichen in der Regel 2 Schrauben aus, um genügende Stabilität zu erreichen.

55 ♂, Verrenkung mit Kopffraktur. Op. Zugang nach ISELIN, Küppermannschrauben, 6 Wochen Ext., dann Entlastung.

Postoperative Maßnahmen sind entlastender Längszug bis zur knöchernen Vereinigung für 8 - 12 Wochen und danach langzeitige Entlastung um einen Kopfzusammenbruch hintanzuhalten und richtet sich nach der Vaskularisation und Vitalität des Kopfes. Laufende Röntgenkontrollen, Tomographie, ossale Venographie und Szintigraphie sollen zu Hilfe genommen werden.

Wenn PIPKIN in einer seiner Arbeiten auch richtig behaupten möge, daß Fälle mit Hüftdislokationen, begleitet vom Bruch des Pfannenrandes und Femurkopfes zwar nicht sterben, aber gewöhnlich als Krüppel enden, so müssen wir sagen, daß man es nicht unterlassen soll eine operative Rekonstruktion und Vereinigung des Hüftkopfes durchzuführen und es lohnt sich, wie dieser Fall hier zeigt: 19 ♀, Operative Versorgung, 8 Wochen Extension, 2 Jahre konsequente Entlastung unter laufenden Kontrollen. 7 Jahre später: Normale Gangleistung, leichte intermittierende Beschwerden. Beugung in der Hüfte 10° und Rotation aus der Mittelstellung etwas behindert.

Endoprothetischen Kopfersatz führten wir primär nicht durch, da es sich bei den Verletzten in der Regel um jüngere Menschen handelte.

Die Extirpation eines abgebrochenen Kopfanteiles bewirkt sicherlich durch die abnorme Mechanik bald eine posttraumatische Arthrose, während ein erhaltender Eingriff eher ein funktionstüchtiges und über längere Zeit beschwerdefreies Gelenk erhoffen läßt. Hier hat sich eben bei uns die offene Reposition und Fixation mit Knochenschrauben nach KÜPPERMANN sehr gut bewährt. Sollten auch später schwerere posttraumatische Folgen auftreten, dann bleiben noch alle therapeutischen Möglichkeiten, wie konservative Behandlung der Arthrose, Arthrodese oder Ersatz durch ein Kunstgelenk offen.

K. H. Jungbluth

Die Osteosynthese der Azetabulumfrakturen

Im Vergleich zu anderen Gelenkfrakturen liegen bei Hüftpfannenbrüchen schwerste Gewalteinwirkungen - wie Knieanprallmechanismen - zugrunde. Ausgedehnte Knorpel-Knochenzertrümmerungen der Pfanne und des Femurkopfes sind deshalb häufig und limitieren die Rekonstruktionsmöglichkeiten. Darüber hinaus lassen die schweren Allgemeinerscheinungen und gehäuften Nebenverletzungen selten eine Versorgung innerhalb der 6 - 8 Stunden-Grenze zu.

Eine Reihe von Faktoren beeinträchtigen temporär oder permanent die Indikationsstellung, den Operationszeitpunkt und das Behandlungsergebnis.

Zu den Lokalfaktoren zählen: Trümmerzonen mit Devitalisierung von kleinen Fragmenten, Koxarthrosen, Osteoporosen, hohes Alter und traumatische Femurkopfschäden.

Zu den allgemeinen Faktoren gehören: Hohes Lebensalter, Begleitverletzungen und Verlaufskomplikationen und Begleiterkrankungen.

Bei der Bestimmung der Frakturform orientieren wir uns an der Einteilung von JUDET und LETOURNEL, die den operativen Belangen am ehesten gerecht wird.

Für die Beurteilung des Frakturverlaufs reichen die klassischen Röntgenaufnahmen - Beckenübersicht und seitliches Bild - nicht aus. Stets sollten zusätzlich Schrägaufnahmen angefertigt werden, die im Vergleich zu anderen Spezialaufnahmen auch am Frischverletzten durchführbar sind und einen hohen topographischen Aussagewert besitzen.

Die Obturatum-Aufnahme erlaubt vor allem eine Beurteilung

1. des hinteren Abschnittes der Pfanne mit dem dorso-kranialen Pfannenrand
2. des angrenzenden tragenden Anteils der Beckenschaufel
3. des Beckeneinganges mit dem vorderen medialen Pfannenboden.

Die Ala-Aufnahme läßt demgegenüber folgende Partien erkennen:

1. Beckenschaufel
2. den vorderen Pfannenrand
3. den kräftigen dorso-medialen Anteil des Azetabulum mit dem Sitzbein und der Spina ossis ischii.

Bedeutung hat die exakte Beurteilung des Bruchverlaufes vor allem für die Wahl des Zuganges und die operative Taktik.

Brüche des dorso-kranialen Pfannenrandes und des hinteren Pfeilers lassen sich im allgemeinen nur von einer dorso-lateralen Schnittführung aus darstellen und versorgen. Bei allen dorsalen Zugangswegen muß der N. glutaealis cran. sorgfältig geschont werden. Er umgreift das Becken aus dem Foramen suprapiriforme kommend und versorgt neben dem Tensor fasciae latae alle Gluteaen. Der Freilegung der Ala-Rückfläche sind damit Grenzen gesetzt.

Während für den Pfannenrandabbruch die reine Schraubenfixation im allgemeinen ausreicht, erfordert der Pfeilerbruch meist eine Plattenfixation, wobei die Platte den frakturierten hinteren Pfeiler überspannt. Biegt man das kaudale Plattenende auf, übt die im Sitzbein verankerte Spongiosaschraube eine Kompressionswirkung auf die Fragmente des hinteren Pfeilers aus.

Beispiele:

1. Isolierter Bruch des hinteren Pfeilers mit dorso-kranialer Kopfdislokation. Nach Reposition lassen erst die Schrägaufnahmen Art und Ausmaß der Verletzung erkennen. Während das Obturatorbild die Unversehrtheit des vorderen Pfeilers aufweist, deckt die Alaaufnahme die erhebliche Dislakation des hinteren Pfeilers auf. Mit der Osteosynthese gelang eine exakte Rekonstruktion des Gelenkes.
2. Im folgenden Beispiel kam es bei einem hinteren Pfeilerbruch zu einer tiefen rillenförmigen Impression am Femurkopf. Solch lokale Kopfschäden sind nicht unbedingt Grund zur Resignation. 3 Jahre nach der Osteosynthese läßt sich die Impression im Seitbild zwar nachweisen, die Funktion des Gelenkes ist jedoch frei, gröbere arthrotische Veränderungen fehlen.

Für Frakturen des vorderen Pfeilers und manche Brüche des tragenden Ala-Anteils sind demgegenüber vordere Zugangswege unerläßlich.

Zur Verfügung stehen die ileocrurale und die ileoinguinale Schnittführung. Mit einer Ausnahme sind wir bislang stets mit der ileocruralen Schnittführung ausgekommen und haben auf den aufwendigen - aus der Tumorchirurgie bekannten ileoinguinalen Zugang - verzichten können. Beim ileocruralen Zugang kann durch Beugen des Hüftgelenkes der entspannte Iliopsoas mit Hilfe eines subperiostal in den Schambeinast eingeschlagenen Hohmannhebel soweit nach medial verlagert werden, daß sich bei der Plattenfixation wenigstens eine Schraube im horizontalen Schambeinast fixieren läßt.

Muß der Schambeinast breit dargestellt werden, kann- wie ECKE propagiert - der Ileopsoas temporär abgelöst werden, nachdem zuvor die femuralen Gefäße und Nerven dargestellt und angeschlungen wurden. Der N. cutaneus femoris lateralis, der einen breiten Hautbezirk an der lateralen Seite des Oberschenkels autonom versorgt, sollte nach Möglichkeit geschont werden.

Vom vorderen Zugang aus lassen sich die schnabelförmig geformten Fragmente sowohl des hinteren als auch der vorderen Pfeilers häufig allein durch Schrauben fixieren. Letztere werden vom Tuberculum ilicum aus eingeführt. Die Reposition der schnabelförmigen Fragmente, die oft großen Kraftaufwand erfordert, kann mit Hilfe eines Kompressionsinstrumentes nach ECKE erleichtert werden. Die Branchen des Instrumentes umgreifen den Beckensporn einerseits und den Beckenrand an der Spina ilica ventralis oder im Bereich des Tuberculum ilicum andererseits.

Für manch andere Bruchformen ist eine alleinige Schraubenfixation oft unzweckmäßig. In solchen Fällen bedienen wir uns der Plattenfixation, wobei nach Möglichkeit interfragmentale Kompression ausgeübt wird. Bei diesen Platten, die das Azetabulum von der Innenseite des Beckens her überspannen, reicht im allgemeinen die distale Verankerung im Schambeinast mit einer Schraube aus.

Als Beispiel ein Querbruch des Azetabulum mit Aussprengung aus dem kranialen Pfeiler. 4 Jahre später nach Entfernung des Osteosynthesematerials, sehen wir in allen Aufnahmeebenen exakte Rekonstruktion. Die Funktionsbilder lassen neben freier Funktion sogar eine vermehrte Außenrotationsfähigkeit des verletzten Beines erkennen - wohl Folge der intensiven krankengymnastischen Übungsbehandlung.

Die Reposition der Fragmente erfolgt bei allen Schnittführungen in großer Tiefe und erfordert stets einen erheblichen Kraftaufwand. Mit einer Repositionszange, die ich nach dem Knight'schen Modell modifizierte, läßt sich die Reposition wesentlich vereinfachen. Die Backen der Zange umfassen den Schraubenkopf wie ein halbkugeliges Gelenk. Über die hier dargestellten Repositionsrichtungen hinaus erlaubt die Zange zusätzlich eine Distraktion der verkeilten Fragmente.

Gelingt es nicht, neben der Repositionszange eine Platte anzulagern, kann eine Drahtschlaufe um die beiden Verankerungsschrauben gelegt und auf diese Weise eine Kompression ausgeübt werden. Im Interesse einer exakten Reposition müssen bei kombinierten Bruchformen häufig beide Zugangswege beschritten werden, was eine intraoperative Umlagerung zwischen den beiden Op-Phasen erforderlich macht.

Bei einem 19-jährigen PKW-Insassen kam es nach Frontalanprall zu einem vorderen und hinteren Pfeilerbruch mit zentraler Dislokation des Kopfes. Die schwere Beckenverletzung ging mit einer Ischiadikusparese einher, die durch Kompressionseffekt der hinteren Pfeilerfragmente hervorgerufen war. Von einer hinteren Schnittführung aus wurde zunächst der dorsale Pfeiler rekonstruiert und der Ischiadikus entlastet, in der 2. Phase die restliche Rekonstruktion von einer ileocruralen Schnittführung aus vorgenommen. Das erzielte Repositionsergebnis ist durch die Schrägaufnahmen dokumentiert. 5 Jahre später - und nach Metallentfernung - war die Hüfte frei von gröberen arthrotischen Veränderungen. Die Lähmungen waren vollständig abgeklungen. Das funktionelle Ergebnis konnte voll befriedigen.

Ein weiterer kombinierter Pfeilerbruch wurde von einem vorderen und hinteren Zugang aus versorgt. Nicht immer ist die Menge des erforderlichen Implantatmaterials Ausdruck für die Schwere der Verletzung. Hier wurde die Schrauben-Osteosynthese ergänzt durch eine Kompressionswirkung mit Hilfe der beschriebenen Drahtschlaufen. Das Ergebnis 3 Jahre nach dem Unfall zeigt gute anatomische Verhältnisse und nahezu freie Funktion des Hüftgelenkes.

Ungeachtet der Tatsache, daß die Behandlungsergebnisse durch Femurkopfnekrosen, Knorpel-Knochenzerstörungen und allgemeine Faktoren schicksalhaft eingeschränkt werden, stellt die Osteosynthese der verschobenen Azetabulumfrakturen einen bemerkenswerten Behandlungsfortschritt dar.

Wegen der hohen technischen und instrumentellen Anforderungen sollte die operative Rekonstruktion Kliniken mit entsprechender operativer Erfahrung vorbehalten bleiben.

Selbst in Fällen, bei denen es nicht gelingt, einen Dauererfolg zu erzielen, vermag die Osteosynthese oft eine Arthrodesenbildung oder endoprothetische Versorgung hinauszuschieben, was für junge Menschen von großer Bedeutung ist. Auch dann schafft die Osteosynthese für solche Kompromißeingriffe bessere anatomische Voraussetzungen.

H. Ecke, R. Babayan, C. Burri, H.G. Enzenross, K.H. Jungbluth, J. Kraus, A. Pannike, R. Rüter, N. Ruf, H. Tscherne, H. Weiss und S. Weller

Behandlungsergebnisse der Pfannen-Osteosynthese

Die vorgesehene Zeit erlaubt lediglich die Demonstration des Auswertungsergebnisses von insgesamt 96 Azetabulumosteosynthesen aus 6 deutschen AO-Kliniken. Die Auswertung ergab u. a., daß paraartikuläre Verkalkungen nur in erstaunlich geringem Umfange Einfluß auf die Funktion des chirurgisch rehabilitierten Gelenkes haben. Auch Verschmälerungen des Gelenkspaltes - sonst ein sicheres Zeichen, daß ein Verschleiß in Gang gekommen ist - zeigten sich bei einigen unserer Fälle über Jahre hin unverändert bei voller Funktion.

Die Tabelle 1 zeigt Ihnen 96 Azetabulumosteosynthesen. Sie sind in den Jahren 1967 - 1973 durchgeführt worden und liegen sämtlich mehr als 1 Jahr - was für die Erfolgsbeurteilung wichtig ist - zurück. Aus der Tabelle ist zu erkennen, daß es sich 47 mal um dorso-kraniale Luxationsfrakturen, 17 mal um Brüche des dorsalen, 2 mal um solche des ventralen Pfeilers handelt, 5 mal lagen Pfannenquerbrüche und 25 mal die schwerste aller Formen, nämlich die kombinierte Fraktur vor.

Als Kriterium für die Beurteilung des Behandlungsergebnisses wurde von uns in Anlehnung an eine frühere Arbeit von JUNGBLUTH eine Gruppeneinteilung durchgeführt. Gruppe I mit einem guten Ergebnis setzt einen unbehinderten Gang ohne wesentliche Bewegungseinschränkungen, Weichteilverkalkungen oder Arthrosen und Hüftkopfnekrosen voraus.

Gruppe II mit befriedigendem Ergebnis läßt einen wenig behinderten Gang, Bewegungseinschränkungen bis zu 1/3 in allen Bewegungsrichtungen bei geringer Muskelminderung mit Weichteilverkalkungen und röntgenologisch nachweisbaren Arthrosen leichterer Art erkennen.

Tabelle 1. 96 Azetabulum-Osteosynthesen von 6 AO-Kliniken

Klinik	Dorso-kraniale Pfannen-rand-Frakturen	Frakturen des dorsalen Pfeilers	Frakturen des ventralen Pfeilers	Pfannen-quer-Frakturen	Kombinierte Frak-turen	Gesamt
Univ. Gießen	4	3	-	2	6	15
Univ. Hamburg (Heidelberg)	9	6	-	1	6	22
Univ. Hannover	6	3	-	1	1	11
Univ. Tübingen	4	-	-	-	1	5
BG Tübingen	14	-	-	-	4	18
Univ. Ulm	10	5	2	1	7	25
Gesamt	47	17	2	5	25	96

Die Gruppe III schließlich faßt die unbefriedigenden Fälle mit stark behindertem Gang, stärker eingeschränkter Beweglichkeit bis zur Versteifung, Beinverkürzungen, Muskelminderungen, Subluxationsstellungen des Oberschenkelkopfes bei schlecht verheiltem Pfannenrand, Weichteilverkalkungen, Arthrosen, Kopfnekrosen und Infektionen zusammen.

Zu dieser Gruppe zählen auch jene Patienten, die später durch Arthrodesen oder Totalendoprothesen versorgt wurden und hierdurch in befriedigender Weise und beschwerdefrei gehen.

Betrachtet man nun zunächst 47 dorso-kraniale Pfannenbrüche, so kamen sie 27 mal zu einem guten, 7 mal zu einem befriedigendem und 13 mal zu einem schlechten Endresultat.

Bei den 49 eigentlichen Hüftpfannenbrüchen fand sich 23 mal ein gutes, 15 mal ein befriedigendes und 10 mal ein schlechtes Ergebnis; außerdem 1 mal ein Todesfall.

Prüft man nun die Altersverteilung von 96 Azetabulumosteosynthesen, so finden wir ein Gesamtdurchschnittsalter von 38 Jahren und eine besondere Häufung der Verletzungsform im 2., 3. und 5. Jahrzehnt. Interessant ist das Durchschnittsalter in Bezug auf den Operationserfolg. Hier finden wir bei den dorso-kranialen Pfannenrandbrüchen mit insgesamt 47 Fällen 27 mal die Gruppe I vertreten mit einem Durchschnittsalter von 33,6 Jahren, die Gruppe II mit 7 Fällen und einem Durchschnittsalter von 39,7 Jahren und die Gruppe III, also die am schwersten Verletzten, 13 Patienten mit einem Durchschnittsalter von 40 Jahren. Bei den 48 eigentlichen Pfannenbrüchen war das Durchschnittsalter der

23 Patienten mit gutem Ergebnis 33,5 Jahre, der 15 Verletzten mit befriedigendem Ergebnis 36 Jahre und derjenigen 10 Patienten mit einem schlechten Ergebnis 43,2 Jahre.

Die Verschlechterung der Ergebnisse mit zunehmendem Lebensalter ist aber, obgleich evident, statistisch signifikant nicht zu sichern.

Zusammenfassend läßt sich sagen, daß bei unserer Auswertung und einer Anzahl von 50 Patienten mit einem guten Ergebnis ein Prozentsatz von über 50%, mit einem befriedigenden Ergebnis ein solcher von ungefähr 30% und mit einem schlechten Ergebnis ein Hundertsatz von 15 - 20% nach Durchführung von Osteosynthesen ermittelt worden ist. Hinsichtlich der später mit Totalendoprothesen versorgten Patienten, die ebenfalls beschwerdefrei gehen, ist zu sagen, daß die Osteosynthese zumindestens gute Vorbedingungen für eine spätere totalendoprothetische Versorgung schuf.

G. Copin, A. Grosse, G. Jenny und L. Kempf

Behandlung der Hüftpfannenbrüche mit dem Fixateur externe nach Hoffmann

Im Unfallkrankenhaus Strasbourg operieren wir die Hüftpfannenbrüche, wenn sie nach konservativer Behandlung verschoben bleiben. Aber es ist manchmal eine schwere Operation. Dazu haben wir bei einzelnen Brüchen den Fixateur Externe nach HOFFMANN benützt. Dies scheint eine leichte Operation zu sein.

Der 1. Fall war ein Mann, 69 Jahre alt, der einen sehr komplizierten zentralen Verrenkungsbruch hatte. Die konservative Behandlung führte zu keinem Ergebnis. Am 6. Tag wird der Kranke auf einem orthopädischen Tisch narkotisiert. Wir benutzen den Fixateur Externe. 4 Stifte sind in den rechten Beckenknochen geschraubt, 5 andere in das linke Schenkelbein. Mit einer Distraktionsstange kann man den Femurkopf herausziehen und auch mehrere Fragmente des Pfannenbodens. Dieser 69-jährige Mann im schlechten Allgemeinzustand hat diese leichte und kurze Operation sehr gut vertragen.

Der 2. Fall war jünger, 35 Jahre alt, aber er hatte eine Gehirnerschütterung, einen offenen Unterschenkelbruch und einen Querhüftpfannenbruch mit zentraler Verrenkung des Oberschenkelkopfes. Eine Marknagelung des Tibia ist sofort gemacht. Am 3. Tag benutzten wir den Fixateur Externe. 4 Fixateurstifte sind in die beiden Beckenknochen geschraubt. Mit einer Kompressionsstange kann man diesen Bruch sehr gut reponieren. Nach 3 Monaten war der Bruch verheilt und der Fixateur Externe konnte entfernt werden. Ein Jahr später verspürte der Verletzte keinerlei Schmerzen mehr in der Hüfte.

Der 3. Fall ist dem zweiten fast ähnlich, aber es war eine hohe Querfraktur mit einem Alafragment. Darum mußte man eine Kompressionsstange zwischen den beiden Beckenknochenstiften nehmen und eine Distraktionsstange zwischen den rechten Beckenknochenstiften und den linken Schenkelbeinstiften. Eine dritte

Neutralisationsstange schließt das Dreieck zu. In der 10. Woche kann man diesen Apparat entfernen.

Der 4. Fall war ein Mann, 78 Jahre alt, der ähnlich reponiert wurde. Leider stirbt er am 20. Tag an einer Lungenembolie.

Der 5. Fall war eine 38-jährige polytraumatisierte Frau: Rippenbrüche, Oberschenkeltrümmer und ein Quer- und Trümmerhüftpfannenbruch. Eine Marknagelung des Femur ist gleich gemacht. Am 3. Tag wird die Hüfte mit dem Fixateur Externe reponiert. Im 3. Monat wird der Apparat entfernt. Zwei andere Fälle wurden ähnlich operiert.

Wir benützen den Fixateur Externe seit langem auch zur Behandlung der Symphysensprengung. Bei einem polytraumaitisierten Mann mit beidseitigen offenen Unterschenkelbrüchen, Unterarmfraktur und eine Symphysensprengung hatte man keine Besserung mit der orthopädischen Behandlung erreicht. Der Fixateur Externe half uns die Symphysensprengung zu reduzieren. Im 3. Monat war der Verletzte geheilt.

Zusammenfassung

Nach unserer Meinung kann man den Fixateur Externe nur in einigen Fällen von Hüftpfannenbrüchen benützen. Wir verwenden ihn nur bei alten Leuten, bei Polytraumatisierten und bei Trümmerbrüchen. Die Schwere der Operation und das Infektionsrisiko der Hüfte sind dabei geringer als bei einer inneren Osteosynthese. Wenn ein Bruch der Hinterwand vorliegt, muß man operativ vorgehen. Im letzten Jahr haben wir 9 Fälle operativ und 12 andere Hüftpfannenbrüche orthopädisch behandelt.

J. Dossa

Spätergebnisse der Behandlung von Hüftgelenksfrakturen (konservativ und operativ)

Die Behandlung von Hüftgelenksfrakturen wurde erst in den letzten zehn Jahren richtig kodifiziert. Die Ergebnisse werden im allgemeinen mittelfristig beurteilt. Es geht hier darum, die erhaltenen Ergebnisse objektiv zu analysieren.

Fragen wir uns, was aus einer erfolgreich eingerichteten Hüftgelenksfraktur wird: Garantiert eine gute Einrichtung ein anatomisch und funktionell dauerhaftes Ergebnis? Oder kann bei einer schlecht eingerichteten Hüfte im Lauf der Zeit mit einer funktionellen Verbesserung gerechnet werden?

Wir wollen versuchen, eine Antwort zu finden anhand der Analyse von 55 Fällen von Hüftgelenksfrakturen, die im Durchschnitt 5 Jahre alt sind (die ältesten Frakturen sind 11 Jahre alt). Von den 55 Fällen wurden 21 konservativ und 34 operativ behandelt. Ziel dieser Untersuchung ist nicht ein Vergleich der Ergebnisse aus den beiden verschiedenen Behandlungmethoden, sondern vielmehr das Verfolgen der langfristigen Entwicklung von Frakturen, die mit einer der beiden Methoden behandelt wurden.

Kriterien zur Analyse der Ergebnisse

Jedes Ergebnis wird zunächst unabhängig von der Art der Fraktur nach dem unmittelbaren Erfolg der Einrichtung durch konservative oder operative Behandlung beurteilt. Diese unmittelbaren röntgenologischen Ergebnisse werden gemäß den nachstehenden Kriterien in 4 Gruppen eingestuft und von R4 - R1 bezeichnet:

R4: Röntgenaufnahme normal: perfekte Einrichtung
R3: Verlust der Kongruenz Femurkopf-Hüftpfanne: bis zu 2 mm am nichttragenden Teil;
R2: Verlust der Kongruenz Femurkopf-Hüftpfanne: größer als 2 mm am nichttragenden Teil und bis zu 2 mm am tragenden Teil;
R1: Verlust der Kongruenz Femurkopf-Hüftpfanne: größer als 2 mm.

Die Ergebnisse werden im 6. Monat in funktioneller Hinsicht geprüft nach den Kriterien von MERLE D' AUBIGNÉ (Kennzeichen 6, 6, 6,), sowie durch röntgenologische Untersuchung (Kennzeichnung R4 - RO) nach den gleichen Gesichtspunkten wie die unmittelbaren röntgenologischen Ergebnisse. Die hauptsächlichen Komplikationen werden hinzugefügt: Kopfnekrose, periartikuläre Verknöcherung, Koxarthrose (Arthritis deformans) wie nachstehend aufgeführt:

R4:
- anatomische Einrichtung
- keine Nekrose
- vollkommene Kongruenz Femurkopf-Hüftpfanne
- keine Verknöcherung

R3:
- tragender Teil gut eingerichtet
- Verlust der Kongruenz Femurkopf-Hüftpfanne bis zu 2 mm am nichttragenden Teil
- keine Nekrose
- nur selten Verknöcherungen

R2:
- unvollständiges Einrichten
- Teilnekrose
- Verlust der Kongruenz Femurkopf-Hüftpfanne größer als 2 mm am nichttragenden Teil und bis zu 2 mm am tragenden Teil
- einige Verknöcherungen

R1:
- schlechtes Einrichten
- Totalnekrose
- Verlust der Kongruenz Femurkopf-Hüftpfanne größer als 2 mm
- starke Verknöcherungen

RO:
- totale Zerstörung der Hüfte
- spontane Arthrodese

Nach 5 Jahren werden die röntgenologisch-klinischen Ergebnisse schließlich nach den gleichen Kriterien wie im 6. Monat untersucht. In sämtlichen Fällen erfolgt die röntgenologische Einstufung nach Durchsicht der Frontal- und Profilpausen sowie der 3/4 Inzidenzen. Das Vorhandensein eines einzigen der Kriterien reicht aus für die röntgenologische Einstufung. Trotz einiger Nachteile ermöglicht eine chiffrierte röntgenologische Einstufung die Entwicklung einer Fraktur auf einfache Weise zu verfolgen. Sie ermöglicht ebenfalls, die röntgenologisch-klinischen Ergebnisse gegenüberzustellen. (Ein ausgezeichnetes röntgenologisch-klinisches Ergebnis wird mit 6, 6, 6 - R4 bezeichnet.)

Konservative Behandlung (21 Fälle)

In unserer Versuchsreihe wird bei der konservativen Behandlung ausschließlich die Methode von RUSSEL und RIEUNAU angewandt und zwar mit einer minimalen Dauer von 45 Tagen, denen eine Periode von 45 Tagen Bettruhe mit Heilgymnastik folgt. Nach dem 3. Monat wird mit Gehversuchen begonnen, die sich allmählich steigern und im 6. Monat abgeschlossen werden.

Diese konservativ behandelten Fälle teilen sich auf wie folgt (Einteilung nach LETOURNEL):

Einfache Brüche:	17 Fälle
- hintere Wand	2 Fälle
- hintere Säule	1 Fall
- Querfraktur	14 Fälle
Komplizierte Brüche:	4 Fälle

Ergebnisse der konservativen Behandlung bei einfachen Brüchen: 12 Frakturen wiesen ursprünglich keine Verschiebung auf und ergaben:
- 10 Fälle mit guten Ergebnissen (6, 6, 6 - R4)
- 2 Fälle, die sich im Lauf der Zeit verschlechtert haben (5, 5, 5 - R2);

5 Fälle waren zwar einfache Brüche, aber mit Verschiebungen oder unzureichend eingerichtet; davon wurden in zwei Fällen nach 5 Jahren mittelmäßige Ergebnisse (5, 5, 5 - R3) und in drei Fällen schlechte Ergebnisse (3, 3, 4 - R1) erzielt.

Ergebnisse der konservativen Behandlung bei den komplizierten Brüchen:

Von den vier komplizierten Brüchen sind zwei ohne Verschiebung. Die Ergebnisse nach 6 Monaten und nach 5 Jahren sind gut (6, 6, 6 - R4); die beiden anderen Frakturen sind verschoben oder unzureichend eingerichtet. In diesen beiden Fällen war die konservative Behandlung beim Einrichten und bei der Fixation der Fraktur erfolglos.

Die Mißerfolge der konservativen Behandlung

Einige Mißerfolge sind nicht unmittelbar durch die konservative Behandlung bedingt; dies gilt für die Osteonekrose des Femurkopfes (1 Fall) und für die periartikulären Verknöcherungen (4 Fälle). Es ist zu erwähnen, daß periartikuläre Verknöcherungen nicht ausschließlich bei operativer Behandlung auftreten. Andere Mißerfolge sind unmittelbar durch die konservative Behandlung bedingt, der häufig das Einrichten nicht gelingt und die ungeeignet ist, eine Hüftgelenksfraktur zu fixieren.

Insgesamt gesehen, kann die konservative Behandlung von Hüftgelenksfrakturen durch Suspension-Traktion nur bei Brüchen ohne Verschiebung angewandt werden; aber auch dann sollte man sich bewußt sein, daß eine spätere Verschiebung nicht ausgeschlossen ist.

Operative Behandlung

Die operative Behandlung bestand meistens in der Osteosynthese über den hinteren Zugang mit Verwendung von Schrauben oder Platten. In einigen Fällen wurde die Osteosynthese an beiden Säulen und über den doppelten Zugang durchgeführt.

34 der operierten Hüftgelenksfrakturen sind 5 oder mehr Jahre alt; davon sind

Einfache Brüche =	21 Fälle
- hintere Wand	12 Fälle
- hintere Säule	3 Fälle
- Pfannendach	5 Fälle
- Querbruch	1 Fall

Gemischte Brüche	13 Fälle
- hintere Säule und hintere Wand	1 Fall
- Querbruch und hintere Wand	6 Fälle
- Querbruch und hintere Säule	2 Fälle
- 2 Säulen	4 Fälle

Ergebnisse der operativen Behandlung bei den einfachen Brüchen der hinteren Wand (12 Fälle):

Sämtliche Fälle mit Verschiebung konnten durch operative Behandlung perfekt eingerichtet werden (R4). Nach Ablauf von 6 Monaten sind die Ergebnisse unverändert, nach 5 Jahren treten in 2 Fällen röntgenologisch-klinische Verschlechterungen ein, die auf periartikuläre Verknöcherungen zurückzuführen sind.

Ergebnisse der einfachen Brüche der hinteren Säule (3 Fälle):

Das operative Ergebnis ist ausgezeichnet - auch nach Ablauf von 5 Jahren - mit einem hervorragenden röntgenologisch-klinischen Ergebnis in allen 3 Fällen.

Ergebnisse der einfachen Brüche des Pfannendaches (5 Fälle):

Auch in dieser Gruppe ist das operative Ergebnis ausgezeichnet. Nach 6 Monaten sind sämtliche Ergebnisse gut, nach 5 Jahren haben sich 2 Fälle durch Auftreten von periartikulären Verknöcherungen verschlechtert.

Ergebnisse der einfachen Querbrüche (1 Fall):

Der einzige Fall dieser Art ergab nach 5 Jahren ein hervorragendes klinisches und röntgenologisches Resultat.

Ergebnisse der gemischten Brüche (13 Fälle):

In dieser Gruppe von Hüftgelenksfrakturen ergab das unmittelbare Einrichten in sämtlichen Fällen hervorragende Resultate, mit Ausnahme jedoch der Brüche beider Säulen, bei denen das unmittelbare röntgenologische Ergebnis nur jedes zweite Mal gut ist.

Zu den schlechten Ergebnissen gehören: 3 Fälle starker periartikulärer Verknöcherungen, 2 Fälle von Kopfnekrose und 3 Fälle von unzureichendem Einrichten, die zu zwei Gelenkplastiken mit Kalotte geführt haben.

Von insgesamt 34 operierten Hüftgelenksfrakturen wurden nach 6 Monaten nur in 5 Fällen und nach 5 Jahren in 8 Fällen schlechte Ergebnisse erzielt. Diese allmähliche Verschlechterung trat in Form von Kopfnekrose und von periartikulären Verknöcherungen auf. Wenn die Fraktur gut eingerichtet und durch Osteosynthese korrekt fixiert ist, tritt keine Deformation der Hüfte ein. Ist die Fraktur jedoch unzureichend eingerichtet, so ist insbesondere bei Frakturen der beiden Säulen später eine Entwicklung zu Koxarthrose (Athritis deformans) zu beobachten.

Zusammenfassung

Eine Gesamtübersicht der 55 Fälle von Hüftgelenksfrakturen nach minimal 5 und maximal 11 Jahren ergibt folgende Resultate:
- 41 Fälle, das sind 74%, mit ausgezeichneten und guten Ergebnissen und 14 Fälle mit mittelmäßigen Ergebnissen.

Diese Ergebnisse sind aufgrund der strengen Kriterien, die angewandt wurden, sehr ermutigend; können sie aber noch verbessert werden? Nur zum Teil, glauben wir und unter der Vorraussetzung, daß die konservative Behandlung nur angewandt wird bei Frakturen ohne Verschiebung oder bei Frakturen, die durch Suspension-Traktion sehr exakt eingerichtet werden konnten; wenn auch ein gutes Einrichten nicht mit Sicherheit bis zur Konsolidierung hält. Das operative Einrichten sollte höchsten Ansprüchen genügen und bei Frakturen beider Säulen perfekt sein, was notfalls über einen doppelten operativen Zugang erreicht werden soll.

Zwei Arten von Komplikationen sind jedoch nicht vorauszusehen und treten völlig unabhängig von der gewählten Behandlungsmethode, der Art der Fraktur und der Geschicklichkeit des Operierenden auf: Es sind dies die Kopfnekrose, die bei den von uns behandelten Fällen nur zweimal auftrat und insbesondere die periartikulären Verknöcherungen.

Periartikuläre Verknöcherungen

Diese kommen sowohl nach konservativer, wie auch nach operativer Behandlung vor; sie sind nicht immer auf begleitende Schädelverletzungen zurückzuführen. Nach unseren Erfahrungen traten sie, wenn zwar nicht häufiger, so doch schwerwiegender in ihren Folgen nach operativer Behandlung auf. Die Kompliziertheit der Fraktur und das Ausmaß der Verschiebung sind ungünstige Elemente für eine Prognose. Verknöcherungen sind erst vom 6. Monat an deutlich erkennbar und führen im Durchschnitt erst nach einjähriger Entwicklung zu Invalidität. Es gibt zahlreiche Erklärungen für die Verknöcherungen von Weichgeweben, die aber nichts über deren inneren Mechanismus aussagen.

Bei diesen starken periartikulären Verknöcherungen haben wir in 5 Fällen eine "Gelenkmobilisation" durchgeführt oder genauer gesagt, diese Verknöcherungen operativ entfernt. Ein Fall ist ausgezeichnet, ein anderer leicht verbessert, während bei 3 Fällen durch den Eingriff keine Verbesserung erzielt werden konnte. (Rückfälle oder Unmöglichkeit den neugebildeten Knochen zu entfernen, ohne gleichzeitig auch zahlreiche periartikuläre Muskeln zu entfernen.) Für diese schweren Fälle liegt die Lösung höchstwahrscheinlich in der Totalprothese, die wir vorläufig aber für unsere jungen Patienten noch abgelehnt haben, deren Hüfte zwar blockiert, aber schmerzfrei und richtig gelagert ist. In jedem Fall besteht auch bei der Gelenkplastik, ob total oder nur Kalotte, die Gefahr nachoperativer Verknöcherungen und ganz besonders in diesem Bereich der Spätfolgen, der völlig verschieden ist von dem der sogenannten primären Koxarthrose (Arthritis deformans). Das Ausbleiben dieser Verknöcherungen, das die Spätprognose bei Hüftgelenksfrakturen spürbar verbessern würde, wird in der Zukunft sicher durch die Verwendung von Diphosphonaten erreicht werden können, die heute noch ausschließlich bei primärer verknöchernder Myositis und versuchsweise zur Prophylaxe von Verknöcherungen nach totaler Gelenkplastik der Hüfte gebraucht werden.

Lähmung des Ischiasnerv

Unsere Untersuchungsreihe enthält 7 Fälle; von diesen sind 5 voroperativ und davon 4 radikulär, was die Ausführungen von DELCOUX über das Entstehen dieser Lähmungen bestätigt. Sämtliche 4 Fälle voroperativer radikulärer Lähmung haben sich über 6 Monate hinaus positiv entwickelt. Ein Fall tronkulärer Lähmung erforderte nach Neurolyse eine Sehnentransplantation. Zwei Fälle unvollständiger postoperativer Lähmung entwickelten sich innerhalb von 6 Monaten sehr positiv.

Prozentsatz partieller permanenter Invalidität

Zur Ergänzung unserer Arbeit haben wir die bei der Caisse de Sécurité Sociale[1] in Montpellier vorliegenden Fälle von Hüftgelenksfrakturen ausgewertet. Der durchschnittlich anerkannte Prozentsatz partieller permanenter Invalidität liegt bei Arbeitsunfällen bei 20%. Dieser Prozentsatz ist noch sehr hoch und rechtfertigt weitere Bemühungen zur Verbesserung der Behandlung von Hüftgelenksfrakturen. Es ist interessant festzustellen, daß in den letzten 10 Jahren die anerkannten Prozentsätze wesentlich gefallen sind.

Zusammenfassung

Diese Arbeit ist eine Untersuchung von 55 Fällen von Hüftgelenksfrakturen, deren Ergebnisse nach 6 Monaten und nach 5 Jahren analysiert wurden. Die funktionellen Ergebnisse wurden gemäß der Kennzeichnung von MERLE D'AUBIGNE dargestellt. Die röntgenologischen Ergebnisse wurden ebenfalls chiffriert. Dies ermöglichte eine genaue und erleichterte Analyse der Fälle im Hinblick auf die Beurteilung der Ergebnisse in der zeitlichen Entwicklung.

Unzureichend eingerichtete Frakturen entwickeln sich immer negativ und ein ursprünglich mittelmäßiges Ergebnis verschlechtert sich mit der Zeit. Nur durch _operative_ Behandlung können Frakturen mit Verschiebung korrekt eingerichtet werden. Die _konserva-_

---

[1] Staatliche obligatorische Krankenkasse

tive Behandlung sollte ausschließlich bei Frakturen ohne Verschiebung und zur Ergänzung der operativen Behandlung angewandt werden. Die weitere Verbesserung der operativen Behandlung wird den Prozentsatz der guten Ergebnisse noch erhöhen, der in der vorliegenden Untersuchungsreihe im Durchschnitt bereits bei 74% liegt.

Unsere entschieden operative Einstellung wird sowohl durch die Ergebnisse der operativen Behandlung, wie auch durch die Mißerfolge der konservativen Behandlung bestätigt. Wir werden in Zukunft unsere operativen Indikationen noch erweitern und unsere Frakturen mit Verschiebung operieren, auch wenn sie durch konservative Behandlung korrekt eingerichtet werden konnten; außerdem wollen wir bei Frakturen beider Säulen möglichst oft über 2 Zugänge operieren. Dieser doppelte Zugang erscheint uns allerdings besonders exponiert in Bezug auf periartikuläre Verknöcherungen, die in der vorliegenden Reihe von Fällen die wesentlichen Komplikationen bei Hüftgelenksfrakturen darstellen. Für diese komplizierten Frakturen beider Säulen liegt die Zukunft vielleicht in der Anwendung des "Fixateur externe" von HOFFMANN.

J. Mockwitz, H. Contzen und W. D. Schellmann

Operative oder konservative Behandlung von Hüftgelenksverrenkungsbrüchen

Um in der aktuellen Diskussion über die operative und/oder konservative Behandlung der Hüftgelenkverrenkungsbrüche eine begründete Aussage machen zu können, haben wir unsere Patienten nachuntersucht, bei denen in der Zeit von November 1968 - Dezember 1973 in der Berufsgenossenschaftlichen Unfallklinik Frankfurt am Main wegen Hüftgelenkverrenkungsbrüchen die Hüftpfanne operativ rekonstruiert worden ist.

Es handelt sich um insgesamt 26 Patienten, von denen 11 eine dorsale Luxation des Hüftkopfes mit Abriß des Pfannenrandes, 14 einen transazetabulären Querbruch mit sogenannter zentraler Hüftluxation erlitten haben; bei einem Patienten lag ein isolierter Bruch des ventralen Pfeilers vor.

Um eine vergleichbare Aussage zu erhalten, wurden die Frakturformen nach LETOURNEL systematisiert:

1. Die dorsale Luxationsfraktur des Hüftgelenkes - Abscherfraktur des hinteren Pfannenrandes bei Luxation des Hüftkopfes nach dorsal.
2. Die Fraktur des sogenannten dorsalen Pfeilers - Abscherfraktur eines großen dorsalen Pfannenfragmentes bei Luxation des Hüftkopfes nach dorsomedial.
3. Die Fraktur des sogenannten ventralen Pfeilers - Fraktur des ventralen Pfannendaches bei Dislokation des Hüftkopfes mitsamt der Linea terminales nach medial.
4. Die transazetabuläre Querfraktur - Bruch des dorsalen und ventralen Pfeilers, meistens mit zentraler Hüftkopfluxation - sogenannter Pfannengrundbruch mit mehr oder weniger Einzelbruchstücken.

Als Ursache der Hüftgelenkverletzung fand sich auch in unserem Krankengut am häufigsten, d. h. bei 13 Verletzten, ein Knieanprall am Armaturenbrett (dashbord-injuries), 6 Verletzte waren als Fußgänger seitlich angefahren worden, 5 Verlezte sind aus größerer Höhe abgestürzt, ein Verletzter als Sozius vom Motorrad geschleudert worden; bei einem Verletzten konnte die Ursache nicht eruiert werden.

Die Indikation zur operativen Rekonstruktion der Hüftpfanne ergab sich aus der Vorstellung, daß zur Vermeidung der posttraumatischen Koxarthrose sowie zur Wiederherstellung einer ungestörten Gelenkfunktion eine baldmögliche, röntgenanatomisch exakte Rekonstruktion der zerstörten Hüftpfanne Voraussetzung sei. Lag die Verletzung länger zurück, sollte durch die Beseitigung grober Fehlstellungen zumindestens eine gute Vorraussetzung für ein tragfähiges Pfannenwiderlager bei evtl. später notwendig werdender Alloarthroplastik des Hüftgelenkes geschaffen sein.

Bei den dorsalen Luxationsfrakturen lag vor allem eine Aussprengung bzw. Absprengung tragender Pfannendachareale vor.

Die klinischen und röntgenologischen Ergebnisse der Nachuntersuchungen über einen Zeitraum von mindestens 2 Jahren können bei den dorsalen Luxationen durchweg als gut bezeichnet werden. Subjektiv wurden entweder keine, oder nur leichte Beschwerden angegeben; objektiv konnte röntgenologisch nur in 4 Fällen eine posttraumatische Arthrose vom Schweregrad II festgestellt werden (Abb. 1).

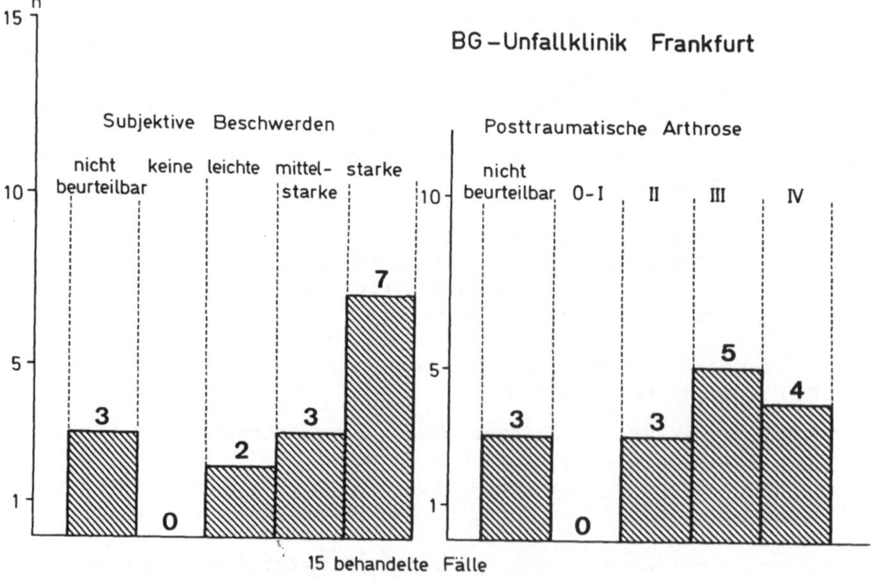

Abb. 1. Klinische und röntgenologische Ergebnisse nach operativ versorgten transazetabulären Querbrüchen (14) und ventralem Pfeilerbruch (1) - 1968 - 1973

Die röntgenologischen Kriterien für die Klassifizierung der posttraumatischen Arthrose sind wie folgt definiert:

I = Konturen von Kopf und Pfanne sind annähernd regelrecht, der Gelenkspalt ist ausreichend weit.

II = Konturen von Kopf und Pfanne sind abschnittweise unregelmäßig, der Gelenkspalt ist verschmälert.

III = Kopf und Pfanne sind deformiert, der Gelenkspalt ist noch gerade abgrenzbar.

IV = Kopf und Pfanne sind deformiert, der Gelenkspalt ist nicht mehr abgrenzbar.

Bei den Verletzten mit Pfannengrundbrüchen ergab die Auswertung der Röntgen-Verlaufsserie nicht in allen Fällen eine stufenlose Rekonstruktion der Pfanne, obwohl intraoperativ nach dem Augenschein der Eindruck einer optimalen Reposition der Bruchstücke bestanden hat.

Diese Verletzungen werden ausnahmslos vom hinteren Zugang angegangen. Die operative Rekonstruktion der Hüftpfanne bedeutet in jedem Fall einen "großen Eingriff" mit allen Risiken.

Bei 3 Patienten entwickelte sich eine schwere bakterielle Infektion, ein Patient verstarb nach Ausbildung einer Urinphlegmone bei zunächst nicht erkannter Blasenperforation. Bei 6 Verletzten wurde vor der Operation eine partielle Ischiadikusschädigung nachgewiesen, die später trotz aller unterstützender Maßnahmen stets nur eine unbedeutende Remission aufzeigte. Bei 2 Patienten, bei denen der N. ischiadicus nachweislich intraoperationem irritiert wurde, bildete sich dagegen die resultierende Peronäusparese in kurzer Zeit völlig zurück. Bei 2 weiteren Patienten entwickelte sich postoperativ eine Beckenvenenthrombose bzw. Thrombophlebitis, ein Patient erkrankte an einer Transfusionshepatitis.

Katamnestisch war auffällig, daß bei nahezu allen Verletzten mit operativ versorgten Pfannengrundbrüchen schon vom Beginn der ersten Belastung - meist 4 Monate nach dem operativen Eingriff - über Belastungsschmerzen geklagt wurde. Im allgemeinen waren bereits 6 - 12 Monate nach der Operation röntgenologische Zeichen der Arthrose nachweisbar; bei 2 Patienten bildete sich eine Myositis ossificans mit schwersten Funktionsbehinderungen aus.

Während also bei der operativen Versorgung der dorsalen Luxationsfrakturen des Hüftgelenkes der Heilverlauf durchweg komplikationslos und die klinischen und röntgenologischen Ergebnisse als gut bis sehr gut bezeichnet werden konnten, zeigten die operativ versorgten Pfannengrundbrüche bezüglich Funktion und Röntgen-Befund teilweise sehr enttäuschende Ergebnisse, die uns den operativen Aufwand mit den durchaus nicht zu unterschätzenden Risiken nicht zu rechtfertigen schien (Abb. 2).

Offensichtlich ist das Schicksal des verletzten Hüftgelenkes bereits im Augenblick des Unfallereignisses entschieden. Eine Gewalteinwirkung, die zum Knochenbruch, hier zur Zertrümmerung der Hüftpfanne führen kann, muß zwangsläufig auch eine nachhaltige Schädigung der wesentlich weicheren Knorpel- und Spongiosastrukturen nicht nur des Hüftkopfes zur Folge haben, die deren ausreichende Reparation nicht immer zuläßt.

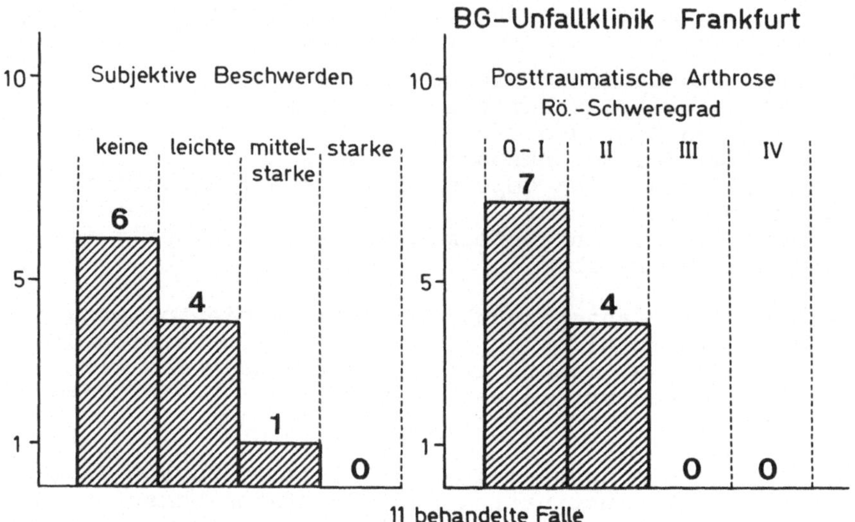

Abb. 2. Klinische und röntgenologische Ergebnisse nach operativ versorgten dorsalen Luxationsfrakturen (11) 1968 - 1973

Zusammenfassend glauben wir folgendes aussagen zu können:

1. Die Forderung nach grundsätzlich operativer Behandlung des Hüftpfannengrundbruches ist nicht berechtigt. Der Vorteil einer idealen Hüftpfannenrekonstruktion muß gegenüber dem Nachteil des damit verbundenen "großen Eingriffes" mit allen seinen Risiken gründlich abgewogen werden.
2. Das mögliche Ausmaß der resultierenden Koxarthrose läßt sich durch die Kenntnis des Verletzungsmechanismus und durch die Auswertung spezieller Röntgen-Aufnahmen bei genügender Erfahrung frühzeitig abschätzen. Es ist somit bereits eine Art Gradmesser für die Effektivität der in Erwägung gezogenen Behandlungsform gegeben.
3. Abscherbrüche des dorsalen Pfannenrandes sind mit konservativen Maßnahmen nicht zu beheben. Die Luxation des Hüftkopfes und eine progrediente Koxarthrose sind immer zu erwarten. Gegenüber diesen absehbaren Folgen ist das Risiko des operativen Vorgehens dabei durchaus zu vernachlässigen. Die Spätergebnisse nach operativer Reposition und Stabilisierung des Pfannenrandes sind nahezu ausnahmslos gut.
4. Stufenbildungen im Bereich des Pfannendaches nach Brüchen des vorderen und hinteren Pfeilers, die konservativ manuell nicht beseitigt werden können, sollten nach gründlicher genauer Abwägung aller Vor- und Nachteile Anlaß zu operativer Reposition sein.
5. Trümmerbrüche der Hüftpfanne führen mit und ohne Operation praktisch immer zu schweren Arthrosen mit entsprechender schmerzhafter Funktionsbehinderung. Das Ziel, ein belastungsfähiges Widerlager für eine später erforderliche Alloarthroplastik zu schaffen, kann auch durch frühzeitige konservative Reposition erreicht werden. Die operative Intervention mit allen ihren Risiken sollte dabei grundsätzlich abgewogen werden.

V. Vecsei

Behandlung der Hüftgelenksverrenkungsbrüche bei Polytraumatisierten

Als Polytrauma bezeichnen wir jene kombinierten Mehrfachverletzungen verschiedener Organe, Körperhöhlen und Regionen, die einzeln oder in ihrer Gesamtheit zu einer akuten Bedrohung des Lebens der Verletzten führen.

Einige Beispiele:

B. H. 33 Jahre, männlich, Aufnahme mit Diagnose: Commotio cerebri, Serienrippenfraktur rechts, Oberschenkelfraktur rechts, Hüftverrenkungsbruch links. Nach Schockbekämpfung ergibt die Blutgasanalyse eine respiratorische Alkalose. Assistorbeatmung bis zur Normalisierung. Am 5. Aufenthaltstag Osteosytnhese des rechten Oberschenkels und offene Reposition der Pfanne, Verschraubung und Verplattung in einer Sitzung. Der Verlauf ist im weiteren komplikationslos, 4 Wochen Extensionsbehandlung. Der Verletzte ist nach einem Jahr völlig beschwerdefrei, nimmt seine sportliche Tätigkeit wieder auf (Abb. 1).

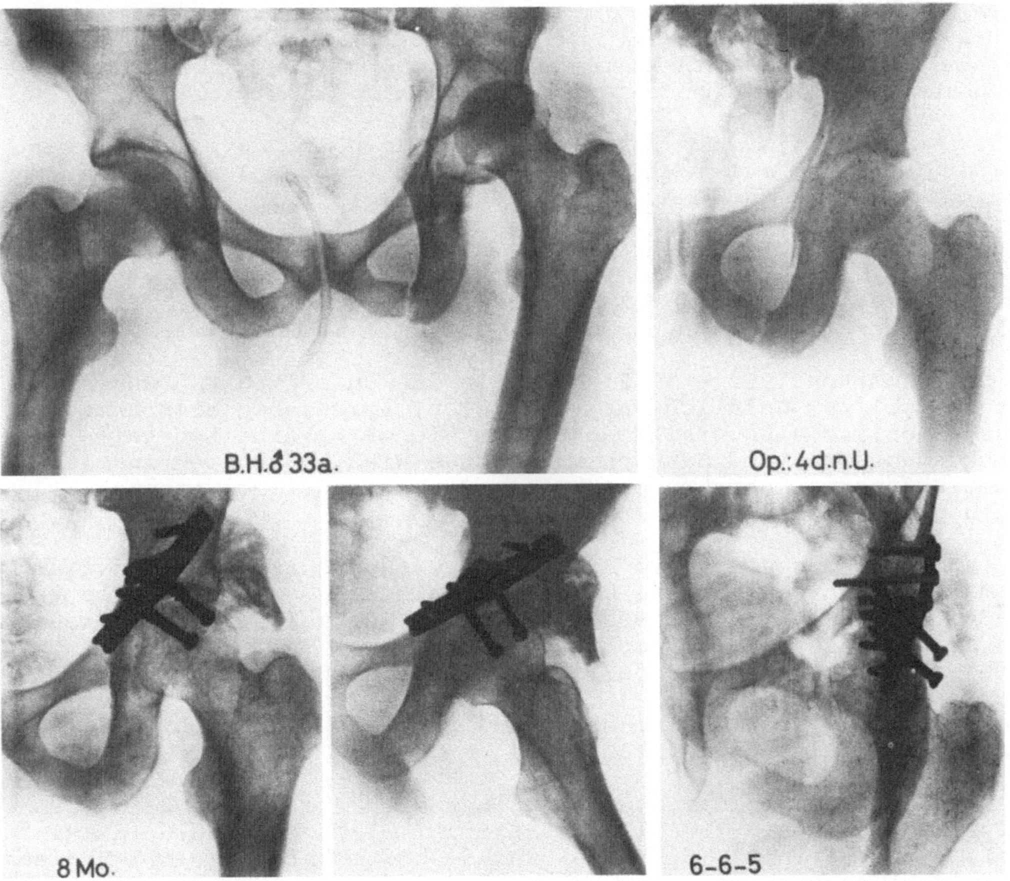

Abb. 1

L. M. 39 Jahre, Aufnahmediagnose: Contusio cerebri, Hüftverrenkungsbruch rechts mit primärer Ischiadikusparese, schwerer Schock. Blutgasanalyse: Partialinsuffizienz. Noch normaler PO_2, mäßig erhöhte p CO_2. Nasotracheale Intubation, assistierte Beatmung. 24 Stunden später ist der Patient in einem operablen Zustand. Operative Reposition der Hüfte und Verschraubung. Wohl treten in der Folge Veränderungen im Sinne einer Schocklung auf, hierfür sprechen außer dem Röntgenbild auch die Befunde, jedoch kann der Verletzte 3 Wochen später vom Respirator entwöhnt und mobilisiert werden (ohne Belastung). Die Tracheostomie wird verschlossen.

S. K. 47 Jahre, Aufnahmediagnose: Serienrippenfraktur rechts, Luxationsfraktur der linken Hüfte, Commotio cerebri, schwerer Schockzustand. Der Versuch, die Hüftluxation nach der Einlieferung in Kurznarkose zu reponieren, mißlingt. Auftreten einer respiratorischen Alkalose. Absinken der Thrombocyten. Nach 24-stündiger Assistorbeatmung offene Reposition, Verplattung. Nasotracheale Intubation, Beatmung mit dem BIRD-Respirator. Nach weiteren 3 Tagen Normalisierung der Blutgasbefunde, Anstieg des Fibrinogens und der Thrombocyten unter Heparinbehandlung. Beginn mit der Respiratorentwöhnung. Der weitere Verlauf ohne Komplikationen.

S. V. 67 Jahre, wird mit einer Contusio cerebri, mit einem linksseitigen Hüftverrenkungsbruch, subkapitalem Oberarmbruch, subtrochanteren Oberschenkelbruch, supra- und diacondylären Oberschenkelbruch bzw. proximalen Unterschenkelbruch aufgenommen. Nach Normalisierung der Kreislaufsituation primäre Osteosynthese aller Frakturen mit Ausnahme des Hüftgelenkes. Leider verstirbt die Patientin 10 Tage später an den Folgen des Schädel- Hirntraumas.

R. T. 32 Jahre, polytraumatisiert. Keine bedrohliche Situation: Konservative Behandlung. Nach 12 Wochen Extension ist die Hüftpfanne ideal wiederhergestellt. Er ist beschwerdefrei.

N. L. 36 Jahre, bei dem Patienten mit einem apallischen Syndrom. Im Durchgangsstadium mußte wegen wiederholter Reluxation am 20. Tag nach dem Unfall eine Arthrodese vorgenommen werden. Wegen einer eitrigen Sekretion aus der offenen Oberarmfraktur wurde der kleinste Eingriff gewählt: Bolzennagelung.

Im Zeitraum von 1967 - 1972 wurden in den Unfallkrankenhäusern (Lehrkanzel für Unfallchirurgie I, Wien, Lorenz-Böhler-Krankenhaus, Wien, Arbeitsunfallkrankenhaus Wien XII, Arbeitsunfallkrankenhaus Graz und Hanuschkrankenhaus Wien) 53 Patienten mit einem Hüftverrenkungsbruch (HVB) im Rahmen einer Polytraumatisierung behandelt.

45 Patienten zogen sich im Rahmen von Verkehrsunfällen, und zwar 28 mal als Fahrzeuginsasse und 17 mal als Fußgeher ihre Verletzungen zu. Sturz aus großer Höhe war 3 mal, Quetschung am Arbeitsplatz ebenfalls 3 mal Ursache der Verletzung. In 2 Fällen konnte der genaue Hergang des Unfalles nicht rekonstruiert werden.

Die Aufteilung nach Geschlechts- und Seitenlokalisation bzw. Durchschnittsalter zeigt Tabelle 1.

Die Verletzungskombinationen gestalten sich wie folgt: 2-faches Polytrauma wurde in 19 Fällen (4 Exitus), 3-faches in 16 (6 Exidus), 4-faches in 11 (6 Exidus) und 5- und mehrfaches in 7 Fällen (3 Exidus) beobachtet. (Die HVB sind bei dieser Zählart nicht mitgezählt. Berücksichtigt wurden nur wesentliche Verletzungen).

Tabelle 1. Alters-, Lokalisation- und Geschlechtsverteilung bei Polytrauma

	rechts	links	beidseitig
männlich	13	22	2
weiblich	8	7	1
Summe	21	29	3
Durchschnittsalter - 50 Jahre (22 - 88a)			

Von den 53 Schwerverletzten kamen 19 Patienten ad exitum.

5 innerhalb der ersten 2 Std nach Einlieferung;
7 innerhalb des ersten Tages;
5 im Zeitraum des 2. - 7. Aufenthalstages; und bei
2 Patienten stand der Tod mit dem Unfallereignis in keinem ursächlichen Zusammenhang.

Während diese ihrer kardialen Insuffizienz erlegen sind, verstarben 14 an den Folgen des hämorrhagischen Schockes (davon 4 mal Fettemboliesyndrom; 1 mal Aortenruptur, 1 mal Abriß der V. iliaca bzw, A. femoralis) und 2 an den Folgen der Schädel- Hirnverletzung.

Nach Art der Fraktur läßt sich folgende Einteilung nach LETOURNEL (Tabelle 2) treffen:

Tabelle 2. Einteilung nach LETOURNEL

dorsale Luxationsfraktur	15
dorsaler Pfeilerbruch	1
ventraler Pfeilerbruch	3
Querfraktur tief	7
Querfraktur hoch	3
Querfraktur mit dorso-kranialem Keil	1
Fraktur eines Pfeilers mit halber Querfraktur des anderen Pfeilers	2
Bruch beider Pfeiler mit Ala- und Pfannenfraktur	21
zusammen	53

Innerhalb der ersten 24 Std wurden 31 Hüftverrenkungsbrüche in Kurznarkose eingerichtet und in Extension genommen. 26 wurden konservativ weiterbehandelt; in einem Fall wurde die Reposition nach dem 3. Tag versucht, 12 mal war der Zustand der Verletzten so bedrohlich, bzw., 5 mal die Fragmentverschiebung so unbedeutend, daß eine Einrichtung nicht durchgeführt werden konnte, bzw. mußte. In 5 Fällen wurde das Hüftgelenk primär operativ reponiert (1. - 7. Tag) und 3 mal verschraubt und in 2 Fällen mit Schrauben und Platten versorgt.

Einer sekundären operativen Behandlung wurden 4 Patienten zugeführt: 2 mal Arthrodese; Totalendoprtohese 1 mal, Korrekturosteotomie 1 mal (Operation nach mehreren Wochen).

Untersucht man das Einrichtungsergebnis, so müssen die 19 Verstorbenen ausgeschieden werden, da der Zeitraum zur Beurteilung zu kurz, oder keine Reposition vorgenommen war. 9 mal war das konservative Repositionsergebnis ausgezeichnet, in 13 Fällen ist sie nur teilweise gelungen und in 5 Fällen mißlungen. In 2 Fällen erfolgte nach konservativer Reposition eine Reluxation. Das operativ erzielte Repositionsergebnis war jeweils vorzüglich.

Nachuntersucht konnten 20 Patienten werden (Nachuntersuchung nach 2 - 6 Jahren). Ergebnis der Röntgenuntersuchung: gut 13, geringe Fehlstellung 6 und starke Fehlstellung 1.

Eine leichte Arthrose war bei 4, eine mittelschwere bei 5 und eine schwere bei 3 Patienten zu sehen. Eine Myositis in 2 Fällen zu diagnostizieren. Eine Teilnekrose des Hüftkopfes war 2 mal, eine Totalnekrose ebenfalls 2 mal nachweisbar.

Auswertung des Ergebnisses nach MERLE D' AUBIGNÉ: Sehr gut 5, gut 7, mäßig 4, schlecht 3. Das Ergebnis ist nicht unbefriedigend.

Zusammenfassend muß festgestellt werden:

Die Polytraumatisierung stellt eine akute, unmittelbare Gefährdung des Lebens dar. Alle Bemühungen müssen dem Ziel dieses zu bewahren unterstellt werden. Das heißt:

1. Die Erfassung aller wesentlichen, d. h. bedrohlichen Verletzungen und deren Folgen, wie z. B. Organverletzungen, Pneumothorax, Blutung und dgl. mehr (gezielte Diagnostik).
2. Diese in Hinsicht auf die akute Lebensbedrohung wertend zu reihen.

Die Schockbehandlung muß zielbewußt und umfassend unter Zugrundelegung theoretischer und praktischer Erkenntnisse gestaltet, die zirkulatorische und respiratorische Funktionen global kontrolliert und behandelt werden. Der Erfolg der Behandlung soll sich an der Funktion der Schockorgane (Lunge, Niere) und an den Kreislaufparametern (wie ZVD, Hämatokrit, Schockindex, Blutvolumen, Herzminutenvolumen, etc.) belegen lassen. Bemühungen um die Respiration sollen bereits zu einem Zeitpunkt vorgenommen werden, in dem die ersten Anzeichen einer Partialinsuffizienz erkennbar werden. (Weder die assistierte, noch die kontrollierte maschinelle Beatmung werden im Rahmen der Bekämpfung der respiratorischen Globalinsuffizienz verläßliches leisten können). Die exakte Überwachung des Säure- Basenhaushaltes, des Elektrolythenhaushaltes, des Wasserhaushaltes, der kalorischen Situation ist eine Selbstverständlichkeit.

Erst in zweiter Linie haben Überlegungen zur Behandlung traumatisierter Extremitäten oder Körperabschnitte ihren Platz. Diese soll so frühzeitig, so umfassend und so optimal als möglich gestaltet und den pflegerischen Anforderungen gerecht werden.

Jede Maßnahme, ob diagnostischer oder therapeutischer Art soll unter das Motto: "Zeit ist Leben" (ALLGÖWER) gestellt werden.

E. Scherzer und H. Kuderna

Nervenverletzungen bei Hüftverrenkungsbrüchen

Anhand eines Krankengutes von 511 Hüftverrenkungs- und Hüftpfannenfrakturen, das aus einem gemeinsamen Datenbestand von 5 Unfallkrankenhäusern der Allgemeinen Unfallversicherungsanstalt Österreichs, der beiden Lehrkanzeln für Unfallchirurgie in Wien und der Unfallstation des Hanusch-Krankenhauses in Wien stammt, haben wir folgende Fragen bezüglich begleitender neurologischer Schädigungen untersucht:

1. Häufigkeit von Nervenläsionen

Unter insgesamt 511 Hüftverrenkungsbrüchen und Pfannenfrakturen waren 41 primäre Nervenverletzungen (8,0%) diagnostiziert worden. Die Ausfälle betrafen bei 25 Patienten den N. Peronaeus (4,9%) und bei 16 Patienten den N. ischiadicus (3,1%). Eine sonstige Nervenschädigung (N. tibialis, N. femoralis, N. obturatorius) fand sich unter den referierten Fällen nicht.

Es ist eine bekannte Tatsache, daß der peronäle Anteil des N. ischiadicus viel häufiger und stärker geschädigt wird als der tibiale. Dies läßt sich im Falle eines Traumas dadurch erklären, daß der N. peronäus einerseits gegenüber einer Ischämie durch Traktion besonders empfindlich ist und daß andererseits der am Fibulaköpfchen fixierte N. peronaeus bei einer Dehnung nicht wie der N. tibialis teilweise nachgeben (d. h. nach proximal rücken) kann.

2. Zusammenhang mit Bruchform und Ausmaß der Bruchverschiebung bzw. Verrenkung

Unter den 219 hinteren Hüftverrenkungsbrüchen war 25 mal (11,5%), unter den 226 zentralen Hüftverrenkungsbrüchen 15 mal (6,6%) und unter den 66 unverschobenen Hüftpfannenbrüchen war einmal (1,5%) eine primäre Nervenläsion diagnostiziert worden. Wie Tabelle 1 a zu entnehmen ist, waren bei den hinteren Hüftverrenkungsbrüchen Ausfälle, die bloß den peronäalen Anteil des N. ischiadicus betrafen, und Ausfälle im gesamten Ischiadikusbereich etwa gleich häufig vertreten (13 : 12). Bei den zentralen Hüftverrenkungsbrüchen überwogen hingegen die Peronäusschädigungen (12 : 3). Ferner zeigt Tabelle 1a., daß Nervenläsionen, wie zu erwarten, bei schweren Hüftverrenkungsbrüchen am zahlreichsten waren.

Schließlich war auch eine eindeutige positive Korrelation zwischen dem Ausmaß einer Frakturverschiebung bzw. Luxation und der Häufigkeit primärer Nervenläsionen festzustellen (Tabelle 1b.). Von den referierten 41 Fällen mit initialen Schädigungen des N. peronäus oder des N. ischiadicus wiesen 37 eine starke Dislokation auf (90%).

Tabelle 1a

Peronäusläsion	Bruchform	Ischiadikusläsion
13	Hintere HVBr. (219)	12
3	mit dorsalem Rand	1
4	mit dorsalem Keil	1
-	mit dorsokranialem Keil	3
6	mit Pfannenbodenbruch	7
12	zentrale HVBr. (226)	3
3	Typ BÖHLER I	1
-	Typ BÖHLER II u. III	2
-	unverschobene Pfannenfrakturen (66)	1
25	Gesamt (511)	16

Tabelle 1b

Peronäusläsion	Dislokation	Ischiadikusläsion
-	unverschoben	1
2	gering verschoben oder subluxiert (1)	1
23	stark verschoben oder luxiert (37)	14
25	Gesamt (41)	16

3. Sekundäre Diagnose von Nervenläsionen

Aus dem Gesamtkrankengut von 511 Hüftverrenkungsbrüchen und Hüftpfannenfrakturen konnten 146 Patienten (= 100%) systematisch nachuntersucht werden. Davon zeigten 22 Patienten (15,1%) primär nicht festgestellte Nervenschädigungen, 15 mal nur in Form von Sensibilitätsstörungen (10,3%) und 7 mal auch in Form motorischer Ausfälle (4,8%), nämlich 6 Peronäusläsionen und 1 Ischiadikusläsion.

Es erhebt sich nun die Frage, ob diese neurologischen Ausfälle tatsächlich erst sekundär entstanden sind oder ob sie primär übersehen wurden.

Ein Fall mit Peronäusläsion konnte nicht vollständig reponiert werden, bekam eine schwere Arthrose, Myositis ossificans und Femurkopfnekrose; dieser Patient wurde sekundär operiert. Ein 2. Patient mit konservativ schlechtem Behandlungsergebnis wurde sekundär mit einer Totalendoprothese versorgt. Bei diesen beiden Fällen besteht die Möglichkeit einer sekundären Nervenschädigung und zwar durch die Operation selbst oder eventuell durch die Myositis ossificans.

Ein 3. Patient wurde in der 3. Woche nach dem Unfall operiert, war aber verspätet in Behandlung gekommen und seine Fraktur war bis zur Operation stark verschoben geblieben. Bei ihm ist eher anzunehmen, daß die Nervenläsion bereits vor der Operation bestanden hatte. 3 weitere Patienten wurden konservativ behandelt und am 1. Tag nach dem Unfall mit gutem Ergebnis reponiert, 2 davon hatten allerdings primär schwere Frakturverschiebungen. Wahrscheinlich wurde bei diesen 3 Patienten ebenso eine primäre Nervenverletzung übersehen, da sich aus dem Verlauf kein Anhaltspunkt für eine sekundäre Nervenbeschädigung ergibt. Gleiches gilt für einen Fall mit sekundär festgestellter Ischiadikusläsion.

4. Remissionstendenz der neurologischen Ausfälle

Von den 15 nachuntersuchten Ischiadikusläsionen (Tabelle 2) zeigten 5 eine volle Remission. Unter den 3 konservativ behandelten Patienten befand sich einer, der primär keine Dislokation aufwies, wogegen die beiden anderen Remissionsfälle deutlich Verschiebungen hatten, nicht operiert wurden und dennoch überraschenderweise eine komplette Rückbildung ihrer neurologischen Ausfälle erfuhren. Die beiden operierten Patienten mit Vollremission hatten primär starke Dislokationen und waren mit gutem Ergebnis operiert worden.

Ein Verletzter zeigte eine Teilremission der Ischiadikusläsion auf eine Tibialisläsion, deren Persistenz sich durch eine zusätzliche Beckenfraktur erklären läßt. Von den 4 Teilremissionen auf Peronäusläsion ist der eine konservativ behandelte Fall nicht erklärbar (primär stark verschoben, erst am 2. Tag nach dem Unfall reponiert und die Reposition gelang nicht). Die 3 operierten Patienten mit Teilremission auf Peronäusläsion zeigten primär starke Dislokationen, wurden jedoch frühzeitig und mit gutem Repositionsergebnis operiert.

Von den 5 persistierenden Ischiadikusläsionen waren 3 konservativ am 1. Tag nach dem Unfall mit gutem Repositionsergebnis behandelt worden, 2 dieser Patienten hatten jedoch zusätzlich schwere Beckenfrakturen. Die beiden operierten Verletzten mit persistenten Ischiadikusläsionen zeigten primär starke Verschiebungen und waren in der 1. bzw. 2. Woche nach dem Unfall mit gutem Repositionsergebnis operiert worden. Eine Beschädigung des Nerven bei der Operation vom hinteren Zugang aus ist allerdings nicht auszuschließen. So fand LETOURNEL bei 170 operierten Fällen immerhin 10% iatrogene Ischiadikusläsionen.

Von den 16 nachuntersuchten Peronäusläsionen (Tabelle 2) zeigten 7 eine Remission: 6 mal bei konservativer Behandlung, wobei die Reposition stets am 1. Tag nach dem Unfall durchgeführt wurde und ein gutes Ergebnis brachte; einmal bei operativer Behandlung in der 2. Woche nach dem Unfall, wobei ein gutes Operationsergebnis erzielt wurde. Von den 8 Patienten mit persistierenden Peronäusläsionen waren 5 operiert worden, 3 jedoch verspätet und einer hatte eine begleitende schwere Beckenfraktur. Der 5. operative Fall und die 3 konservativ behandelten Fälle mit persistierender Peronäusläsion erfahren aus den gegebenen Kriterien keine Erklärung. Ein Patient zeigte bei der Nachuntersuchung eine Verschlechterung, es hatte sich aus der Peronäusläsion eine Ischiadikusläsion entwickelt. Bei diesem Verletzten wurde, da die primäre konservative Reposition ein schlechtes Ergebnis erbracht hatte, ein operativer Repositionsversuch unternommen, der allerdings auch nicht gelang. Der operative Zugang erfolgte von hinten und eine Beschädigung des Nerven bei der Operation ist anzunehmen.

Tabelle 2. Nachuntersuchung

Nachuntersuchungsergebnis	Primäre Nervenläsionen		Summe
	Ischiadikusläsion	Peronäusläsion	
Vollremission	5 kons. 3 op. 2	7 kons. 6 op. 1	12 kons. 9 op. 3
Teilremission auf Peronäusläsion auf Tibialisläsion	5 (4) kons. 1 op. 3 (1) kons. 1 x)	-	5 kons. 2 op. 3
Persistenz	5 kons. 3 xx) op. 2	8 kons. 3 op. 5 xxx)	13 kons. 6 op. 7
Progredienz auf Ischiadikusläsion	-	1 op. 1	1 kons. - op. 1
Gesamt	15 kons. 8	16 kons. 9 op. 7	31 kons. 17 op. 14

x) begleitende Beckenfraktur
xx) davon 2 mal begleitende Beckenfrakturen
xxx) davon einmal begleitende Beckenfraktur

Zusammenfassung

Nervenläsionen bei Hüftverrenkungs- und Hüftpfannenfrakturen werden primär häufig übersehen. Beschädigt waren in unserem Krankengut ausschließlich der N. ischiadikus und der N. peronäus. Begleitende primäre Nervenverletzungen fanden sich insbesondere bei hinteren Hüftverrenkungsbrüchen, die einen dorsalen Keil abgeschert hatten bzw. mit einem Pfannenbodenbruch kombiniert waren. Die Gefahr der Nervenläsion stieg bei unseren Verletzten eindeutig mit dem Ausmaß der Dislokation. Die Chance auf Remission der neurologischen Ausfälle erwies sich als umso geringer, je später die Reposition erfolgt war - egal, ob operativ oder konservativ vorgegangen wurde. Eine gewisse Gefährdung des N. ischiadikus bei der Operation ist allerdings gegeben.

H. Frisee und B. Zifko

Infektionen nach operierten Hüftverrenkungsbrüchen

Wir haben aus dem Zeitraum von 1966 - 1972 385 Hüftverrenkungsbrüche erfaßt. Davon kamen 315 frisch, 33 nicht frisch und 35 veraltet zur Behandlung. Operativ wurden 89 (= 23%), konservativ 296 (= 77%) versorgt.

Bei den frisch operierten Fällen waren 5% Infektionen, bei den veralteten sogar 12% festzustellen. Somit steht die Infektion zum Operationszeitpunkt in Abhängigkeit. Die Franzosen LETOURNEL und MERLE D' AUBIGNÉ haben eine Infektionsrate von 4% bzw. 7% bei ihren operierten Hüftverrenkungsbrüchen angegeben.

Es muß aber auch festgestellt werden, daß bei der konservativen Behandlung, bei der mit hohen Extensionsgewichten über viele Wochen die Rekonstruktion des Hüftgelenkes erzielt wird, trotz täglicher Überwachung Infektionen vorkommen (3%). Hierbei handelt es sich um entzündliche Veränderungen an der Nagel- oder Drahtextensionsstelle, die aber nie das Ausmaß wie bei Operierten haben.

Anhand von 2 Fällen zeige ich Ihnen nun, wie folgenschwer die Infektion bei einem operierten Hüftverrenkungsbruch sein kann:

Bei dem 1. Fall handelt es sich um einen 47-jährigen Isolierer mit einem zentralen Hüftverrenkungsbruch nach PKW-Unfall. Die Erstbehandlung erfolgte auswärts. Am Unfalltag wurde wegen Verdacht auf Blasenverletzung eine retrograde Pyelographie durchgeführt. Diese ergab Rechtsverdrängung durch Hämatom. Am nächsten Tag wegen Verdacht auf Ruptur der A. iliaca interna operatives Freilegen der Fraktur. Intraoperativ Herzstillstand, daher Abbrechen der Operation. Der Zustand des Patienten ermöglichte erst nach einer Woche den Beginn der Extensionsbehandlung. Nach 10 Wochen erstmals die septische Kopfnekrose nachweisbar. Man sieht die glasige Struktur des Oberschenkelkopfes, der Gelenkspalt ist nicht erkennbar. Im weiteren Verlauf wurde wegen der Infektion 3 mal eine Hüftarthrotomie durchgeführt, außerdem mußten 4 mal tiefe Abszesse gespalten werden.

3 Jahre später wurde der Patient hochseptisch fiebernd mit Blasenbeschwerden bei uns eingeliefert. Die durchgeführte retrograde Urographie zeigt die Rechtsverdrängung der Blase, als Ursache ein parvesikaler Abszeß. Der Abszeß wurde breit inzidiert und 1/2 Liter Eiter entleert. Insgesamt war die Hüfte über 10 Monate mit einem Brustbeckenbeingipsverband ruhiggestellt. Die stationäre Behandlung beträgt bisher über ein Jahr. Der Patient ist nicht arbeitsfähig.

Bei dem 2. Fall handelt es sich um einen 47-jährigen kfm. Angestellten mit Hüftverrenkungsbruch mit Ausbruch eines großen dorso-kranialen Keiles, der nach 11 Tagen auswärts verschraubt wurde. Nach 5 Wochen Fluktuation im Operationsbereich. Im Röntgenbild sieht man nach 12 Wochen die Destruktion des Kopfes, der Gelenkspalt ist kaum erkennbar. Die Fistelfüllung zeigt die Erweiterung und Verzweigung des Fistelganges sowie den Zusammenhang mit dem Osteosynthesematerial. Die Schrauben wurden entfernt und eine Spüldrainage angelegt. Eine Sepsis konnte verhindert werden. Aber der wochenlangen stationären Behandlung folgte die jahrelange ambulante Behandlung, da die Fistel immer wieder aufbricht. Das Röntgenbild 6 Jahre nach dem Unfall zeigt den Kopf des Oberschenkels völlig resorbiert, das Gelenk destruiert, die starke Beinverkürzung ist am Trochanterhochstand erkennbar. Der Patient hat ständig Schmerzen.

Zusammenfassung

Anhand der geschilderten Fälle und der Gegenüberstellung von Infektionsmöglichkeiten und deren Schweregrad zeigt sich, daß bei der konservativen Behandlung zwar auch manchmal Infektionen auftreten, die sich aber an der Extensionsnagelstelle lokalisieren und viel harmloser verlaufen, bei den operierten Hüftverrenkungsbrüchen hingegen Gelenksempyem, abdominelle Komplikationen, schwerste Beeinträchtigung des Allgemeinbefindens sowie jahrelange Nachbehandlung und sogar völlige Invalidität die Folge sein können. Dies zu bedenken ist notwendig beim Erwägen der Operationsindikation.

P. Poeplau, M. Mentzel und L. Schweiberer

Nachbehandlung von Hüftpfannenfrakturen

Die Azetabulumfraktur entsteht als indirekte Verletzung durch den Anprall des Oberschenkelkopfes, der dabei als Rammbock wirkt. Es muß deshalb neben der Verletzung der Hüftpfanne gleichzeitig zu einer Schädigung des Oberschenkelkopfes kommen. Jörg BÖHLER hat in experimentellen Untersuchungen an frischen Leichenpräparaten gezeigt, daß bei einer Druckbelastung des Oberschenkelkopfes von 700 - 1 400 kg zuerst Fissuren und Sprünge im Knorpelüberzug, dann Impressionen auftreten. Äußere Gewalteinwirkungen dieser Größenordnung können bei jedem mittleren und schweren Verkehrsunfall auftreten. Gleichzeitig konnte BÖHLER nachweisen, daß sich der eingebrochene Schenkelkopf bei Nachlassen des Druckes teilweise oder vollständig wieder aufrichtet, ein röntgenologischer Nachweis dieser Druckeinwirkung infolgedessen später nicht mehr zu sehen sein muß. Bei der Behandlung und Prognose des geschädigten Hüftgelenkes dürfen wir deshalb die Azetabulumfraktur nicht isoliert sehen, sondern müssen das gesamte Hüftgelenk, d. h. auch den immer mitverletzten Oberschenkelkopf im Auge haben, wenn wir die Spätschäden verhindern bzw. vermindern wollen. Das Ausmaß der Schenkelkopfschädigung können wir bei jeder operativen Reposition einer Hüftpfannenfraktur prüfen, wobei wir immer wieder schwerste Knorpelschäden, subchondrale Blutungen und weiche, mit dem Finger eindrückbare Bezirke finden, die der komprimitierten und frakturierten, subchondralen Spongiosa entsprechen. Posttraumatische Kopfnekrosen in diesen Fällen können mit Sicherheit nicht allein einer gestörten Durchblutung angelastet werden, sondern sind Folge der direkten primären Kopfschädigung. Nekrosen auf Grund einer Durchblutung treten vor allem nach verspäteter Reposition auf, wenn es zur Thrombosierung der noch erhaltenen, ernährenden Kapselgefäße kommt. Von den 18 in den Jahren 1970 - 1973 (nach den Richtlinien der AO) operativ versorgten Azetabulumfrakturen konnten wir 14 nachuntersuchen. Dabei fanden wir lediglich eine ausgeprägte Kopfnekrose, wobei in diesem Falle die Luxation über 3 Monate bestanden hat, ansonsten nur 2 partielle Nekrosen.

Die besten Voraussetzungen für einen regelrechten Wiederaufbau und eine Regeneration des geschädigten Knorpelgewebes sowie der subchondralen Spongiosa bietet die völlige Entlastung über einen längeren Zeitraum. Wir führen deshalb bei Hüftpfannenfrakturen auch nach operativer Reposition eine perkondyläre Extensionsbehandlung mit 1/10 des Körpergewichtes in leichter Abduktionsstellung für 4 - 6 Wochen durch, wobei nach Entfernung der Redon-Drainagen das betroffene Hüftgelenk täglich zweimal vorsichtig und nicht bis zur Schmerzgrenze durchbewegt wird, um die Funktionsergebnisse zu verbessern. Nach Abbruch der Extensionsbehandlung empfehlen wir bei krankengymnastischer Nachbehandlung völlige Entlastung der betroffenen Extremität für 12 - 16 Wochen je nach Schwere der Verletzung, hiernach zunehmende Teilbelastung bis 6 Monate nach der operativen Versorgung. Röntgenkontrollen sollen im Abstand von 3 Monaten über die folgenden 2 - 3 Jahre durchgeführt werden. Zeigen sich dabei Zeichen einer beginnenden Kopfnekrose, ist erneute vollständige Entlastung angezeigt.

Bei konservativer Behandlung der Hüftpfannenfrakturen muß bei Pfannenrandbrüchen mit Luxationstendenz für 12 Wochen extendiert werden, danach erfolgt zunehmende Teilbelastung bis 6 Monate nach dem Unfallereignis. Die konservative Behandlung der Pfannengrundfrakturen erfolgt durch perkondylären Dauerzug mit zusätzlichem Seitzug über eine Schraube, die im Trochantermassiv liegt, nach Vorschlag von VEIHELMANN und WELLER, und Gegenzug an der Hüfte. Die seitliche Extension wird für 6 Wochen belassen, die Längsextension für 12 Wochen, um für die Regeneration des Kopfes Zeit zu gewinnen. Bewegungsübungen in der Extension beginnen ab der 6. Woche. Auch bei konservativer Behandlung zunehmende Teilbelastung bis 6 Monate nach dem Unfallereignis.

Abschließend möchte ich Ihnen anhand eines Beispieles das Ausmaß der möglichen Schenkelkopfschädigung und das Ergebnis einer nach den vorgenannten Richtlinien durchgeführten Behandlung demonstrieren:

58-jähriger, polytraumatisierter Patient mit Trümmerfraktur des dorsalen Pfeilers nach Verkehrsunfall. Wegen Begleitverletzungen konnte die operative Versorgung erst nach 6 Tagen durchgeführt werden, bis dahin Extensionsbehandlung. Intraoperativ fanden sich schwerste Knorpelschäden des Femurkopfes mit großflächigen Impressionen. Nach operativer Rekonstruktion der Gelenkfacette und Fixation durch eine AO-Platte postoperative Extension für 3 Wochen, danach völlige Entlastung des Beines für 12 Wochen. Bei einer nach 2 1/2 Jahren durchgeführten Kontrolluntersuchung zeigt sich der Femurkopf nur ganz geringfügig abgeflacht, ansonsten vollständig regeneriert ohne einen Anhalt für Nekrose. Die Gelenkfunktion ist ausreichend gut trotz der sichtbaren arthrotischen Veränderungen. Der Patient kann 1 Std. lang beschwerdefrei laufen. Arbeitsunfähigkeit besteht lediglich auf Grund der bei dem Unfall erlittenen Begleitverletzungen (Abb. 1 und 2).

Wenn wir bei 14 nachuntersuchten, operativ versorgten Azetabulumfrakturen nur eine vollständige und zwei partielle Kopfnekrosen gesehen haben, so ist dieses Ergebnis vergleichsweise mit anderen Statistiken als gut zu bezeichnen. Wir führen die relativ guten Ergebnisse auf die konsequente Entlastung des Oberschenkelkopfes zurück.

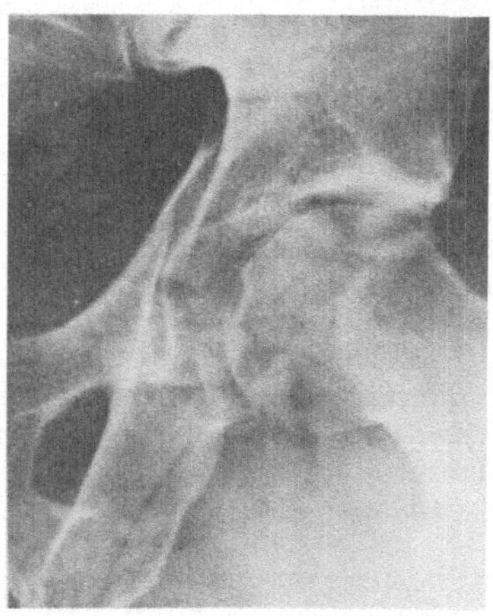

Abb. 1

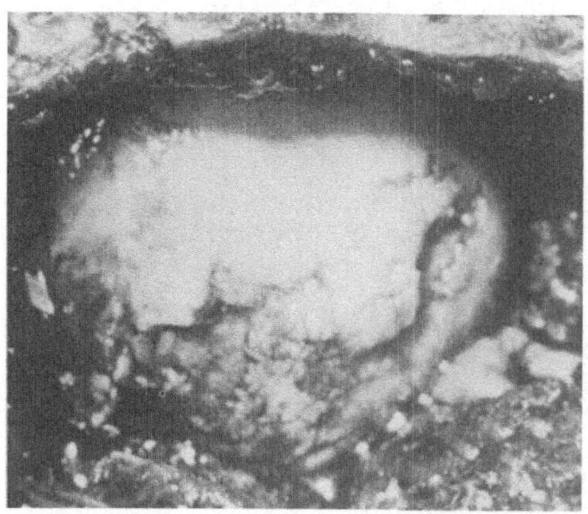

Abb. 2

B. Zifko und H. Frisee

Behandlungsergebnisse verspätet zur Behandlung gekommener Hüftverrenkungsbrüche

Unter dem Begriff verspätete HVBR faßten wir jene zusammen, die erst am 3. Tag nach dem Unfall oder später zur Behandlung kamen, wobei wir in Übereinstimmung mit der Literatur ab der 7. Woche die zeitliche Zäsurlinie zu den veralteten HVBR fanden - dies auch deshalb, weil nach diesem Zeitpunkt die anatomische Einrichtung eines HVBR sich als nicht mehr zielführend erwies.

58 HVBR sind verspätet zur Behandlung gekommen. Dabei handelte es sich um 40 Männer und 18 Frauen zwischen dem 19. und 87 Lebensjahr. Bezogen auf den Zeitpunkt der Einlieferung nach dem Unfall kamen 30 zwischen dem 3. und 20. Tag, 15 zwischen der 3. und 7. Woche, 13 nach der 7. Woche zur Behandlung.

Von diesen wurden 21 operativ und 37 nach der konservativen Technik versorgt. Die durchgeführten Operationen verteilten sich auf 17 HVBR zwischen dem 4. und 50. Tag und auf 4 Hüftarthrodesen nach der 7. Woche.

Als Ausnahmefall einer noch am 50. Tag gelungenen Einrichtung, möge der von TROJAN veröffentlichte Fall gelten.

Demonstration: 40-jähriger Landwirt, auswärts übersehener HVBR der am 47. Tag zur Behandlung kam. Die bei uns angefertigte Drehaufnahme läßt die Schwere der Verletzung erkennen. Nach 3-tägiger Behandlung im Streckverband operative Einrichtung des HVBR. 7 Jahre später ergibt die Nachuntersuchung ein befriedigendes klinisches und röntgenologisches Ergebnis.

28-jähriger Mann, der am 35. Tag nach dem Unfall zur Behandlung kam. Am 39. Tag operative Versorgung des HVBR und Entfernung der Interposition. 5 Jahre später deutliche Arthrosezeichen und Veränderungen am Hüftkopf. Klinisch schlechtes Ergebnis.

20-jährige Studentin, am 15. Tag operative Versorgung. 2 Jahre später klinisch gutes Ergebnis.

Die 56 jährige Frau kam 13 Tage nach dem Unfall mit einem ZHVBR rechts. Die Behandlung erfolgte konservativ im Streckverband. Links wurde beim Einrichtungsversuch im Ausland der Hüftkopf abgedreht: auswärts endoprothetische Rekonstruktion des Hüftgelenkes. 7 Jahre später gutes klinisches und röntgenologisches Ergebnis.

Die röntgenologische und klinische Auswertung der 58 verspätet zur Behandlung gekommenen HVBR zeigte bei eingehender Stellungnahme zu den verschiedenen Fragen der Gelenksrekonstruktion, Arthrose, Myositis, der Kopfnekrose, Kontraktur und Beweglichkeit, zu Gangart und zu Schmerzen in nur der Hälfte der Fälle ein gutes Ergebnis. 5 mal war eine Hüftversteifungsoperation erforderlich gewesen.

Bei einem 41-jährigen Mann mit HVBR und hinterem kranialem Keil, der 10 Wochen nach dem Unfall kam, bildete sich eine stabile

Sekundärpfanne aus. Trotz Beinverkürzung und Bewegungsbehinderung lehnte er eine Behandlung ab.

6 mal war eine Peronäuslähmung nachweisbar. Die restlichen Fälle zeigten zahlenmäßig ziemlich gleichmäßig verteilt, mittlere bis schwere Grade der bekannten Spätschäden.

Abschließend wäre in Zusammenhang mit den doch relativ häufig nachweisbaren schlechten Ergebnissen verspätet zur Behandlung gebrachter HVBR auf die Notwendigkeit einer rechtzeitigen Diagnostik und einer frühzeitigen anatomischen Einrichtung als eine der Voraussetzungen für ein gutes späteres klinisches Resultat hinzuweisen.

H. W. Buchholz

Indikationen der Totalendoprothese bei Hüftverrenkungsbrüchen und Frakturluxationen

Hüftgelenksluxationen sowie zentrale Frakturluxationen werden bei der Erstversorgung im allgemeinen konservativ behandelt, wobei bei den Frakturluxationen eine zeitlich ausreichende Extension zur Anwendung kommt.

Hüftverrenkungsbrüche sollten, soweit es sich nicht lediglich um Pfannenrandabbrüche handelt, immer dann operativ behandelt werden, wenn es zu großen dorsalen oder kranialen Fragmenten der Azetabulum gekommen ist, die eine operative Versorgung auch im Hinblick auf notwendig werdende spätere Behandlungen erforderlich machen.

Schon nach Luxationen kommt es in einem Teil der Fälle zu Sekundärarthrosen infolge Knorpelschädigung durch das Unfallereignis. In einem Fall beobachteten wir sogar das Auseinanderplatzen des Schenkelkopfes durch eine Luxation. Hier wurde es wegen der Intensität der Belastungsbeschwerden erforderlich, 4 Monate nach der Operation eine totale Endoprothese einzusetzen.

Spätergebnisse nach Frakturluxationen und Hüftverrenkungsbrüchen machen in der überwiegenden Anzahl der Fälle eine zweite Operation erforderlich, da mehr oder weniger ausgeprägte Zerstörungen des Hüftgelenkes eintreten. Nach BRAV kommt es nach Frakturluxationen bei mehr als 50% der Fälle zu einer Arthrosis deformans. Bei Verrenkungsbrüchen muß man mit etwa 27% Kopfnekrosen rechnen und mit 38% Arthrosis deformans.

Derartige Spätergebnisse mit Schenkelkopfnekrosen und Teilzerstörungen des Azetabulum oder auch mit in das Azetabulum fest eingekeiltem Schenkelkopf sollte man nicht mit einer Arthrodese zu behandeln versuchen, da die Ergebnisse bei den veränderten anatomischen Verhältnissen im Hüftgelenksbereich schlecht sind.

Beispiel: Dr. B. M., ml., 69 Jahre: 1942 Flugzeugabsturz, schwerer Hüftverrenkungsbruch links, konservativ behandelt. 1956 Voß'sche Hängehüfte links, 1958 Arthrodeseversuch; 1960 Metallentfernung, unstabile Arthrodese; 1964 nochmals Voß'sche Hängehüfte links, Verkürzung des Beines um 5 cm. Februar 1969 Einsetzen einer totalen Hüftgelenksendoprothese links. Ausgleich der Beinverkürzung. Seitdem weitgehend beschwerdefrei (6, 6, 6, 5).

Bei in das Azetabulum eingekeiltem Schenkelkopf gelingt es erstaunlich oft, die Kunststoffpfanne am Pfannendach und im dorsalen Pfannenbereich so gut zu stabilisieren, daß weitere Hilfsmaßnahmen zur Befestigung nicht erforderlich sind.

Beispiel: E. A., wbl., 43 Jahre: Januar 1960 Frakturluxation rechts bei Autounfall. Drahtextension für 6 Wochen. 1961 Arthrodeseversuch rechts Hüftgelenk mit Beckenbeingips für 6 Monate. Erhebliche Gehbehinderung. Juni 1972 totale Hüftgelenksendoprothese rechts. Zustand August 1973: Gangleistung bis zu 2 Std. Längere Wege mit Stock. Keine Schmerzen (5, 6, 5, 5).

B. H., wbl., 33 Jahre: Juni 1967 Frakturluxation rechts mit Einkeilung des Schenkelkopfes durch Autounfall. Konservative Behandlung. Juli 1969 Einsetzen einer totalen Hüftgelenksendoprothese rechts. Zustand April 1974: In der Zwischenzeit geheiratet. Keine Schmerzen. Längere Wege mit Stock. 2 Kinder durch Kaiserschnitt. Gangleistung mehr als 2 Stunden (5, 6, 6, 6).

Rekonstruktionen im ventralen Bereich des Azetabulum sind bei Hüftverrenkungsbrüchen nicht erforderlich, da hier keine Belastung erfolgt. In derartigen Fällen kann man die bei der Erstversorgung verwendeten Schrauben entfernen und eine Pfanne stabil ohne Hilfsmaßnahmen einzementieren.

Problematischer wird die Versorgung einer derartigen Luxationsfraktur, wenn es auch zum Ausbruch eines größeren kranialen Fragmentes gekommen ist. Verabsäumt man es in diesen Fällen, für ausreichende Stabilität im kranialen Pfannenanteil zu sorgen, kommt es zu einem Ausbrechen der eingesetzten Kunststoffpfanne, da die ventral verankerten Schrauben die Pfanne nicht halten können.

Beispiel: K. H., ml., 40 Jahre: 1968 Hüftverrenkungsbruch links durch Autounfall. Verschraubung des Pfannendaches. 1969 totale Hüftgelenksendoprothese links. Keine Belastungsfähigkeit. August 1970 Wechsel der totalen Endoprothese. Zustand Mai 1974: Keine Schmerzen. Stockhilfe bei Wanderungen (5, 6, 5, 6).

Man sollte stets versuchen, die Kunststoffpfanne nach Möglichkeit in Höhe des Azetabulum einzuzementieren, insbesondere wenn ein großes dorsales und kraniales Fragment ausgebrochen ist. Der Versuch, die Kunststoffpfanne allein in dem restlichen schmalen kranialen und ventralen Bereich zu fixieren, muß scheitern, da die normale Belastungszone fehlt und der Belastungsdruck des Hüftkopfes beim Gehen die Pfanne nach kranial und dorsal wegdrückt.

Durch Rekonstruktion des kranialen und dorsalen Pfannenbereiches durch 4 Schrauben gelingt es stets, ein stabiles Lager wiederherzustellen. Man muß allerdings sehr darauf achten, daß allenfalls die beiden dorsal gelegenen Schrauben auch die innere Korticalis durchdringen und bis in den Obturator internus gelangen. Ventral des Überganges zum kleinen Becken dürfen die Schrauben unter keinen Umständen perforieren, da es hier zu Gefäßverletzungen kommen kann.

Beispiel: H. A., ml., 54 Jahre: Februar 1974 Autounfall. Hüftverrenkungsbruch mit Abbruch des dorsalen Pfannenteiles rechts. 4 Tage später Reposition und Beckenbeingips für 7 Wochen. Juni 1974 totale Hüftgelenksendoprothese rechts. 5 Tage später Luxation. Anschließend Wechsel der Totalendoprothese. Keine Belastungsfähigkeit. August 1974 zweiter Wechsel der Totalendoprothese mit Rekonstruktion der Pfanne. Entlastung nach 3 Wochen mit belastungsfähigem Hüftgelenk. Ganghilfe 2 Stöcke.

Größere zentrale Defekte im Azetabulum kann man gut mit 2 zurechtgebogenen kräftigen Kirschnerdrähten überbrücken, die im Pfannendach verankert werden und an der Grenze zu den beiden Schambeinästen.

Besteht ein größerer kranialer Pfannendachdefekt bei intaktem Pfannenboden, darf man sich nicht damit begnügen, den großen Hohlraum mit Zement auszufüllen, da es dann infolge der auftretenden Hebelwirkung zum Ausbrechen der Pfanne kommen kann. In solchen Fällen hat es sich als zweckmäßig erwiesen, vom lateralen Rand des Beckenkammes her 2 kräftige Kirschnerdrähte so einzubohren, daß sie schräg durch den großen Defekt laufen und im Pfannengrund verankert werden können. Nach dieser Vorbereitung läßt sich die Pfanne im normalen Azetabulumbereich einzementieren bei gesicherter Stabilität.

Ist der kraniale Defekt groß und breitet er sich auch nach dorsal aus, so kann bei geeigneten Verhältnissen des Pfannengrundes mit einer fächerförmigen Anordnung von kräftigen Krischnerdrähten eine zuverlässige Stabilisierung der Pfanne erreicht werden.

Beispiel: M. K., ml., 58 Jahre: Dezember 1955 Autounfall. Hüftverrenkungsbruch rechts, Oberschenkelbruch links; Extensionsbehandlung. 1957 und 1958 jeweils Umstellungsosteotomie wegen Hüftgelenksbeschwerden. 1970 totale Hüftgelenksendoprothese rechts und 11. Oktober 1973 Pfannenwechsel wegen Lockerung. Zustand Juli 1974: Stockhilfe für rechtes Hüftgelenk erforderlich, geringe Belastungsbeschwerden. Gangleistung etwa 1 Std. (4, 5, 3, 5).

Ein abgebrochenes großes Fragment des Pfannendaches kann auch bei der Zweitoperation nach Anfrischung mit mehreren Schrauben stabil befestigt werden. Ein dorsal verbleibender Defekt, der wegen zu schmaler Knochenlamelle die Verwendung von weiteren Schrauben nicht erlaubt, ist vom fixierten Pfannendach her mit einem starken Kirschnerdraht zu überbrücken, der eventuell noch einen Querdraht stützt.

Beispiel: Dr. T. S., ml., 47 Jahre: August 1971 Autounfall in der Türkei. Hüftgelenksverrenkungsbruch links, Tibiakopfbruch links. Keine Behandlung. 1972 hintere Pfannenrandplastik mit Verschraubung. Postoperatives Tragen einer Thomasschiene. August 1973 Einsetzen einer totalen Hüftgelenksendoprothese links. Zustand August 1974: Keine Schmerzen mehr. Gang ohne Stock. Gangbild mehr als 1 1/2 Std (6, 6, 4, 5).

Am schwierigsten wird die Versorgung eines Hüftverrenkungsbruches, wenn die abgebrochenen kranialen und dorsalen Fragmente nicht mehr vorhanden sind, sei es, daß sie entfernt wurden oder soweit verschoben und ineinandergestaucht worden sind, daß sie nicht mehr verwendet werden können. Der noch vorhandene ventrale Anteil des Azetabulum kann die Pfanne nicht halten. Kranial können Schrauben nicht verankert werden, da die Wandstärke des Beckens zu gering geworden ist und die Gefahr einer Gefäßverletzung besteht, und dorsal findet man ebenfalls keinen Halt für die Schrauben, da auch hier die verbleibende Wandstärke zu gering ist. In derartigen Fällen muß man den Defekt mit einer AO-Platte überbrücken, die mit einer kurzen Schraube im ventralen Teil des Azetabulum verankert wird und kaudal im unteren Schambeinast. Zur Neubildung des Pfannendaches sind dann noch mehrere Kirschnerdrähte zu verwenden, die jeweils nach den gegebenen Verhältnissen eingebohrt werden müssen.

Beispiel: D. W., ml., 43 Jahre: 1958 Autounfall. Hüftgelenksverrenkungsbruch links. Keine Versorgung, da gleichzeitig Oberarmfraktur mit Osteomyelitis. Januar 1971 Einsetzen einer totalen Hüftgelenksendoprothese links. April 1971 Pfannenwechsel wegen Lockerung. Juli 1971 zweiter Pfannenwechsel wegen Lockerung. Dezember 1973 Austausch der Totalendoprothese wegen Ausbruch der Pfanne. Zustand August 1974: Belastungsfähiges Hüftgelenk links.

Wir überblicken ingesamt 92 Hüftverrenkungsbrüche und zentrale Frakturluxationen, bei denen wir seit 1969 eine totale Endoprothese eingesetzt haben. Sowohl die Frühergebnisse bis zu 2 Jahren als auch die Ergebnisse nach dieser Zeit sind gut. Bei den Frakturluxationen war die Durchschnittsziffer nach der Bewertungstabelle von MERLE D' AUBIGNÉ Postel 2,97 vor dem Einsetzen der Totalendoprothese, während in den ersten beiden Jahren nach der Operation die Durchschnittsziffer auf 5,16 anstieg und nach dieser Zeit 5,13 betrug (Abb. 1).

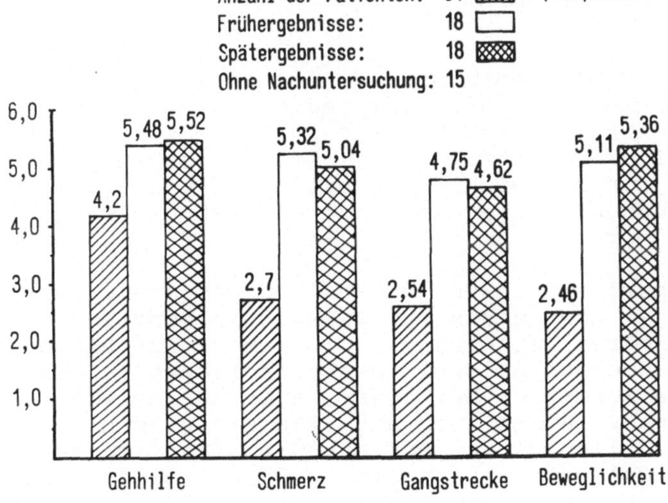

Abb. 1. Zentrale Frakturluxation

Bei den Hüftgelenksverrenkungen lagen diese Werte vor der Operation bei 2,83 und in den ersten beiden Jahren nach der Operation bei 5,43 und danach bei 5,25 (Abb. 2).

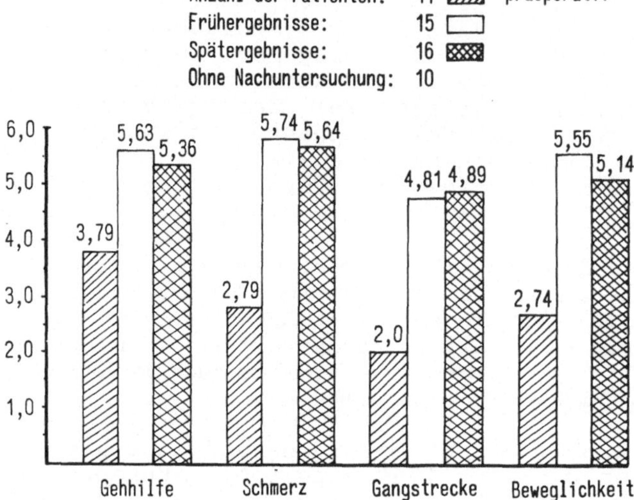

Abb. 2. Hüftverrenkungsbrüche

G. Rupp

Totalprothesen nach Hüftverrenkungsbrüchen

Es kommt bei Hüftverrenkungsbrüchen manchesmal zu so weitgreifenden Zerstörungen des Gelenkes, daß eine befriedigende Funktion nach Abheilung der Knochenbrüche nicht erreicht werden kann. Häufig handelt es sich dabei um Verletzte, die multiple, schwere Verletzungen aufweisen, die durch gleichzeitig erlittene Schädel-Hirn-Traumen bewußtlos sind, und bei denen die Hüftverletzung als solche nicht sofort erkannt wird.

Ich habe 9 derartig gelagerte Fälle zur Behandlung bekommen. Der Zeitpunkt der Übernahme der Behandlung lag zwischen 9 Monaten und 4 Jahren nach der primären Verletzung. Bei allen 9 Patienten bestand eine völlige Gebrauchsunfähigkeit des betroffenen Beines, bedingt durch sehr starke Schmerzen bei jeder, auch nur der kleinsten Bewegung. Darüberhinaus fanden sich auch Schmerzen im Liegen, und die Nachtruhe war bei allen diesen Patienten empfindlich gestört. Das Alter dieser Verletzten lag zwischen 57 und 68 Jahren. Bei diesen 9 Fällen waren 6 Frauen und 5 Männer.

Die Operationen liegen jetzt zwischen 1em und 5 Jahren zurück. Alle Operierten sind nach der Operation in einem guten Allgemeinzustand und benützen das verletzte Bein vielfach ohne jede Stützhilfe.

Als Unfallursachen die zu dieser Verletzung geführt haben sind anzuführen:

1. 7 mal Autounfälle (wobei 7 mal der Beifahrer, bzw. die Beifahrerin betroffen waren). Am Rande sei vermerkt, daß alle diese mit dem Auto Verunfallten nicht mit Gurten gesichert waren.
2. Einer verletzte sich bei einem Sturz von einem Gerüst, wobei er mehrere Meter tief abstürzte.
3. Und der 9. kam mit einem Pferd zu Sturz, wobei das Pferd noch zusätzlich den Reiter unter sich begrub und dadurch die Wucht bei der Verletzung wesentlich gesteigert wurde.

Die Ergebnisse nach den Operationen lassen sich aufgliedern in 3 Gruppen:

1. 3 Fälle sind mit sehr gut zu bezeichnen, das heißt sie gehen frei, ohne optisch merkbare Gangbehinderung. Das operierte Gelenk ist praktisch frei beweglich und als Beschwerden werden zeitweise leichtere ziehende Schmerzen in der Muskulatur angegeben, die nicht als sehr störend empfunden werden und vorwiegend bei Wetterwechsel auftreten.
2. Als gut sind 4 Fälle zu bezeichnen, bei denen nur eine leichte Bewegungsbehinderung im Hüftgelenk vorliegt und eine nur gering merkbare Gangstörung.
3. 2 Fälle sind als befriedigend zu bezeichnen, bei ihnen beträgt die Bewegungseinschränkung im Hüftgelenk 1/3 des normalen Umfangbereiches und obwohl sie alle frei gehen, merkt man doch ein leichteres Hinken beim Gehen.

Die Dauer der Gangleistung in der 1. Gruppe unterscheidet sich nicht von der eines Unverletzten. In der Gruppe 2 mit den guten guten Ergebnissen werden mehrstündige Gangleistungen von den Betroffenen angegeben. In der Gruppe 3 werden ununterbrochene Gangleistungen von 1/2 - 2 Std angegeben.

Und nun noch einige Fälle im Röntgenbild demonstriert:

1. Eine 57jährige Frau, die nach einem Autounfall diesen Verrenkungsbruch im rechten Hüftgelenk aufgewiesen hat, es existierte als erstes Bild nur eine Aufnahme. Das nächste Dia zeigt den Zustand nach 6 Monaten. Der Gelenkspalt ist deutlich verschmälert, das ausgebrochene Pfannenstück nicht reponiert. Das Seitenbild läßt bereits eine deutliche Substanzverminderung des Kopfes erkennen. Auf der Röntgenaufnahme 2 1/2 Jahre nach der Operation ist eine leichte periartikuläre Verkalkung zu sehen, ansonsten ist dieser Fall in Gruppe 3 mit befriedigendem Ergebnis einzuordnen. Es lagen hier auch noch Nebenverletzungen im Sinne einer Nervenstörung des Ischiadikus vor, die sich nach der Operation nur zum Teil zurückgebildet haben.
2. Das Röntgenbild einer Frau, 59 Jahre alt, nach einem Aufounfall. Zustand 1 1/2 Jahre nach der Verletzung. Das Ergebnis ist hier sehr gut, die Frau geht ohne Beschwerden frei. Die Hüfte ist frei beweglich.

3. Der 3. Fall zeigt ebenfalls die Folgen nach einem Autounfall, ein Jahr nach der Verletzung. Auch hier bestanden Störungen von Seiten des Ischiadikus, welche aber nach der Operation gänzlich geschwunden sind. Die Operation liegt jetzt mehr als 2 Jahre zurück, das Ergebnis zählt zu den guten.

4. Als letztes eine 60-jährige Frau, die 4 Jahre vorher bei einem Autounfall verletzt wurde. Das Bild zeigt die rechte Hüfte verrenkt, und an der linken Seite fehlt scheinbar der Kopf und der Schaft ist nach zentral zu verschoben, die Pfanne erscheint auf diesem Bild nicht verletzt. Im Seitenbild - auf dem nicht rein seitlich eingestellten Bild - kann man aber am Pfannenboden bereits einen Einbruch erkennen, in diesem Bereich liegen auch Knochenmassen. Diese Frau wurde vorerst extendiert, um das Bein wieder längenmäßig dem anderen Bein anzugleichen. Die im nächsten Dia ersichtlichen Röntgenbilder lassen jetzt auch schon eher einen Defekt im Bereich der Pfanne erkennen. Am nächsten Bild ist die Impression im Pfannenboden deutlich ersichtlich. Bei der Operation fand sich nun ein beträchtlicher Teil des Kopfes im Pfannenboden steckend, fest verklebt. Er mußte erst ausgefräst werden. Die Operation liegt jetzt 4 Jahre zurück, das Ergebnis zählt zu den befriedigenden.

Ich habe mir mit den Ausführungen erlaubt, eine kurze Übersicht über 9 Fälle zu bringen, bei denen nach einem Hüftgelenksverrenkungsbruch eine Totalarthoplastik durchgeführt wurde.

G. Erlacher

Die Arthrodese der Hüfte nach zentralen Hüftverrenkungsbrüchen

Die schweren zentralen Hüftverrenkungsbrüche lassen sich, wie wir ausführlich gehört haben, sehr oft weder durch konservative, noch durch operative Maßnahmen befriedigend rekonstruieren, so daß in vielen Fällen eine posttraumatische Arthrose mit starken Schmerzen und Bewegungseinschränkung sowie Beinfehlstellungen entsteht. Dies kann einen Sekundäreingriff erforderlich machen, um die Motilität des Verletzten zu verbessern. Wie meine Vorredner BUCHHOLZ und RUPP erläutert haben, wird heute meist die Indikation zur Totalarthroplastik gestellt, da ein schmerzfreies bewegliches Gelenk wesentliche Vorteile gegenüber einer steifen Hüfte aufweist.

Trotzdem soll die Arthrodese als mögliche Alternative nicht vollkommen abgelehnt werden. Gerade in letzter Zeit, bedingt durch die manchmal etwas zu weite Indikationsstellung zur Totalarthroplastik, mehren sich die warnenden Stimmen. Es geht um die Frage der Materialermüdung, die Problematik des Knochenzementes und der Spätinfektion, worauf ich hier nicht näher eingehen möchte. Gerade bei jungen Verletzen, um die es sich bei zentralen Hüftverrenkungen meist handelt, soll man daher auch die Arthrodese in Betracht ziehen, zumal wenn ein festes Standbein notwendig ist.

Außerdem bietet die Arthrodese noch die Möglichkeit einer Rückzugsoperation nach gescheiterter Totalendoprothese. Jeder von uns kennt ja den jämmerlichen Zustand der Patienten, denen das Implantat, aus welchen Gründen auch immer, entfernt werden mußte. Zudem ist die Zahl dieser Fälle relativ stark im Zunehmen begriffen.

Von den verschiedenen Varianten der Hüftarthrodese hat sich uns die Marknagelarthrodese nach ALTCHECK bewährt. Sie weist zwar einige technische Schwierigkeiten auf, erlaubt aber andererseits eine fast sofortige Belastung des Beines und ist weniger traumatisierend im Vergleich zur Kreuzplattenorthrodese oder ähnlichen Verfahren. Das Prinzip der Marknagelarthrodese beruht auf einer Resektion des Oberschenkelkopfes und der Hüftpfanne, Einfalzung des Schenkelhalses am Pfannendach und Nagelung von der Spina iliaca posterior superior durch die Beckenschaufel, das Pfannendach und den Trochanter major in den Oberschenkelschaft. Die entstehende Beinverkürzung von c. 2 cm wird durch die Abduktionsstellung von ca. 10° weitgehend ausgeglichen.

Die Hauptschwierigkeiten sind folgende:

1. Exakte Einstellung der Abduktion und Beugung durch Einfalzen des Schenkelhalsrestes und Vorbiegen des Marknagels,
2. wegen der geringen Dicke der Beckenschaufel die Gefahr diese zu sprengen (Maximaldicke des Nagels 12 mm),
3. Gefahr des Nagelbruches,
4. der Nagel kann manchmal gleiten, sowohl nach innen als auch nach außen. Dem kann man durch Verankerung des proximalen Nagelendes mit eigener Platte oder Doppeldrahtnaht begegnen.

Insgesamt wurden 15 Hüftarthrodesen nach zentralen Hüftverrenkungen durchgeführt, jedoch immer als Sekundäroperation wegen schwerer Arthrose. Die Zahl ist zu klein, um einen signifikanten Zusammenhang mit der Art der Primärverletzung bzw. Primärversorgung herauszufinden. Auch läßt sich kein optimaler Operationszeitpunkt angeben, da wir uns von dem Grundsatz leiten lassen, daß eine Arthrodese dann indiziert ist, wenn der Verletzte selbst darum bittet.

Abschließend möchte ich nochmals feststellen, daß die Hüftarthrodese eine Möglichkeit in der Behandlung der Spätfolgen zentraler Hüftverrenkungsbrüche darstellt und als Rückzugsoperation nach fehlgeschlagener Arthroplastik in Frage kommen kann.

H. Rettig

Ein Beitrag zur Behandlung von Spätfolgen nach Luxationsfrakturen der Hüfte

Die Zunahme schwerer Hüftgelenksverletzungen vor allem als Folge von Verkehrsunfällen zwingt uns in steigendem Maße mit der Therapie frischer aber leider auch veralteter Verletzungen auseinanderzusetzen.

Die primäre Verletzung mit oft geringen Überlebensaussichten erlaubt vielfach nur, die Hüftgelenksverletzung notfallmäßig zu versorgen und die Rekonstruktion einer späteren Korrektur zu überlassen. Mancher Verrenkungsbruch wird aber primär auch fehlgedeutet und in seinen Folgen nicht erkannt.

In einer Zeit, die so erfolgreich Gelenkwiederherstellungen ermöglicht, scheinen Probleme der Versorgung von Spätfolgen von Hüftgelenksverletzungen gelöst zu sein. Nicht eindringlich genug kann aber vor einer derartigen Vereinfachung der Behandlung traumatischer Hüftspätveränderungen gewarnt werden.

Folgende Spätfolgen nach Luxationsfrakturen werden beobachtet: 1. Ischiadikusverletzungen, 2. Hüftkopfnekrosen und 3. Inkongruenzen des Hüftgelenkes mit posttraumatischer Arthrose.

Die Ischiadikusverletzung als primäre Folge durch Kompression oder Überdehnung bzw. sekundär durch Kallusdruck hat nur in den ersten 12 - 18 Monaten Aussichten einer Regeneration durch Naht oder Neurolyse. Verbleibende Fibularisausfälle können durch die Ersatzoperation noch leistungsgebessert werden. Die Mitbeteiligung des N. tibialis verschlechtert jedoch die Prognose wegen trophischer Störung und führt nicht selten zur Amputation.

Hüftkopfnekrose und Spätarthrose haben beide für die Hüftgelenksfunktion fast die gleiche Konsequenz - Schmerzen, Teil- oder Totalversteifung und erhebliche Beinfehlstellungen mit scheinbarer oder echter Beinverkürzung.

Da das Hüft-Unfallkrankengut sich zu einem hohen Prozentsatz aus jugendlichen Patienten zusammensetzt und die einseitige Verletzung überwiegt, sollte die Indikation zur Hüftarthroplastik mit all ihren Schwierigkeiten und Risiken kritisch abgewogen werden.

Die Arthrodese ist in der von der AO angegebenen Technik mit Cobra-Platte oder geschränkter D. C. P.-Platte in Verbindung mit einer intertrochanteren Osteotomie selbst bei der Hüftkopfnekrose erfolgreich durchführbar. Ihre Indikation ist dem jugendlichen einseitig verletzten Patienten mit einer bereits weitgehenden Gelenkversteifung vorbehalten.

Besitzt das verletzte Gelenk noch die Hälfte des primären Bewegungsausmaßes und liegt eine ausreichende Tragezone im Bereiche der Hüftpfanne vor, so ist durch intertrochantere Osteotomie meist im Varussinne nicht nur die Chance der Schmerzfreiheit, sondern sogar noch einer sich steigernden Gelenkbeweglichkeit gegeben. Die Elastizität jugendlicher Gelenke mit einer großen Anpassungsfähigkeit an die veränderte Gelenkform bringt noch erstaunliche Funktionssteigerungen mit sich.

In doppelseitigen und ausgewählten Fällen ist selbstverständlich die Totalendoprothesenplastik angezeigt. Nicht unterschätzt werden darf bei diesem Eingriff die Schwierigkeit der Pfannenverankerung bei erheblichen Zertrümmerungen.

In der Zwischenzeit übersehen wir mehr als 70 Patienten mit Hüftverletzungen aller Stadien und Grade. Das Krankengut zeigt, daß in der Therapie der Spätfolgen wie schon bei der Frühversorgung ein auf den Einzelfall abgestimmtes Vorgehen zu wählen ist.

Podiumdiskussion: Hüftgelenksverrenkungsbrüche (Leiter: J. Böhler)

H.G. Ender, J. Ender, H. Jahna, K.H. Jungbluth und E. Trojan

J. BÖHLER:

Ich begrüße Sie zu unserem Rundtischgespräch und stelle Ihnen zunächst die einzelnen Teilnehmer vor. Wir wollen über die Hüftpfannenbrüche diskutieren. Als erstes möchte ich das Thema der sekundären Veränderungen des Schenkelkopfes anschneiden: Handelt es sich dabei um eine Kopfnekrose oder sind es Frakturen? Muß man diese Spongiosafrakturen entlasten, muß man auch nach einer operativen Behandlung entlasten? Dazu einige Dias: Das erste zeigt eine schwere Fraktur des Kopfes, die auch operativ nicht wieder hergestellt werden kann. Dieses Dia von Herrn RUSSE zeigt Spongiosafrakturen, der Kopf läßt sich mit den Fingern eindrücken. Diese Frakturen brauchen zur knöchernen Heilung entsprechende Zeit, eine Extension von 3 - 4 Wochen ist dazu nicht ausreichend. Dia: Das Röntgenbild einer hinteren Hüftluxation mit großem dorsokranialen Keil. Nach der Reposition sieht man am Kopf keine Veränderungen, schon 2 Monate später ist ein schwerer Einbruch kranial am Kopf zu sehen; es handelt sich also sicher nicht um eine Durchblutungsstörung, sondern um eine Fraktur, die sekundär zusammengebrochen ist. - Dieses Dia zeigt, daß solche Spongiosafrakturen des Kopfes auch knöchern heilen können. Die Fraktur ist schon auf der primären Aufnahme zu erkennen, Behandlung 3 Monate lang im Streckverband, 5 Jahre später ist die Fraktur fest knöchern geheilt, es ist nicht zu einem Kopfzusammenbruch gekommen. Ich bitte jetzt die Herrn am Podium wie Ihre Stellungnahme dazu ist. Die Extension für 3 Monate ist ein großer Eingriff vor allem dann, wenn vorher die Luxationsfraktur operiert und ein anatomisch gutes Ergebnis erzielt wurde. Eine Alternativmöglichkeit ist nach meiner Meinung, daß gleichzeitig mit der Operation eine Voß'sche Entlastung durchgeführt wurd. Man kann dann nur für relativ kurze Zeit extendieren, da die Voß'sche Entlastung einen ausreichenden Schutz für den Kopf gibt.

E. TROJAN:

Wir haben in den 5Oiger Jahren noch mit LORENZ BÖHLER die Hüften nachuntersucht. Bei über 100 Fällen haben wir gesehen, daß die Brüche der hinteren Pfannenwand, die damals nie operiert wurden, nie Kopfnekrosen bekommen haben. Dagegen haben die Brüche mit dorso-kranialen Keilen, also die Brüche des Pfannendaches, fast alle sogenannte Konpfnekrosen bekommen. Das heißt, sie hatten Kopffrakturen.

Wenn man also eine hintere Pfannenwand reponiert und operiert, dann würde ich eine länger dauernde Extension nicht für notwendig halten. Wenn man aber einen dorso-kranialen Keil oder die schweren Querbrüche der Pfanne operiert, bei denen die Knorpelschäden und die Frakturen sichtbar sind, dann ist sicher eine so lange dauernde Extension gerechtfertigt.

J. BÖHLER:

Es dreht sich ja um die dorsalen Keile und um die zentralen Hüften Typ Böhler I. Bei den anderen ist ja der Kopf nicht gefährdet. Ich glaube von unserer Seite ist ziemliche Einstimmigkeit, hören wir die anderen Herren.

K. JUNGBLUTH:

Wir geben nach der Reposition bzw. nach operativer Rekonstruktion eine Extensionsbehandlung, allerdings sind die Meinungen innerhalb der Kliniken und unseres Freundeskreises unterschiedlich.

Wir selbst extendieren nicht, aber wir entlasten außerordentlich lange. Sicher über 16 Wochen hinweg und wenn es geht noch länger, führen aber eine sofortige Übungsbehandlung ohne Extension durch. Das setzt allerdings voraus, daß eine stabile Osteosynthese erzielt werden konnte.

J. BÖHLER:

Ich habe hier noch 2 Dias und zwar über Kopfkalottenbrüche, für diese gilt das gleiche. Bei diesem Kopfkalottenbruch wurde auswärts das Fragment entfernt, er ist dann sekundär zu uns gekommen. Wir haben ihn 1 Jahr entlasten lassen und 4 Jahre später bestand keine Arthrose, kein Einbruch und freie Beweglichkeit. Als Gegenstück dazu eine 50-jährige Frau, die nach einem Tag reponiert wurde. Das Fragment hat sich gut angelegt; nach 5 Wochen wurde bereits Belastung erlaubt und es ist dann ein halbes Jahr später zu einem schwersten Kopfeinbruch gekommen. Ich glaube, auch Kopfkalotteneinbrüche müssen lange entlastet werden.

Möchte noch jemand zur Entlastung der Kopfeinbrüche Stellung nehmen?

Anfrage aus dem Auditorium:

Ich frage mich, ob diese übermäßig lange Entlastung, vorausgeseztt, daß es nicht zu solch einer Impressionsfraktur des Kopfes gekommen ist, günstig ist. Schon die etwa 3 - 4 Monate Entlastung bedeuten im Grunde genommen eine Belastung für das Bein, selbst wenn ich den Patienten aufstehen lasse. Sie alle kennen doch die Untersuchungen von HIRSCH aus Schweden, der durch Kompressionsmessungen nachgewiesen hat, daß wenn sie ein Bein gestreckt anheben, sie dieselben Druckverhältnisse haben, wie wenn der Patient auf dem Bein steht. Ich frage mich in der Tat, ob das viel Sinn hat, daß wir so lange ruhigstellen. Ich bin der Meinung, daß man kurzfristig entlasten sollte - nach einer operativen Behandlung - oder auch nach einer Hüftgelenksluxation, aber ob man dann so lange entlasten sollte, das bezweifle ich.

H. JAHNA:

Ich glaube, da sind zwei Dinge durcheinander gekommen. Sie sprachen von der Entlastung, nicht aber durch die Extension. Ich glaube aber, daß die Entlastung durch eine langandauernde Extension erforderlich ist. Und dabei kann er das Bein nicht gestreckt heben.

J. BÖHLER:

Es ist bekannt, daß die Belastung durch das Beinheben genau dieselbe ist, wie wenn er voll draufsteigen würde. Also Bettruhe allein bedeutet nicht entlasten.

Aus dem Auditorium:

Aber wenn ich zum Beispiel eine so lange Zeit eine Extension am Bein mache, dann bewegt der Patient relativ wenig in diesem Hüftgelenk. Es ist ja bekannt, daß die Wiedergewinnung einer normalen Funktonsfähigkeit des Gelenkes von einer gewissen Beweglichkeit des Gelenkes abhängig ist. Und wenn ich keine Impressionsfraktur habe, dann wäre es eigentlich notwendig, daß ich unter verminderter Belastung frühzeitig bewege.

J. BÖHLER:

Extension ist nicht gleichbedeutend mit Immobilisation. Der Extendierte bewegt das Gelenk voll, wenn er entsprechend betreut wird.

J. ENDER:

Warnen muß man allerdings vor einer Überextension, vor einer Distraktion. Dann gibt es zusätzliche vaskuläre Schäden. Bei den Impressionen durch Druck muß man solange entlasten, bis der Knochen geheilt ist. Wir wissen allerdings nicht, wie lange das notwendig ist, aber aus gewisser Erfahrung kann man sagen: 6 Wochen sind sicher zu wenig, bei uns sind diese Fälle eingebrochen. Nach 12 Wochen ist eher zu erwarten, daß die Frakturen geheilt sind.

H. RETTIG:

Ich möchte dazu noch etwas beitragen, und zwar an die Arbeit des ehemaligen Mitarbeiters EICHLER erinnern, der über die Inaktivitätsosteoporose gearbeitet hat und der nachweisen konnte, daß die Immobilisation - auch die Extension im Zug ist eine gewisse Immobilisation - trotz der sorgfältigen Betreuung, die da sein mag, ohne Zweifel zu Störungen des Knochens, ohne Zweifel auch zu Störungen des Knorpels führt. Ich habe mir bei Ihren Fällen die Frage vorgelegt, ob nicht zum Beispiel der intraartikuläre Druck durch die Blutung in die Gelenkkapsel, die ja nur einen begrenzten Raum hat, mitverantwortlich ist, daß der eine Fall zu einer Nekrose geführt hat und beim anderen ist die Blutung vielleicht nicht so groß gewesen, ist ein entsprechendes Gefäß nicht zerrissen gewesen, daher ist die Nekrose vermieden worden. Ich fürchte, dieses Argument anführen zu müssen.

J. BÖHLER:

Eine Hüfte kann nicht luxieren, ohne daß die Kapsel zerrissen ist, also ein Abfluß gegeben ist. Aber, um Ihnen recht zu geben, LORENZ BÖHLER war immer der Meinung, daß die reinen Hüftluxationen sofort belastet und nicht entlastet werden sollen, wie es die Amerikaner tun, weil er glaubte, daß durch die Inaktivitätsatrophie zum Zusammenbruch kommt. Das würde Ihre Meinung bekräftigen. Das Thema scheint solchen Anklang zu finden, daß wir zum Hauptthema gar nicht kommen.

H. CONTZEN:

Nur ein kurzer Hinweis, in meiner Klinik ist die Anwendung der Bewegungsschiene obligatorisch, die ich in München beim Kongreß demonstriert habe, wobei unter dauerndem Längszug die eigentliche Beweglichkeit in allen Gelenken der betreffenden Bewegungseinheit gewährleistet ist. Wir sind sehr damit zufrieden und haben den Eindruck, daß wir zumindestens funktionell etliches damit gewonnen haben.

J. BÖHLER:

Ich kann nur sagen, wir auch.

H. RETTIG:

Ich glaube, es läßt sich vorher nicht immer abschätzen, wie weit die Kopfschädigung lokaler Art war, also rillenförmig oder nur eine Absprengung, oder inwieweit der Kopf durch Kompression geschädigt wurde. Ich glaube, es ist ausschlaggebend für das Schicksal dieser Köpfe, ganz gleich um welche Verletzungstype es sich handelt.

J. BÖHLER:

Herr KAZAR, ich hätte gerne gehört, ob Sie glauben, daß man eine Durchblutungsstörung, also eine Gefäßruptur von einer Spongiosafraktur durch die Venographie unterscheiden kann.

G. KAZAR:

Ja. Bei zwei meiner Bilder war, subchondral eine Kontrastmittelansammlung zu sehen. In diesem Fall muß man annehmen, daß dort ein Kopfeinbruch war und daß er sich ausgeglichen hat, wie es Ihre Experimente auch zeigten.

J. BÖHLER:

Glauben Sie, daß man die Injektion in den frakturierten Bereich, also in den tragenden Anteil des Kopfes machen muß, oder genügt es, wenn man zentral in den Kopf spritzt.

G. KAZAR:

Es genügt, zentral in den Kopf zu spritzen und es kommt dorthin das Kontrastmittel.

J. BÖHLER:

Sie glauben, daß mit der Venographie eine Entscheidung getroffen werden kann?

G. KAZAR:

Wir haben noch zu wenig Fälle, um endgültig so etwas sagen zu können, aber diese 2 Fälle weisen jedenfalls darauf hin, daß dies möglich ist. Und andererseits meine ich, daß, wie im ersten Fall des Kopfabbruches zu sehen war, binnen 8 Wochen der abgebrochene Knochen auch anheilte und auch einen Kreislauf übernahm, wo keine Belastung war.

Also nicht die Belastungsfläche, sondern medial war dieser abgebrochene Knochen - und deshalb konnte er - weil keine Kompression vorhanden war, ohne Kopfeinbruch anheilen.

J. BÖHLER:

Ja, dieses Stück bricht nicht zusammen, aber bei diesen Fällen bricht, wie in meinem letzten Dia gezeigt, die tragende Fläche des Kopfes ein. Vielleicht kann da eine Venographie helfen.

G. KAZAR:

Und dort wäre eine Voss-Operation sinnvoll.

J. BÖHLER:

Ja.

F. MAY:

Wir sprechen hier also generell von Entlastung. Ich glaube ganz sicher, es spielt hier eine Rolle, welches Segment oder wenn Sie Quadrant sagen wollen, beteiligt ist.

Wenn ich Ihre Bilder, die Sie eben zeigten, Herr BÖHLER, richtig übersetzt habe, so war im Falle des ersten Bildes mehr der untere mediane Quadrant beteiligt. Im zweiten Fall war es der obere äußere Quadrant, der ja hauptsächlich der Hauptbelastungszone unterliegt. Zugegeben, bei der konservativen Versorgung ist es häufig sehr schwierig zu beurteilen, wie ausgedehnt die Schädigung ist. Bei der operativen hat man, glaube ich, mehr die Möglichkeit, hier zu diffenenzieren.

J. BÖHLER:

Beide Fälle waren PIPKIN 1, also ein medialer unterer Quadrant gebrochen.

Wenn wir noch zu den zentralen Hüften kommen wollen, glaube ich, müssen wir mit den Kopfeinbrüchen aufhören.

H. EBERLE:

Ich möchte das nur unterstützen, was vorher über die Venographie gesagt wurde. Wir haben ja am Österreichischen Chirurgenkongreß in Wien vor etwa 8 Jahren bereits darüber referiert. Auch wir haben diese Lakunen nach Injektionen in das Zentrum des Femurkopfes feststellen können, und zwar im tragenden Teil des Kopfes. Und im übrigen hat Herr BLUMENSAAT eine sehr schöne anatomische Untersuchung gemacht, indem er bei vielen Hüftluxationen diese kleinen Einrisse und subchondralen Kompressionsfrakturen feststellen konnte. Deshalb entscheiden wir folgendermaßen: Wenn wir bei Luxationen, auch bei gewöhnlichen, nicht mit Frakturen komplizierten Luxationen eine positive Venographie haben, d. h. also, diese Lakunenfeststellung haben, dann entlasten wir über 3 Monate. Wenn wir diese nicht feststellen können, dann können wir die Infraktionen ausschließen, dann darf der Patient früh belasten.

J. BÖHLER:

Ich glaube wir hören mit diesem Thema auf und kommen zu den zentralen Hüften. Es hat sich eine gewisse Diskrepanz in der Indikationsstellung gezeigt. Mir ist vor allem aufgefallen, daß aus dem Kollektiv der deutschen AO das Durchschnittsalter sehr gering war. Wir sind leider in Wien nicht so glücklich. Offensichtlich ist in Wien die Bevölkerung ebenso wie in Berlin viel mehr überaltert. Das Gros unserer zentralen Hüftluxationen sind alte Frauen, die als Fußgänger auf der Straße umgestoßen und bei denen allein schon das Alter ein sehr schwerwiegender Faktor bei der Indikationsstellung ist. Wir haben vor, zu versuchen, zu einer Indikationsstellung zu kommen, indem wir an Hand des Heftes von H. G. ENDER, das Sie alle bekommen haben, die einzelnen Formen der Hüftpfannenbrüche durchzugehen und dann jeweils zu entscheiden, und die Meinung des Podiums und Auditoriums einholen, ob konservativ oder operativ behandelt werden soll. Wenn ich versuche, das Ganze etwas gedrängt zu machen, so werden Sie das mit Rücksicht auf die Zeit entschuldigen. Wenn Sie die Seite 5 aufschlagen: Die hinteren Randabbrüche. Ich glaube es ist kein Zweifel, daß man diese konservativ behandeln kann, da kein tragender Teil betroffen ist. Bei größerem Rand kommt die Operation in Frage. Wer will dazu Stellung nehmen vom Podium? - Einhelligkeit - auch im Auditorium?

Seite 6: Bruch der hinteren Pfannenwand. Da ist, glaube ich, eindeutig die Operationsindikation gegeben. Man kann sie konservativ behandeln, aber ich glaube, das ist eine eindeutige Indikation zur operativen Behandlung. Konservativ kann man sie nur dann behandeln, wenn sie sich ideal anlegen, und das ist nur in einem geringen Prozentsatz der Fall.

J. ENDER:

Ja, ich glaube im allgemeinen soll man diese operieren. LORENZ BÖHLER hat seinerzeit auch schon größere Keile angeschraubt.

J. BÖHLER:

Er hat später alle großen Keile angeschraubt. Das Gelenk ist immer unstabil in der Stellung, in der es luxiert ist. Man muß also in verschiedener Beugestellung prüfen. Die Frage ist, in welcher Beugestellung Instabilität zu tolerieren ist; ob es in 90° oder 100°.

K. H. JUNGBLUTH:

Der Eingriff ist relativ leicht und ermöglicht die Frühmobilisation und ich glaube, das ist das Entscheidende daran.

J. BÖHLER:

Seite 7, Interposition: Hier wird, glaube ich, niemand konservativ behandeln wollen?

Seite 8: Eingeschlagener Pfannenrandanteil. ENDER hat ein Bild gezeigt, wie einen Meniskuskorbhenkelriß.

Diese Interposition ist röntgenologisch nicht zu sehen, sondern nur die Diastase im Gelenk; also eine unbedingte Operationsindikation.

Seite 9: Pfannenbruch und Verrenkung des Oberschenkelkopfes nach dorsal-kranial, Abscheren eines großen dorso-kranialen Keiles. Operation und Entlastung bei diesen Fällen entweder mit Extension oder mit einer Voß'schen Operation. Wir wollen das nicht noch einmal diskutieren. Wir haben darüber schon vorher debattiert. Zur Diagnosestellung dient die Venographie.

Seite 10: Pfannenbruch und Verrenkung des Oberschenkelkopfes nach dorso-lateral, mit der gleichzeitigen Mitnahme eines kaudalen Pfannenrandes. Ich glaube, hier soll man unbedingt operativ vorgehen. In der Extension heilen vor allem diese unteren kleinen Fragmente nicht an und es kommt zur sekundären Reluxation. Stimmen aus dem Hintergrund: Einverstanden.

J. RIESS:

Man wird unterscheiden müssen, ob man Jugendliche operiert oder alte Menschen. Einen Menschen mit 60 oder 65 Jahren, dem ich eine Totalendoprothese geben kann, kann ich konservativ mit 5 Wochen Extension behandeln und anschließend gebe ich ihm eine Totalendoprothese. Einen jungen Menschen werde ich operieren müssen. Ich weiß nicht, ober der Standpunkt richtig ist.

J. BÖHLER:

Die Möglichkeit der Totalendoprothese hat man, wenn die Fragmente nicht sehr stark verschoben sind, so daß die Verankerung keine Schwierigkeiten macht. Aber ich glaube doch, daß die Prognose der Fälle mit hinteren Pfannenbrüchen so gut ist, daß eine primäre Operation auch beim 60 und 65-jährigen gegeben ist.

Seite 11: Das ist eine ähnliche Verletzung, und zwar Verrenkung des Oberschenkelkopfes nach dorsal, Abriß eines großen Anteils der Pfanne hinten mit mehreren Fragmenten.

J. ENDER:

Diese sind unbedingt zu operieren, vor allem muß man versuchen, den gebrochenen Ring wieder herzustellen, was technisch oft sehr schwierig ist und wie einen Faßreifen soll man eine angebogene TCP-Platte anbringen.

J. BÖHLER:

Ich glaube man muß beachten, daß man die Fragmente nicht zu sehr denudiert, sonst kommt es zur Nekrose.

Aus dem Auditorium:

Ich glaube hier, wenn ich das Bild recht verstehe, sollte man von einem kombinierten Zugang vorgehen und zwar hinteren und vorderen Pfeiler versorgen, denn der vordere Pfeiler weist auch ein ausgesprengtes Fragment auf und er ist relativ leicht zu versorgen und der vordere Zugang ist gar nicht so aufwendig und so belastend, wie es zunächst scheinen mag.

J. BÖHLER:

Ich glaube, das ist eine Fehlinterpretation des Bildes. Die Luxation ist nach hinten. Wir werden den Autor selbst befragen.

H. G. ENDER:

An sich ist es hinten hinaus. Es sind dies nur Kapselausrisse, teilweise mit knöchernem Anteil.

J. BÖHLER:

Die statisch wesentlichen Elemente liegen hinten und müssen reponiert werden.

Seite 12: Hinterer Vertikalbruch, Bruch eines hinteren Pfeileranteiles. Daher sind auch die Lähmungen sehr häufig und Plexusausrisse. Behandlung?

H. JAHNA:

Ich glaube, bei diesen kann man einen konservativen Repositionsversuch machen. Und wenn wir noch Zeit haben, ich habe hier einen, der wunderschön geworden ist, aber nur dann, wenn sich die Fragmente gut anlegen. Wenn das nicht gelingt, dann ist hier sicherlich die Operation angezeigt. Es sind wirklich große Keile, die man gut miteinander verschrauben kann.

J. BÖHLER:

Für diese gilt das gleiche wie auf der nächsten Seite 13, daß sie nach der Extension und Reposition in der AP-Aufnahme oft sehr gut aussehen und auf der Schrägaufnahme sieht man dann die Stufe, die man auf der AP-Aufnahme nicht sieht. Also auch unbedingt die Schrägaufnahme da zu machen. Dann wird die Operationsindikation wesentlich häufiger werden, als wenn man nur eine AP-Aufnahme hat.

J. ENDER:

Diese Brüche heilen manchmal, wenn man nicht lange genug mit einer Extension ruhigstellt mit einer Pseudarthrose oder es kommt zu sekundären Subluxationen.

H. RETTIG:

Ich habe die Frage: Ist die Stufe wirklich so wesentlich nachher, also wenn es auf der AP-Aufnahme gut ausschaut, denn der tragende Teil des Gelenkes, der ja die Druckaufnahmezone hat, der im Kopf als Gegenlage dient, ist erhalten.

Ich würde doch glauben, ich habe Ihnen Bilder gezeigt von einer Reihe veralteter Fälle, die durchaus eine gute Funktion haben.

J. ENDER:

Das mag schon sein. Ich habe aber einen Fall in Erinnerung, der nach 12 Wochen Extension eine Pseudarthrose hatte, auf der Drehaufnahme gut sichtbar, es kam zur Subluxation und zur Arthrose. Und darum, weil der Eingriff nicht schwierig und nicht infektionsgefährdet ist, ist es sicher besser, diese großen Pfeilerfrakturen mit einer Platte zu versorgen.

J. BÖHLER:

Wenn ich mich recht erinnere, Herr RETTIG, was Sie gezeigt haben war, wozu wir später kommen werden und was wir als BÖHLER 2 bezeichnen, mit Kippung der Pfanne, wobei die ganze Pfanne en bloc hinein verschoben ist. Diese Fälle werden gut, die muß man nicht operieren. Aber diese, die subluxieren nach hinten.

H. RETTIG:

Nicht nur. Sie haben vorhin die Frage gestellt, weshalb bei uns das Krankengut jünger ist, als bei Ihnen. Ich kann Ihnen diese Frage von meinem Krankenhaus aus gut beantworten. Unsere Patienten sind zum großen Teil Bundeswehrsoldaten, Leute die - wir bezeichnen dies als Montagsverletzte - bis zum Wecken Ausgang haben und die noch schnell zur Kaserne zurückkommen. Das sind schwere Verkehrsunfälle, die meistens verspätet zur Versorgung kommen. Ich habe eine ganze Reihe solcher Fälle zur Betreuung bekommen und muß sagen, es sind alle Stadien und Grade da. Es ist erstaunlich, wie gut die Funktion dieser Gelenke trotz ihrer Primärschäden ist.

J. BÖHLER:

Also für•Seite 12 und Seite 13 im allgemeinen die Operation. Will noch jemand dazu Stellung nehmen?

Seite 14: Querbruch der Pfanne, Verwerfung beider Pfeiler mit Beteiligung der Ala.

J. ENDER:

Ich möchte dazu noch sagen, daß gerade die ersten 30° der Ausscherung des hinteren Pfeilers im AP-Bild nur wenige Millimeter Abweichung in der Kontur ergeben. Wenn man von oben in den Beckenring hineinschaut, sind es bereits bis zu 1 cm und ebenso ist es hier. Also wenn der hintere Pfeiler nicht exakt reponiert ist, ist die echte Dislokation weit größer, als man im AP-Bild sieht. Das ist eine Winkelfunktion.

J. BÖHLER:

Also auch für diese die operative Behandlung. Das nächste wäre Seite 15, die tiefen und mittleren Querbrüche der Pfanne. Die Frage ist: Konservative oder operative Behandlung.

J. ENDER:

Eher konservativ, wenn es gelingt, in entsprechender Extension und mit entsprechendem Seitenzug zu reponieren.

J. BÖHLER:

Das heißt also, wenn die anatomische Reposition gelingt, Weiterbehandlung konservativ, sonst operativ.

H. JAHNA:

Ich würde da etwas konservativer sein.

Ich glaube, daß der tiefe Pfeilerbruch nicht so subluxationsgefährdet ist, wie der hohe. Da ist es, glaube ich, nicht so von Bedeutung, daß der Teil, der hineinverschoben ist, trotz der Verschiebung nicht belastet ist und daher klinisch bedeutungslos sein kann. Ich glaube, eine wirkliche Operationsindikation ist gegeben, wo es zu primären und sekundären Subluxationen des Kopfes bei konservativer Behandlung kommt. Und das ist bei der hohen Querfraktur und den Brüchen der vorderen und hinteren Pfeiler der Fall.

J. BÖHLER:

Seite 14 wird sicher, wenn nicht exakt reponiert wird, sekundär subluxieren, während Seite 15, also der tiefe Querbruch durch die Pfanne weniger zur Subluxation neigt.

J. ENDER:

Auf Seite 15 unten am 1. Bild links sieht man vom tiefen Querbruch fast nichts. Auf der Drehaufnahme sieht man eine beträchtliche Verschiebung des sogenannten hinteren Pfeilers. Allerdings haben wir eine ganze Reihe solcher Fälle, die nur konservativ behandelt, ausgezeichnet geworden sind.

J. BÖHLER:

Auf jeden Fall muß ich feststellen, wie dankbar wir Herrn ENDER für dieses Heft sein müssen, da wir wissen, von was wir sprechen, sonst würde die Diskussion ein Tohuwabohu sein.

K. H. JUNGBLUTH:

Hier findet die Altersdiskrepanz, glaube ich, eine gewisse Erklärung. Wir gehen so vor, daß wir bis zum biologischen Alter von 50 - 60 Jahren versuchen, derartige Frakturen zu rekonstruieren. In höherem Alter behandeln wir konservativ und vertrauen dann später auf endoprothetische Versorgung.

Der hohe Querbruch ohne Impression, Seite 16. Wer möchte dazu Stellung nehmen, Herr TROJAN?

H. TROJAN:

Diese sind meistens zu operieren. Aber wenn, soll man sie frühzeitig zur Operation schicken und nicht erst nach 3 Wochen. Das ist dann sehr schwierig und man kann sie kaum mehr reponieren. Bezüglich des Zuganges glaube ich, bewährt sich der laterale nach LEXER, den Herr RUSSE gezeigt hat, sehr gut. Man braucht da nur eine Incision und man kommt sehr gut zum vorderen und hinteren Pfeiler.

H. JAHNA:

Ja, ich glaube auch, daß das aus unserer Untersuchung eindeutig hervorgegangen ist, daß gerade bei dieser Gruppe wir mit der konservativen Therapie zu weit gegangen sind. Diese Brüche darf man wirklich nur dann konservativ behandeln, wenn sie sich ganz exakt einstellen. Wenn das nicht der Fall ist, dann soll man eine Osteosynthese machen, wobei natürlich auch das Alter eine Rolle spielt. Wenn eine Frau über 60 oder noch älter ist, werden wir ihr eine primäre Osteosynthese nicht zumuten. Ich glaube, da kann ich ruhig warten, und da wird für sie der Eingriff einer Spätendoprothese immer noch der geringere Eingriff sein.

J. BÖHLER:

Wobei ich aber glaube, daß man sie trotzdem extendieren soll, um eine möglichst gute Reposition zu bekommen. Wir haben größte Schwierigkeiten beim Einsetzen der Endoprothese mit Pseudarthrosen, die bei diesen Frakturen entstehen, wenn sie nicht behandelt werden.

Unsere Stellungnahme ist also, daß operiert gehören, bzw. bei den älteren sekundär eine Totalendoprothese eingesetzt werden soll. Vielleicht hat die AO eine mehr konservative Meinung?

K. H. JUNGBLUTH:

Das eigentlich nicht. Ich möchte überhaupt betonen, daß wir allen operativen Versorgungen eine exakte Reposition vorausgehen lassen, und zwar eine akute Reposition und eine Extensionsbehandlung, denn ich habe betont, daß die meisten Versorgungen sich nicht nach 6 - 8 Std durchführen lassen, und sollte sich dann wirklich erweisen, daß die Schrägbilder eine ideale Stellung aufweisen, dann kann man sich immer noch überlegen, ob man operativ oder konservativ vorgehen soll. Wahrscheinlich behält man dann die konservative Therapie bei.

J. BÖHLER:

Was wir in dieser Podiumsdiskussion herausbekommen möchten, ist, ob man eine Differenzierung bei den einzelnen Typen erreichen kann, daß man von vornherein sagen kann, das ist etwas, was man operieren muß, während andere auch konservativ behandelt werden können oder konservativ voraussichtlich besser werden, wie wir dann etwas später sehen werden.

Seite 17 haben wir schon besprochen - die hohe Querfraktur mit der medialen Impression.

J. ENDER:

Die Schwierigkeit der Operation ist sehr groß. Für die Operation müssen entsprechende personelle und lokale Voraussetzungen gegeben sein. Nicht in jeder Unfallstation soll man diese Brüche operativ angehen.

J. BÖHLER:

Da ist, glaube ich, gar kein Zweifel, daß die Operation aller dieser zentralen Hüftluxationen ein technisch äußerst schwieriger Eingriff und ein sehr belastender Eingriff ist. Es ist sicherlich der kleinere und einfachere Eingriff, sekundär eine Totalendoprothese zu machen.

Ich nehme an, es herrscht Einigkeit.

H. TSCHERNE:

Ich glaube, das sollte man ganz klar aussprechen. Ich weiß nicht, in welchem Vortrag es gewesen ist, in Zusammenhang mit den Polytraumatisierten. Ich muß also ganz klar feststellen, daß diese Operationen, wenn wir von den einfachen hinteren Pfannenbrüchen absehen, schwierige Eingriffe sind, die lange brauchen und wobei die Patienten viel Blut verlieren. Ich habe mich sehr gewundert, daß man Polytraumatisierte so früh operieren kann. Ich möchte warnen davor, und wir haben unsere Ergebnisse der primären Osteosynthese mit Polytraumatisierten ganz schonungslos dargelegt: Die Ergebnisse sind sehr schlecht. Zum zweiten möchte ich sagen, daß wir natürlich immer wieder Patienten bekommen werden, erst in der 3. und 4. Woche und noch später, und daß die Operation dann noch schwieriger wird. Dann möchte ich noch auf eine Hilfe hinweisen, und zwar auf die Repositionszange von Herrn JUNGBLUTH, die er gezeigt hat. Das ist ein ganz ausgezeichnetes Instrument. Man ist ja schon in der 3. Woche gezwungen, den Kallus aus dem Frakturspalt auszuräumen und damit gelingt es sehr gut, die Fraktur zu dislozieren und genau zu säubern, um eine anatomische Reposition zu ermöglichen.

J. BÖHLER:

Danke, Herr TSCHERNE. Ihre Bemerkung war sehr wichtig. Wir müssen uns absolut im klaren darüber sein, daß dies wiederherstellende Eingriffe sind und zur Wiederherstellung der Funktion soll man nicht das Leben gefährden. Das glaube ich kann man nicht oft genug und mit genügendem Nachdruck wiederholen. Diese Eingriffe sind so schwierig, daß sie nur in ganz spezialisierten Häusern gemacht werden sollen. Sie gehören nicht auf die kleinere Unfallabteilung auf dem Land und sicher nicht auf die chirurgische Abteilung ins Bezirkskrankenhaus.

J. REHN:

Noch einmal zu den Polytraumatisierten.

Ich habe die gleiche Erfahrung, nicht versorgen, bevor nicht alle vitalen Funktionen wiederhergestellt sind. Aber im späteren Stadium zumindestens die konservative Behandlung versuchen und nicht den Oberschenkel marknageln und die Unterarme verplatten und nach 6 Wochen bekommt man dann die Luxationsfrakturen des Hüftgelenkes unversorgt mit allen Schwierigkeiten der sekundären Versorgung und da kann ich Herrn TSCHERNE nicht beipflichten. Nach 3 - 6 Wochen ist die Zahl der Kopfnekrosen und Arthrosen sehr hoch.

Es ist nicht oft der Fall, daß ein Zeitraum von dieser Länge bei bestehenbleibender Luxation belanglos ist. Eine Frage an die Herren des Podiums: Sie legen die alten Laute mit den Luxationsfrakturen in Extension. Ein Behandlungsverfahren, was wir sonst grundsätzlich ablehnen und warum bei anderen die operative Indikation?

J. BÖHLER:

Die Operation ist eine größere Belastung als die Extensionsbehandlung, im Gegensatz zu den intertrochanteren Frakturen, zu den Schenkelhalsbrüchen und den subtrochanteren Frakturen, wo die Operation ein relativ kleiner Eingriff ist und wesentlich besser vertragen wird als die Extensionsbehandlung. Das ist der Grund. Zu der Fragestellung - die Sie vorher angeschnitten haben - die Nekrose- und Arthrosegefahr abhängig von der Zeit, - möchte Herr ENDER aus seiner Statkistik etwas bringen. Sie ist aber wesentlich höher als bei der Frühoperation.

H. TSCHERNE:

Ich glaube, hier handelt es sich um ein Mißverständnis. Selbstverständlich muß primär eine exakte konservative Behandlung eingeleitet werden. Und ich operiere sekundär bei einem jungen Polytraumatisierten nicht um die Luxation zu beheben, sondern um das Azetabulum zu rekonstruieren.

J. BÖHLER:

Sicher, wir werden auch nach 6 Wochen, wenn er kommt, noch operativ reponieren. Natürlich aber mit einer schlechteren Erfolgschance. Vielleicht möchte Herr TROJAN zum Zeitpunkt der Operation beim Polytraumatisierten Stellung nehmen.

E. TROJAN:

Ja. Herr VECSEI hat in seinem Vortrag über 53 Fälle berichtet, davon sind nur 5 frühzeitig rekonstruiert worden. Die Hüfte ist frühzeitig reponiert worden, innerhalb der ersten Wochen und 4 später, das heißt, es sind von 53 nur 9, das sind 17%, rekonstruiert worden.

Ich glaube, Herr VECSEI hat auch ganz klar zum Ausdruck gebracht, daß die Behandlung der vitalen Verletzungen im Vordergrund steht. Auf der anderen Seite muß ich aber folgendes sagen. Ich habe vor einigen Jahren in einer Woche zufällig 2 Hüftverrenkungsbrüche zur Behandlung bekommen - beide ziemlich mit der gleichen Situation - unstabiler Thorax, respiratorische Insuffizienz. Der eine hatte einen Hüftverrenkungsbruch, mit einer Interposition eines Kopfbruchstückes und war deshalb irreponibel. Sofortige Respiratorbeatmung, die Blutungswerte waren nach 2 Tagen ausgeglichen, Schock vollkommen ausgeglichen. Ich sehe nicht ein, wenn diese Situation so beherrscht ist, warum ich denn nicht in einer 1 1/2 stündigen Operation die Hüftpfanne rekonstruieren soll. Das ist auch tadellos gelungen. Der 2. Fall, der in derselben Woche gekommen ist, wieder unstabiler Thorax, respiratorische Insuffizienz, Respiratorbeatmung, Stabilisierung des Kreislaufes innerhalb von 2 Tagen, Ausgleich der Blutgaswerte, Normalisierung der Zustände. Ich sehe nicht ein, warum ich in diesem speziellen Fall, der eine Ausnahme ist, nicht die Hüfte rekonstruieren soll, weil dieser eine Ischiadikuslähmung hatte. Das ist keine Regel, sondern eine Ausnahme. Die Zahlen von Herrn VECSEI zeigen, daß die Versorgung der Hüftpfanne in diesen Situationen, also ausnahmsweise, geschieht. Frühversorgung von 5 Fällen bei 53. Das ist weniger als 10%.

J. BÖHLER:

Sicher ist das Beheben einer Interposition ein relativ kleiner Eingriff, aber um einen großen Trümmerbruch zu stabilisieren, muß man sich den Verletzten sehr genau anschauen.

V. VECSEI:

Darf ich noch etwas zu den Polytraumatisierten sagen, weil das Problem wieder angeschnitten wird? Ja natürlich, zumal Sie eine Bemerkung gleich nach meinem Vortrag gemacht haben, darf ich Ihnen erwidern: Natürlich ist ein Apalliker nicht besser bedient, wenn er eine Arthrodese hat. Nun bleibt er aber nicht Apalliker und ich glaube also, daß sehr häufig das umgekehrte gemacht wird, daß etwas nicht gemacht wird, der Patient erholt sich und dann steht man vor dem Problem. Der gezeigte Patient wurde nach 20 Tagen versorgt.

J. BÖHLER:

Ich kann nur sagen: Gott sei Dank haben wir nur einen Neurologen hier, denn sonst würden wir über die Definition des Apallikers 2 Std debattieren. Der Apalliker ist irreparabel, nicht wahr? Sonst ist er kein Apalliker, sondern er hat ein apallisches Syndrom.

V. VECSEI:

Er ist im Übergangsstadium. Das ist aber kein Argument. Was die Polytraumatisierten anbelangt, natürlich sollen die Parameter ausgeglichen werden, aber wenn man darauf wartet, bis jemand eine metabolische Azidose hat und dann versucht, zu operieren, dann bleibt der Patient auf dem Tisch, das ist klar. Man muß sich über diese Pathomechanismen Gedanken machen.

J. BÖHLER:

Wir werden von Herrn SCHLAG sicherlich morgen darüber hören. Seite 18: Vorderer Pfeiler soll operiert werden und zwar der Ausbruch des großen Keiles. Behandelt jemand konservativ? Wenn nicht, dann Seite 19: Vorderer Pfeilerbruch ohne wesentliche Verschiebung mit kleinem Gelenkanteil.

J. ENDER:

Konservativ.

K. H. JUNGBLUTH:

Konservativ.

J. BÖHLER:

Seite 20 und 21 - Hüftgelenksverrenkungsbruch mit querverlaufender Alafraktur oberhalb des Pfannendaches, also das wäre ein BÖHLER 2, wo die Pfanne mehr oder weniger erhalten und im ganzen hineinverschoben ist.

H. JAHNA:

Es sind dies hauptsächlich alte Patienten, wobei wir glauben, daß der Unfallmechanismus in Abduktion entstanden ist und der Trochanter major sich medial über die Gelenkfläche schiebt.

J. BÖHLER:

Behandlung?

J. ENDER:

Eher konservativ, weil sich die Gelenksflächen am Kopf modelliert haben und sich eigentlich im großen nicht verändert haben. Die funktionellen Ergebnisse sind auch dann gut, wenn der Kopf nach medial verschoben bleibt.

H. JAHNA:

Ich glaube, das ist der wesentliche Punkt. Das Gelenk ist im wesentlichen erhalten und hier besteht sogar folgende Gefahr. Wenn ich hier zum Beispiel an einem Gelenksanteil, am tragenden, eine Osteosynthese mache, und es mir nicht gelingt, ideal zu reponieren, bringe ich den Kopf dazu, zu subluxieren, während die Ergebnisse bei der konservativen Behandlung in der Regel gut sind.

J. BÖHLER:

Wobei man dazu sagen muß, daß es sicher schlecht ist, wenn nur die Alafraktur allein reponiert und operiert und der Rest belassen wird. Dann ist, glaube ich noch dazu zu sagen, daß es von jetzt an technisch immer schwieriger wird, die Operation selbst mit der Repositionszange durchzuführen.

K. H. JUNGBLUTH:

Seite 20. Ich würde bei jüngeren Patienten einen Rekonstruktionsversuch vornehmen. Ich gebe allerdings zu, daß es tatsächlich immer problematischer wird.

J. BÖHLER:

Seite 22. Hüftverrenkungsbruch mit schräg verlaufender Alafraktur und mittlerem Alafragment: Ich glaube, hier gilt dasselbe. Konservativ versuchen, wenn er sich nicht einstellt, dann doch operieren, vor allem, wenn es sich um Jugendliche handelt.

J. ENDER:

Wenn die Pfeiler sich nicht einstellen, dann muß man operieren, allerdings ist das relativ schwierig.

K. H. JUNGBLUTH:

Ich glaube, vorderer und hinterer Pfeiler stellen sich bei Brüchen von Seite 20 an unter konservativer Therapie nie ideal ein.

J. BÖHLER:

Herr ENDER, was haben unsere Nachuntersuchungen ergeben?

J. ENDER:

Ja, sie sind oft verworfen, das ist sicher, aber selbst geringe Verwerfungen werden bei diesen Schwerverletzten doch ein gutes funktionelles Ergebnis ergeben und man muß sehr überlegen, ist der Patient 20, 30 oder 60 Jahre alt.

H. JAHNA:

Ich glaube, hier kann man sagen, daß der Kopf die Pfanne mitnimmt, wenn die Pfeiler im AP-Bild verworfen erscheinen, gegen die Restpfanne, muß man sagen, daß die Pfeiler gegen die mitgenommenen Pfannenanteile nicht so sehr verworfen sind.

J. BÖHLER:

Dazu haben wir von WECHSELBERGER sehr schöne Bilder gesehen, daß gerade diejenigen prognostisch am günstigsten sind, wo die Pfanne mehr oder weniger en bloc hinein verschoben ist, wenn auch in mehreren Fragmenten, die sich aber mehr oder weniger zurechtschütteln und zurechtrütteln.

Wir waren bereits auf Seite 22.

O. RUSSE:

Darf ich noch etwas vorschlagen. Einen ähnlichen Fall habe ich operiert und zwar kann man da einen Kompromiß machen und zwar operativ und konservativ. Wenn man die Linea terminalis einstellt, was vom vorderen Schnitt geht, dann hat man das in Ordnung und kann für die Hinterwand 12 Wochen extendieren.

J. BÖHLER:

Seite 23, das ist relativ ein einfacher Bruch. Schrägverlaufende Alafraktur mit großem Alafragment. Ich glaube, unbedingt zu operieren.

J. ENDER:

Also, ich kenne 3 Fälle, mit 3 so großen Sprengungen der Ala, die sind alle gestorben.

J. BÖHLER:

Über die intrapelvinen Blutungen werden wir morgen bei den Beckenbrüchen hören.

Seite 24 - Hüftverrenkungsbruch mit Bruch des vorderen Pfeilers und schrägverlaufender Alafraktur, Verrenkung des Kopfes nach kranial ventral.

J. ENDER:

Das ist ein Ausnahmefall. Wir haben nur einen einzigen solchen Fall aus dem Lorenz Böhler Krankenhaus gehabt, der ist konservativ reponiert worden und hatte ein gutes Ergebnis.

K. H. JUNGBLUTH:

Ich kenne diesen Bruch nicht.

J. BÖHLER:

Sonst eine Stellungnahme? Seite 25 - Hüftverrenkungsbruch mit Zertrümmerung des Pfannendaches. Dazu möchte ich die AO hören.

K. H. JUNGBLUTH:

Wo nichts mehr ist, kann man nichts mehr herstellen. Ich glaube, die Fragmente sind soweit devitalisiert, bzw. man muß mit solcher Devitalisierung rechnen, daß hier wohl jeder Rekonstruktionsversuch umsonst ist.

J. BÖHLER:

Ich glaube, die Devitalisierung kommt erst durch die Operation zustande. Wenn man die konservativ behandelt, werden sie erstaunlich gut.

K. H. JUNGBLUTH:

Das braucht nicht immer der Fall zu sein. Wir sehen aber bei solchen Frakturen hin und wieder ausgesprengte Fragmente, die frei im Gewebe liegen. Es braucht also nicht so zu sein, daß nur bei der Operation die Fragmente devitalisiert werden. Das kennen wir auch von anderen Brüchen, beispielsweise vom Unterschenkel her.

Aus dem Auditorium:

Herr BÖHLER. Sie haben systematisch dieses ganze Buch durchgegangen und Sie haben sozusagen mehr oder weniger eine Kochanweisung gegeben, so müssen Sie zwangsläufig zurückkommen auf die erste Fragestellung: Was empfehlen Sie, nachdem so viel - mindestens 3/4 der Fälle werden operiert - wie verhalten Sie sich hinsichtlich der Nachbehandlung?

J. BÖHLER:

Ich verstehe nicht, wo Ihre Nachbehandlung anfängt und was Sie mit dieser Frage meinen.

Aus dem Auditorium:

Die Nachbehandlung beginnt nach der Operation, bzw. Extension, wie lange soll man diese belassen?

J. BÖHLER:

Über die Nachbehandlung haben wir schon vorher sehr lange gesprochen und unsere Standpunkte ziemlich angenähert. Bei denen, die gefährdet sind, also die eine Kopffraktur haben könnten, muß man entlasten. Das sind die Luxationsfrakturen mit großen dorsalen kranialen Keilen, die zentralen Luxationen, die wir als BÖHLER 1 bezeichnen, also im wesentlichen die Querbrüche, wo das Pfannendach erhalten ist. Bei den anderen ist der Kopf nicht gefährdet, da kann man nach einer relativ kurzen Zeit aufstehen lassen und mit Krücken entlastend gehen lassen. Die Osteosynthese ist in den meisten Fällen nicht belastungsfähig. Der Bruch muß knöchern heilen, erst dann kann ein volles Belasten erfolgen, das ist ungefähr nach 3 Monaten.

Daß wir auch sehr viele Alte operieren, ist ein Mißverständnis gewesen. Ich habe nur gesagt, daß wir viel mehr Alte haben. In Ihrer Statistik war das Durchschnittsalter der Operierten unter 50 Jahre. Wir würden ein Durchschnittsalter von 60 oder 70 bekommen. Bei diesen sind wir schon aus der vitalen Indikation heraus zurückhaltend und behandeln in Extension. Wir glauben, daß wir sie eher am Leben erhalten können, wenn wir sie in Extension behandeln, als wenn wir sie diesen größten und schwerwiegendsten Eingriffen unterziehen. Wir haben in unserer Gruppe sicher nicht 2/3 operiert.

J. ENDER:

Es wurden 20% operiert, das ist allerdings zu wenig.

J. BÖHLER:

Das war keine Kochbuchanweisung, sondern wir haben versucht, aufgrund unserer Nachuntersuchungen heraus Indikationen herauszuarbeiten für die einzelnen Bruchformen, um eine mehr spezifizierte Indikationsstellung zu haben.

Aus dem Auditorium:

Wie lange lassen Sie die Pfannenrekonstruktionen, von denen wir eben bei den letzten 5 oder 6 gesprochen haben, wie lange lassen Sie die entlasten?

J. BÖHLER:

Sie meinen, die Trümmerbrüche? Konkret, welche?

Aus dem Auditorium:

Sämtliche Trümmerbrüche, die wir hier jetzt besprochen haben, die wir operieren.

J. BÖHLER:

Und unter Entlastung verstehen Sie Krücken oder Extension?

Aus dem Auditorium:

Krückengehen. Das heißt, das Bein nicht voll belasten.

J. BÖHLER:

3 Monate Krückengehen oder wirklich entlasten mit Extension. Ich möchte mich nicht noch einmal wiederholen. Die Kopfeinbruchgefährdeten muß man extendieren und die anderen krückengehen lassen. Möchte noch jemand etwas dazu bemerken?

J. RIESS:

Die Bemerkung über die Unfallabteilungen an kleinen Krankenhäusern ist nicht ganz zutreffend. Ich kann operieren, wenn ich eine gute Anästhesieabteilung habe und ich glaube nicht, daß ein Krankenhaus in Österreich eine so gute Anästhesieabteilung hat wie mein Krankenhaus.

J. BÖHLER:

Ich möchte das Landeskrankenhaus in Klagenfurt, das ein großes Schwerpunktkrankenhaus ist, nicht als kleine Unfallabteilung bezeichnen. Wiewiel Betten haben Sie, Herr RIESS?

J. RIESS:

110 Betten und die Anästhesieabteilung mit 35 Betten.

J. BÖHLER:

Wenn Sie sich mit 110 Betten als klein angesprochen fühlen, dann ist das sicher ein Mißverständnis. Das war nicht so gemeint.

H. JAHNA:

Ich darf zum Abschluß noch auf ein persönliches Anliegen zurückkommen. Die wirklich multilokulären Frakturen, glaube ich soll man konservativ behandeln, denn sie werden häufig ausgezeichnet. Und wenn dann Jugendliche wirklich nach längerer Zeit starke Beschwerden bekommen, dann gehört eine Arthrodese gemacht. Und ein alter Mensch, der einen Bruch mit vielen Fragmenten hat, den soll man auch konservativ behandeln, ganz egal, ob er sich ideal rekonstruieren läßt oder nicht. Sekundär kann man dem alten Menschen dann die Endoprothese machen.

J. BÖHLER:

Eine persönliche Frage, Herr JAHNA. Sie zählen sich sicher noch zur Jugend, wie wir uns alle noch zur Jugend zählen. Würden Sie sich eine Arthrodese machen lassen?

H. JAHNA:

Wenn ich wirklich die entsprechenden Schmerzen habe, schon.

J. BÖHLER:

Also ich würde mir keine machen lassen.

Wir kommen zu Seite 27, Beurteilung der Funktion, und wir wollen hoffen, daß wir alle unsere Fälle mit 6, 6, 6, also mit 18 beurteilen können. Danke, daß Sie so lange ausgehalten haben.

K. Pretl

Beckenfrakturen aus der Sicht des Pathologen

Mein Thema Beckenfrakturen aus der Sicht des Pathologen bezieht sich auf die Tätigkeit des obduzierenden Pathologen, der bestrebt sein muß sämtliche Verletzungen und ihre Folgen festzustellen, sie untereinander abzuwiegen und letztlich die Todesursache klarzulegen. Zur Frage "Todesursachen der Beckenfrakturen" sind in letzter Zeit einige Arbeiten erschienen, die zumeist auf Polytraumatisierte sich beziehen, sind ja erhebliche Gewalten notwendig um Beckenfrakturen hervorzurufen (wenn wir von den Osteoporotikern absehen).

Die Gewalteinwirkungen treffen zumeist auch weite beckenferne Gebiete des Körpers insbesondere Schädel, Thorax, Baucheingeweide und Extremitätenknochen, deren Verletzung vielfach den tödlichen Ausgang bewirkt und auf unsere Frage bezüglich der Todesursachen von Beckenverletzungen keine echten Rückschlüsse zulassen. Um verwertbare Zahlen zu gewinnen, haben wir daher bei der Analyse von 100 Beckenfrakturen, die von uns im UKH Linz in den Jahren von 1952 - 1972 vorgenommen wurden, folgende Rangordnung getroffen (vergl. Tabelle 1): Bei den Polytraumatisierten eine Einstufung der Beckenverletzungen in nebenrangige (31 Fälle), höherrangige (24 Fälle), gleichrangige (18 Fälle) und dominierende (13 Fälle); hierzu gesellt sich noch eine Gruppe von isolierten Beckenfrakturen (14 Fälle). Der Tabelle 1 sind die einzelnen Brüche nach der üblichen Einteilung in Beckenrandbrüche, isolierte Azetabulumfrakturen, isolierte Fugenzerreißungen, Ringbrüche und Hüftluxationsfrakturen, sowie ihre Aufteilung auf die Ranggruppen zu entnehmen. Einblicke in die - durch die Beckenverletzung selbst verursachten Komplikationen - sind von den 100 Obduktionen nur in 45 Fällen der Gruppen C, D, E zu erwarten, die somit nur 8% der Randbrüche, 45% der Fugenzerreißungen, 48% der Ringbrüche, immerhin aber 69% der Hüftluxationsfrakturen betreffen.

Der prozentuelle Anteil der Haupt- und Mitverletzungen des Schädels (Basisfrakturen, Hirnquetschungen, Hämatome), des Thorax (Serienrippenbrüche meist mit Lungenverletzungen und Hämatothorax), der Baucheingeweide (Milz, Leber, Darm- und Mesenterium, Nebennieren und Nieren) und der Extremitätenknochen bei den einzelnen Rangordnungsgruppen ergibt sich aus Tabellle 2, die auch noch den prozentuellen Befall wichtiger Teile des Beckenskelettes bei den Ring- und Hüftluxationsfrakturen ausweist.

Die Altersgliederung der 100 Fälle und ihre Aufteilung auf die Ranggruppen ergibt sich aus Tabelle 3; die über 60-jährigen - kaum 1/4 des Kollektivs - sind in den wichtigen Gruppen C, D. E (gleichrangige, dominierende und isolierte Beckenfrakturen) stärker vertreten. 3/4 aller Beckenfrakturen sind verkehrsbedingt (Straßenverkehr, Eisenbahn und Traktor).

Tabelle 1. 100 obduzierte Beckenverletzungen, U. K. H. Linz, 1952 - 1972

			E	D	C	B	A
Beckenrandbrüche (Schambein 6, Darmbeinschaufel 4, Steißb. 1, Spin. il. p. s. 1)	Gesamt	12	1			3	8
Fugenzerreißungen (Symph. 4, SIF 1, SIF b1) (Symph. u. SIF 5)	Gesamt	11			5	5	1
Ringbrüche (vord. 23, hint. 4, vo. u. hi. 31)	Gesamt	58	9	7	12	10	20
Hüftluxationsbrüche (zentr. 14, hi. 3)	Gesamt	16	4	6	1	3	2
Azetabulum (isolierte Brüche)	Gesamt	3				3	
	Gesamtzahl	100	14	13	18	24	31

Gruppe E = Isolierte Beckenverletzungen
Gruppe D = Dominierende Beckenverletzungen
Gruppe C = Gleichrangige Beckenverletzungen
Gruppe B = Höherrangige Beckenverletzungen
Gruppe A = Nebenrangige Beckenverletzungen

Tabelle 2. Prozentueller Anteil von Haupt- und Mitverletzungen ohne direkten Zusammenhang mit der Beckenverletzung

		Schädel	Thorax	Abdom.	Extremit.
31 Nebenrangige Beckenverl.	(A)	62%	71%	49%	84%
24 Höherrangige Beckenverl.	(B)	50%	54%	38%	88%
18 Gleichrangige Beckenverl.	(C)	22%	56%	39%	94%
13 Dominierende Beckenverl.	(D)	O	23%	31%	69%
14 Isolierte Beckenverl.	(E)	O	O	O	O

Prozentueller Anteil nachfolgender Beckenanteile bei Ring- und Hüftluxationsfrakturen

beteiligt:	Massa later. sacri	SIF	Symph.	Sacrum quer	Steiß.	Sitzb.	Schauf.	Acet.
23 Ringbrüche vorne:	O	O	22%	O	O	9%	O	11%
35 Ringbrüche auch im hint. Abschnitt:	49%	74%	26%	6%	6%	9%	25%	9%
16 Hüftluxat. brüche:	19%	44%	19%	O	O	19%	38%	100%

Unter den in Tabelle 3a angegebenen Todesursachen sämtlicher Frakturen entfallen 3/4 auf Schock und die damit verwandten Fettembolien nur rubriziert, wenn die Fettembolie auch im großen Kreislauf (Gehirn) nachzuweisen war, sowie Verblutungen, letztere bei den isolierten Beckenfrakturen (E) am häufigsten vertreten und in dieser Gruppe auch die 3 Infektionen mit 22%.

Tabelle 3. Altersgliederung

	Fälle	A	B	C	D	E
unter 10 Jahren	5	3	1	1	O	O
11 - 30 Jahren	26	4	10	5	5	2
31 - 60 Jahren	45	18	9	5	4	9
über 60 Jahre	24	6	4	7	4	3
Fälle	100	31	24	18	13	14

Tabelle 3a. Todesursachen von 100 Beckenverletzungen und ihre prozentuelleRanggliederung

	A	B	C	D	E
57 Schock	55,0%	66,7%	61,0%	69,2%	29,0%
8 Verblutungen	3,2%	12,5%	O	7,7%	21,0%
9 Fettembolien	9,6%	4,16	5,6%	23,1%	7,1%
2 Hämatothorax	3,2%	4,16	O	O	O
2 Compressio thoracis	3,2%	4,16	O	O	O
4 Hirnverletzungen	9,7%	4,16	O	O	O
7 Pneumonien	9,6%	4,16	16,7%	O	O
3 Lungenembolien	6,5%	O	O	O	7,1%
3 Infektionen	O	O	O	O	21,6%
1 Ileus	O	O	O	O	7,1%
4 Herzinsuffizienzen	O	O	16,7%	O	7,1%
100 Fälle	100%	100%	100%	100%	100%

Verletzungsursachen: Fußgänger 26, PKW 17, Motorrad 13, Abstürze 17, Einklemmung 9, Überf. 5, Zug 5, schwere Gegenstände 5, Wohnung 3.

Bei den in Tabelle 4 aufgegliederten nebenrangigen Beckenfrakturen (31 Fälle, die an den Folgen der Hauptverletzungen von Schädel, Thorax, Abdomen und Extremitätenknochen ohne stärkere Beckenhämatome verstorben sind) finden sich 7 Fälle mit längeren Überlebenszeiten von 1 - 5 Wochen (Fettembolie, Pneumonie, Lungenembolie).

In den 24 Fällen der Tabelle 5 wurden die Beckenfrakturen höherrangig bewertet wegen starken retroperitonealen Hämatomen, stärkeren Ablederungen, Psoaszerreißungen und auch 3 Harnblasenrissen; ihr Tod bezieht sich aber auf die angeführten Hauptverletzungen. Der Kuriosität halber sei ein Randbruch (Abriß der Spina iliaca post. sup. bei Kompressionsfraktur des 5. Lendenwirbels) erwähnt, bei dem - ausgehend von einer Oberschenkelfraktur - eine Fettembolie makroskopisch in die Lunge verfolgbar war und zwar in den großen bis feinen Ästen der Lungenschlagader dadurch, daß die Leiche ziemlich gefroren und das Fett im Bruchhämatom sowie im Pulmonalisinhalt gestockt und dadurch sichtbar war; beim Auftauen zerfloß es. Nur 2 Fälle dieser Gruppe überlebten 1 - 2 Wochen (Schocklunge, Pleuraempyem). Bei einer Kreuzbeinluxation fand sich ein vermutlich als Fernverletzung zu wertender Zwerchfellriß rechts.

Tabelle 4. Gruppe A: Nebenrangige Beckenverletzungen
31 Fälle (von 100)

Verletzungsart	Hauptverletzung Sch.	Th.	Abd.	Ext.	Todesursache (Überlebensz.)
8 Randbrüche 3 Schaufel 5 Schambein	4	3	4	3	3 Schock (-5d), 1 Hirnödem (Aspir) (h), 1 Fettembolie (5d), 1 Häm.thorax (1 Wo.) 1 Br.pneum. (11d), 1 Lungenemb. (19d)
1 Fugenzerreißung Symph. u. S I		1		5	Fettembolie, Crush (5d)
20 Ringbrüche	13	17	11	12	13 Schock (-4d), 2 Hirnquet. (28h), 1 Compressio thoracis (12h), 1 Bronchopneumonie (8d), 1 Fettemb. (9d),1 Lung. emb. (19d), 1 Pleuraempyem n. Infarktpneum. (5Wo.)
2 Hüftluxationsbr.	2	1		6	1 Schock (h), 1 Keilbeinspaltg. (h)
31 Gesamt	19	22	15	26	

Tabelle 5. Gruppe B: Höherrangige Beckenverletzungen
24 Fälle (von 100) - (wegen stärkeren Hämatomen retroperiton., Ablederungen, Psoas- u. a. Harnblasenrissen bei 3 Ringbrüchen)

Verletzungsart	Hauptverletzung Sch.	Th.	Abd.	Ext.	Todesursache (Überlebensz.)
3 Randbrüche 2 Schaufel, 1 ob. Schb., 1 Sp.il.p. s. u. 5. LW	2	3	1	3	2 Schock (-27h), 1 makroskop. Fettembolie (2h)
5 Fugenzerreißung. 2 Symph., 2 S I. 1 Symph. u. S I.	3	2	1	5	3 Schock (h), 1 Hirnquetschg. (1d), 1 Keilbeinspaltung (50 Min.)
10 Ringbrüche 5 vord., 2 hint. 3 vord. u. hint.	4	5	4	11	7 Schock (-2d), 1 Verblut. OS (1h), 1 Keilbeinspalt. (3h), 1 Compressio thoracis (16h)
3 Hüftluxationsbr. 2 zentrale, 1 hintere	2	2	2	1	1 Schock (h), 1 respir. Insuf. (44h), 1 Pleuraempyem (Anspießg. (18d)
3 Azetabulumbr.(li)	1	1	1	1	Schock u. Schocklungen (h,5d, 9d)
24 Gesamt	12	13	9	21	

Bei den in Tabelle 6 angeführten 18 Fällen mit gleichrangigen Beckenfrakturen besteht noch immer ein hoher Anteil an Mitverletzungen von Thorax, Abdomen und Extremitäten, etwas weniger des Schädels. 2/3 dieser Fälle weisen Urogenitalrisse und auch Verletzungen der großen Beckenblutgefäße auf (worauf später noch näher eingegangen wird) und sind am Schock verstorben. Vom Rest verstarben 3 vordere Ringbrüche am Greisenherz (bis zu 19 Tagen überlebend), 2 komplette Ringbrüche (mit Abbruch des Sitzbeinknorrens und querem Kreuzbeinbruch bei Abstürzen) an Pneumonie, die sich in einem Fall foudroyant in einer Schocklunge entwickelte (2 Tage). Die bei einem Fall von Fugenzerreißungen angeführten Fornixrupturen beider Nierenbecken werden als fragliche Fernverletzungen angesehen, da eine direkte Gewalteinwirkung durch den Lenkradkranz nicht auszuschließen ist.

Tabelle 6. Gruppe C: Gleichrangige Beckenverletzungen
18 Fälle (von 100)

Lokalisation	Uroge-nital	Gefäße	Mitverletzungen Sch.	Th.	Abd.	Ext.	Todesursache (Überl.zeit)	Gewalt
5 Fugenzerreißungen								
1 Symph.						1	Fettemb.(10H)	Mot.st.
1 Symph.	2Ha(vo)			1	1	1	Schock (h)	Dashboard
1 Sy u. SIre	U			1	1	1	Schock (h)	LKW-Überf.
1 Sy u. SIre	Ha-Pr	(A)V.il.		1	1		Schock (h)	Puffereink.
1 Sy u.SIbds	Nie.f.		1				Schock (6h)	Dashboard
12 Ringbrüche								
2 vordere	1Ha,1U		1			2	Schock(h,5d),	Zug,Abst.
3 vordere				1		2	Greisenh.(-19d)	Fußg. Absturz, (Bett)
2 vo.u.hi.	2U,1Pr			2	1	2	Schock(H),	Trakt.Zug
2 vo.u.hi.	2Ha,1V		1	1	1	2	Schock(-1d)	Abst.Ki.PKW
1 vo.u.hi.		(V.il.c-e)		1		4	p. Lu.emb., Pneum. (13d),	Dashboard
2 vo.u.hi.(qu.Sacr,Tuber isch					1	2	Pneumonie(2d, 1Wo),	Abstürze
1 Hüftluxationsbr. zentrale	u.Pr.(Sitzb.)		1	1			Schock(1d),	Eisenbahn
18 Gesamt	14	2	4	10	7	17		

Von den in Tabelle 7 einzeln angeführten Fällen dominierender Beckenfrakturen haben 10 (77%) uro-genito-ano-rectale und Beckengefäßverletzungen, eine Hüftluxationsfraktur zusätzlich eine Fernverletzung des Mesenteriums. Sie sind alle akut verstorben. Nur eine hintere Hüftluxationsfraktur mit kontralateralem Ringbruch verschied nach 1 Woche an Fettembolie; 2 weitere Fettembolien nach je 2 Tagen.

In Tabelle 8 finden sich 14 isolierte Beckenverletzungen, und zwar 1 Rand-, 9 Ring- und 4 zentrale Hüftluxationsfrakturen, jeweils ohne zusätzliche Knochenbrüche oder von der Beckenfraktur unabhängige Bauchverletzungen. Ein kachektischer Thymuskarzinomträger mit vorderem Ringbruch starb nach 1 Woche an Herzinsuffizienz. 3 Fälle sind an Infektionen zugrundegegangen, und zwar ein Steißbeinabbruch mit Ano-Rektalverletzung und dadurch hervorgerufener Verjauchung einer glutealen Ablederung an Gasbrand nach 43 Std., ein vorderer Ringbruch mit Urethraabriß trotz Kathetereinführung an Urinphlegmone nach 1 Woche und ein weiterer vorderer

Ringbruch mit Ablederungsnekrosen und Hämatomvereiterung an chronischer Sepsis nach 3 Monaten.

Tabelle 7. Gruppe D: Dominierende Beckenverletzungen
13 Fälle (von 100)

	Uro-genit.	Ano-rect.	Gefäße	Mitverletzg. Th.	Abd.	Ext.	Todes-ursache	Über-leb.zt.	Gewalt
Ringbrüche vo.-hi.-bds. 7 Fälle									
1	U	A(Stb)			1		Schock	Min.	Breitfl. Einklemmg.
1	U-PH				1		Schock	h	Breitfl. Einklemmg.
1	U-Ha	Rect.	A.il.c-e			3	Schock	h	Moped(LKW)
1	U	S.Sig.		1			Schock	10h	u.Traktor
1	Ha-PH					1	Schock	h	u.Traktor
1			V.il.e.			1	Schock	h	Stein(bruch)
1				(1)	(1)	1	Fettemb.	44h	Fußg.(PKW)
Hüftluxationsfrakturen (5 zentr., 2 hi.): 6 Fälle									
1	U-V	Rect.	V.il.c-e				Schock	h	Fußg.(PKW)
1	Ha		V.il.c-e		1		Schock	h	Fußg.(PKW) (Sacr.quer)
1	U-Ha	Anus	AV.fem.ing.			1	Fettemb.	2d	Bahn(fett. Thr.V.il.e)
1	U	Rect.					Verblutg.	4h	Fußg.(LKW) (Ablederg)
1	(auch kontralater.Ringbruch)					1	Schock	h	Fußg.(PKW) (Ablederg)
Hintere Luxationsfrakturen									
1	(mit kontralateral.Ringbruch)					1	Fettemb.	1Wo	Stein - OS
1	(mit kontralateral.zentr.Hü.lux.s.o.								
13	9	6	5	3	4	9			

Wie in der früheren Gruppe fanden sich auch <u>bei 71% der isolierten Beckenfrakturen Verletzungen der Harnblase und Harnröhre, des Anus und Rektums und der großen Beckenblutgefäße</u>. Bei den Ringbrüchen dieser Gruppe 2 Fernverletzungen und zwar ein operierter Mesenterial- und Leberriß (nach wenigen Stunden verstorben) und ein Zwerchfellriß links samt Ileumruptur, trotz Operation am 6. Tag an Infarktpneumonie verschieden. Eine zentrale Hüftluxationsfraktur mit Sigmaanspießung und Sigmanekrose sowie Mesenterialriß verstarb an Ileus nach 4 Tagen.

Neben den 5 schon genannten <u>Fernverletzungen</u> fanden sich in 4 weiteren Fällen von Abstürzen aus großer Höhe Zwerchfell- und Mesenterialzerreißungen sowie Lungen- und Leberverletzungen, die wohl auf die Besonderheiten des Traumas beim Absturz bzw. Aufprall zurückgehen und nicht als echte Fernverletzungen von Bekkenfrakturen gewertet werden sollten.

8 weitere links- oder rechtsseitige Zwerchfellrisse mit Rippenfrakturen (2 Dashboard, 1 Eisenbahnpuffereinklemmung, 2 weitere breitflächige Einklemmungen, 1 LKW-Streifung, 1 Straßenbahnschlei-

fung, 1 Getroffenwerden von schwerem Eisenstück mit Lendenwirbelluxation und Kaudaabriß waren mit zusätzlichen Verletzungen der Bauch- und Brustorgane verbunden und werden nicht als Fernverletzungen, sondern als direkt gewertet.

Tabelle 8. Gruppe E: Isolierte Beckenverletzungen
14 Fälle (von 100)

	Uroge-nital	Ano-rectal	Gefäße	Sonstige Verletzungen	Todesursache	Ü.leb. zeit	Gewalt
Randbrüche: 1 Fall Steißbein							
1		A.-R.		Gluteal. Abledg. (verj.)	Gasbr.	43h	Fußg.(PKW)
Ringbrüche (3 vord., 6 vo-hi): 9 Fälle							
1			Thr.phl.	Abled.Nek. Häm.Eitg.	chr.Seps.	3 Mo	Motorr.beif.
1					Ca u. Cor	1 Wo	Sturz-Bett
1	U(Kath)				Urinphl.	1 Wo	PKW
1	Ha-U	R(äuß)	A.il.e-i	Steißb.abbr.	Schock	14h	Baggerüb.f.
1	U	Rect.	A.V.il.i	Abled.(Be-OS)	Verblut.	h	Mop.(Bagg.)
1	Ha-U		A.V.fem.	inguin.(op.)	Schock	10h	Anhä.üb.f.
1			A.V.il.e	(op.)Mesent (op) Leber	Schock (per.LuE)	14h	Mot.sturz
1	Ha	Mesi.S			Schock	h	Absturz 3 m
1			op.li.	Zwerchf.-Il. ruptur	Infarkt-pneu	6d	Traktor-sturz
Hüftluxationsfrakturen (zentrale): 4 Fälle							
1	U(Abr)	A(abr)	A.il.e.	Abled.(beine)	Verblut.	Min	LKW Üb.f.
1	Ha		A.V.il.e.	in Frakt. eingekl.(op)	Verblut.	h	Mop.(Mot.r.)
1		Mesi.S		Quetsch.OS	Fettemb.	3d	"Verk,unf."
1		Sigma		Mesent.riß	Ileus	4d	Abst.(Baum)
14	7	5-(2)	3 Fernv.				

Betrachten wir zum Abschluß die <u>Verletzungen der Beckeneingeweide</u> etwas näher: zuerst die <u>Urogenitalverletzungen:</u> bei 29 einschlägigen Fällen (Gruppe B 3, C 10, D 9, E 7) wurden 16 mal Harnblasen- und 17 mal Urethraverletzungen festgestellt, und zwar bei 3 Fugenzerreißungen (von insgesamt 11) = 27%, bei 19 Ringbrüchen (von 58 = 33% und bei 7 zentralen Hüftverrenkungsbrüchen (von 14) = 50%.

Im einzelnen: <u>Harnblasenrisse</u> 5 mal an der Vorderwand (2 Fugenzerreißungen, 3 Ringbrüche), 4 mal links seitlich komplett angespießt und 1 mal nur außen (3 Ri., 2 Lux.), 5 mal Rupturen am Scheitel der Harnblase (4 Ri., 1 Lux.), davon bei 1 Überfahren die Hinterwand auch quer, 1 mal am Übergang zur Urethra abgerissen (Ringfraktur durch überfahren).

<u>Urethraverletzungen:</u> 6 Abrisse in pars prostatica (5 Ri., 1 Lux.), 5 Abrisse distal der Prostata (4 Ri., 1 Lux.), 4 Einrisse in pars prostatica (1 Fug., 2 Ri., 1 Lux.), 1 mal nur in Hinterwand (samt Prostataverletzung) (1 Lux.), 1 mal nur äußere Schichte distal der Prostata betroffen (1 Ri.).

Die gefundenen Prostataverletzungen bestanden in 2 Rissen der Hinterwand (1 Ri., 1 Lux), 2 Kapseleinrisse bei Prostatahypertrophie, davon 1 mal der Adenomknoten disloziert (2 Ri.), 1 periprostatischen Weichteilzerreißung bei Fugensprengung. Vaginalverletzungen nur in 2 Fällen: 1 Vorder- und Hinterwandriß bei Lux. und zarte Fornixrisse bei einem Kind mit Ringbruch.

Enddarmverletzungen: Bei 10 entsprechenden Fällen (D 5, E 5) war der Anus 4 mal, das Rektum 6 mal und das Sigma 1 mal betroffen, und zwar bei 1 von 12 Randbrüchen = 8%, bei 4 von 58 Ringbrüchen = 7% und bei 5 von 14 zentralen Hüftverrenkungsbrüchen = 36%. Am Anus wurden 3 Abrisse (1 Ri., 2 Lux.) und 1 Einriß (Randbruch), am Rektum 1 Abriß oberhalb des Anus (1 Ri.) und 1 Abriß am Übergang zum Sigma (1 Lux. mit Massa lateralisfraktur des Sakrums), 2 Schleimhautrisse (1 Ri., 1 Randbr.), 2 Muskularisrisse (1 Ri., 1 Lux.) und am Sigma 1 Anspießung durch Schaufelfraktur (Lux.) festgestellt. All die genannten Verletzungen konnten mit den Darlegungen von VOIGT und POIGENFÜRST über die Mechanik der Beckenfrakturen in Einklang gebracht werden.

Gefäßverletzungen: Es waren in 13 Fällen (C2, D 5, E 6) nachweisbar, 5 mal an A. iliaca ext., 1 mal an A. und V. iliaca int., 3 mal an V. iliaca communis et ext., 5 mal an V. iliaca ext. und 1 mal an der V. femoralis in inguine. Sie betrafen: 1 von 11 Fugenzerreißungen = 9%, 7 von 58 Ringbrüchen = 12% und 5 von 14 zentralen Hüftluxationen = 36%.

Im einzelnen zeigten sich an der A. iliaca ext. 2 Abrisse (2 Ri.), 3 Intimarisse (2 Lux., 1 Ri.): A. und V. iliaca int. (durch Fraktur der Massa lateralis sacri bei 1 Ri.): 1 kompletter Abriß; V. iliaca communis et ext.: 2 Anspießungen (Lux.) und 1 Intimariß; V. iliaca ext.: 4 Abrisse (2 Lux., 1 Ri., 1 Fu.), 1 Anspießung (Ri.), 1 fettige Thrombose (bei V. femoralisabriß); 1 V. femoralisabriß in inguine (Ri. mit Intimarissen und Thrombose der A. fem.).

Fassen wir die genannten Verletzungen der Beckeneingeweide zusammen (urogenitale, anorectale und Gefäßverletzungen) ergibt sich, daß solche Verletzungen mit tödlichem Ausgang erlitten haben.

8% der verstorbenen Beckenrandbrüche (1 von 12)
27% der verstorbenen Fugenzerreißungen (3 von 11)
38% der verstorbenen Beckenringbrüche (22 von 58) und
57% der verstorbenen zentralen Hüftverrenkungsbrüche (8 von 14).

Ich hoffe, daß ich mit der vorgetragenen Analyse der Obduktionen von 100 Beckenfrakturen Ihnen ein brauchbares Zahlenmaterial über die Ursache des tödlichen Ausganges der verschiedenen Arten von Beckenfrakturen, die Komplikationen und auch die unmittelbaren Todesursachen an die Hand gegeben habe.

G. Voigt

Über einige Entstehungsweisen der Beckenfrakturen

Beckenfrakturen und -luxationen treten bekanntlich sehr häufig bei Verkehrsunfällen auf. Der klinische Nachweis dieser Verletzungen trifft offenbar nicht selten auf erhebliche Schwierigkeiten. Im gerichtsmedizinischen Sektionsgut sieht man nämlich häufig Fälle, bei denen Beckenverletzungen zu Lebzeiten der Verunglückten überhaupt nicht beachtet worden sind und noch häufiger bedeutet das Ausmaß der Beckenverletzungen, wie es sich bei der Sektion darstellt, für den Kliniker eine Überraschung.

Im folgenden sei über die wichtigsten Entstehungsweisen der Beckenverletzungen berichtet, wie sie sich bei der genauen Untersuchung eines größeren Sektionsmateriales ergeben haben. Die Becken - es handelt sich dabei um über 100 Exemplare - wurden bei der Sektion entnommen, genau präpariert und mazeriert. Außerdem wurden die anatomischen Befunde mit denen am Unfallort korreliert, um auf diese Weise eine Auffassung über den Verletzungshergang zu erhalten.

Man unterscheidet zwischen Beckenrand- und Beckenringfrakturen. Dabei meint man mit Beckenrandfrakturen solche Fälle, bei denen der Beckenring nicht verletzt worden ist. Beckenrandfrakturen können durch direkte Gewalteinwirkungen entstehen. Dabei handelt es sich am häufigsten um Frakturen der Beckenschaufeln. Diese werden besonders bei Insassen von Kraftwagen beobachtet, die einer Kollision von der Seite ausgesetzt waren. Für die Entstehung der Beckenschaufelbrüche spielen die Armstützen in den Fahrzeugen mitunter eine verhängnisvolle Rolle. Abbrüche der Beckenschaufeln sind als Duverneys Fraktur bekannt geworden.

Frakturen des Os sacrum können durch ein Trauma gegen den unteren Teil des Kreuzbeines hervorgerufen werden, das durch die Gewalteinwirkung nach vorn gebogen wird. Diese Frakturen sind im allgemeinen nicht von größeren retroperitonealen Blutungen begleitet.

Beckenrandfrakturen können mitunter auch durch Muskelzug entstehen, so besonders bei jungen Menschen.

Von klinischem Interesse mag sein, daß durch diagnostische Maßnahmen herbeigeführte intensive Muskelkontraktionen Beckenfrakturen, sogar Ringfrakturen erzeugen können. In einem Fall - über den Hugander et al in extenso berichtet haben - traten bei einem Patienten nach lumbaler Myelographie mit dem jodhaltigen Kontrastmittel Conray 60[R] intensive Muskelkontraktionen besonders in den unteren Extremitäten auf. Der Patient verstarb 11 Std. später. Die Sektion zeigte multiple Beckenringfrakturen, dabei zentrale Azetabulumfrakturen, begleitet von einem großen retroperitonealen Hämatom und Anzeichen für eine massive Fettembolie in den Lungen. Den Muskelkontraktionen als Folge der Injektion des angegebenen Kontrastmittels kann durch prophylaktische Gabe von Diazepam entgegen gewirkt werden.

Die Beckenrandfrakturen führen im allgemeinen keine größeren therapeutischen Schwierigkeiten mit sich. Anders liegen die Verhältnisse bezüglich der Beckenringfrakturen.

Zum Verständnis der Entstehung der Beckenringbrüche muß man sich die anatomischen Verhältnisse klar machen. Der eigentliche Beckenring besteht aus einem nicht sehr dicken anulären Segment, das nirgendwo von einer Inzisur oder einem Foramen unterbrochen wird. Bei aufrechter Körperstellung ist dieses Segment nach vorn zu geneigt. Die äußere Kontur dieses Segmentes entspricht einem Fünfeck, bei dem die hintere Seite von der Dorsalseite des Kreuzbeines gebildet wird, während die übrigen Seiten von den beiden Hüftbeinen dargestellt werden. Die Hinterseite wird von den retrosakral gelegenen Partien des Hüftbeines überragt, die durch den wohl kräftigsten Bandapparat des menschlichen Körpers an die Dorsalseite des Kreuzbeines fixiert werden. An 3 Stellen besteht dieses anuläre Segment nicht aus Knochen, sondern aus Knorpel, Bindegewebe und Bändern, nämlich im Bereich der Symphyse und der Sakroiliacagelenke. Dabei ist zu beachten, daß die Symphyse ventral durch eine dicke Aponeurose zusammengehalten wird, die aus den Ursprüngen der Oberschenkeladduktoren besteht. Diese Aponeurose ist außerordentlich widerstandsfähig und wird nur ganz selten zerfetzt. Die mechanisch schwächsten Stellen dieses anulären Segmentes sind die Rami superiores der Schambeine, aber auch die Seitenfortsätze des Kreuzbeinwirbels, die im wesentlichen aus Spongiosa bestehen. Das Zentrum der Hüftgelenkspfannen befindet sich unterhalb des anulären Segmentes und bei aufrechter Körperstellung kaudal der Sakroiliakagelenke.

Bei einer Gewalteinwirkung von einer Seite gegen die Beckenregion gibt der Ramus superior in erster Linie einer deformierenden Gewalteinwirkung gegenüber nach. Es entstehen Frakturen, wobei natürlich der schwache untere Rahmenteil des Foramen obturatorium ebenfalls deformiert wird und bricht. Dies führt zu einer Abplattung des gesamten Hüftbeines, wodurch der Winkel zwischen Kreuzbein und Os ilium, aber auch der von den beiden Rami superiores der Schambeine gebildete Winkel gewaltsam verkleinert wird. Dies erklärt, weshalb in solchen Fällen vertikale Frakturen der Seitenfortsätze des Kreuzbeines oder Abbrüche der retrosakral gelegenen Teile des Hüftbeines aber auch parasymphysiale, vertikale Frakturen des Schambeinkörpers auftreten. In seltenen Fällen kann es infolge der Abplattung des frakturierten Hüftbeines zu einer ventralwärts gerichteten Verschiebung des Schambeinkörpers gegenüber dem anderen Schambein kommen. Dies führt zu einer Symphysenruptur. Je nach der Richtung des von der Seite gegen die Beckenregion einwirkenden Traumas kann die Fraktur der Umrahmung des Foramen obturatorium nahe dem Azetabulum oder nahe der Symphyse auftreten. In letzterem Fall kann die Bruchkante des Ramus superior sehr spitz sein und förmlich in die Blase einspießen. Dies ist die wesentlichste Ursache von Blasenrupturen im vorliegenden Material.

Wirkt das Trauma gegen die Außenseite des oberen Teiles des Oberschenkels, kann es zu der gefürchteten zentralen Azetabulumfrakturluxation kommen. Auch hierbei wird das Hüftbein in Längsrichtung gestreckt und abgeplattet, was natürlich in gleicher Weise wie eben geschildert zu einer Veränderung der Winkel zwischen Kreuzbein und Hüftbein, aber auch des Symphysewinkels führen muß. Sogar das kontralaterale Hüftbein kann dabei abgeplattet und frakturiert werden, wobei die an der Innenseite klaffenden Frakturen in erster Linie in der oberen und unteren Umrahmung des Foramen obturatorium zu suchen ist. Die plötzliche Drucksteigerung im kleinen Becken kann zu einer dorsalwärts gerichteten Ausbiegung des freien Teils des Kreuzbeines und damit zu Querfrakturen führen. Diese an der Vorderseite klaffenden Frakturen haben gern Rupturen der hier befindlichen Blutgefäße zur Folge, was in schwer zu beherrschenden retroperitonealen Blutungen resultiert. Es ist weiter zu beachten, daß das Trauma gegen die Außenseite des Oberschenkels nicht selten zu einem großen Dekollement Anlaß geben kann, d. h. zu einer Zerfetzung des subkutanen Fettgewebes. Es bilden sich große Höhlen, die prall von Blut und zerfetztem Fettgewebe ausgefüllt sind (nicht selten mehrere hundert ml). Diese Dekollements - die in ähnlichem Umfang nach Gewalteinwirkungen gegen die Kreuzbeingegend am Rücken beobachtet werden können - stellen vermutlich eine große Gefahr als Ursprung für eine rasch tödlich wirkende pulmonale Fettembolie oder ein erst später manifest werdendes Fettemboliesyndrom dar. Die Dekollemente sollten eine größere klinische Beachtung finden.

Von besonderem Interesse sind die seit langem bekannten <u>posterioren Azetabulumfrakturluxationen</u>, die man auch als Dashboard injuries Typ I bezeichnet. Das Trauma wirkt dabei gegen das Knie des nach vorn gerichteten Oberschenkels ein. Leider bleibt es nicht stets bei der Azetabulumläsion, sondern es kommt gern auch zu Beckenringverletzungen. Durch das von vorn her gegen den dorsalen Teil des Azetabulums wirkende Trauma wird die nach vorn abwärts gerichtete Neigung des Beckenringes noch mehr akzentuiert, wodurch eine Torsion im Sakroiliakagelenk herbeigeführt wird. Zerfetzungen dieses Gelenkes und durch das Azetabulum hindurch verlaufende Beckenringfrakturen sind nicht ungewöhnlich.

Noch häufiger als die posterioren Azetabulumfrakturen sind <u>Frakturen des Beckens</u>, die bei Insassen schräg frontal kollidierender Fahrzeuge oder dann beobachtet werden können, wenn der Insasse eines frontal kollidierenden Fahrzeuges die Oberschenkel gekreuzt hat. In solchen Fällen kann infolge eines Traumas gegen die Außenseite des Kniegelenkes oder Oberschenkels der Oberschenkel gegen die Beckenvorderwand gepreßt werden. Zumeist treten hierbei Biegungsfrakturen des Oberschenkelschaftes auf. Die Beckenfrakturen, die als Dashboard injury Typ 2 bezeichnet werden, können aus schmetterlingsförmigen Fragmenten der vorderen Beckenwand bestehen, die durch Muskelzug sekundär kranialwärts disloziert werden. Es können aber zusätzlich auch vertikale durch das Os ilium verlaufende Frakturen auftreten. Bei den Einbrüchen (Abplattung) der vorderen Beckenwand besteht stets die Gefahr für querverlaufende Frakturen oder Infraktionen des freien Teils des Kreuzbeines aber auch für Verletzungen der Sakroiliakalgelenke.

Beckenfrakturen durch Gewalteinwirkungen gegen den Rücken sieht man in erster Linie bei ungeschützten Verkehrsteilnehmern, die von rückwärts von einem Motorfahrzeug angefahren werden. Durch Retroflexion eines Oberschenkels können Beckenluxationen und Frakturen entstehen, die sich daraus erklären, daß der Oberschenkel das ipsilaterale Hüftbein mit sich reißt. Hierdurch kommt es zu einer Rotation um eine transversal verlaufende Achse im zugehörigen Sakroiliakalgelenk. Diese Bewegung kann zu einer vertikal gerichteten Abscherung der Symphyse, d. h. Symphysenruptur führen oder aber kann der kontralaterale Schambeinkörper kaudalwärts mitgerissen werden. Dies führt dann zu einer Deformierung der Umrahmung des kontralateralen Foramen obturatorium und damit zu Frakturen. Umgekehrt kann eine forcierte Anteroflexion der Wirbelsäule bei ungleich gestreckten Kniegelenken zu einer aufwärtsgerichteten Bewegung des ventralen Teils eines Hüftbeines führen. Auch hier kann es zu einer Symphysenruptur durch vertikale Abscherung kommen und natürlich zu einer Zerfetzung eines Sakroliakalgelenkes.

Die Entstehungsweise der verschiedenen Beckenfrakturen von denen hier nur die wichtigsten gezeigt wurden, ist verhältnismäßig leicht zu verstehen, wenn man den anatomischen Bau des Beckens beachtet. Als Hauptregel muß man beachten, daß Beckenringfrakturen nur selten isoliert auftreten. Es handelt sich im allgemeinen um multiple Verletzungen, was aber vielleicht klinisch, d. h. bezüglich der Behandlung nicht so bedeutungsvoll ist. Beckenringfrakturen heilen nicht selten mit erheblicher Kallusbildung und hinterlassen mitunter erhebliche Deformationen. Zu beachten ist hierbei, daß diese Deformationen dann bedeutungsvoll sind, wenn es sich um eine Frau im gebärfähigen Alter handelt. Außer daß Schwierigkeiten bei der Entbindung auftreten können, sind beim Kind Hirnschädigungen möglich.

E. Beck

Beckenfrakturen und Luxationen

Beckenfrakturen und Luxationen erlangen infolge ihrer relativen Zunahme immer mehr an Bedeutung. Während MALGAIGNE unter 2 328 Knochenbrüchen nur 7 Beckenbrüche fand, machen sie nach neueren Erhebungen von ECKERT und Mitarbeitern 13% aller Knochenbrüche aus. Besondere Bedeutung kommt ihnen wegen der oft lebensbedrohlichen Begleitverletzungen zu. Nicht selten handelt es sich um Polytraumatisierte.

Beckenfrakturen und Luxationen entstehen einerseits indirekt durch Muskel- oder Bandzug, andererseits direkt.

Der Straßenverkehr steht als eine der direkten Entstehungsursachen mit 60% an erster Stelle. Hier sind sowohl die Insassen von Kraftfahrzeugen als auch die Fußgänger gefährdet. Nach HUITTINEN und SLATIS entstehen 2/3 der Beckenfrakturen im Straßenverkehr bei Fußgängern und 1/3 bei Kraftfahrzeuginsassen. Es ist daher durch die Zunahme des Straßenverkehrs nicht verwunderlich, daß auch schwere Beckenfrakturen immer häufiger werden. Die zweithäufigste Ursache mit 30% ist der Sturz aus großer Höhe, z. B. bei Bauarbeiten oder beim Bergsteigen. 10% der Beckenbrüche entstehen durch Kompression, vor allem durch Verschüttung im Bergbau.

Die klinische Untersuchung bei Beckenfrakturen läßt häufig einen Hochstand einer Beckenhälfte, manchesmal eine Diastase in der Symphyse tasten. Man soll immer auf Austritt von Blut aus der Harnröhre oder auf ein perineales Hämatom achten, die ein Hinweis für Verletzungen des Harntraktes sein können. Außerdem muß abgeklärt werden, ob intraabdominelle Verletzungen vorliegen. Zur Untersuchung gehört weiters spontanes Harnlassen oder der Katheterismus sowie eine rektale Untersuchung, um Verletzungen des Rektums diagnostizieren zu können, oder, bei Hochstand der Prostata, einen Hinweis auf eine Harnröhrenruptur zu finden.

Zur Diagnose kann man aber nur durch eine röntgenologische Untersuchung gelangen. Hierzu gehört zunächst eine Beckenübersichtsaufnahme, die auf die Symphyse eingestellt wird. Will man das Bekken besser ausleuchten, wird eine um 25° nach kaudal geneigte Aufnahme nach DUNN und MORRIS angefertigt. Daneben können noch 45° Drehaufnahmen nach URIST und TROJAN erforderlich sein. Röntgenaufnahmen wie die nach DUNLAP und GÖB, bei denen der Patient sitzen muß, sind bei frischen Verletzungen nicht angezeigt.

Schließt man die Hüftpfannenbrüche aus, können die Beckenverletzungen in Beckenrandbrüche, Beckenringbrüche und sogenannte "Bekkenluxationen" eingeteilt werden. Letztere bezeichnet man besser als "Zerreißungen der Beckenfugen".

Beckenrandbrüche entstehen entweder durch indirekte oder direkte Gewalteinwirkung.

Durch Muskelzug entstehen Abrißbrüche:

1. Spina iliaca anterior superior,
2. Spina iliaca anterior inferior,
3. Tuber ossis ischii.

Durch Bandzug:

1. Spina iliaca posterior superior,
2. Spina ischiadica,
3. Kreuzbeinrand,
4. Tuberculum pubicum.

Abrißbrüche durch Muskelzug entstehen meist bei Jugendlichen knapp vor Schluß der Apophysenfugen durch einen plötzlichen Zug an den Ursprüngen von über zwei Gelenke wirkenden Muskeln.

Abrißbrüche der Spina iliaca anterior superior entstehen nach POIGENFÜRST meistens bei jugendlichen Sportlern durch Überstrekkung der Hüfte, wenn ein seitliches Abkippen des Beckens zum Spielbein reflektorisch zu korrigieren versucht wird. Dies erfolgt durch den Zug des M. tensor fascie latae und sartorius. Häufig sind Sprinter und Hochspringer betroffen.

Abrißbrüche der Spina iliaca anterior inferior entstehen durch drohende Streckung des gebeugten Hüft- und Kniegelenkes, wobei reflektorisch die Streckung des Kniegelenkes durch Nachhintenfallen des Oberkörpers verhindert werden soll, wie dies POIGENFÜRST beschrieben hat. Der Abriß erfolgt durch den Zug des M. rectus femoris. SCHELL ist der Meinung, daß diese Verletzung auch durch den Zug am Lig. ilio inguinale Bertini bei maximaler Außenrotation der Hüfte entstehen könnte.

Abrißbrüche der Apophyse des Tuber ischiadicum entstehen bei stark abduziertem Bein und gestrecktem Kniegelenk, wenn reflektorisch ein Überfallen des Körpers auf die abduzierte Beinseite verhindert werden soll. Der Abriß erfolgt durch den Zug des langen Bicepskopfes des M. semitendinosus und semimembarnosus.

Abrißbrüche der Spina iliaca posterior superior sind häufiger. Sie werden verursacht bei seitlicher Kompression des Beckens durch Zug an den Lig. ilio-lumbalia und ilio-sacralia posteriores, wie dies VOIGT zeigen konnte.

Wie von BURMANN beschrieben, kommt es durch Kompression des Beckens von vorne zu Abrissen der Spina ischiadica, des Tuber ossis ischii und des lateralen Kreuzbeinrandes durch plötzlichen Zug an den Lig. sacro-spinalia und sacro-tuberalia. Nicht selten findet man als Zeichen eines stattgehabten Bandrisses bei Spätaufnahmen nach Beckenfrakturen Verkalkungen und Verknöcherungen in diesen Bändern.

Abrißbrüche des Tuberculum pubicum, wie sie durch Zug am Muskulus rectus abdominis und am Lig. ilio inguinale entstehen, wurden von HANSON beschrieben und sind außerordentlich selten. Die Behandlung dieser Abrißbrüche besteht in Bettruhe, in einer - die betroffenen Gelenke entlastenden Stellung.

Beckenrandbrüche, die durch direkte Gewalt entstanden sind, sind Brüche des Darmbeinstachels, der Darmbeinschaufel, des freien Anteiles des Kreuzbeines und des Steißbeines, sowie manche Brüche der Schambeinäste. Manchesmal können Beckenschaufelbrüche bis in das Hüftgelenk reichen, hier eine Stufe verursachen; dann wird eine operative Therapie erforderlich.

Querbrüche des freien Kreuzbeines unterhalb der Kreuz-Darmbeinfuge und Steißbeinbrüche entstehen durch Sturz bei gebeugtem Hüftgelenk. Kreuzbeinbrüche oberhalb der Kreuz-Darmbeinfuge sind wegen der Verstärkung durch die crista mediana sacralis und die Sakroiliakalgelenke seltener. Brüche des Steißbeines können auch durch direkten Schlag, z. B. durch einen Fußtritt, entstehen. Auch diese Beckenrandbrüche werden konservativ behandelt.

Beckenringbrüche werden eingeteilt in:

Vordere, das sind Brüche des Scham- und Sitzbeines, in hintere, nämlich Brüche des Kreuz- und Darmbeines und in doppelte Vertikalbrüche nach MALGAIGNE, das ist die Kombination eines vorderen und hinteren Ringbruches.

Brüche der Schambeinäste treffen nach PELTIER nicht tragende Anteile des Beckens, denn die Schambeinäste werden nicht auf Druck, sondern auf Zug belastet. Diese Frakturen sind stabil, wenn nicht gleichzeitig eine röntgenologisch oft schwer erkennbare Lösung in der Kreuz-Darmbeinfuge übersehen wird. Meist entstehen die Schambeinastbrüche durch Verformung des Beckens von der Seite oder von vorne. Bei breitflächig von vorne angreifender Gewalt kommt es häufig auch zum Bruch der Schambeinäste beider Seiten, den sogenannten "Stradelfractures".

Hintere Ringbrüche sind Brüche des knöchernen Beckenringes im Bereiche der Kreuz-Darmbeinfuge, die entweder durch das Kreuzbein oder das Darmbein gehen. Sie kommen als isolierte hintere Ringbrüche nie vor, sondern immer nur in Form eines sogenannten doppelten Vertikalbruches, der erstmalig 1847 von MALGAIGNE beschrieben wurde. Vordere und hintere Ringbrüche können auf verschiedenen Seiten gelegen sein, so daß man von einem gekreuzten MALGAIGNE spricht. Die Entstehungsursachen und Bruchformen wurden in den einleitenden Referaten schon besprochen.

Zerreißungen der Beckenfugen wurden von PLATZGUMMER in Anlehnung an MALGAIGNE und TILLMANS eingeteilt in:

1. Luxation der Symphyse,
2. Luxation der Kreuz-Darmbeinfuge,
3. Luxation des Darmbeines, das ist die Zerreißung der Symphyse und einer Kreuz-Darmbeinfuge,
4. Luxation des Kreuzbeines, das ist Zerreißung beider Kreuz-Darmbeinfugen
5. Luxation aller Beckenfugen, das ist Zerreißung beider Kreuz-Darmbeinfugen und der Symphyse,
6. Luxation des Steißbeines.
7. Luxatio pelvis-totalis, d. h. Verrenkung des ganzen Beckens gegenüber dem V. Lendenwirbel.

Es muß hier aber noch einmal betont werden, daß es sich nicht um Luxationen handelt, sondern um Zerreißungen von Synchondrosen.

Die häufigste Zerreißung der Beckenfuge ist die der Symphyse. Nach WESTERBORN kann diese durch direkte Gewalt, aber auch durch Kompression des Beckens in frontaler oder sagittaler Richtung entstehen. Untersuchungen von WESTERBORN an der Leiche und klinische Untersuchungen von POIGENFÜRST haben gezeigt, daß isolierte Symphysenzerreißungen maximal eine Diastase von 15 mm haben. Alle Zerreißungen der Symphysenfuge über diesem Maß sind zwangsläufig auch mit einer Verletzung im dorsalen Abschnitt des Beckenringes vergesellschaftet. Meist besteht bei Symphysenzerreißungen eine Diastase zwischen den beiden Beckenhälften, gelegentlich sind sie aber in der Symphyse auch übereinandergeschoben. Auch die Zerreißung beider Kreuz-Darmbeinfugen ist häufig mit einer Zerreißung der Symphyse verbunden. Während die Luxation des Steißbeines relativ häufig beobachtet wird, ist die Luxatio pelvis totalis nur in Einzelfällen beschrieben worden. Zerreißungen der Beckenfugen kommen häufig in Kombination mit anderen Beckenringbrüchen bei der Malgaigne'schen Verletzung vor.

Schambeinastbrüche sind stabil und erfordern nur eine 2 - 4 wöchige Bettruhe. Besteht bei einer doppelten Vertikalfraktur eine Verschiebung einer Beckenhälfte nach kranial, muß durch eine suprakondyläre Nagelextension diese Verschiebung ausgeglichen werden. Diastasen können durch eine mehr oder weniger gekreuzte Beckenschwebe ausgeglichen werden. Die Extensionsdauer beträgt etwa 10 - 12 Wochen. Daneben sind direkt am Beckenkamm und am großen Rollhöcker angreifende Züge angewendet worden. Bei länger dauernder Behandlung besteht jedoch Infektionsgefahr. Die Einrichtung und Fixation mit einem Becken-Beingipsverband nach WATSON-JONES hat den Nachteil der erschwerten Pflege.

Die operative Behandlung der frischen Frakturen und Luxationen des Beckens mit Ausnahme der Hüftverrenkungsbrüche beschränkt sich vorwiegend auf die Osteosynthese der Symphyse. Neben der Zuggurtung hat sich hier vor allem die Osteosynthese mit einer schmalen Platte der AO bewährt. Die Indikation ist dann gegeben, wenn die Diastase konservativ nicht reponierbar ist, oder nach operativer Versorgung einer Harnröhren- oder Blasenruptur die Nahtstellen nicht durch sekundäre Verschiebung gefährdet werden sollen. Auch bei Schambeinbrüchen kann einmal die Osteosynthese aus dieser Indikation erfolgen.

Besondere Bedeutung gewinnen die Beckenfrakturen und Luxationen wegen ihrer Mitverletzungen. Es handelt sich häufig um Polytraumatisierte, so daß es nicht verwunderlich ist, daß zahlreiche Mitverletzungen außerhalb des Beckens beobachtet werden, wie schwere Schädel-, Hirn-, Thorax- und Bauchverletzungen, die die Priorität der Versorgung auf sich lenken können, sowie Verletzungen besonders der unteren Extremitäten, die den Behandlungsplan ebenfalls beeinflussen, da am Becken angreifende Züge über die unteren Extremitäten wirksam werden sollen.

An intrapelvinen Verletzungen gewinnen neben denen des Harntraktes vor allem die Zerreißung der Gefäße mit ausgedehntem intrapelvinen und retroperitonealem Hämatom mit schwerem Schockzustand, Verletzungen der Nerven, die bei der doppelten Vertikalfraktur nach HUITTINEN und SLATIS bis 46% ausmachen können, eine große Bedeutung. Verletzungen des Enddarmes sind viel seltener, haben aber meist eine schlechte Prognose.

In den ersten 3 Monaten der Gravidität kommt es häufig zum Abortus, während es in den letzten 3 Monaten durch vorzeitige Plazentalösungen zu heftigen Blutungen und zum Tod des Kindes in utero kommen kann. Verletzungen der Vagina durch Knochensplitter sind wegen der Beckenphlegmonen außerordentlich gefürchtet.

Da die Mitverletzungen nach Beckenfrakturen noch gesondert besprochen werden sollten, ist im Rahmen dieses Referates nur eine Aufzählung möglich. Überhaupt sollte das ganze Referat nur einen kurzen Überblick über Beckenfrakturen und Luxationen, ihre Komplikationen und ihre Behandlung geben. Eine genaue Darstellung der einzelnen Verletzungsformen soll in den Einzelreferaten zum Ausdruck kommen.

F. Bonnel

Biomechanische Betrachtungen über Beckenverletzungen und die Anwendung des Fixateur externe bei Zerreißungen der Symphyse und des Sakro-Iliakalgelenkes

Die Methoden nach WATSON-JONES, ASTLEY, COOPER, BÖHLER und MERLE D' AUBIGNÉ sind oft unzureichend und immer unbequem bei der Behandlung der Zerreißungen der Symphyse und des Sakro-Iliakalgelenkes.

Die operativen Methoden mit Drahtzerklage oder mit Platte und Schrauben erlauben sicherlich eine gute Reposition zu erreichen, aber mit einem großen Infektionsrisiko. Außerdem sind sie kontraindiziert im Fall einer Blasenruptur. JUDET berichtet über 17 Fälle, davon 2 schwere Infektionen und 2 leichtere Infektionen. Die Verwendung des Fixateur externe, der eine Stabilisierung auf Distanz bewirkt, bringt kein Infektionsrisiko mit sich und garantiert eine mechanisch stabile Reposition.

Technik der Anbringung des Fixateur externe

Die Fixation der Stifte mit einem kurzen Gewinde erfolgt im vorderen Anteil des Darmbeinkammes, hinter der spina iliaca ant. sup. Je nach Lage des Falles werden 3 - 4 Gewindestifte an beiden Darmbeinkämmen befestigt. Die Gewindestifte sollen nach medial, nach dorsal und nach kaudal geneigt sein und zwischen den beiden Kortikalis liegen.

Biomechanische Studie

Am konservierten Leichenbecken haben wir 2 verschiedene Typen von Verletzungen erzeugt, in dem wir die Achse der einwirkenden Gewalt variierten.

Der 1. Typ besteht in einer Symphysensprengung und einer schweren Bandverletzung des Sakrioliakalgelenkes mit einer Ruptur des vorderen Sakroiliakalligamentes, wobei das hintere Sakroiliakalligament die Rolle eines Scharniers übernimmt.

Der 2. Typ ist eine Symphysenzerreißung mit einer Luxation im Sakroiliakalgelenk nach oben oder hinten. In diesem Fall findet sich eine vollkommene Zerreißung der vorderen und hinteren sakroiliakalen Bänder, wodurch die Stabilität des Beckenringes schwerstens gestört wird.

Mittels einer mechanischen Studie haben wir versucht, die stabilste Art der Osteosynthese unter Benützung des Fixateur externe zu finden. Um die Stabilität der Montage zu überprüfen, wurden in die Symphyse und das Sakroiliakalgelenk Dehnungsmeßstreifen eingelegt und die gefundenen Werte an einem Druckmesser abgelesen.

Mittels der Kompressionsstangen wird eine Annäherung der Darmbeinschaufeln bewerkstelligt. 3 verschiedene Montagen werden durchgeführt. Bei der 1. wird nur eine Kompressionsstange benützt, bei der 2. zwei Kompressionsstangen in einem Abstand von 15 cm und bei der 3. Montage wird ein Rahmen gebildet.

Im 1. Fall mit einer einzigen Stange, konnte beim Schließen des Fixateur externe im Bereich der Symphyse ein Druck von 3 kg und im Bereiche des Sakroiliakalgelenkes von 1 kg registriert werden. Bei der 2. Montage mit 2 Stangen in einer Entfernung von 15 cm wurde im Bereiche der Symphyse ein Druck von 8 kg und im Sakroiliakalgelenk ein Druck von 5 kg erreicht. Bei der 3. Montage mit 2 Stangen, die einen Rahmen bilden, wurde im Bereiche der Symphyse ein Druck von 11 kg und im Sakroiliakalgelenk ein solcher von 8 kg gemessen. Die Montage mit Bildung eines Rahmens ist daher das stabilste System der Fixation, welches man mit Hilfe des Fixateur externe erreichen kann.

Klinische Fälle

Wir haben an klinischen Fällen jene Montage ausgeführt, die wir bei der biomechanischen Studie als stabilste gefunden haben.

Fall 1: M. R., 48 Jahre, Verkehrsunfall, Symphysenzerreißung auf 25 mm kombiniert mit einer subperitonealen Blasenzerreißung. Reposition der Symphysenzerreißung mit Drainage einer retropubischen Harnretention. Spätergebnis nach 2 Jahren: keinerlei Beschwerden.

Fall 2: M. L., 35 Jahre, Arbeitsunfall, Symphysenzerreißung auf 5 cm, außerdem Zerreißung des linken Sakroiliakalgelenkes. Reposition und Fixation mit 2 Kompressionsstangen. Spätergebnis nach 2 Jahren: keinerlei Beschwerden im Bereiche des Beckens, keine Funktionsausfälle. Das Röntgenbild zeigt eine suprapubische Verkalkung, ebenso Zeichen einer Sklerosierung des linken Sakroiliakalgelenkes.

Fall 3: M. F., 17 Jahre, Verkehrsunfall mit schwerem Polytrauma. Symphysenzerreißung auf 8 cm und Zerreißung des linken Sakroiliakalgelenkes. Reposition am gleichen Tag und Fixation mit 2 Stangen. Spätergebnis nach 2 Jahren: keinerlei funktionelle Ausfälle, das Röntgenbild zeigt normale Verhältnisse (Abb. 1).

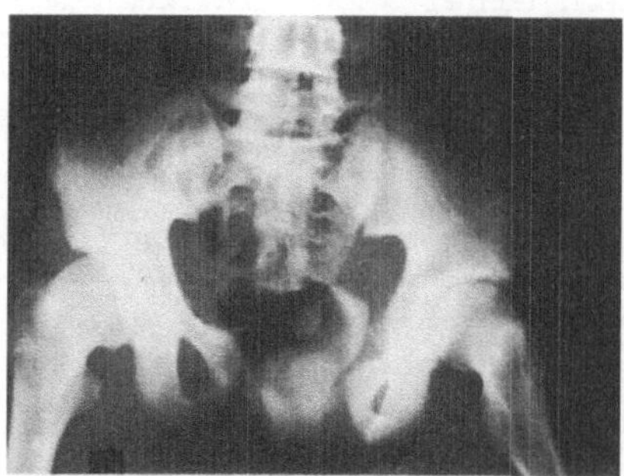

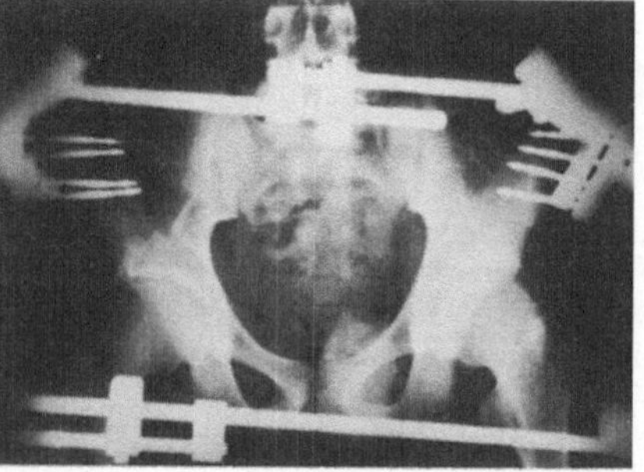

Abb. 1. Einrichtung und Fixation einer Symphysenzerreißung mit dem Fixateur externe

Fall 4: M. P., 27 Jahre, Verkehrsunfall. Symphysenzerreißung auf 4 cm, Reposition und Fixation mit 2 Stangen in Form eines Rahmens.

Fall 5: M. H., 20 Jahre, Arbeitsunfall mit perinealer Rektumverletzung, Symphysenzerreißung und Zerreißung des Sakroiliakalgelenkes mit Höhenunterschied der Darmbeinschaufeln von 5 cm. Reposition auf dem Extensionstisch und Anbringen einer Fixation in Rahmenform. Beginn mit Gehübungen nach 3 Monaten. Spätergebnis nach einem Jahr mit ausgezeichnetem Ergebnis. Wiederaufnahme seiner früheren Arbeit ohne Folgen.

Schlußfolgerungen

Bei den Fällen, welche mit dem Fixateur externe behandelt wurden, haben wir in 7 Fällen gute klinische Ergebnisse bei entsprechend langen Nachuntersuchungszeiten. Dazu kommt, daß wir keinerlei Komplikationen im Sinne der Spätinfektionen nach Entfernung der Stifte aus den Darmbeinen beobachten konnten. Ferner zeigt die Verwendung des Fixateur externe nach dieser neuen Darstellung alle Vorteile einer anatomischen Reposition ohne Gefahr einer Infektion im Bereiche der Symphyse.

Obwohl diese Technik in ihrer praktischen Anwendung einfach erscheint, muß doch in jenen Fällen einer Symphysenzerreißung und einer Zerreißung des Sakroiliakalgelenkes mit starker Verschiebung ein genauer Operationsplan entworfen werden. Wir empfehlen daher bei diesen Fällen, die immer häufiger werden, die Reposition unter Zug auf dem orthopädischen Extensionstisch und sofortige Röntgenkontrollen, um eine anatomische Reposition zu erreichen. Nur unter dieser Vorraussetzung kann man ein gutes funktionelles Spätergebnis erwarten.

G. Prokscha und H. Scholze

Dringliche diagnostische Maßnahmen bei frischen Beckenfrakturen

Die Zunahme schwerer Verkehrs- und Arbeitsunfälle und das damit verbundene sprunghafte Ansteigen von Polytraumatisierten in unserem Krankengut hat auch für die Diagnose der Beckenfrakturen neue Gesichtspunkte geschaffen.

Wir behandelten an der Chir. Klinik der Technischen Univ. München in den letzten 5 Jahren 395 Patienten mit Verletzungen des knöchernen Beckens. 290 von ihnen wiesen Mehrfachverletzungen auf. Dabei ist zwischen den von uns festgestellten Frakturformen (Tabelle 1) und dem Vorliegen weiterer Verletzungen kein Zusammenhang gegeben.

Besondere Sorgfalt ist bei der Untersuchung Bewußtloser und bei schockierten Verletzten geboten, denn in 9,4% der von uns behandelten Beckenfrakturen traten zum Teil lebensbedrohliche Komplikationen auf, die eine sofortige Therapie erforderten (Tabelle 2).

Tabelle 1. Aufteilung von 395 Verletzungen des knöchernen Beckens nach Bruchform und Geschlecht

	Weibl.	Männl.	Gesamt
Vordere Beckenringbrüche	51	72	123
Isolierte Schambeinbrüche	24	41	65
Isolierte Sitzbeinbrüche	9	12	21
Beckenschaufelbrüche	10	32	42
Hüftgelenksbrüche	10	44	54
Zentrale Hüftgelenksluxationsfrakturen	13	29	42
Kreuzbeinbrüche	1	3	4
Malgaigne-Frakturen	1	5	6
Sprengungen Iliosakralgelenkes	3	3	6
Symphysensprengungen	4	28	32
	126	269	395

Tabelle 2. Komplikationen bei 395 Beckenfrakturen, die ein operatives Eingreifen erforderten

Blasenrupturen	8
Harnröhrenein- und Abrisse	15
A. iliaca- und A. femoralis Abrisse	2
V. iliaca externa Einrisse	2
Nervenläsionen	3
Aufsteigende retroperitonale Hämatome	7
	37

Bei jeder größeren Gewalteinwirkung auf den menschlichen Körper muß eine Verletzung des Beckens angenommen und durch entsprechende Maßnahmen ausgeschlossen werden. Die Diagnose Beckenbruch erfolgt meist durch die Röntgenaufnahme in der Form der Beckenübersichtsaufnahme. Dabei ist die frühzeitige Feststellung der Bruchlokalisation und das Ausmaß der Dislokation von großer Bedeutung. Letztere Kriterien lassen bereits eine Überlegung über die Art einer möglichen Begleitverletzung zu.

Die wichtigste Maßnahme zum Ausschluß urologischer Begleitverletzungen ist die Blasenkatheterung, soweit nicht bereits Blutaustritt aus der Harnröhre einen entsprechenden Hinweis gibt. Klarer Urin bei liegendem Ballon-Katheter schließt eine Blasen-Harnröhrenverletzung jedoch nicht vollständig aus. Die Diagnostik wird auch unsicher, wenn über den Katheter kein Urin abfließt, sei es durch eine leere Blase oder bei Harnröhrenabriß durch Lage des Katheters im paravesikalen Gewebe. Während bei Harnröhrenrissen klinische Symptome wie Blutung (Skrotalhämatom), Schmerz und durch Sphinkterspastik bedingte Harnsperre im Vordergrund stehen, bleibt eine Harnblasenruptur zunächst häufig symptomarm, die Miktion intakt. Hier kann das Ergebnis der Zystourethrographie Aufschluß geben und das weitere therapeutische Vorgehen bestimmen. Während die Blasenruptur durch Blasenspülung mit Beurteilung des Spüldefizits diagnostiziert werden kann, ermöglicht die Zystographie die Differentialdiagnose zwischen extra- und intraperitonealer Blasenruptur.

Besondere Aufmerksamkeit ist der differentialdiagnostischen Abklärung intraabdomineller Verletzungen zu widmen. Diese Verletzungen haben bezüglich einer Sofortbehandlung absoluten Vorrang.

Speziell die paravesikalen und aufsteigenden retroperitonealen Hämatome täuschen rasch das Bild eines akuten Abdomens vor. Reflektorische Abwehrspannung der Bauchdecken und Bauchumfangzunahme erschweren die Differntialdiagnose zu intraperitonealen Blutungen. Die Bauchsymptomatik entwickelt sich zwar bei retroperitonealen Hämatomen von kaudal nach kranial, kann aber schon nach Stunden das ganze Abdomen erfassen. Auf die Beurteilung des Bauchumfanges, regelmäßige Blutdruck- und Pulskontrollen und Bestimmungen des Hämoglobin- und Hämatokritwertes ist deshalb zu achten.

Retroperitoneale Hämatome, die bis zu 3 Liter Blutverlust bewirken können, weisen einen allmählichen, aber kontinuierlichen Abfall des Hb- und HK-Wertes auf. Ein späteres plötzliches Absinken des Hämoglobinwertes während des Verlaufes deutet auf eine intraperitoneale Blutung hin, etwa bedingt durch eine zweizeitige Milz- oder Leberruptur. Die Darmperistaltik sistiert bei intraperitonealen Blutungen sofort, während die Darmparalyse bei retroperitonealen Hämatomen allmählich einsetzt.

Wir können über 3 Fälle aus der eigenen Klinik berichten, wo zunehmender Blutverlust und die sich entwickelnde Bauchsymptomatik bei vorliegender Beckenfraktur zur Annahme einer intraperitonealen Blutung führten. Die erfolgten Laparotomien zeigten jeweils die Fehldiagnosen auf. Intraoperativ konnten ausgedehnte retroperitoneale und paravesikale Hämatome festgestellt werden. Beim Eröffnen des Retroperitonealraumes muß jedoch mit unstillbaren Blutungen gerechnet werden.

Zum Ausschluß von Verletzungen der großen Beckengefäße ist eine Überprüfung der Durchblutungsverhältnisse an den unteren Extremitäten notwendig. Fehlende oder abgeschwächte Fußpulse, Stauungen und Blauverfärbung der Beine im Seitenvergleich und unter Berücksichtigung von Vor- und altersbedingter Leiden, deuten auf eine verletzungsbedingte Unterbrechung der Blutversorgung hin und zwingen zur Arterio- und Phlebographie.

Die sofortige Feststellung von Nervenausfällen hat nicht nur therapeutische, sondern auch forensische Bedeutung. Sie muß deshalb vor jeder Behandlungsmaßnahme erfolgen. Die dringliche Untersuchung kann bei orientierten Patienten auf eine Überprüfung der Sensibilität und Motorik der unteren Extremität beschränkt werden.

Verletzungen des Mastdarmes und des Ureters konnten wir bei unserem Patientengut nicht beobachten.

Die dringlichen diagnostischen Maßnahmen bei Beckenfrakturen, dies gilt besonders für Polytraumatisierte, dienen der Beurteilung der Bruchverhältnisse und der möglichst frühzeitigen Erkennung von Komplikationen. Sie stellen zum Teil bereits therapeutische Eingriffe (etwa Blasenkatheterung) dar und sind Voraussetzung für eine sofortige, gezielte und damit wirksame Behandlung.

G. Schlag

Anästhesiologische Probleme bei Beckenfrakturen

Bei schweren Beckenfrakturen in Kombination mit Mehrfachverletzungen können vom Standpunkt des Anästhesisten 3 Hauptprobleme bei der Behandlung in Betracht gezogen werden.

Die akute Hypovolämie infolge des traumatisch-hypovolämischen Schocks ist wohl an erster Stelle zu nennen. Das Problem besteht daher nicht in der Technik der Anästhesie, sondern in einer effektvollen Reanimation und Vorbereitung des Patienten für eine eventuelle Operation. Sind doch bei schweren Beckenfrakturen so oft Begleitverletzungen zu beobachten, wie z. B. die des Urogenitaltraktes oder des Abdomens, welche einen raschen operativen Eingriff erfordern können.

In unserem Patientengut mit 2 502 stationär behandelten Beckenfrakturen sind 215 Patienten - das sind 8,6% - ihren Verletzungen erlegen. Von diesen wiederum starben 91 Patienten - das sind 42,3% - in den ersten Stunden. Also ungefähr die Hälfte der Todesfälle ereignete sich bei schweren Beckenfrakturen in den ersten Stunden. Schon daraus können Sie ersehen, daß das Reanimationsproblem eine wichtige Rolle spielt.

Die Reanimation betrifft in erster Linie die Behandlung der akuten Hypovolämie. Bei den von uns beobachteten Todesfällen wurde bei 67% der in den ersten Stunden Verstorbenen ein hypovolämischer Schock beobachtet. Zu ähnlichen Ergebnissen kam auch HAUSER (1966), der bei 60% der tödlich verlaufenen Beckenfrakturen als Ursache einen hypovolämischen Schock fand.

Die akute Hypovolämie hat als Ursache nicht allein die Beckenfraktur, sondern ist meistens die Folge der kombinierten Verletzungen. So konnten wir bei den tödlich verlaufenen Beckenfrakturen im Schock nur bei 6,5% der Fälle als einzige Diagnose die Beckenfraktur vorfinden, während Zweitverletzungen in 57,4%, Drittverletzungen in 27,9% und mehr als drei Verletzungen in 8,2% der tödlich verlaufenen Fälle gefunden wurden.

Als Zweitverletzungen wurden sehr häufig Frakturen von langen Röhrenknochen beobachtet, die schon von sich aus zu beträchtlichen Blutverlusten in das Gewebe führen. So wurde der hypovolämische Schock immer wieder als Todesursache der kombinierten Beckenfrakturen angenommen (PELTIER 1965, MC CARROLL et al 1962, PERRY und MC CLELLAN 1964). Aber auch bei isolierten Beckenfrakturen können durch die Frakturelemente Zerreißungen von Venen und Arterien auftreten. Besonders bei Verletzungen im Bereich der Sakroiliakalgelenke kann es infolge von Gefäßzerreißungen zu ausgedehnten retroperitonealen Hämatomen kommen (CONOLLY u. HEDBERG 1969), die oft massive Transfusionen zur Wiederauffüllung des Kreislaufes erfordern.

Tabelle 1. Tödliche Beckenfrakturen kombinierter Schock- und Mehrfachverletzungen

	Zahl	%
einfach (Beckenfraktur)	4	6,5
zweifach	35	57,4
dreifach	17	27,9
vierfach und mehr	5	8,2
	61	100

Es ist daher die Aufgabe des Anästhesisten, die Schockbehandlung mit Behebung der akuten Hypovolämie durch Blut- und Plasmaexpander so rasch als möglich einzuleiten.

Als weiteres Problem können die respiratorischen Komplikationen, die infolge von Thoraxverletzungen auftreten, in Betracht gezogen werden. Bei 19% unserer tödlich verlaufenen Beckenverletzungen im Schock wurde als Zweitverletzung die Rippenserienfraktur mit Hämato- und Pneumothorax festgestellt.

Die durch den akuten Blutverlust bedingte metabolische Störung des Säure-Basen-Haushaltes wird durch die respiratorischen Komplikationen zusätzlich verschlechtert und kann zum völligen Zusammenbruch des Säure-Basen-Haushaltes führen. Bekanntlich kommt es bei Thoraxverletzungen sehr häufig zu einer respiratorischen Azidose. Die polytraumatisierten Beckenverletzungen können daher auch zu einem respiratorischen Problem Anlaß geben, welches raschest behoben werden muß. Die Aufgaben des Anästhesisten bestehen darin, für freie Atemwege und eine ausreichende Ventilation zu sorgen.

Bei den nichtschockierten Beckenfrakturen konnten wir als Zweitverletzung in 50% der Todesfälle ein Schädel-Hirn-Trauma beobachten, welches in der Gruppe der mit Schock verlaufenen Todesfälle nur bei 21% auftrat.

Tabelle 2. Tödliche Beckenfrakturen (ersten Stunden) ohne Schock- und Mehrfachverletzungen

	Zahl	%
Schädel-Hirn-Trauma	15	50
Abdomen	6	16,5
Uro-Genital-Trakt	6	20
Thorax	3	10
Frakturen	1	3,5
	31	100

Damit ist schon das dritte Problem - das des akuten Hirnödems - aufgezeigt. Es ist ja hinreichend bekannt, daß die methabolischen Folgen der akuten Hypovolämie und die respiratorischen Veränderungen des Säure-Basen-Haushaltes aggravierend für das Auftreten eines Hirnödems sein können. So ist die Behebung der Hypovolämie und die Normalisierung der Atmung die Grundlage zur Bekämpfung des akuten Hirnödems. Erst dann können osmodiuretische und membranstabilisierende Maßnahmen zur weiteren Behandlung des Ödems ergriffen werden.

Im Rahmen dieses Berichtes sollen kurz die dringlichsten Probleme der schweren Beckenfrakturen in Kombination mit Mehrfachverletzungen aufgezeigt werden. Eine gezielte Diagnostik und eine rasche effektvolle Behandlung werden dabei weiterhelfen, die noch immer relativ hohe Letalität der schweren Beckenfrakturen zu senken. Dem Traumatologen dabei zu helfen, sollte die vordringlichste Aufgabe des Anästhesisten sein und damit wird auch die Bedeutung der interdisziplinären Zusammenarbeit mit der Anästhesie unterstrichen.

V. Hönig und P. Buday

Urologische Komplikationen der Beckenbrüche bei Polytraumatisierten

Im Zentralinstitut für Traumatologie in Ungarn waren in den 10 Jahren von 1964 - 1973 von 34,046 Frischverletzten 1,353 (4%) Polytraumatisierte. 550 von ihnen hatten Beckenbrüche ohne Komplikationen. Bei 295 Polytraumatisierten mit Beckenbruch kamen urogenitale Komplikationen vor.

Demnach gab es 295 Patienten, bei denen sich zum Beckenbruch als schwere retroperitonale Verletzung: Blutung, Nieren-, Blasen-, bzw. Urethraverletzungen gesellten. Dabei wurden Monotrauma der Nieren, Kontusionen und Hämaturien nicht mitgerechnet.

Die Abb. 1 zeigt die zahlenmäßigen Angaben der schweren Polytraumatisierten mit urogenitalen Verletzungen beim Beckenbruch.

Bei <u>retroperitonealen Blutungen</u> kann man besonders während der ersten Beobachtungen und Untersuchungen nicht nachweisen, ob es sich um manifeste oder okkulte Blutungen handelt. In unserem Institut starben von 365 Polytraumatisierten 10,9% infolge des Schocks. Gesellt sich zum traumatischen Schock auch ein versteckter Blutungsschock, so ist die Frage, ob man die Therapie auf adäquate Weise durchgeführt hat. Deshalb machen wir neben den sichtbaren Blutverlusten auf die "versteckten" Blutergüsse im Retroperitomen aufmerksam, die als Grund des tatsächlichen Blutmangels aufgefaßt werden können. Weist man den Blutverlust nach und gibt es keine Zeichen einer Blutung im uropoetischen System, so soll man bei ständig wachsendem Blutverlust in jedem Fall den retroperitonealen Raum explorieren.

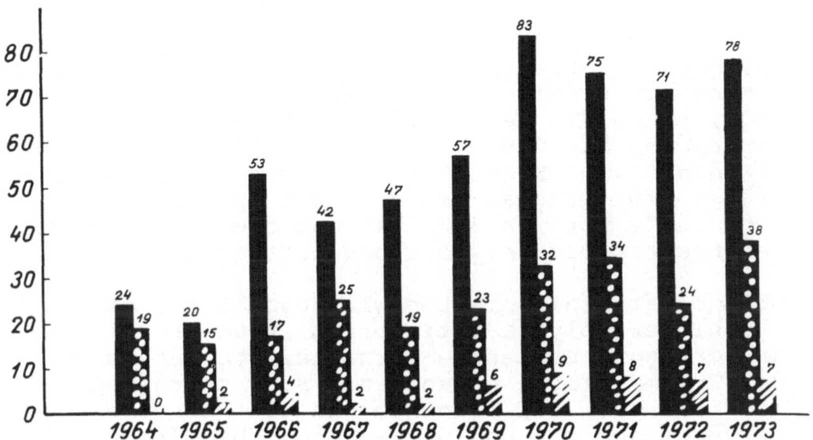

Abb. 1

In dem von uns untersuchten Material führten wir bei 47 isolierten retroperitonealen Blutungen und Beckenbruch in 6 Fällen die Ligatur eines großen Gefäßes durch. In 11 Fällen konnte die Stelle der Blutung nicht festgestellt werden, so tamponierten und drainierten wir die diffuse interstitielle Blutung.

Nach den Angaben der Literatur steht die Verletzung der Nieren an erster Stelle. Ihre Zahl ist in letzter Zeit entschieden angestiegen. Bei unseren Polytraumatisierten fanden wir in 112 Fällen Nierenverletzungen, und führten 103 Operationen durch.

Der Zustand des schweren Polytraumatisierten erlaubt nur wenige Untersuchungsmethoden. In unserer Praxis fertigen wir immer Leer-Röntgenaufnahmen der Nierengegend an.

Am häufigsten führen wir die Infusionsurographie durch. Aus ihr kann man auch auf die Funktion schließen. Nach unseren Erfahrungen reicht sie zur Indikation des Eingriffes und weder die Chromocystographie noch die schwer durchführbare retrograde Pyelographie sind notwendig. Im Zweifelsfalle klärt die Nieren-Tomographie im allgemeinen die Lage.

Die extraperitoneale Blasenruptur kommt sehr häufig bei Beckenbrüchen vor. Der Bruch des Arcus pubis oder der Symphyse bringen die Verletzung der Blase oder Urethra mit sich. Das sahen wir bei unseren 57 Patienten mit Blasenverletzungen. Die häufigste Verletzung der Blase ist die Disruption des Fundus. In unserem Material kam sie in 39 Fällen vor.

Die kombinierte Verletzung der Blase und ihre Folgen hängen davon ab, welchen Teil der Blase oder Urethra die Verletzung traf. Nach Einführen eines Katheters kommt kein Urin, es tropft nur Blut. Kann nicht katheterisiert werden, so ist die Operation angezeigt.

Wir sahen in den erwähnten 10 Jahren 48 Urethraverletzungen. Die Diagnose geschah mit retrograder Cystographie, bzw. Urethrographie. Wir führen immer die Sectio alta durch, führen einen Katheter retrograd heraus, nähen die Verletzung der Blasenwand und tamponieren und drainieren das Cavum Retzii nach Einführen eines Petzer-Katheters in die Blase. Komplikationen: retroperitoneale Abszesse, Darmfisteln, bzw. Douglas-Abszesse mit Spontaneinbruch in die Scheide kamen zu 7% vor. In 3 Fällen entstand eine Osteomyelitis des Beckenknochens mit Ankylose des Hüftgelenkes.

Die Besprechung obigen Materials hielten wir deshalb für begründet, da die große Zahl der Polytraumatisierten in unserem Institut, sowie die zur Verfügung stehende - organisierte Zusammenarbeit von - in der Traumatologie bewanderten Bauchchirurgen und Urologen die Möglichkeit gab, das Klinikum und die Therapie dieser seltenen, aber sehr schweren und viele Sorgen bedeutenden Verletzungen zu analysieren und die Erfahrungen auszuwerten.

H. Denck, H. G. Ender und M. Jonas

Gefäßverletzungen bei Beckenbrüchen und ihre Behandlung

Im allgemeinen gilt auch heute noch die Meinung, die Beckengefäße liegen gut geschützt, ihre Verletzung ist selten. Wir haben uns nun die Frage gestellt, wie selten solche Gefäßverletzungen im Rahmen von Beckenfrakturen auftreten und haben zur Beantwortung dieser Frage die Angaben der uns zugänglichen Literatur der letzten 10 Jahre, persönliche Berichte befreundeter Angiologen, das uns von der chefärztlichen Station der Allgemeinen Unfallversicherungsanstalt von Herrn BERTEL freundlicherweise zur Verfügung gestellte Krankengut der Unfallkrankenhäuser 1966 - 1972 und das eigene kleine Krankengut herangezogen. Wir konnten auf diese Weise 103 Patienten mit Verletzungen großer Gefäße bei Bekkenfrakturen zusammenstellen, davon handelt es sich 96 mal um frische Verletzungen, 4 Spätfolgen an den Arterien und 3 iatrogene Schäden. Leider ist uns die Gesamtzahl von Beckenfrakturen auf die sich die Zahl von 103 Gefäßverletzungen bezieht, nicht bekannt. Wir konnten jedoch bei 1 623 beurteilbaren Fällen von Beckenfrakturen 27 diagnostizierte Gefäßverletzungen zusammenstellen, was einen Prozentsatz von 1,6% ergibt.

Selbstverständlich ist die Dunkelziffer an retroperitonealen Hämatomen durch Verletzungen mittlerer und kleinerer Arterien und Venen groß, werden diese doch oft bei der Operation oder Obduktion nicht detailliert angegeben. Im repräsentativen Krankengut von

PATTERSON und MORTON sind von 633 Patienten mit Beckenfrakturen 88 (13,9%) gestorben, davon 19% an Gefäßverletzungen oder großen retroperitonealen Hämatomen, das macht auf das Gesamtmaterial etwa 2,5% Verletzungen größerer Gefäße. Wenn die Mortalität der Beckenfrakturen heute mit 9 - 14% angegeben wird, so ist davon 1/5 mit Gefäßverletzungen.

Im Krankengut der Unfallkrankenhäuser entfallen auf 850 Beckenfrakturen aus den Jahren 1966 - 1972 13 Verletzungen großer Gefäße (1,5%). Die Art der Verletzung kann sein: Zerreißung, besonders bei Verschiebungen im Bereich des Ileosakralgelenkes. Anspießung bei groben Verschiebungen oder Quetschung, häufig mit Frakturen des oberen Schambeinastes oder des Azetabulums.

Auf die klinischen Zeichen des Blutungsschocks, des Blutaustrittes in die Umgebung, eventuell ins Skrotum, der rektal oft gut tastbaren Hämatome und Frakturen und der Extremitätenischämie muß nicht gesondert eingegangen werden, es sei nur an die Notwendigkeit der besonderen Beachtung der Gerinnungsfaktoren (Schockfibrinolyse!) erinnert.

Art, Lokalisation, Zahl und Mortalität der 96 zusammengestellten Fälle frischer Gefäßverletzungen gehen aus der Tabelle 1 hervor.

Die Zahlen können im Detail der Tabelle 1 entnommen werden, es soll nur auf einige markante Punkte hingewiesen werden: Zerreißungen der Arteria oder Vena ilica communis waren bei 100% der Verletzten tödlich; am häufigsten ist die A. ilica interna und ihre Äste mit 48% betroffen; die Gesamtmortalität der Arterienzerreissungen liegt bei 60% gegenüber derjenigen von 27% bei Thrombosen; Venenverletzungen haben eine höhere Mortalität als Arterienverletzungen. Venen können sich nicht kontrahieren. In Tabelle 2 sind die wesentlichen Zahlen nochmals zusammengefaßt.

Bisher konnten nur 40% aller bei Beckenfrakturen auftretenden Gefäßverletzungen erfolgreich behandelt werden. Der Tod ist bei der Mehrzahl der Fälle durch die Beckenfraktur und deren Folgen bedingt, nur etwas mehr als 1/4 der Patienten sind an den Nebenverletzungen gestorben.

Vergleichen wir die Ergebnisse der Operierten mit den Nichtoperierten, so sehen wir, daß die Operierten mit 42% eine wesentlich niedrigere Sterblichkeit aufweisen als die Nichtoperierten (71%). Man könnte einwerfen, daß die schwersten Fälle eben nicht mehr operiert werden konnten, es ist jedoch auch oft umgekehrt, d. h. gerade die Fälle mit dem schwersten Blutverlust werden (meist viel zu spät) operiert.

Angebotene Therapien

Manche Autoren empfehlen erst ein operatives Vorgehen, wenn eine Massentransfusion von mindestens 20 Blutflaschen nicht zur gewünschten Tamponade führt. Wir fragen uns, wie 10 Liter Blut jemals aus dem Retroperitoneum resorbiert werden sollen und wie sich Blutgerinnung und Nierenfunktion in solchen Fällen verhalten und glauben, daß diese Empfehlung heute nicht mehr gerecht-

Tabelle 1. Frische Gefäßverletzungen bei Beckenfrakturen

	Zerreißung Blutung					Quetschung Thrombose					Zusammen	
	Ges.		Davon Gestorben			Ges.		Davon Gestorben				Mortalität
	Zahl	Amp.	BF	NV	Ges.	Zahl	Amp.	BF	NV	Ges.		
Art. Iliaca Comm.	16	(5x +V)	11	4	15(100%)	3			1	1	19	
Ilica int.	21		7	2	9	3			1	1	24	
Gluteàlis	1	27(48%)			0						1	
Obturatoria	4		2	1	3						4	
Pudena int.	1				0						1	
Ilica ext.	5	(5)	2		2	6	1	1	2	3	11	
Femoralis	8	(2) 2	5		5	6(2)	2				14	
Arterien zusammen	56	(12) 2	27(48%)	7(12%)	34(60%)	18(2)	3	1(6%)	4(21%)	5(27%)	74	53%
Vena cava inf.	1			1	1						1	
Ilica comm.	7		7		7(100%)	1				0	8	
int.	6		2		2						6	
ext.	3		1	1	2						3	
Femoralis	1		1		1						1	
Saphena Magna	3			1	1						3	
Venen zusammen	21		11(52%)	3(14%)	14(66%)	1(Dunkelziffer)					22(63%)	
	77 (80%)	2	38 (49%)	10 (13%)	48 (62%)	19 (20%)	3 (5%)	1	4 (20%)	5 (25%)	96(55%)	

fertigt ist. Manche Autoren unterbinden prinzipiell die A. iliaca interna, was bei der besonderen Häufigkeit deren Verletzung eine gewisse Berechtigung hat, ungezielt ist die Ligatur jedoch sicher sinnlos. Besser ist es, am Ort der Gefäßverletzung durch Ligatur, Übernähung oder Rekonstruktion zu versorgen. Voraussetzung dafür ist prinzipiell die präoperative Angiographie, die unserer Meinung nach in jedem Fall so früh wie möglich durchzuführen ist (selbstverständlich unter Schockbekämpfung und in Lokalanästhesie). Bei multiplen Verletzungen kann die Panarteriographie (wenn nötig Schädel, Thoraxaorta, Nieren, Milz-Leber, Eingeweide etc.) nach der Seldingermethode von der Leiste aus, ganz wichtige Hinweise für die weitere Therapie geben.

Tabelle 2. 96 frische Gefäßverletzungen

Davon amputiert 5 (5%)	Davon gestorben 53 (55%)	Geheilt 38 (40%)
	Davon an der Beckenverletzung 39 (72%)	
	Davon an Nebenverletzungen 14 (28%)	

Die Phlebographie soll transosseal über den Trochanter major durchgeführt werden. Auch läßt sich anläßlich der Angiographie eine kausale Therapie durchführen und zwar in Form der gezielten Embolisierung blutender Arterienäste mit Blutkoagula nach der von RÖSCH und DOTTER angegebenen Methode. Das heute zu empfehlende Vorgehen ist in Tabelle 3 schematisch wiedergegeben.

Tabelle 3. Diagnose und Therapie

1. Blutung	2. Periphere Ischämie	3. Blutung + Ischämie
Begleitverletzung	Schockbekämpfung Pan-Angiographie Dringliche Indikation	Becken Nieren Eingeweide-Leber-Milz-Schädel-Thorax Begleitverl.
Aus Klinik (unbeeinflußbarer Schock)	Aus Angiographie (Zerreißung oder Verschluß großer Gefäße)	
	Spätfolgen (+iatrogene Schäden)	
1. Blutstillung Hypogastrikaligatur	2. Gefäßkonstruktion Sek. Intimafixation+Prim.Naht	Blutstillung +Rekonstruktion
Gefäßnaht (Vene) Venenligatur Embolisierung	Patch, End-Zu-End Venentransplantat Kunststofftransplantat ev. venöse Thrombektomie	1 + 2

Aus der Übersicht ist herauszulesen, daß der möglichst umfassenden (Pan-) Angiographie zentrale Bedeutung zukommt, um dann - je nach klinischem Bild - zielführend vorgehen zu können. Interessant ist der Hinweis von L. HEJHAL aus Prag, daß nach beidseitiger Hypogastrikaligatur bei jungen Männern aus Gründen der Impotenz sekundär die Hypogastrika wieder rekonstruiert werden kann.

Der operative Zugang wird sich danach richten, ob ein oder beidseitig operiert werden muß und ob intraabdominelle Nebenverletzungen zu versorgen sind. Auf jeden Fall soll man, wenn auch transperitoneal eingegangen wurde, das Kolon nach medial abschieben und retrokolisch operieren, keinesfalls durch das Mesosigma hindurch.

Kurz sei noch auf iatrogene Gefäßverletzungen und Spätschäden eingegangen. Es muß darauf hingewiesen werden, daß bei Repositionsmanövern im Hüftbereich bei alten Menschen mit starren verkalkten Gefäßen kein zu großer Zug ausgeübt werden darf, da sonst Intimaplaques einreißen, was zu akuten Gefäßverschlüssen Anlaß geben kann. Anspießungen mit Führungsdrähten können zu falschen Aneurysmen führen. Übersehene Arterienverschlüsse führen zu chronischen arteriellen Durchblutungsstörungen und müssen sekundär rekonstruiert werden. Vor dem Übersehen von Gefäßverletzungen schützt man sich durch die von LORENZ BÖHLER seit eh und je geforderte Zirkulationsprüfung.

Abschließend sei noch auf jene große Zahl von Venenverschlüssen und postthrombotischen Zuständen nach Beckenfrakturen hingewiesen, deren rechtzeitige angiographische Erfassung und Therapie vielen Patienten die Arbeitsfähigkeit und Lebensfreude erhalten könnte.

Diskussion:

H. Wendt und H. Krüger

Schwere kindliche Beckenbrüche mit gleichzeitigen schweren Weichteilverletzungen hatten wir in den vergangenen 10 Jahren 3 mal zu behandeln. Alle 3 hatten Harnröhrenverletzungen. Bei einem 9-jährigen Knaben mit völlig deformiertem Becken war zwar die linksseitige Lakuna vasorum leer. Die Gefäße fanden sich aber unversehrt im Bereich der Lakuna muskulorum.

In den 2 anderen Fällen waren die Iliakalgefäße zerrissen.

Bei dem damals 9-jährigen Uwe P., der 1968 nach Sturz mit dem Fahrrad von einem Lastkraftwagen überfahren wurde, fand sich ein riesiges schwappendes Hämatom rechts, das sich vom Nabel über die Leistengegend zur Oberschenkelmitte hinzog. Durch die schlaffe Haut hindurch fühlte man 2 Frakturteile des rechten Schambeines. Der schwere Entblutungskollaps erlaubte keine zeitaufwendige Röntgenuntersuchung. Unter gleichzeitigen Schockbekämpfungsmaßnahmen wurde ein Schnitt von Nabelhöhe bis Oberschenkelmitte geführt. Die A. iliaca externa war durchtrennt. Die zerfetzten Arterienenden haben sich eingerollt, so daß zum Zeitpunkt der Operation die Blutung stand. Die V. iliaca externa war intakt. Noch blutungsgefährdete Venenäste wurden ligiert.

Die Arterienstümpfe wurden nach temporärer Zügelung mit sogenannten Nabelbändchen durch Resektion der zerfetzten Enden angefrischt. Es folgt die zirkuläre Gefäßnaht mit Einzel-U-Nähten. Nach Freigabe der Pulswelle löste sich die Anastomose im Bereich zweier U-Nähte. Die U-Nähte schnitten durch. Man entschloß sich deshalb zur nochmaligen Resektion der Nahtstelle und anschließenden nochmaligen Naht: Diesmal durch 2 einander gegenüberstehende U-Nähte, die mittels fortlaufender Nähte miteinander verbunden wurden. Da die Pulswelle zunächst die Nahtstelle noch nicht passierte, wurde distal eine kleinere Arteriotomie angelegt, durch welche hindurch eine Bougierung der Nahtstelle erfolgte. Nach Naht der Arteriotomie und vorheriger Instillation von 5 ml 1% Procain ging die Pulswelle durch, allerdings in verminderter Stärke. Bei der Nachuntersuchung des inzwischen 15-jährigen Patienten ließ sich klinisch der Puls im rechten Bein nicht sicher nachweisen. Gröbere Temperaturunterschiede der Füße bestanden nicht. Vorhanden war noch eine partielle Peronäusparese. In naher oder ferner Zukunft ist eine aortographische Röntgenkontrolle und vielleicht eine Erweiterung der Nahtstelle durch Patch angezeigt.

Die Gelegenheit der Realisierung von Lehren, die wir aus dem geschilderten Fall gezogen haben, ergab sich 1970 bei einem damals 2 1/2-jährigen Jungen, der als Insasse eines ins Schleudern geratenen PKW zwischen einem anderen Wagen und einem Baum eingequetscht wurde. Wegen eines großen Hämatoms in der linken Leisten-Unterbauchgegend bei völlig fehlenden Pulsen wurde der 2 1/2-jährige Junge von einem Nachbarkreis zu uns gebracht. Nach Leistenschnitt bestätigte sich links die Ruptur sowohl der A. als auch der V. iliaca externa. Folgende Technik wurde angewandt:

Beide Arterienstümpfe wurden großzügig angefrischt und dann mit einem kaliberentsprechenden Plasteschlauch intubiert. Bei liegendem Schlauch ließen sich die Arterienenden gut mit U-Nähten aneinandernähen. Nach Legen auch der 2 letzten und vordersten U-Nähte wurde das Plastedrain entfernt. Es folgte noch die Ausräumung des peripheren Arterienteils mit der Dormiaschlinge, wobei ein Thrombus zutage gefördert wurde und der endgültige Nahtabschluß durch Knüpfen der 2 vordersten Nähte. Auch die V. iliaca wurde in der gleichen Technik genäht. Unmittelbar postoperativ war die Haut des gesamten Beines gut durchblutet und der Puls der A. dorsalis pedis deutlich zu fühlen. Die Nachuntersuchung 1974 vor einer Woche ergab bei dem jetzt 6-jährigen Knaben weiter gut fühlbaren Puls der A. dorsalis pedis und A. fem. communis im Subinguinalbereich. Es ist zu hoffen, daß das günstige Ergebnis von Dauer ist, nachdem es sich jetzt schon 4 Jahre gehalten hat. Im postoperativen Verlauf war bei gleichzeitiger Beckenfraktur und subtrochanterer Fraktur das Auftreten eines Pseudocroup erschwerend. Es kam sogar zur Asystolie, die durch äußere Herzmassage überwunden werden konnte.

Die geschilderte Technik beim 2. Kind möchten wir bei kleinkalibrigen Arterien, wie sie bei Kindern vorliegen, empfehlen, wobei auch die abschließende Thrombektomie von ausschlaggebender Bedeutung zu sein scheint.

E. Kessler und D. Kerkmann

Arteriovenöse Fistel der inneren Beckengefäße als Komplikation einer Hüftgelenksfraktur

Die Extremitäten bilden die bevorzugte Lokalisation traumatisch bedingter arterio-venöser Fisteln. Dagegen sind die Beckengefäße durch ihre Lage vor solchen Veränderungen weitgehend geschützt. Nach D. C. ELKIN und H. B. SHUMACKER sind nur 0,2% aller traumatischen a. v. Fisteln im Gebiet der A. iliaca interna gelegen.

In letzter Zeit häufen sich Berichte über sogenannte iatrogene arterio-venöse Fisteln im Beckengereich, besonders nach gynäkologischen Operationen (D. G. DECKER, CR. FISH und J. L. JUERGENS; R. W. LEIBOLD, F. J. KEEFER und J. L. CURRY; G. W. MORLEY und S. M. LINDENAUER). Die iatrogenen Fisteln bilden aber eine Sonderform und eine echte traumatische Genese einer arteriovenösen Fistel im Beckenbereich stellt auch weiterhin eine Besonderheit dar.

Im Krankengut der Chir. Univ. Klinik Mainz beobachteten wir im Verlauf von 9 Jahren (1963 - 1972) unter 82 Gefäßverletzungen nur eine einzige traumatische Fistel im Bereich der inneren Bekkengefäße und zwar zwischen der A. iliaca interna und der V. glutaea cranialis.

Ein 21-jähriger Mann war mit seinem PKW gegen einen Baum gefahren und hatte sich dabei neben einer Commotio cerebri, multiplen Hautwunden und einer Oberkieferfraktur auch eine Luxationsfraktur des rechten Hüftgelenkes mit Aussprengung eines großen dreieckigen dorsalen Fragmentes zugezogen. Dieses Fragment entsprach bei der Operation praktisch der ganzen hinteren Hüftpfannenbegrenzung. Die Luxation wurde sofort behoben, das Fragment 20 Tage nach dem Unfall nach Beseitigung von interponierter Muskulatur reponiert und durch Spongiosaschrauben fixiert. 10 Monate später erfolgte die Entfernung dieser Schrauben.

Erst zu diesem Zeitpunkt wurden die Gefäße zum ersten Mal auskultiert auf die Bemerkung des Patienten hin, er habe vorübergehend eine Anschwellung der unteren lateralen Bauchdecke ventral vom Darmbeinstachel bemerkt und auch jetzt noch bestehe eine pralle Anspannung seines rechten Gesäßes. Die späte Feststellung des Fistelgeräusches erklärt sich aus der Tatsache, daß im Gegensatz zu einer peripheren Fistel hier im Beckenbereich außer dem Geräusch praktisch alle Symptome fehlten.

Umso eindrucksvoller war der angiographische Befund. Die Übersichtsangiographie läßt eine Erweiterung der A. iliaca communis und A. iliaca interna auf mehr als das Doppelte erkennen. Das Kurzschlußblut geht in die V. glutaea cranialis. Die Veränderungen kommen noch deutlicher bei der selektiven Füllung zur Darstellung. Schließlich ist auf der seitlichen Aufnahme zu erkennen, wie weit die Venenerweiterung in das Gesäß hineinreicht. Wir haben genau 1 Jahr nach dem Unfall die arteriovenöse Fistel transperitoneal nach der Separationsmethode beseitigt. Der Patient ist heute nach 3 Jahren beschwerdefrei, und ein Geräusch war nicht mehr festzustellen.

Symptome der A. V. Fistel

	periphere Form	Beckengefäße (eigener Fall)
Klaudikatio	+	-
troph. Störung	+	-
Varikosis	+	-
Herzhypertrophie	(+)	-
Tachykardie	+	(+)
Nicoladoni-Branham'sches Zeichen	+	-
Schwellung	+	(+)
Maschinengeräusch	+	+

Wahrscheinliche Ursache der beschriebenen Fistelbildung war bei dem Mehrfachverletzten die große Knochenaussprengung aus dem hinteren Hüftpfannenanteil, die bei relativ weiter Dislokation (kenntlich an der Muskelinterposition) durch Zug und vor allem durch Kontusion zur Fistelbildung führte.

M. Jonas und O. Wruhs

Verletzungen des Brust- und Bauchraumes bei Beckenbrüchen

Die hohe Rate von Begleit- und Kombinationsverletzungen bei Beckenbrüchen erklärt sich aus den stets mit erheblicher Gewalteinwirkung ablaufenden Unfallmechanismen. Wir unterscheiden einmalige und großflächig von umschrieben und mitunter in zeitlicher Aufeinanderfolge wirkenden Kräften, die zu Mehrfachverletzungen führen. Unter den Kombinationsverletzungen des Rumpfes stellen die Organverletzungen des Brust- und Bauchraumes nach den Urogenitalverletzungen die zahlenmäßig zweitgrößte Gruppe von Organverletzungen dar.

Bei einem kleinen Teil der Fälle handelt es sich um komplizierte Beckenfrakturen mit Anspießung des Darmes oder von Gefäßen. Besonders selten ist Verlagerung von Bauchinhalt in die Bruchzone. Die Masse der Mitverletzungen dagegen ergibt sich aus der Kombination von Beckenbruch und stumpfen Bauch- bzw. Thoraxtrauma. Dabei können praktisch alle Organe und Gewebe beider großen Leibeshöhlen betroffen sein. Einige Zustandsbilder verdienen dabei besondere Erwähnung.

Häufig kommt es durch das Bruchhämatom oder die Zerreißung von Gefäßen zur Ausbildung oft mächtiger retroperitonealer Hämatome. Diese können bis zu 3 500 ml Blut enthalten, praktisch das ganze Becken ausfüllen und bis zum Zwerchfell reichen. Sie stellen eine der Hauptursachen des hypovolämischen Schocks dar. In der weiteren Folge können sie zum paralytischen Ileus führen.

Darmverletzungen (Abb. 1) können bei gefülltem Darm, wenn der Inhalt einem senkrecht zur Achse wirkenden Druck nicht ausweichen kann, durch Berstung entstehen. Ebenfalls zur Berstung kann es kommen, wenn der Darm an zwei Stellen unter Druck gerät und es zur gegenläufigen Bewegung des Inhaltes kommt. Die Darmquetschung dagegen entsteht am leeren Darm und führt durch die direkte Druckwirkung von außen zur Wandschädigung und Nekrose. In der Richtung des Darmrohres wirkende Kräfte führen an fixierten Darmabschnitten zu Ein- oder Abrissen. Beim akuten Druckanstieg im Bauchraum kann es zur Zwerchfellruptur kommen, die Rißstelle liegt meist im Zentrum tendineum. Dabei stellt die der rechten Zwerchfellkuppel anliegende Leber einen gewissen Schutz dar, so daß meist Risse im linken Zwerchfell zur Beobachtung kommen. Wenige Tage bis Wochen nach einem Trauma, einer chirurgischen Operation oder einer Verbrennung auftretende Geschwüre im Bereich des Magen- Darmtraktes werden als Streßulzera und im weiteren Sinne als Schockfolge erklärt. Hierzu sind auch akute Appendizitiden und Cholezystitiden zu zählen. Die Diagnose solcher Folgekrankheiten ist auf Grund der bestehenden Erkrankung bzw. Verletzung schwierig zu stellen, da die Symptomatik meist gering oder durch Analgetika verschleiert ist.

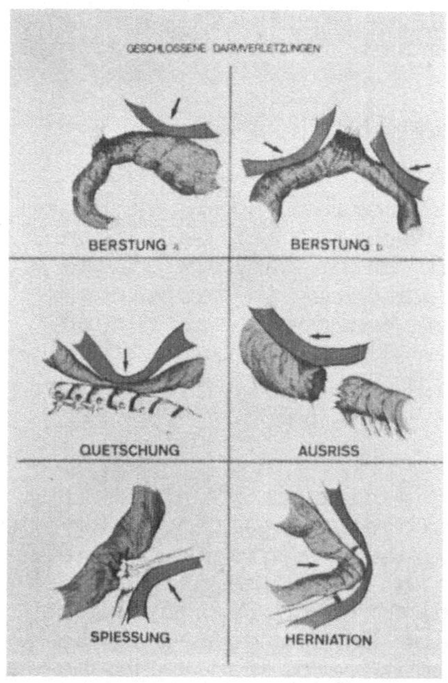

Abb. 1. Schema der verschiedenen Möglichkeiten einer Darmverletzung

Wir haben alle Fälle von Kombinationsverletzungen des Bauch- und Brustraumes bei Beckenbrüchen aus dem Krankengut aller 6 Unfallkrankenhäuser Österreichs der Jahre 1966 - 1972 zusammengestellt. Unter 3 592 Verletzten mit Beckenbrüchen fanden sich 99 Fälle mit Verletzung von Bauch- oder Thoraxorganen.

Tabelle 1. Unfallursachen

	KFZ	Ungeschützte Verkehrsteiln.	Sturz	Kompression
Summe: 99	29	30	12	28
Davon gest.:	9	19	3	16

Über die Hälfte der Verletzten waren das Opfer eines Verkehrsunfalles. Unter den im Auto Verletzten überwiegt die Zahl der Lenker (18) vor den Beifahrern (9), nur 2 saßen im Fond des KFZ. 30 Verletzte waren ungeschützte Verkehrsteilnehmer (Fußgänger, Rad-, Moped- und Motorradfahrer). Es ist verständlich, daß diese Gruppe die höchste Letalität zeigt. Bei 12 Verletzten war die Unfallursache Sturz aus verschiedenen Höhen, bei 28 Fällen war die Kompression durch Verschüttung oder Einklemmung die Unfallursache.

Kombinationsverletzungen: Von den 99 Fällen wiesen 93 noch verschiedenste weitere Verletzungen auf (Tabelle 2). Nur bei 6 Fällen bestanden außer der Verletzung des knöchernen Beckens und den Verletzungen im Bereiche der Brust- oder Bauchhöhle keine weiteren Nebenverletzungen.

Tabelle 2. Zusätzliche Kombinationsverletzungen

Gesamtzahl	99
Schädel-Hirntrauma	57
Wirbelbruch	6
Rippenbruch	47
Extremitäten-Verletzung	58
Urologische Verletzung	29
Nervenverletzung	5
Keine zusätzliche Verletzung	6

Lokalisation: Auch die Übersicht über die Lokalisation der Thorax- bzw. Abdominalverletzungen zeigt, daß in jeder der Gruppen II - V Fälle mit Beteiligung mehrerer Organe enthalten sind (Tabelle 3).

Tabelle 3. Lokalisation

	I	II	III	IV	V	gest.
I. Serosa, Gekröse	16					6
II. Darm	13	13				7
III. Leber, Milz, Pankreas	4	3	48			20
IV. Zwerchfell	4	1	3	11		5
V. Lunge, Herz	4		7	2	11	9
Summen:	41	17	58	13	11 (99)	47

In 16 Fällen fanden sich ausschließlich Verletzungen der Serosa bzw. des Gekröses. Bei 13 Fällen war der Darm eröffnet, und zwar

Jejunum 1 mal, Ileum 8 mal, Rektum 3 mal, Anus 1 mal. Bei 48 Fällen lagen Verletzungen der parenchymatösen Organe vor und zwar Milz 24 mal, Milz und Leber 5 mal, Leber 18 mal, Milz und Pankreas 1 mal. In dieser Gruppe hatten 4 Fälle zusätzlich Verletzungen des Gekröses und 3 des Darmes. Von den 11 Fällen mit Zwerchfellriß fand sich der Riß 10 mal links und nur 1 mal rechts. 4 dieser Fälle hatten zusätzliche Verletzungen des Gekröses, einer des Darmes und 3 der parenchymatösen Organe. In 5 Fällen war es zur Verlagerung von Bauchorganen in die Brusthöhle gekommen. Bei den 11 Fällen mit Verletzungen der Thoraxorgane (Lunge 10 mal, Herz 1 mal) fanden sich bei 4 Fällen zusätzliche Verletzungen des Gekröses, bei 7 Fällen der parenchymatösen Organe und bei 2 Fällen Zwerchfellrisse.

Allgemein kann also festgestellt werden, daß es sich in der überwiegenden Mehrzahl der Fälle um Polytraumatisierte gehandelt hat, bei denen zudem Verletzungen mehrerer Brust- und Bauchorgane nebeneinander bestanden haben. Daraus erklärt sich die hohe Letalität von 47 bei 99 Fällen. Sie entspricht fast der Hälfte aller Verletzten mit der Kombinationsverletzung Beckenbruch plus Bauch- oder Thoraxverletzung und etwa einem Fünftel aller Todesfälle unter 3 592 Verletzten mit Beckenbruch.

Todesursachen: Als Todeursache überwiegt der hypovolämische Schock bei 28 Fällen. 23 verstarben innerhalb der ersten Stunden, 5 innerhalb der ersten 24 Stunden. Die zweite große Gruppe der Todesursachen stellen mit 15 Fällen die Schockfolgekrankheiten dar (Fettembolie, Crush-Niere, Schocklunge). Nur 3 Fälle verstarben an Pneumonie bzw. Pleuraempyem und nur 1 Fall an Peritonitis am 5. Tag.

Diagnostik: Die Diagnose der Rumpfhöhlenverletzung konnte in der Mehrzahl aller Fälle auf Grund des klinischen Bildes und der Unbeeinflußbarkeit des Schocks trotz massiver Schockbekämpfungsmaßnahmen gestellt werden. In 2 Häusern wurde neben der Röntgenuntersuchung und der Ausschöpfung aller Möglichkeiten der Labordiagnostik die Peritonealparazentese angewandt. Die hohe Trefferquote bei der primären Diagnosestellung ergab sich aus der überall beachteten, vor 30 Jahren von SLANY gegebenen Empfehlung, im Zweifelsfall eher eine Probatoria auszuführen als zuzuwarten. Die Tatsache, daß in 3 Fällen eine zweizeitige Milzruptur und in einem Fall eine als Schockfolgekrankheit anzusehende phlegmonöse Appendizitis am 3. Tag nach dem Unfall erkannt und zeitgerecht operativ behandelt wurde, ergibt den Beweis der Wichtigkeit klinischer Beobachtung auch nach der Erstversorgung. Sie ist aber zudem auch ein Beweis des hohen Standards in den zitierten Behandlungsstellen.

Die therapeutischen Maßnahmen erfordern entsprechend des hohen Grades vitaler Gefährdung ein rasches und planvolles Vorgehen nach einem Stufenplan, der in der Reihenfolge die Wiederherstellung von Atmung und Kreislauf, Beherrschung der Massenblutung, Beseitigung eines bestehenden Hirndruckes, Versorgung der Verletzung an Bauch- und Thoraxorganen und der urogenitalen Verletzung vor Versorgung der Beckenfraktur und Extremitätenverletzungen vorsieht. Dazu ist mitunter das synchrone Vorgehen mehrerer Arbeitsgruppen erforderlich.

REHN stellte mit Recht fest, daß die vermeintlichen Nebenverletzungen der Leibeshöhlen in den Vordergrund treten und LEVIN ist zuzustimmen, wenn er sagt, daß bei einem Verletzten mit Beckenfraktur und Schock die Klärung, ob eine Bauchverletzung vorliegt, vordringlicher ist als die Beckenfraktur selbst.

H. Marberger und L. J. Lugger

Die knöcherne Beckenverletzung mit Beteiligung des unteren Harntraktes aus der Sicht des Urologen

An der Innsbrucker Klinik werden knöcherne Beckenverletzungen mit unterer Harntraktsläsion in interdisziplinärer Zusammenarbeit zwischen Unfallchirurgen und Urologen erstbeurteilt, behandelt und im Bedarfsfall nachbetreut. Dies hat sich an jenen 408 knöchernen Verletzungen des Beckenskelettes, die zwischen 1969 und dem 1. Juli 1974 zur Behandlung kamen, bewährt (Abb. 1). Mehr als die Hälfte dieser Patienten waren multitraumatisiert.

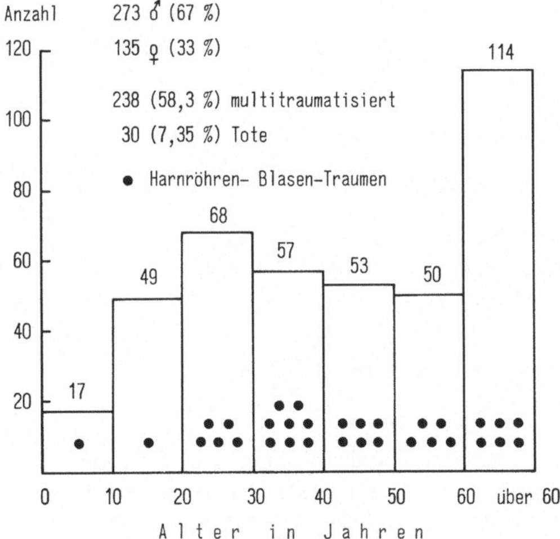

Abb. 1. Knöcherne Beckenverletzungen 1969 - 1. 7. 1974 Chirurgische Universitätsklinik Innsbruck

Die Unfallursachen waren weitgestreut. 52% erlitten ihre Verletzung anläßlich eines Verkehrsunfalles, 22% durch einen einfachen Sturz, meist zu Hause, 15% in Ausübung ihrer beruflichen Tätigkeit, 11% waren Sportunfälle.

Der Unfallchirurg übernimmt als Erstbehandler den Patienten, er leitet Schockbekämpfung und weitere Abklärung der häufig Vielfachverletzten in Zusammenarbeit mit den von ihm gewählten Spezialisten. Dabei werden Zeichen, die auf eine mögliche Mitverletzung des unteren Harntraktes schließen, besonders beachtet und hartnäckig weiter abgeklärt.

48 Patienten (11,7%) zeigten Blutaustritt aus der Harnröhre oder eine Makrohämaturie. Die urologisch-radiologische Abklärung durch Uretrocystogramm, Infusionsurogramm, bei Verdacht einer Mitverletzung der Abdominalorgane zum Ausschluß der Blutungsquelle aus dem oberen Harntrakt durch Arteriographie und Tomographie gestützt, ließ 18 Harnröhrenverletzungen erkennen und so unmittelbar operativ versorgen.

131 Beckenverletzte (32,1%) wiesen im Erstharn eine Mikrohämaturie auf. Neben gestörter oder schmerzhafter Miktion und Hämatommarken im Urogenital- und Darmbereich war bereits diese Mikrohämaturie Anlaß, die urologische Klinik in das Diagnoseverfahren einzuschalten. 71 (54,2%) dieser Mikrohämaturien wurden in der Folge primär radiologisch abgeklärt. Darunter fanden sich 2 operationsbedürftige Harnröhrenverletzungen, zahlreiche perivesikale Hämatome, von denen 6 wegen der drohenden Gefahr einer Harnröhrenspätläsion operativ entleert wurden.

Der Behandlungsweg bei Verletzungen des Harntraktes wird in Tabelle 1 nochmals verdeutlicht. Der Katheter kommt als diagnostisches Hilfsmittel <u>nie</u> zur Anwendung.

Tabelle 1. Diagnostik bei Verletzungen des unteren Harntraktes

1. Anamnese:	Art des Traumas Miktionsverhältnisse
2. Klinische Untersuchung:	Blutung aus der Harnröhre Dammhämatom Suprapubische Resistenz Rektaluntersuchung (Katheterismus kontraindiziert!)
3. Röntgenuntersuchung:	i. v. Urogramm Urethrocystogramm

Wurde auf Grund des Röntgenbildes, Urogramms oder Urethrocystogramms angenommen, daß die Harnröhre abgerissen war, wurde unmittelbar ihre chirurgische Versorgung vorgenommen. Bei leichteren Fällen konnte man mit Harnableitung durch suprapubische Blasenfistel, Drainage und Evakuation des Hämatoms das Auslangen finden. Der Unfallchirurg versucht bereits präoperativ durch vorsichtige, äußere Manipulation die Fraktur, meist ein Beckenringbruch, in 28% jedoch eine Symphysensprengung oder kombinierte Frakturen mit Symphysensprengung zu stellen. In manchen Fällen ist erst intraoperativ durch blutige Reposition ein Bruch zu reponieren, zu glätten oder ein perforierender Schambeinsplitter zu entfernen. Dabei ist äußerste Vorsicht nötig, denn nur zu leicht kann aus einer partiellen Läsion ein totaler Harnröhrenabriß entstehen. Postoperativ wird das Becken in einer Beckenschwebe, wenn nötig in zusätzlichen Streckverbänden gelagert. Dies soll der operativ versorgten unteren Harntraktsläsion jenes Wundmilieu und jene Stabilität bringen, die Voraussetzung einer möglichst narbenarmen Heilung der Harntraktsverletzung sind. Schambeinrüche wurden nie operativ stabilisiert, die Drahtnaht der Symphyse hat sich nicht bewährt, ihre Verplattung schien uns bei begleitender Harntraktsverletzung wegen der Infektionsgefahr zu risikoreich. Dennoch wäre durch eine operative Stabilisierung eines Beckenbruches, eventuell mit dem Fixateur externe, eine exaktere Ruhigstellung und Wiederherstellung der anatomischen Verhältnisse am Beckenboden zu erreichen. Dies sicherlich zum Vorteil des urologischen Heilungsablaufes. Zusätzliche operationsbedürftige harntraktsferne, knöcherne Beckenverletzungen werden nach Versorgung der lebensbedrohlichen Situation sekundär angegangen.

Bei einer Gesamtmortalität der Beckentraumen von 7,35% und einer Mortalität der Beckenfrakturen mit unterer Harntraktsverletzung kombiniert von 12,5% verloren wir keinen Patienten an den Folgen der urologischen Begleitverletzung. 3 starben an einem schweren begleitenden Schädelhirntrauma und ein Vielfachverletzter an multiplen Streßulzera. Unter den Verstorbenen mit Beckenverletzungen - Unfalltote werden an unserer Klinik ausnahmslos am gerichtsmedizinischen Institut obduziert - die die ersten Stunden überlebten und so abgeklärt werden konnten, fand sich keine übersehene Verletzung von Urethra oder Blase. Es konnte so die akute, lebensbedrohliche Situation der Harntraktsmitverletzung stets gemeistert werden. Sie hat im Rahmen unserer Kooperation zwischen Unfallchirurgen und Urologen an Schrecken verloren.

Dem Urologen stellt sich die Problematik der unteren Harntraktsverletzung, insbesondere der Harnröhrenverletzung etwas anders als dem Unfallchirurgen. Bei 35% der in unfallchirurgischer und urologischer Zusammenarbeit erstversorgten 26 Harnröhrenverletzungen aus den Jahren 1968 - 1973, die alle gehfähig, von unfallchirurgischer Seite geheilt, entlassen wurden, kam es zu Spätkomplikationen, durch Narben, Spätabszesse, Fisteln, Stenosen, Steinbildungen, Harnwegsinfekte, Sekundärschäden am oberen Harntrakt oder Potenzstörungen. In manchen Fällen fand man mit periodischer Dilatation das Auslangen, in der Mehrzahl jedoch war die operative Korrektur einer Stenose in ein oder zwei Sitzungen nötig. Die Morbidität war also beträchtlich und wir betrachten es als günstiges Ergebnis, wenn bei diesen kombinierten Traumen letztlich die Behandlung innerhalb eines Jahres abgeschlossen werden konnte. Zusätzlich kamen etwa 1/4 jener Patienten mit knöchernen Beckenverletzungen, bei denen anläßlich der Erstuntersuchung und des stationären Aufenthaltes keine sichere Harnröhren- oder Blasenläsion nachweisbar war, bei denen man jedoch auf Grund gewisser Symptome, z. B. Hämaturien, Blasenentleerungsstörungen, Infekten etc. eine Mitbeteiligung des Harntraktes annehmen mußte - und dies war bei 1/3 aller Patienten mit knöchernen Beckenverletzungen der Fall - später mit den vielfältigsten Komplikationen, mit Stenosen, Infekten oder Steinbildungen zur urologischen Behandlung.

Noch weit düsterer ist die Prognose jener zugewiesenen Fälle, bei denen die Harntraktverletzung primär nicht erkannt oder insuffizient behandelt worden war. Als eindruckvolles Beispiel hierzu der Leidensweg eines 13-jährigen Knaben.

N. N., 13 Jahre, wurde uns 3 Monate nach einem Verkehrsunfall von auswärts zugewiesen. Das Kind war bei der Aufnahme zum Seklett abgemagert, septisch fiebernd, exsikiert, stank von weitem nach Harn, der als trübe Brühe dauernd aus der Harnröhre abtropfte. Bei der Aufnahme tastete man einen kindskopfgroßen Tumor im Unterbauch, das Becken zeigte sich schon äußerlich stark verschoben. Kreatinin und Reststickstoff waren deutlich erhöht. Bei der urologischen Untersuchung stellte sich heraus, daß die Harnröhre völlig abgerissen und durch eine faustgroße Abszeßhöhle von der nach oben gedrängten Blase getrennt war. Das Kind wurde nach intensiver Vorbereitung laparotomiert, die perivesikale Phlegmone ausgeräumt und ausgiebig drainiert, der Harn durch eine Blasenfistel abgeleitet. Der Bub überlebte, er erholte sich langsam und blieb an der suprapubischen Blasendrainage bis der entzündliche Prozeß im Bekken langsam abklang, die tastbare Schwiele weicher und dünner wurde und vor allem die Pyelonephritis unter Kontrolle gebracht werden konnte. 1 Jahr nach dem Ersteingriff mußte ein Blasenstein entfernt werden. Und wieder 1 Jahr später war die Entzündung am Beckenboden soweit konsolidiert, daß die abgerissene Harnröhre rekonstruiert und die Kontinuität wiederum hergestellt werden konnte. Das Ergebnis war gut, der Patient entleerte seine Blase nun im Strahl und ging wieder zur Schule. Fallweise auftretende Fieberschübe zeugten von einem immer noch bestehenden Infekt, konnten jedoch stets mit gezielten Antibiotikagaben beherrscht werden. Nach weiteren 3 Jahren entdeckte man in der rechten Niere einen Phosphatstein, 7 Jahre nach dem Unfall mußte die Niere - zu diesem Zeitpunkt bereits eine steingefüllte Schrumpfniere - entfernt werden. Der Patient ist seither von Seiten des Harntraktes gesund, er ist jedoch impotent und drängt - jetzt zum Mann geworden - zum Versuch, die Kohabitationsfähigkeit durch einen plastischen Eingriff wiederherzustellen. Durch sachgemäß durchgeführte Erstbehandlung hätte der Leidensweg des Patienten drastisch verkürzt werden können.

Ähnliche Fälle sehen wir nicht allzu selten und man muß annehmen, daß Patienten an vermeidbaren Harntraktspätkomplikationen sterben, ohne daß die Todesursache erkannt und mit der häufig viele Jahre zurückliegenden Beckenverletzung in Zusammenhang gebracht wird.

Die Gefahr der Verletzung des unteren Harntraktes beim Beckenbruch läßt sich aus der Lage dieses Organsystems erkennen. Blase und Harnröhre sind von weiten Faszienräumen umgeben, in denen sich große Hämatome ansammeln können. Diese Blutergüsse komprimieren die Blase, verdrängen sie zur Seite oder nach oben, je nachdem, ob die Verankerung der Urethra am Trigonum urogenitale intakt oder abgerissen ist. Der fortlaufend produzierte Harn sammelt sich in der Blase, tritt bei einer Verletzung des unteren Harntraktes durch zunehmende Blasenfüllung oder aktive Blasenkontraktion in diese hämatomgefüllten Räume aus und schon beim einmaligen Versuch, einen Katheter in die Blase einzuführen, um eine gestörte Harnableitung sicherzustellen, wird die von Hämatom und Extravasat erfüllte Wundhöhle infiziert. Wenn auch heute durch Antibiotikagaben die früher tödlich verlaufene fudrojante Urinphlegmone meist verhindert werden kann, so entsteht doch eine chronische Phlegmone am Beckenboden, mit fuchsbauähnlichen Abszeßhöhlen, in dicke Schwielen eingebettet. Dieser chronische, entzündliche Prozeß verhindert die spontane Heilung der Urethraläsion, bildet ein nahezu unüberwindliches Hindernis, die Harnröhrenverletzung operativ zu korrigieren und bedroht zusätzlich den oberen Harntrakt.

Immer mehr Beachtung wurde jenen Verletzten mit Beckenbrüchen geschenkt, die primär keine schwere Läsion des unteren Harntraktes nachweisen ließen, die jedoch klinische Zeichen einer Mitbeteiligung des Urogenitalsystems, häufig nur angedeutet und kurzfristig, boten und sich hinsichtlich der möglichen Spätfolgen als komplikationsträchtig erwiesen. Hier vergesellschaften sich persistierende Infekte, Stenosen und Harnsteinbildungen auf dem Boden einer gestörten Hydrodynamik der ableitenden Harnwege durch Dauerkatheter und Verschiebung des Kalziumstoffwechsels durch Streß, Frakturheilung und Immobilisation.

Die Harnröhre ist ein kompliziert gebautes Organ, von Drüsen umgeben, die ihr Sekret ins Lumen ausschütten. Wird die engste Stelle, der Meatus, durch einen Katheter verlegt, staut sich das vermehrt produzierte Sekret zurück. Dies führt unweigerlich zu einer purulenten Urethritis und in der Folge, wenn die Harnröhre zusätzlich vorgeschädigt ist, ihre Schmerzperzeption etwa beim Bewußtlosen gestört, zur Phlegmone und zum Abszeß.

Nicht unerwähnt muß die functio laesa der Blase beim Beckenbruch bleiben, die bei unverletzter Harnröhre für Reflux und Blasenentleerungsstörung verantwortlich zu machen ist und die die Ausbreitung eines lokalisierten Infektes auf den gesamten Urogenitaltrakt provoziert. Infekt und vermehrte Kalziumausschüttung während der Immobilisationsphase können die Ursache eines organvernichtenden Steinleidens, einer Schrumpfniere und letztlich Niereninsuffizienz werden. Der Verlauf einer Erkrankung des oberen Harntraktes ist oft so schleichend, so undramatisch, Niereninsuffizienz und Tod in Urämie sind zeitlich soweit vom Unfallgeschehen entfernt, daß der ursächliche Zusammenhang zwischen einer Erkrankung und Unfall <u>nicht</u> mehr erkannt wird.

Es konnte in Innsbruck durch die Kooperation zwischen Unfallchirurgen und Urologen, die sich nicht nur in der dringlichen Diagnostik und Versorgung des kombinierten Becken- und unteren Harntrakttraumas erschöpft, zusätzlich so eine bedeutend bessere Ausgangssituation geschaffen werden, um die, dem Unfallchirurgen häufig nicht geläufige hohe Morbiditätsrate zu senken. Das Auftreten von Harnröhrenstenosen nach Harnröhrenabriß bei Beckenbrüchen kann jedoch auch durch sachgemäße Erstbehandlung in einem gewissen Prozentsatz <u>nicht</u> verhindert werden. Die operative Beseitigung dieser Stenosen verursacht für den Erfahrenen meist keine besonderen Schwierigkeiten. Die Patienten können völlig gesunden. Auch die Gefahr dauernder Impotenz wird durch die von uns angestrebte Frühbehandlung verringert.

Wir sind bestrebt, daß sich diese fruchtbare Zusammenarbeit über das gesamte Krankheitsgeschehen hinzieht. Erst- und Letztbehandler müssen vom Ergebnis ihrer Therapie, von Erfolg oder Mißerfolg wissen um weitere gemeinsame Arbeit danach ausrichten zu können.

H. Kuderna und H. Floth

Die urologischen Komplikationen der Beckenfrakturen in der Statistik und ihr Entstehungsmechanismus

Nach älteren Literaturangaben waren in der vorantiseptischen und auch noch in der vorantibiotischen Ära Blasen- und Harnröhrenverletzungen mit einer auffallend hohen Mortalität behaftet, die man heute auf die damals noch häufige Komplikation der Peritonitis oder Urinphlegmone zurückführt. BARTELS 1878: 45% von 504 Blasenrupturen, die intraperitonealen davon zu 100%; 1/3 der Fälle hatten auch Beckenfrakturen. HANSEN 1934: 29,5% von 132 Urethrarupturen; 2/3 der Fälle hatten auch Beckenfrakturen. In Bochum beschrieb PAAL 1931 unter 587 Beckenfrakturen 71 Blasen- und Urethrarupturen, von denen 23, also rund 33% gestorben waren. Von den übrigen 516 Beckenfrakturen starben nur 9, das sind 1,7%.

Wenn wir jedoch glauben, daß das heute anders ist, sind wir im Irrtum. In den 6 Österreichischen Arbeitsunfallkrankenhäusern wurden von 1966 - 1972 insgesamt 2 502 Beckenfrakturen einschließlich der Pfannen- und Hüftverrenkungsbrüche eingeliefert. Davon waren 116 mit Blasen- oder Urethrarupturen kompliziert, von denen 43 starben, das sind 37%.

Woran liegt diese enorme Sterblichkeitsrate? 25 der 43 Verstorbenen sind unmittelbar nach der Einlieferung, also noch im Schock gestorben. Hatten diese so schwere Nebenverletzungen? Im selben Zeitraum sind von 36 Blasen- und Harnröhrenverletzten ohne Bekkenfraktur 6 gestorben, die alle auch schwerste Nebenverletzungen aufwiesen. Keiner von diesen ist an seiner urologischen Verletzung zugrunde gegangen. Von den 43 mit Blasen- und Harnröhrenverletzungen komplizierten Beckenfrakturen hatten 23 zum Teil schwere Nebenverletzungen, fast die Hälfte der Fälle jedoch scheinbar keine Mitverletzung, die als Ursache für den Tod angeschuldigt werden könnte. Dennoch findet sich unter diesen 20 Verstorbenen keiner mit einer Infektion, einer Diuresestörung, RN-Erhöhung oder Elektrolytenentgleisung im Sinne eines Nierenversagens. Interessanterweise wurde nur bei einem einzigen dieser 43 Verstorbenen eine Beckengefäßverletzung diagnostiziert, obwohl uns die Blasenkontrastmittelfüllungen durch die Blasenverdrängung bei den meisten dieser Verletzungen die enormen Hämatome zeigen, obwohl die Narkoseprotokolle oft bis zu 18 verabreichte Blutkonserven vermerken und obwohl jeder von uns, der solche Fälle einmal selbst operiert hat, die dabei zu Tage tretenden schweren Blutungen kennt. Dort scheint mir der Schlüssel für die schlechte Prognose zu liegen. Die Beckenfrakturen gehen in einem weit höheren Prozentsatz mit schweren Gefäßverletzungen einher, als dies diagnostiziert wird. Bleibt die Fraktur geschlossen, so können sich diese noch zum Teil selbst abtamponieren und der Kreislauf ist durch Blutzufuhr zu stabilisieren. Bei der chirurgischen Versorgung der Harntraktverletzung werden sie jedoch unumgänglich frühzeitig eröffnet und die dabei auftretenden Blutverluste sind mit Blutersatz allein oft nicht zu beherrschen. Hier kann uns nur die aktive Gefäßchirurgie weiterhelfen und erst wenn dieses Problem diagnostisch und operationstechnisch gelöst sein wird, wird auch die Prognose der mit Blasen- oder Urethraruptur komplizierten Beckenfraktur entscheidend zu verbessern sein.

Bei welchen Bruchtypen werden Blase oder Harnröhre mitverletzt? Von den genannten 116 Patienten hatten 22 Pfannen- oder Hüftverrenkungsbrüche, jedoch nur 3 davon ohne zusätzlichen anderen Beckenbruch. Nur in 2 Fällen war die Anspießung durch den Pfannenbruch nachzuweisen. Bei allen anderen war es durch die stumpfe Gewalt direkt oder von der gleichzeitigen Fraktur des oberen Schambeinastes aus, bzw. durch eine Beckenringfraktur zur Blasen- oder Harnröhrenverletzung gekommen.

Am häufigsten sind diese überhaupt bei den Beckenringbrüchen, von denen 17% eine urologische Komplikation aufweisen, gefolgt von 8% aller Symphysenrupturen. Isolierte Schambeinfrakturen weisen nur zu 4,2% derartige Komplikationen auf. Wie ist der Mechanismus der Entstehung dieser Verletzungen zu erklären?

1. Die Blasenruptur beim stumpfen Bauchtrauma ist in ihrer Rupturform so typisch, daß sie auch bei zusätzlicher Beckenfraktur ein Indiz für das stumpfe Bauchtrauma darstellt. Sie hängt vom Füllungszustand der Blase ab, wie wir seit den Versuchen von BERNDT in den Dreißigerjahren wissen. Trifft ein Stoß von vorne die volle Blase, findet die Druckwelle am Blasenscheitel den geringsten Widerstand und es tritt ein oft intraperitoneal gelegener Längsriß auf, da die Detrusorfasern in Längsrichtung stärker sind. Bei halbvoller Blase trifft die Druckwelle an der Blasenhinterwand am Übergang zum Blasenboden den geringsten Widerstand.

2. Die Anspießung der Blase durch eine Pfählungsverletzung stellt eine außerordentliche Rarität dar, hingegen wird die Blase oft durch Bruchfragmente, meist des oberen Schambeinastes, angespießt. Dabei entstehen seitliche Risse von unregelmäßiger Form und Länge.

3. Der Zug der Ligg. pubovesicalia führt entweder zum seitlichen Einriß der Blasenvorderwand, wie bei dieser Symphysenruptur, oder zum Riß zwischen Blase und pars prostatica der Urethra (Abb. 1a), eine typische Folge der Sprengung des knöchernen Beckenringes, etwa in Form des doppelten Beckenringbruches (BOSHAMMER, 1935). Beim Ausriß der Urethra aus der Blase reißt diese auch oft noch ein Stück mit ein, wie bei dieser Symphysenruptur am Kontrastmittelaustritt zu sehen ist.

   Der Zug der eng benachbarten Ligg. puboprostatica wirkt analog und führt häufig zu einem Abscheren der Harnröhre über dem diese relativ fixierenden Diaphragma urogenitale (Abb. 1b und 2), welches dabei meist mit einreißt, so daß bei der Urethrographie das Kontrastmittel innerhalb und außerhalb des kleinen Beckens zu finden ist.

4. Seltener kommt es bei erhaltenem Diaphragma im Rahmen der Beckenfraktur zur extrapelvinen Ruptur der Urethra am Übergang vom membranösen in den bulbösen Teil. Diese Lokalisation ist typisch für die Straddleverletzung, dem stumpfen Dammtrauma.

5. Schließlich kann die Urethra durch eine Pfählung von außen oder durch die Bruchfragmente extra- oder intrapelvin angespießt sein, wie bei dieser offenen Fraktur.

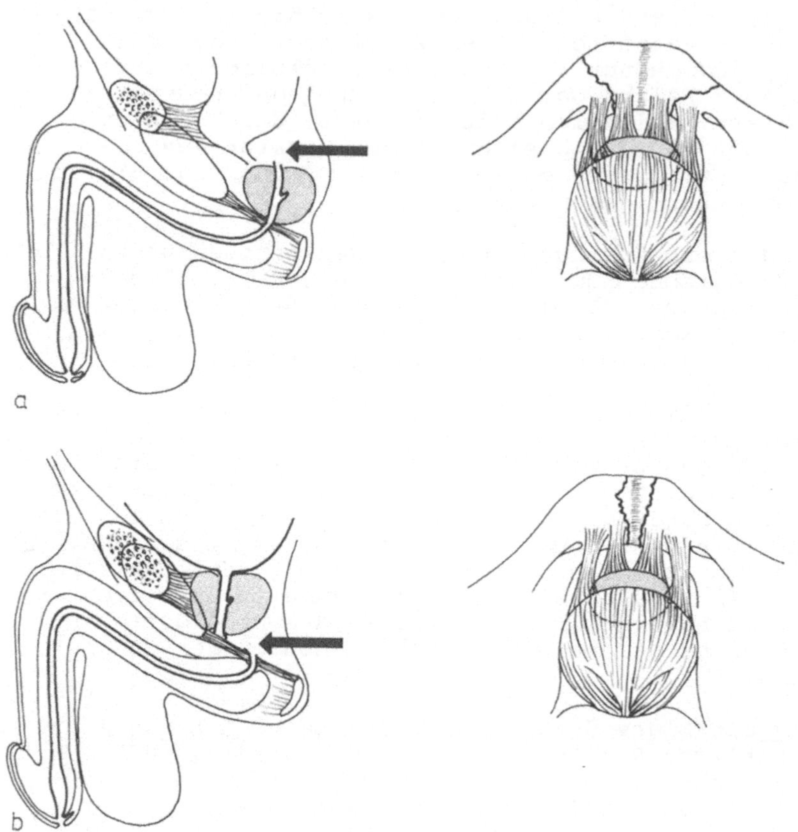

Abb. 1a u. b. (a) Ligg. Pubovesicalia (b) Ligg. Puboprostatica

Gelegentlich kommen Kombinationen aller genannten Mechanismen vor, wie bei diesem 62-jährigen Patienten mit Beckenfraktur, kompliziert mit intraperitonealer, extraperitonealer Blasenruptur und Urethraruptur.

Den eigenen Untersuchungen lagen insgesamt 65 Fälle der Unfallkrankenhäuser Wien XII und Wien XX zu Grunde mit 26 Blasen-, 33 Urethrarupturen und 6 kombinierten Blasen- und Urethrarupturen. Von den 26 Blasenrupturen waren 21 extraperitoneal und 5 intraperitoneal, das sind etwa 20%. 9 entstanden durch stumpfe Bauchtraumen, 7 durch Anspießung und 9 durch Zug der Ligg. pubovesicalia. Bei den 39 Urethrarupturen überwiegt mit 16 Fällen als Ursache der ligamentäre Zug. 25 intrapelvinen und solchen mit Diaphragmazerreißung stehen nur 5 extrapelvine Urethrarupturen gegenüber.

In den Arbeitsunfallkrankenhäusern hat der Urologe die Stellung eines Konsiliarfacharztes und kommt nur auf Anforderung durch den Unfallchirurgen ins Haus. Dies bedingt einen zeitlichen Intervall zwischen der Aufnahme des Patienten und seinem Eintreffen, den der Unfallchirurg benützt, die Verletzung selbst genau diagnostisch abzuklären. Gelegentlich führt er auch die Erstbehandlung überhaupt selbst durch. Die bei diesem Vorgehen häufig gemachten Fehler aufzuzeigen, ist ein Anliegen der Urologen, weshalb im weiteren Herr FLOTH über das diagnostische Vorgehen und die Behandlung als Urologe zu Ihnen sprechen wird.

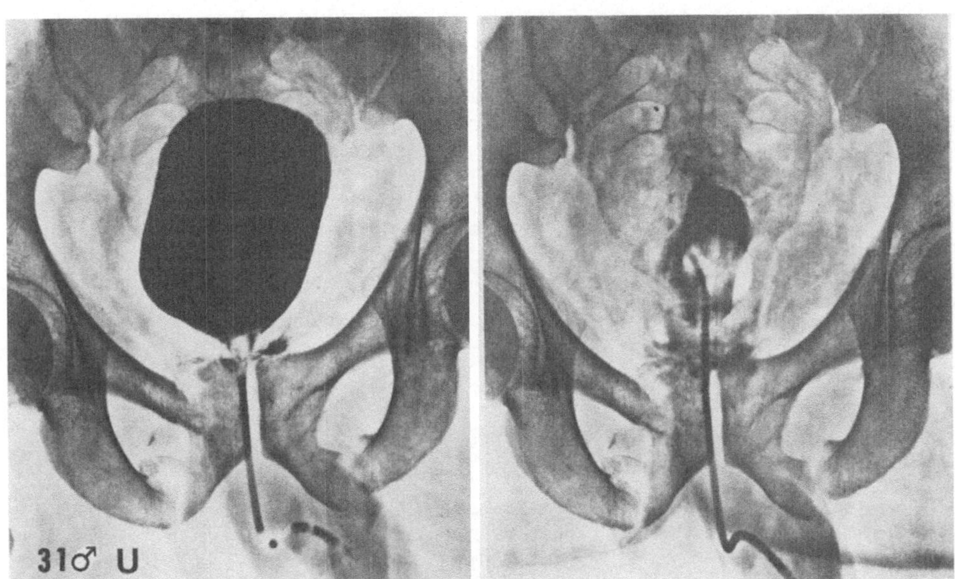

Abb. 2. Die urologischen Komplikationen der Beckenfrakturen in der Statistik und ihr Entstehungsmechanismus

H. Floth und H. Kuderna

Die urologischen Komplikationen der Beckenfrakturen, Diagnose, Therapie und Ergebnisse

Zur Vermeidung schwerwiegender Komplikationen bei Beckenfrakturen durch Verletzung von Harnblase und Harnröhre ist die <u>akute</u> Diagnostik als Voraussetzung für die notwendige Versorgung von besonderer Bedeutung.

An Hand des einschlägigen Krankengutes der beiden Wiener Unfallkrankenhäuser soll neben der Erörterung der Diagnostik und Therapie über die Behandlungsergebnisse dieser Verletzungen berichtet werden.

Aus der topographisch-anatomischen Lage und abhängig vom Füllungszustand erklären sich Mechanismus und Folgen einer Verletzung der Harnblase.

Besteht bei einer Beckenfraktur der Verdacht auf eine Verletzung der Harnblase, so ist der objektive Nachweis einer solchen oder ihr Ausschluß unbedingt erforderlich. In Verbindung mit dem klinischen Bild - wobei den bekannten Symptomen (Harnverhaltung, Hämaturie, Miktionsschmerz, Schmerzen und Dämpfung im Unterbauch) ein bemerkenswerter Unsicherheitsfaktor anhaften kann - bleibt die entscheidende Untersuchung die Cystographie. Diese ist nach Inspektion und Palpation des Unterbauches und des Perineums, sowie nach rektaler Untersuchung unverzüglich durchzuführen. Durch die Röntgenuntersuchung gelingt es praktisch immer, auf einfache, sichere und schnelle Weise eine Blasenruptur auszuschließen oder nachzuweisen. Darüber hinaus wird die Frage extra- oder intraperitoneal geklärt.

Bei der extraperitonealen Ruptur zeigen sich subperitoneale, paravesikale Kontrastmittel-Extravasate, besonders nach Ablassen der Füllung oder nach Miktionsversuch. Bei der intraperitonealen Ruptur findet sich diffuse KM-Verteilung zwischen den Darmschlingen (Abb. 1).

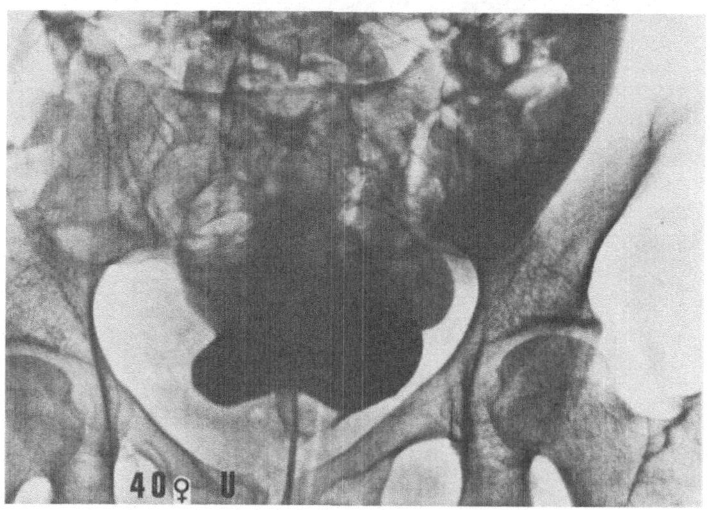

Abb. 1. Intrapelvine Blasenruptur

Ist eine Harnblasenverletzung nachgewiesen, so ist sie, sobald es der Allgemeinzustand des Verletzten erlaubt und Begleitverletzungen nicht dominieren, raschest operativ zu versorgen. Die therapeutischen Maßnahmen bestehen in der Naht der Rupturstelle, ausgiebiger Drainage des perivesikalen Raumes, Harnableitung und gleichzeitiger Revision der Bauchhöhle.

Im Zeitraum 1966 - 1972 fanden sich 26 Harnblasenverletzungen bei Beckenfrakturen. In 21 Fällen lag eine extraperitoneale, in 5 Fällen eine intraperitoneale Verletzung vor. Operiert wurden 20 Patienten. Davon verstarben ein 72-jähriger Mann einige Stunden, ein 35-jähriger Mann einen Tag postoperativ auf Grund schwerer Begleitverletzungen. Von den 6 nicht operierten Patienten erlagen 4 in den ersten Stunden nach dem Unfall den Verletzungsfolgen. 2 Patienten mußten lediglich mit Dauerkatheter (DK) versorgt werden.

Mit Ausnahme von 2 Fällen war die Wundheilung komplikationslos. Weiters fand sich einmal Blasensteinbildung, in 2 Fällen kam es zu einer Beckenvenenthrombose, bei einem Patienten trat ein Lungeninfarkt auf.

Alle 20 überlebenden Patienten kamen seitens der Harnblase beschwerdefrei zur Entlassung.

Bei den Beckenfrakturen komplizierenden Verletzungen der Harnröhre handelt es sich um Läsionen im Bereich der Pars membranacea, die zur Sphinkterregion gehörend, das Trigonum urogenitale durchzieht. Verletzungen treten infolge Abscherung oder durch Knochenfragmente auf.

Klinisch manifestiert sich die Harnröhrenruptur (H!) und Harnverhaltung, Blutaustritt aus der Urethra, Miktionsstörungen, Miktionsschmerz, Hämaturie. Kommt es bei schwerer Gewalteinwirkung zur Mitverletzung des Diaphragma urogenitale, so kann das Perineum vom Hämatom sekundär mit einbezogen werden. Neben Palpation und Perkussion des Abdomens und Inspektion des Perineums, ist die rektale Untersuchung von besonderer Aussagekraft. Eine normal befestigte, normal lokalisierte Prostata spricht gegen eine proximale Harnröhrenruptur, die Dislokation der Prostata nach proximal ist für eine intrapelvine, komplette Ruptur beweisend. Außerdem gibt die rektale Untersuchung über mögliche, ansonsten leicht übersehbare Begleitverletzungen des Rektums Aufschluß.

Die objektiv wichtigste diagnostische Maßnahme ist jedoch die Urethrographie. Trotz eindeutiger Beweiskraft bestehen aber oft Schwierigkeiten in der Beurteilung der Ausdehnung und Lokalisation, besonders bei Mitverletzungen des Diaphragmas. Eine weitere Aussage die Kontinuität der hinteren Harnröhre betreffend ist durch die Blasenfüllung mittels Ausscheidungsurogramm möglich. Der Katheterismus als diagnostische Maßnahme ist abzulehnen, da er keinerlei schlüssige Aussage zuläßt (Abb. 2).

Wie bei der Blasenruptur ist auch bei der nachgewiesenen Harnröhrenruptur die dringliche Operation notwendig. Die suprapubische Freilegung dient in erster Linie zur Absaugung des Hämatoms, der Wundrevision und der Harnableitung. Bei intrapelviner Lokalisation erscheint als Methode der Wahl die Versorgung der Ruptur über einem Schienungsrohr angezeigt, wobei die Adaptation der Harnröhrenstümpfe durch paraurethrale Nähte, Traktionsnähte zum Damm oder Zug mittels Ballonkatheters gesichert wird. Bei der inkompletten oder tiefer liegenden Zerreißung besteht mit dieser Methode aber leicht die Gefahr einer Via falsa.

Bei der intrapelvinen Ruptur ist die perineale Freilegung und Versorgung der Verletzungsstelle angezeigt, doch ist bei einem

Gutteil der Verletzten die dazu erforderliche Lagerung nicht vertretbar. So fanden sich in unserem Krankengut neben der Beckenfraktur in 45% der Fälle noch schwere, z. T. offene Frakturen der unteren Extremitäten. Ist bei diesen Fällen die transurethrale Einführung einer Sonde ohne jeglichen Widerstand und damit ohne weitere Traumatisierung möglich, so kann auch hier eine Schiene eingelegt werden. Ansonsten ist auf eine primäre Versorgung zu verzichten und die Rekonstruktion der Harnröhre auf einen späteren Zeitpunkt zu verlegen.

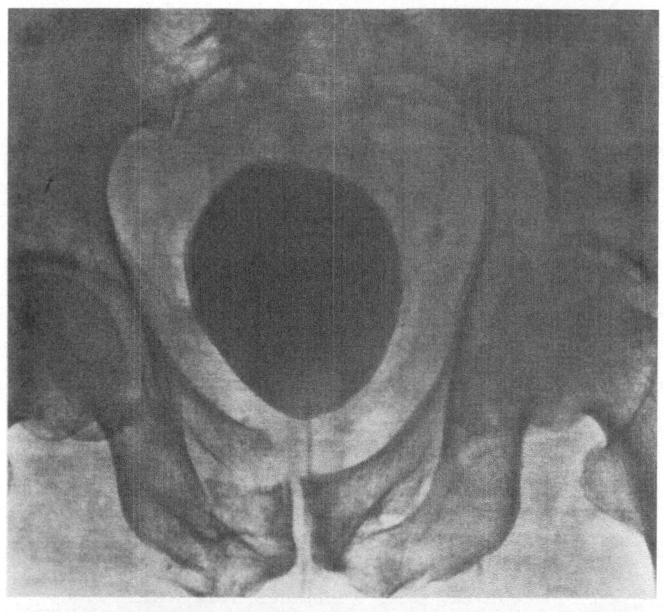

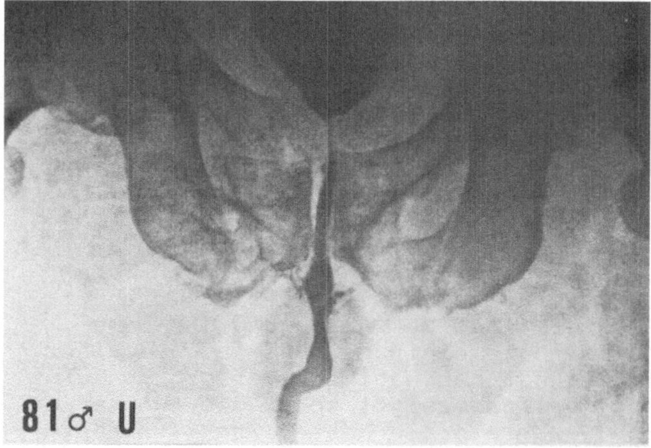

Abb. 2. oben: Bei dieser extrapelvinen Harnröhrenruptur zunächst negative retrograde Cystographie mittels Ballonkatheter (40 ml 60%iges Urografin auf 250 ml Ringerlösung); unten: Erst die anschließend nach Entfernen des Katheters durchgeführte Urethrographie läßt die Ruptur erkennen (20 ml 60% Urografin mittels Olivensonde in das Orefizium urethrae externum infiziert)

Der perivesikale Raum erfordert eine ausgiebige Drainage. Bei ausgedehnten Hämatomen im Colleschen Raum ist auch perineal zu drainieren.

Wichtig erscheint die Reposition der Beckenfraktur (Lagerung-Extension) zur Aufrechterhaltung der durchgeführten Adaption der Harnröhrenstümpfe.

Bei 39 Patienten zeigte die Urethrographie 13 mal eine intrapelvine Ruptur, in 12 Fällen eine solche im Bereich des Diaphragmas unter Mitverletzung desselben, bei 5 Patienten lag eine extrapelvine Ruptur vor. In 9 weiteren Fällen fand sich keine genaue Angabe der Lokalisation. 3 Patienten verstarben in den ersten Stunden nach dem Unfall. 22 Patienten wurden durch retrograde Schienung versorgt, in 6 Fällen erfolgte zusätzlich eine direkte Naht. 6 Patienten bedurften lediglich eines Dauerkatheters. Von den 28 operierten Verletzten verstarben innerhalb von 36 Stunden 7 (2 Schädelhirntraumen, 3 Fettembolien, 1 protrahierter Schock-Polytrauma, 1 intraabdominale Verletzung).

Als Komplikationen fanden sich in 6 Fällen ein hartnäckiger Harninfekt. Einmal kam es zur Blasensteinbildung, bei einem nur mit Dauerkatheter versorgten Patienten entwickelte sich eine Epididymitis. Weiters trat bei 2 Patienten ein Pulmonalinfarkt auf. Das Fehlen von Harninfiltraten und Phlegmonen ist wohl darauf zurückzuführen, daß alle Patienten innerhalb weniger Stunden operiert wurden.

20 Patienten konnten nachuntersucht werden. Die Ergebnisse der Untersuchungen wurden beurteilt als

gut: subjektive Beschwerdefreiheit, glatte Passage für Charr. 20, unauffälliges Urethrogramm, keine Behandlung erforderlich.
mäßig: subjektiv weitgehend beschwerdefrei, Passage Charr. 14 - 16, Striktur im Urethrogramm, Bougierung notwendig.
schlecht: Notwendigkeit einer Reoperation.

Dementsprechend zeigten von 19 nachuntersuchten, operierten Patienten 9 ein gutes (etwa die Hälfte), 6 (ca. 1/3) ein mäßiges und 4 (ca. 1/5) ein schlechtes Ergebnis.

Graduell unterschiedliche Potenzstörungen wurden von der Hälfte der Nachuntersuchten angegeben.

Von den 9 Patienten mit gutem Ergebnis waren 3 mit direkter Naht über Schienenkatheter, 6 mit retrogradem Durchzug allein versorgt worden. In den beiden anderen Gruppen mit mäßigem und schlechten Ergebnis war je ein Patient mit direkter Naht versorgt worden, die anderen mit Durchzug allein.

Abschließend sei noch einmal darauf hingewiesen, daß durch gezielte Diagnostik, welche den Verletzten nicht belastet, der Ausschluß oder Nachweis einer Verletzung von Harnblase oder Harnröhre rasch erbracht werden kann, so daß durch entsprechende operative Maßnahmen primär lebensbedrohliche Komplikationen abgewendet und die oft verheerenden Spätschäden seitens des Harntraktes vermieden werden können.

D. Veihelmann, R. Bähr, D. Völter, A. Pannike und F. Thielemann

Spätergebnisse bei Beckenfrakturen mit urologischen Begleitverletzungen

Nach den interessanten Vorträgen, die wir soeben gehört haben, möchte ich mich darauf beschränken, das Krankengut unserer Klinik nach statistischer Auswertung kurz zu demonstrieren.

Da wir nur Spätergebnisse feststellen wollten, blieben die Fälle der letzten 3 Jahre unberücksichtigt. In den Jahren 1957 - 1971 wurden in der Chir. Univ. Klinik Tübingen 512 Beckenfrakturen behandelt. Fälle mit urologischen Zusatzverletzungen waren insgesamt 45, bei denen noch folgende weitere Verletzungen behandelt werden mußten: 13 Schädelhirntraumen, 10 Blutungen in Thorax oder Abdomen und 15 Frakturen der oberen oder unteren Extremitäten.

Die Aufgliederung nach Knochenverletzungen zeigt: 6 doppelseitige MALGAIGNE-Frakturen, 2 einseitige MALGAIGNE-Frakturen, 16 Beckenringfrakturen, 1 Schmetterlingsfraktur, 7 Symphysensprengungen, 9 Schambeinfrakturen, 3 Beckenschaufelfrakturen, 1 Sitzbeinfraktur und 1 Symphysenruptur mit Ileosakralluxation.

An urologischen Verletzungen behandelten wir: 15 Blasenrupturen, 11 Harnröhrenabrisse, 7 Einrisse der Urethra, 3 kombinierte Blasen- und Harnröhrenrupturen, 4 Nierenrupturen und 1 Blasenkonfusion. Die häufigste Kombination war entsprechend der topografischen Lage Blasenruptur mit Beckenringfraktur und Harnröhrenabrisse mit Symphysensprengung bzw. Beckenringfraktur.

Die Ursache war bei über 50%, d. h. 29 Patienten, Verkehrsunfälle und bei 16 landwirtschaftliche Unfälle, bzw. Sturz aus großer Höhe.

Die Behandlung der Beckenfrakturen richtete sich hauptsächlich nach dem Ausmaß der Dislokation. Die vorderen und die - viel selteneren - hinteren Beckenringbrüche wurden bei geringer Dislokation rein konservativ, lediglich durch Flachlagerung für 3 - 6 Wochen behandelt. Bei größeren Fragmentverschiebungen wurden Kirschnerdrahtextensionen angelegt und die Beine bei hochgestelltem Fußende des Bettes auf Krapp'scher Schiene gelagert.

Die Symphysensprengungen wurden bei geringer Diastase ebenfalls nur durch Bettlagerung behandelt. Bei weiterer Diastase verwenden wir in letzter Zeit den Richter'schen Beckenbügel in einer Modifikation nach WELLER, mit dem eine gute Adaption bei großer Erleichterung der pflegerischen Maßnahmen erreicht werden kann.

Die Fälle mit zentralen Hüftluxationen wurden bis 1969 mit Längszug, seit 1969 - noch 2 Fälle - mit dem seitlichen Trochanterschraubenzug bei gleichzeitigem Längszug behandelt.

Die Blasenrupturen wurden immer zweischichtig verschlossen, und zwar von außen mit Chromcat und von innen mit Catgut. Zur Sicherstellung der Urinableitung haben wir stets neben einem transurethral liegenden Katheter noch für 10 Tage suprapubisch einen Blasenkatheter eingelegt. Der paravesikale Raum wurde jeweils bis zum Blasenhals mobilisiert und ausgiebig dräniert. Um intraperitoneale Verletzungen nicht zu übersehen, haben wir auch bei den extraperitonealen Blasenverletzungen das Peritoneum eröffnet.

Bei allen Harnröhrenabrissen erfolgte eine primäre Wiederherstellung der Harnröhrenkontinuität. Hierzu wurde die Harnblase durch eine sectio alta eröffnet und retrograd durch die Harnröhre ein Durchzugsketheter (Katheter ohne Ende) eingelegt. Bei vollständigen Harnröhrenrupturen, bei denen der Katheter in der Regel auch von der Blase aus nicht in die Harnröhre eingelegt werden kann, haben wir zusätzlich vom Damm aus freigelegt. Die Harnröhrenstümpfe wurden dabei mit Chromcatgutnähten adaptiert. Der Durchzugskatheter blieb 4 - 5 Wochen liegen, Um die nach der Entfernung des Katheters bestehende Gefahr der Strikturbildung zu vermeiden, führten wir immer eine sogenannte Pausenbehandlung durch, d. h. nach der Entfernung des Durchzugskatheters wurde sofort ein neuer Katheter transurethral in die Blase eingelegt. Dieser Katheter wird am folgenden Tag für 15 Minuten entfernt und dann erneut für 1 Tag eingelegt. Die katheterfreien Pausen werden in den folgenden Tagen jeweils verdoppelt. Diese Pausenbehandlung halten wir zur Vermeidung von Strikturen für besonders wichtig. Infiltrate und Hämatome wurden jeweils ausgiebig freigelegt und dräniert, und zwar sowohl suprapubisch als auch perineal.

Von den 45 Patienten waren insgesamt 10 Todesfälle zu beklagen. 7 starben unmittelbar nach dem Unfall oder im Laufe des ersten Tages im Schock, 3 innerhalb der ersten 3 Wochen am Kreislauf- bzw. Nierenversagen.

Von den nachuntersuchten Patienten gaben 12 noch Beschwerden an, 10 waren sowohl von seiten der Fraktur als auch der urologischen Verletzungen völlig beschwerdefrei und wiesen keine Funktionseinbußen auf. Die Zuordnung der Spätfolgen zu den einzelnen Diagnosen sehen Sie auf den folgenden Tabellen, und zwar zunächst die Befunde nach den knöchernen Verletzungen, wo 5 Patienten noch Funktionseinschränkungen aufwiesen (Tabelle 1). Und schließlich die der urologischen Verletzungen. Sie sehen, daß von den 39 Harnröhren- und Blasenverletzungen nur 4 Patienten völlig beschwerdefrei waren (Tabelle 2).

Von den 11 Patienten mit Harnröhrenabrissen mußten 3 noch bougiert werden. Die Bougierung erfolgte in Abständen von 1 - 2 Monaten. Bei 4 Patienten war wegen einer Striktur eine interne Urethrotomie (Otis) notwendig. Bei 6 Patienten war es zu einer Impotenz gekommen und ebenfalls 6 hatten 3 Jahre nach dem Unfall noch Infekte wie Prostatitis, Urethritis, Epididymitis und chronische Harnwegsinfekte. Bei 12 Patienten lagen noch Miktionsbeschwerden vor, wie Brennen beim Wasserlassen und Nachträufeln. Bei allen Patienten war die Harnröhre für einen Thiemannkatheter Charr. 16 glatt passierbar. Bei 1 Patienten fand sich ein Harnröhrendivertikel und bei 2 Patienten Harnröhrenfisteln, Blasensteine traten 3 mal auf.

Tabelle 1. Ergebnisse der knöchernen Beckenverletzungen von Patienten mit Beckenfrakturen und urologischen Zusatzverletzungen

	Ges. Zahl	Ex. let.	volle Funkt. beschw.frei	Einschr. der Bewegl.	-Gehf.keit	Keine Unters.
Scham- und Sitzbeinfrakturen	9	1	7	1		1
Ringbrüche	25	8	15	1	1	3
Pfannenbrüche	7	2	2	1	1	2
Symphysenrupturen	8	2	6			3

Tabelle 2. Ergebnisse der urologischen Verletzungen bei gleichzeitig erlittenen Beckenfrakturen

	Ges. Zahl	Ex. let.	volle Funkt. beschw.frei	subj. Beschw.	Strikturen	Impotenz	Infekt	Keine Unters.
Blasenrupturen	18	4	2	6	4	3	4	5
Harnröhrenabrisse	11	4		4	3	3		2
Harnröhrenrupturen	10	2	2	2	1	1	2	1

Diese Nachuntersuchungen zeigen, daß die Spätergebnisse doch deutlich darauf hinweisen, wie wichtig bei diesen Schwerverletzungen eine gut koordinierte und trotzdem gezielte Sofortdiagnostik und -behandlung ist.

F. Kissler, H. Schindlmaißer und K. Tögel

Die Beckenfraktur aus der Sicht einer allgemeinchirurgischen Abteilung

In einem Kollektiv von 22 256 stationär behandelten Patienten fanden sich während der letzten 5 Jahre 100 Patienten mit Beckenbrüchen; das sind 0,45% des Gesamtkrankengutes und 1,75% der Unfallpatienten. Trotz der geringen Zahl bedeutet diese Bruchform eine wesentliche Belastung im Betrieb einer chirurgischen Abteilung.

Das Alter der Beckenverletzten lag zwischen dem 3. und 91. Lebensjahr, Spitzen fanden sich zwischen dem 20. und 30. und zwischen dem 60. und 80. Lebensjahr.

Unfallursachen: 46% Verkehrs-, 30% Haushalts-, 19% Arbeits- und 1% Sportunfälle, 1 Suizid und 3 Brüche anderer Genese, einschließlich pathologischer.

Tabelle 1. Beckenbrüche (am Österr. Krankenhaus, Krems a. d. D.)

		♂	♀	gesamt	gestorben
Beckenrandbrüche	41				1
Beckenschaufelbrüche		6	2	8	
Darmbeinstachelabrisse		2		2	
Schambeinbrüche		9	12	21	
Sitzbeinbrüche		5	2	7	
Kreuzbeinbrüche		1		1	
Steißbeinbrüche		2		2	
Beckenringbrüche	28				5
Vordere Vertikalbrüche		11	10	21	
Doppelte Vertikalbrüche		1		1	
Symphysensprengung		4		4	
Hüftpfannenbrüche	13				
Pfannenrandbrüche		2		2	
Pfannengrundbrüche			3	3	
Pfannenbrüche bei Luxation		7	1	8	
Kombination	20	15	5	20	9
		65	35	100	15

Daß eine Beckenfraktur nicht als Lappalfraktur angesehen werden kann, zeigt die hohe Mortalität von 15%, wobei Kombinationsbrüche im Bereiche des Beckens die höchste Sterblichkeitsrate aufweisen. 5 Patienten starben innerhalb der ersten 24 Std. an irreversiblem Schock, 4 Patienten an Fettembolie, 3 an Pneumonie, 2 Patienten kamen an Schädel-Hirntraumen und ein Patient an einer Lungenembolie ad Exitum.

45 Jahre alter Patient: Cystogramm mit ausgedehntem retroperitonealem bzw. paravesicalem Hämatom, Rückbildung nach 12 Tagen, am 16. Tag nach dem Unfall plötzlicher Tod durch massive Lungenembolie, ausgehend von den Beckenvenen.

68 Jahre alter Patient: am 3. Tag nach dem Unfall an Fettembolie verstorben. Bei der Obduktion fand sich ein massives Hämatom bei ausgedehntem Beckentrümmerbruch.

Mitverletzung und Schock spielen bei Beckenbrüchen eine große Rolle. 15 Patienten mußten einer Intensivbehandlung zugeführt werden.

Besonders eindrucksvoll der Zustand eines 37 Jahre alten Autorennfahrers mit Symphysensprengung, schwerster Cyanose, Atemnot, Serienrippenbrüchen und einem ausgedehnten traumatischen Zwerchfellbruch mit Verlagerung des Magens, der Milz, des Kolons und Teilen des Dünndarms in den linken Brustraum. Kompression der rechten Lunge. Sofortige Operation. Naht des Zwerchfellrisses, die Milz konnte belassen werden. Schlagartige Besserung des Allgemeinzustandes (Tabelle 2).

Tabelle 2. Mitverletzungen und Schock

Schädel-Hirn-Trauma	10
Wirbelsäule	7
Thorax (Rippen, Hämato-, Pneumothorax. Lungen-, Zwerchfellriß)	15
Abdomen (Leber-, Milz-, Pankreas-, Nebennierenriß, schwere retroperitoneale Blutung)	10
Urogenitale (Nierenquetschung, Harnblasenausriß, Harnblasen-, Harnröhren-, Scheidenriß)	11
Brüche der oberen Extremität	19
Brüche der unteren Extremität	15
Schock	26 mal

Von Bedeutung ist die interdisziplinäre Zusammenarbeit bei Mitverletzungen der Urogenitalorgane (Abb. 1).

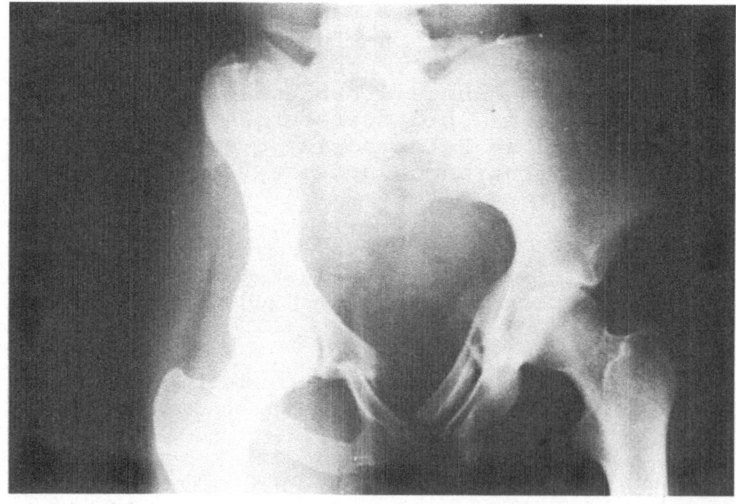

Abb. 1

22-jährige Patientin, Traktorunfall, schwerer hypovolämischer Schock, Beckentrümmerbruch mit Verlagerung des rechten Darmbeinkammes in die Pararektallinie; Harnblasenausriß, ausgedehnter Scheidenriß. Blutersatz durch 7 Liter Konservenblut; zur Unterstützung der Blutstillung Reposition der Beckenfraktur; Laparotomie, operative Versorgung der Mitverletzungen. Extensionsbehandlung über

Spongiosaschrauben in beiden Beckenschaufeln und suprakondyläre Drahtextension. 8 Wochen nach dem Unfall bereits vorsichtige Gehversuche, leichte Harnkontinenz (Abb. 2).

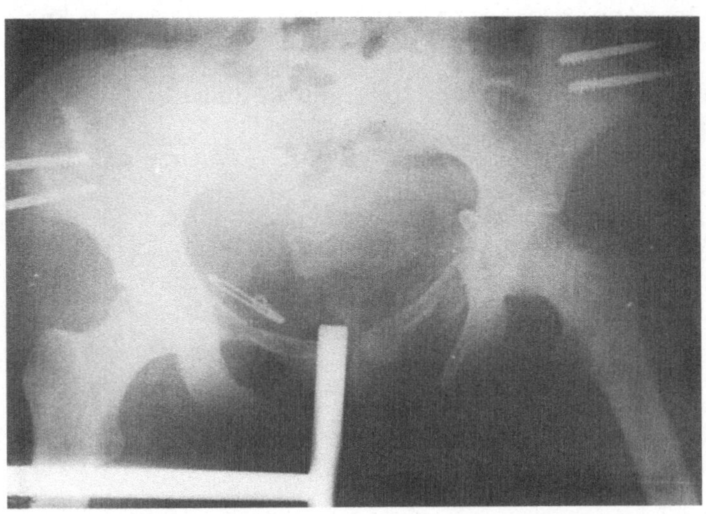

Abb. 2

Im Allgemeinen stand die konservative Behandlung im Vordergrund. In einigen Fällen wurde die Indikation zur Osteosynthese gestellt, wie zum Beispiel die Verschraubung des Pfannendaches oder stabile Osteosynthese von Begleitfrakturen.

Nicht dislozierten Brüchen des Azetabulums kommt bei der Diagnostik besondere Bedeutung zu, da sie leicht übersehen werden können. Sie sind oft erst bei Schrägaufnahmen darstellbar. Bei transazetabulärer Beckensprengung müßte man, wenn es der Allgemeinzustand des Patienten zuläßt, die offene Reposition durchführen, da in der Regel bereits nach wenigen Tagen eine zufriedenstellende Wiederherstellung mit den herkömmlichen Methoden nicht mehr möglich ist.

Nach Beckenfrakturen finden sich oft ausgeprägte Deformierungen mit überraschend gutem funktionellen Ergebnis, wie diese Beckenfraktur, die 30 Jahre zurück liegt, beweist.

26 Patienten konnten einer Nachuntersuchung unterzogen werden, wobei als Untersuchungskriterien Gang, Beckenform, Hüftbeweglichkeit und subjektive Beschwerden herangezogen wurden. 88,5% ergaben eine vollkommene Beschwerdefreiheit oder nur geringe Beschwerden, darunter 4 Kinder unter 10 Jahren mit vollständiger Ausheilung, 11,5% haben ständig starke Beschwerden und sind nicht arbeitsfähig; bei diesen handelt es sich um Gelenksfrakturen mit beginnender oder fortgeschrittener Sekundärarthrose.

Der Zeitpunkt der Mobilisation wurde in letzter Zeit vorverlegt. Anlaß dazu gab das Mobilisierungsschema der bei uns bei Hüftdysplasie durchgeführten Beckenosteotomie nach CHIARI. Nach dreiwöchiger Ruhigstellung im Becken-Beingips ist das osteotomierte Becken soweit belastungsfähig, daß mit der Mobilisation begonnen werden kann. Gerade eine Beckenfraktur gab ja Anstoß zur Entwicklung dieser Operationsmethode. Somit kann man gewissermaßen die gezielt gesetzte Beckenfraktur bzw. Osteotomie als kurativ-positive Seite der Beckenringdurchtrennung betrachten.

G. Feldkamp, H. Krebs und W. Schäfers

Beckenringbrüche und ihre Komplikationen

Die Zahl der Beckenfrakturen nimmt mit der Zahl der Verkehrsunfälle und deren Schwere zu. Waren es noch zu MALGAIGNES's Zeiten vor gut 125 Jahren 3% aller Frakturen, so sind es im Unfallkrankenhaus Wien 1964 1,5% und in der Chirurgischen Universitätsklinik Heidelberg bis 1971 1,9%.

In den Jahren 1964 - 71 sahen wir in unserer Klinik 117 uns hier besonders interessierende Beckenringfrakturen, und zwar 67 bei Männern und 50 bei Frauen. Dabei traten folgende 5 Frakturformen auf (Abb. 1):

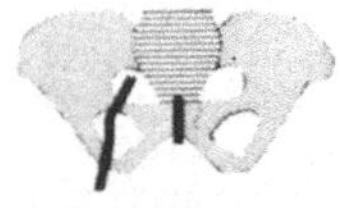

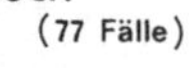

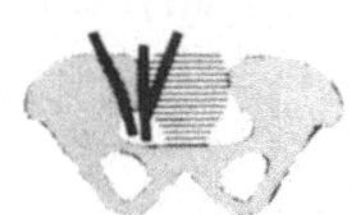

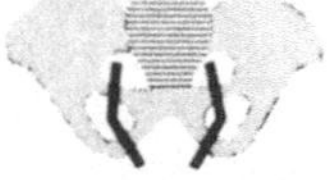

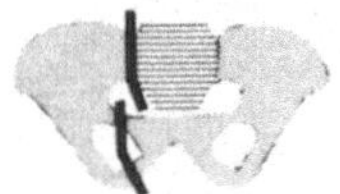

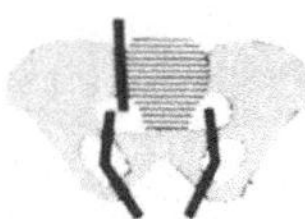

Abb. 1

1. die vordere einseitige Ringfraktur (77 mal)
2. die hintere einseitige Ringfraktur (5 mal)
3. die vordere beidseitige Ringfraktur oder Schmetterlingsfraktur (14 mal)
4. die vordere und hintere einseitige Ringfraktur - Malgaigne-Fraktur (14 mal) und
5. die kombinierte Ringfraktur bestehend aus Malgaigne- und Schmetterlingsfraktur (7 mal).

Es ist bekannt, daß Beckenfrakturen mit Verletzungen anderer Körperabschnitte kombiniert sind, nach GÖGLER und auch REHN in 2/3 der Fälle. Bei uns trat eine Beckenfraktur in 69% mit Begleitverletzungen kombiniert auf. In einem Viertel der Fälle beherrschten die oft lebensgefährlichen Nebenverletzungen sogar das Krankheitsbild. Lokale Begleitverletzungen traten im Gesamtkollektiv in 20% auf: An erster Stelle mit 12% urologische Komplikationen und in 8,5% profuse meist retroperitoneale Blutungen (Abb. 2).

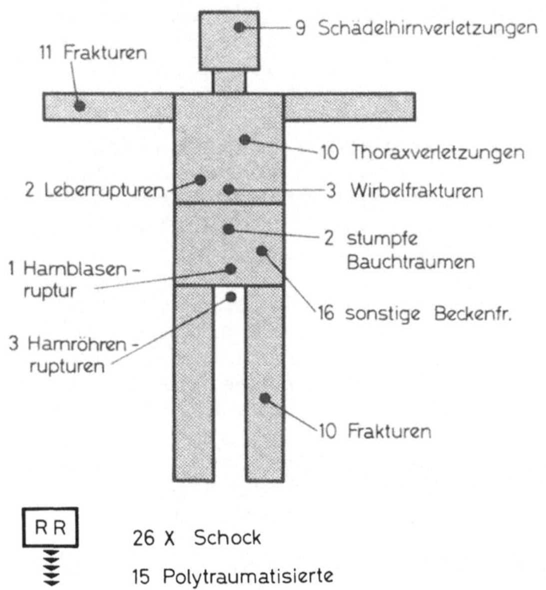

Abb. 2. 36 Ringverletzungen mit Nebenverletzungen

Unter 36 nachuntersuchten Fällen fanden wir 15 polytraumatisierte Patienten, d. h. solche mit drei und mehr Verletzungen: Die einzelnen Verletzungen können Sie dem Bild entnehmen. Hinzu kommen nicht den Ring betreffende Beckenfrakturen in 16 Fällen, darunter allein 8 Pfannengrundbrüche. Und schließlich waren 26 Patienten im schweren Schock.

Verstorben sind 11 Patienten = 9,4%, darunter 2/3 an einer profusen Blutung innerhalb von 24 Std. nach dem Unfall.

Ursächlich dominiert bei uns der Verkehrsunfall in 2/3 der Fälle, gefolgt im großen Abstand vom Sturz aus großer Höhe und fast am

Ende der Skala steht mit 9% die für Ringbrüche viel häufiger erwartete Quetschung und Verschüttung.

Neben der lebensrettenden Schockbehandlung und eventuellen sofortigen Laparotomie oder Craniotomie tritt die Versorgung der knöchernen Verletzungen häufig zurück. Alle Beckenringfrakturen werden bei uns konservativ behandelt. Malgaigne-Frakturen werden suprakondylär und je nach Dislokation auch am Beckenrand extendiert. Diese Extension wird zwischen 6 und 7 Wochen belassen. Bei Symphysensprengungen oder klaffenden vorderen Ringbrüchen, wie sie am häufigsten der Schmetterlingsbruch darstellt, wird bei einer Dehissenz von über 3 cm die gekreuzte Beckenschwebe angewendet.

Wir haben bei unseren Nachuntersuchungen besonderen Wert auf die Funktion, die geklagten Beschwerden und einen evt. Berufswechsel gelegt, während uns der Röntgenkontrollbefund weniger bedeutend erschien. Daraus entstanden dann 4 Bewertungsgruppen: Ein sehr gutes Ergebnis sahen wir in 18 Fällen = 50% und ein gutes Ergebnis in 6 Fällen = 17%. Unbefriedigend und schlecht waren je 6 Fälle, davon allein 3 schlechte Ergebnisse durch begleitende Pfannenfrakturen.

Weiter stellten wir fest, daß keine Frakturform zu besonders guten oder schlechten Ergebnissen prädisponiert. Dagegen spielt das Alter für das spätere Ergebnis unabhängig von der Frakturform eine ausschlaggebende Rolle. Bei den unter 20-jährigen heilt alles mit sehr gutem Ergebnis und das bei schweren Frakturen.

An Komplikationen sahen wir eine Striktur nach Harnröhrenruptur, 3 mal trat eine Harninkontinenz auf, 1 mal nach Harnröhrenruptur und 2 mal nach isoliertem Schmetterlingsbruch. Pseudarthrosen sahen wir 2 mal, eine bei einer Sitz-Schambeintrümmerfraktur und eine bei einem Schmetterlingsbruch, beide mit einwandfreiem funktionellem Ergebnis. Bei der Amputation handelte es sich um ein Zugunglück und bei der Fettembolie und Herzstillstand um ein schweres Polytrauma mit kombinierter Beckenfraktur. Die Kopfnekrosen gingen sämtlich zu Lasten der Pfannenfrakturen.

Zum Abschluß dieses erfreuliche Becken einer 17-jährigen Patientin, die unter die Straßenbahn kam, eine kombinierte Malgaigne- und Schmetterlingsfraktur erlitt, 7 Wochen extendiert wurde und nach 3 monatiger stationärer Behandlungsdauer mit diesem Becken später komplikationslos per vias naturales ein gesundes Kind geboren hat.

Zusammenfassend kann man sagen: Wenn man bei der Beurteilung der Beckenringbrüche die Nebenverletzungen beiseite läßt und dann die Schwere der Verletzungen bedenkt, so sind auch bei erheblicher teilweiser Fragmentdislokation die Ergebnisse als günstig zu bezeichnen.

K. Zotter und A. Titze

Welche Schambeinast- und Sitzbeinbrüche machen Beschwerden?

Über einen Zeitraum von 6 Jahren konnten wir aus unserem Patientengut bei 696 Beckenfrakturverletzungen 287 Fälle von Brüchen des Sitz- oder Schambeines herausfinden, das sind etwa 41%. 1/4 davon, nämlich 73, waren Frakturen beider Knochen. 34 dieser Bruchform wurden nachuntersucht.

In der Altersverteilung nach Dezennien waren Spitzen zwischen 21 - 30 Jahren, zwischen 51 - 60 Jahren und zwischen 61 - 70 Jahren zu verzeichnen, wobei die letztere Altersgruppe die größte Zahl einnimmt. Das männliche Geschlecht war mit 47 : 26 überwiegend. Die häufigsten Unfallursachen waren Quetschungen, Sturz aus mittleren Höhen und Verkehrsunfälle als Insasse eines Fahrzeuges. Die Behandlung war durchwegs konservativ.

Unkompliziert sind der isolierte Sitzbeinbruch, welcher als Beckenrandbruch den Beckenring nicht unterbricht und Brüche des Obturatorringes, so sie nur einen Ast betreffen. Es genügt kurzfristige Bettruhe bis zum Schwinden des Frakturschmerzes, dann Aufsteherlaubnis. Spätere wesentliche Beschwerden sind nicht bekannt.

Bei Vertikalbrüchen durch das Sitz- und Schambein kann es je nach Richtung der Gewalteinwirkung, ob seitlich oder von vorne, zur Verkürzung oder Diastase und auch zu Seitenverschiebungen der Bruchfragmente kommen. Bei Verkürzung wird durch die Lagerung auf dem Rücken meistens eine ausreichende Einstellung rein mechanisch erreicht. Bei Diastase kann manchmal eine Beckenschlaufe nötig sein und bei Verschiebung ein Längszug am Bein. 2 - 3 Wochen Bettruhe sind angezeigt, danach noch Belastungsverbot für weitere 2 - 4 Wochen.

Die knöcherne Durchbildung der Fraktur erfolgt gewöhnlich rasch. Kallusbildung ist bereits nach 3 - 6 Wochen deutlich erkennbar und später wird durch Knochenumbau eine gute Symmetrie des Beckens, auch bei ursprünglicher Verschiebung, wiederhergestellt. Eine Pseudarthrose stellten wir nur einmal fest.

Unsere Aufmerksamkeit bei den 34 Nachuntersuchungen richtete sich nach diesen Vertikalbrüchen durch das Sitz- und Schambein. Wir fanden bei dieser Bruchform eine normale Entbindung bei einer 36-jährigen Frau, eine Potenzstörung bei einem 56-jährigen Mann. Ischiadikuslähmungen wurden 2 gezählt, welche allerdings kausal nicht allein auf die Fraktur zurückzuführen sind, 3 posttraumatische Inguinalhernien waren zu sehen. Bei 12 Patienten waren Gangstörungen zu beobachten, 1 Fall davon jedoch mit Hüftgelenksarthrose. Auffallend groß war die Zahl von 24 Patienten, die über mehr oder weniger starke sogenannte Kreuzschmerzen klagten. Man muß wohl bei der Kontinuitätsunterbrechung des vorderen Beckenringes an eine Lockerung oder Mitbeteiligung des Iliosakralgelenkes denken. Schließlich waren bei vielen Patienten die Beschwerden nicht zu übersehen, die beim Abspreizen des Beines am Schambeinast auftraten. Dabei war nur bei einer Frau eine wesentliche Abspreizhemmung zu beobachten.

Eine Obturatorlähmung oder einen Obturatorschmerz im Sinne eines Howship-Romberg-Phänomens konnten wir nicht feststellen.

Demonstration:

1. 53 ♀, Sitz-Schambeinbruch mit Verkürzung und Seitenverschiebung geheilt, Kreuzbeschwerden, 8 Jahre später.
2. 50 ♀, azetabulumnaher Schambeinbruch mit Verschiebung und Bruch des aufsteigenden Sitzbeinastes.
   NU 5 Jahre später, Beispiel für guten Ausgleich der Fraktur zeitweilige Kreuzbeschwerden.
3. 16 ♀, primär Spur Verkürzung und Verschiebung, 4 Jahre später, stellungsmäßig nahezu vollkommen ausgeglichene Frakturheilung mit symmetrischem vorderen Beckenring; beschwerdefrei; normaler Gang. Deutlicher Kallus war schon 6 Wochen nach Unfall sichtbar.
4. 57 ♀, Sitz-Schambeinbruch mit Diastase und Ausbruch eines Knochenstückes. 8 Jahre später: Diastase überbrückt, gute Symmetrie des vorderen Beckenringes, Kreuzbeschwerden.
5. 42 ♀, Schambeinbruch und Stückbruch des Sitzbeines; 5 Jahre später, gute Heilung, klagt über Kreuzschmerzen.
6. 25 ♂, doppelter vorderer Vertikalbruch. Röntgenolog. Heilungsergebnis 8 Jahre später. Kreuzbeschwerden. Posttraum. Inguinalhernis re.
7. 32 ♂, einfacher Vertikalbruch, geringe Diastase. Bild 3 Jahre nach Unfall, kleiner Knochenhöcker an der Pars azetabularis, Kreuzbeschwerden.
8. 43 ♂, Schambeinbruch parallel zur Symphyse und Längsbruch des aufsteigenden Sitzbeinastes komb. mit Hüftverrenkung und Abbruch einer kaudalen Kopfkalotte. 3 Jahre später Pseudarthrose, Kreuzbeschwerden, hinkender Gang.
9. 43 ♂, Schambeinbruch ohne Verschiebung, Sitzbeinstückbruch; Bild 5 Jahre später; gutes röntgenolog. Ergebnis, beschwerdefrei.

H. Arzinger

Beckenschaufelbrüche

Beckenschaufelbrüche machen etwa nur 0,1% des traumatologischen Krankengutes aus. Unter den Beckenverletzungen insgesamt finden wir sie als isolierte Bruchform in 11%.

Sie bedeuten keine Beeinträchtigung der Statik, sie bringen uns keine Probleme in ihrer Diagnostizierung, auch stellen sie uns vor keine schwierigen Entscheidungen in der Therapie und hinterlassen keine funktionellen Ausfälle.

Und doch haben sie für uns Bedeutung, da sie mit einer hohen Komplikationsrate belastet und von einer großen Zahl Mit- und Nebenverletzungen begleitet sind. Die Differentialdiagnose, insbesondere abdomineller Mitverletzungen stellt uns, besonders am bewußtseinsgestörten Patienten oft vor erhebliche Schwierigkeiten. Beckenschaufelbrüche entstehen in der Regel durch direkte Gewalteinwirkung. Überwiegend Verkehrsunfälle mit Beteiligung als Zweiradfahrer im 2. und 3. Lebensjahrzehnt und Arbeitsunfälle in den mittleren Lebensabschnitten sind Anlaß für diese Verletzung. Die Altersverteilung zeigt die folgende Abbildung.

Mit Abbildungen nach POIGENFÜRST aus dem Lehrbuch von NIGST darf ich an die möglichen Bruchformen erinnern:

1. Der vertikale Abscherungsbruch bei Gewalteinwirkung von vorn,
2. Biegungsbrüche des hinteren Beckenschaufelrandes nach dorsaler Krafteinwirkung,
3. von schräg hinten erfolgende Traumen bedingen den selten isoliert auftretenden von DUVERNAY 1761 erstmalig beschriebenen Abbruch der Beckenschaufel vom Beckenring,
4. Abbrüche mehr oder weniger großer Randbezirke des Darmbeines nach vorwiegend seitlicher Gewalteinwirkung und
5. schließlich Mehrfragmentbrüche.

Die Diagnose des Bruches am bewußtseinsklaren Patienten bietet keinerlei Schwierigkeiten, er klagt häufig über Atembeschwerden, die Belastungsfähigkeit des gleichseitigen Beines ist meist aufgehoben. Während die Inspektion im Vergleich beider Beckenhälften wenig erkennen läßt, insbesondere fehlen oft äußere Zeichen der Gewalteinwirkung, ergibt die Palpation Kompressions- und Distraktionsschmerz, die passive Bewegung des Beines der verletzten Bekkenseite ist schmerzhaft. Auf den Nachweis abnormer Beweglichkeit und Krepitation sollte in jedem Fall verzichtet werden, da die Röntgenübersichtsaufnahme des Beckens den klinischen Verdacht bestätigt. Röntgenaufnahmen nur einer Beckenhälfte sind als Fehler zu bezeichnen, da sie begleitende Ringverletzungen nicht auszuschließen gestatten. Ergänzend kommen Tangentialaufnahmen der Beckenschaufel in Frage. Augenmerk ist auf die Beschaffenheit der Kreuz- Darmbeinfuge zu richten, da Sprengungen nicht selten dem Beckenschaufelbruch vergesellschaftet sind. Im Vordergrund aller diagnostischen Maßnahmen steht auch bei Beckenschaufelbrüchen die rechtzeitige Erkennung von Mitverletzungen intraperitonealer Organe sowie der ableitenden Harnwege und die rasche Erfassung von Nebenverletzungen.

Die häufigsten Nebenverletzungen betrafen in unseren Untersuchungen die Extremitäten und den Schädel, gefolgt von Verletzungen des Thorax. Jeder 7. Patient mit einem Beckenschaufelbruch wies eine abdominelle oder retroperitoneale Mitverletzung auf, wobei die Differntialdiagnose zur Milzruptur besonders schwierig sein kann. Der Einsatz der Parazenthese kann die sonst im Zweifelsfall erforderliche Probelaparatomie ersparen. Wirbelsäulenverletzungen können gelegentlich, kombiniert mit Beckenschaufelbrüchen, abdominelle Mitverletzungen vortäuschen.

Bei jedem 4. Patienten traten Komplikationen im Verlauf ein, führend die Thromboembolie gefolgt von der Bronchopneumonie und der Fettembolie. Die mit 9% sehr hohe Sterblichkeit resultiert in unserem Krankengut nicht aus Mit- oder Nebenverletzungen, sondern ausschließlich aus den angeführten Komplikationen.

Die Allgemeintherapie des Beckenschaufelbruches wird bestimmt durch seine Komplikationen. An erster Stelle steht die Beherrschung des meist ausgeprägten Schockzustandes. Auch beim Bekkenschaufelbruch ist der Blutverlust in das Beckenbindegewebe nicht zu unterschätzen. Vor Analgetikagaben wird gewarnt zur rechtzeitigen Erkennung von Mitverletzungen. In der raschen regelrechten Schockbehandlung sehen wir eine erste Form der Fettembolie-Prophylaxe. Zusätzlich bewähren sich Gabe von Lipostabil. Tödliche embolische Komplikationen, ausgehend von Thrombosen der Beckenvenen, sahen wir unter Acesal-Medikation und frühzeitiger Mobilisation des Patienten nicht mehr. Infiltration eines Lokalanästhetikums erleichtern die physiotherapeutisch gelenkte Atemgymnastik zur Vermeidung bronchopneumonischer Komplikationen.

Die funktionelle Behandlung des Beckenschaufelbruches unter physiotherapeutischer Anleitung bewährte sich gegenüber der früheren Ruhigstellung über 2 - 4 Wochen, da der kräftige Muskelmantel eine Dislokation der Fragmente in der Regel verhindert. Nur in seltenen Fällen ist eine manuelle Reposition mit 2 wöchiger Retention im Zügelverband erforderlich. Der Vollständigkeit halber ist die Möglichkeit einer operativen Behandlung durch Nagelung, wie sie WHIST 1953 angab, zu nennen. Erfordernis dazu sahen wir nie.

Gestatten Sie mir zusammenzufassen: Die Problematik des Beckenschaufelbruches als eine Form des stabilen Beckenrandbruches besteht darin, sich nicht von ihrer Harmlosigkeit täuschen zu lassen, an Mitverletzungen zu denken, sie rechtzeitig zu erkennen, zu behandeln und schließlich durch aktive funktionelle Behandlungsführung des Bruches selbst Komplikationen weitgehend zu verhindern (Abb. 1a u. 1b).

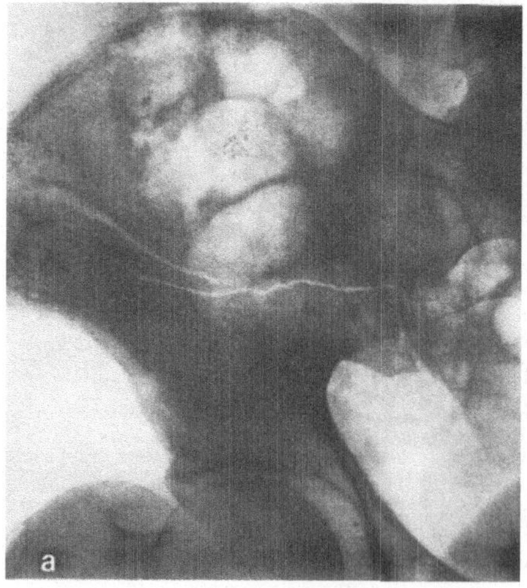

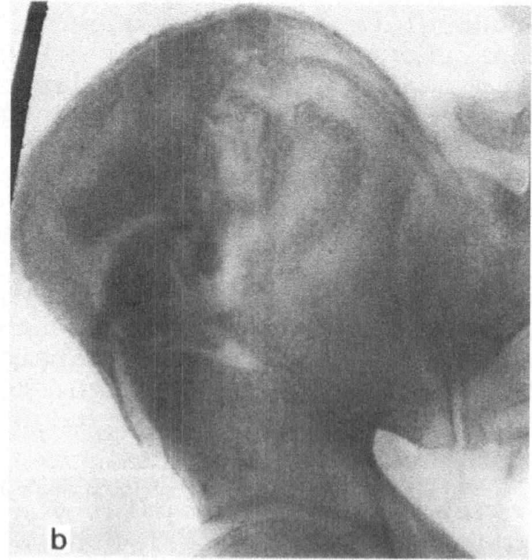

Abb. 1a u. b. (a) Querbruch; (b) Trümmerbruch

H. Möseneder, A. Fink und K. Lippert

Ergebnisse der konservativen Behandlung der Symphysenzerreißung

Da es praktisch keine isolierte Symphysenzerreißung (SZ) gibt, kann hier nur von Beckenringbrüchen, die mit einer SZ einhergehen, gesprochen werden.

Es soll über die in den Jahren 1967 - 72 in den Arbeitsunfallkrankenhäusern Wien-Meidling und Salzburg zur Behandlung gekommenen Fälle berichtet werden. Dabei handelt es sich um insgesamt 63 Patienten, 41 aus Wien und 22 aus Salzburg. 52 Fälle wurden sorfort oder innerhalb der ersten 2 Wochen, 5 nach 2 Wochen und später und 6 Fälle im veralterten Zustand in Behandlung genommmen. Zwei SZ waren offen, 61 geschlossen. Es handelte sich um 6 weiblichen und 57 männliche Verletzte. Die Altersverteilung zeigt einen deutlichen Gipfel zwischen den 20 und 40-jährigen, dies ist eng mit der Unfallursache gekoppelt. So verletzten sich 41,2% bei Verkehrsunfällen, 25,4% infolge eines Sturzes, vorwiegend aus größeren Höhen und 30% aufgrund einer Quetschung. 2 Fälle erlitten infolge eines außergewöhnlich starken Muskelzuges der Adduktoren eine SZ und Kreuzdarmbeinfugensprengung.

Entsprechend der überaus starken Gewalteinwirkung wie sie bei Verkehrsunfällen, Stürzen aus großer Höhe und Quetschungen auf den Körper vorkommen, bestehen auch bei fast 2/3 aller Fälle mehr oder weniger starke Nebenverletzungen (Tabelle 1). Es ist nicht zu übersehen, daß die Nebenverletzungen die Behandlungsdauer zum Teil erheblich beeinträchtigen, so daß der Mittelwert von 25 Wochen Gesamtbehandlung nicht für die SZ sondern für das ganze Verletzungsgeschehen gewertet werden muß.

Tabelle 1. Nebenverletzungen bei 63 Symphysenzerreißungen

Schädelhirntrauma	7
Lungenverletzung	1
Darmriß	4
Harnröhrenriß	2
Blasenriß	4
Urethra- und Blasenriß	1
Nierenquetschung	8
Nervenlähmung	4
Wirbelbrüche	3
Hüftpfannenbruch	1
Hüftgelenksluxation	2
Oberschenkelbruch	8
Multiple Verletzungen	23

Auf derselben Ebene ist die Todesrate mit 11 Fällen oder 17.5% zu werten. Eine unkomplizierte SZ etwa mit einer Kreuzdarmbeinfugen-Sprengung würde kaum als Todesursache anzusehen sein. So findet sich in 7 Fällen die Polytraumatisierung, im Obduktionsbefund als Fettembolie deklariert, in je einem Fall ein Aortenriß mit innerer Verblutung, Nierenversagen, eine Peritonitis, ausgehend von einer Blasen- und Sigmaruptur und schließlich ein schweres Schädel-Hirntrauma als Todesursache.

Zur Auswertung wurden nun die Beckenverletzungen aufgrund ihrer Verschiedenheit und ihrer Schwere in 5 Gruppen eingeteilt. Die SZ mit Sprengung einer oder beider Kreuzdarmbeinfugen war in weit über der Hälfte der Fälle vorhanden. Zweifellos besteht hier im Gefüge des Beckens ein Locus minoris resistentiae. Anschließend kommt gleich dieselbe Verletzung vergesellschaftet mit einem vorderen Ringbruch. Alle übrigen Verletzungsarten treten in den Hintergrund.

Unter Ausschluß der Verstorbenen und operativ behandelten blieben noch 50 Fälle, die einer konservativen Behandlung zugeführt wurden. 26 mal kam die Beckenschwebe und in 10 Fällen dieselbe zusätzlich mit einer Beinextension zum Ausgleich einer Verschiebung in sagitaler Richtung zur Anwendung. Die Dauer der Kompressions- und Extensionsbehandlung betrug zumeist 12 Wochen. 2 Fälle wurden ausschließlich mit Extension behandelt. Bei 12 Verletzten, davon die 11 in nicht frischem bzw. veraltertem Zustand in Behandlung genommenen Fälle, wurde keine besondere Behandlung durchgeführt.

Zur Nachuntersuchung, durchschnittlich 5 Jahre nach dem Unfall, stellten sich 34 Fälle. Sie wurden klinisch und röntgenologisch untersucht und nach einem einheitlichen Code ausgewertet. Dabei zeigte sich folgendes Ergebnis: Die Diastase der Symphyse, die im Unfallröntgenbild in 44% der Fälle bis 15 mm und den restlichen 56% 30 mm, vereinzelt sogar 60 mm und darüber betrug, konnte in 10 Fällen normalisiert und in fast allen anderen Fällen bis auf 15 mm wieder geschlossen werden. Ein Großteil der leicht klaffenden Symphysen sind mit mehr oder weniger breiten Kalkspangen verbunden. Je ein Fall klafft 3 bzw. 4 cm weit. Es handelt sich hier um alte, auswärts behandelte Patienten. Einmal resultierte eine Verkürzung von 5 mm.

Praktisch parallel zu diesem Ergebnis zeigen sich die Verhältnisse im hinteren Beckenringanteil. Hier war in 11 Fällen keine Diastase und keine Verschiebung oder Knickung zu verzeichnen. In 9 Fällen besteht eine Arthrose im Ileosakralgelenk; dreimal eine Ankylose.

Stellt man nun dieses röntgenolgische Ergebnis den subjektiven Beschwerden gegenüber, so ist eine nahezu mathematische Parallele zu erkennen. Die in anatomischer Stellung geheilten Beckenverletzungen sind durchwegs beschwerdefrei und alle anderen haben zeitweise bzw. dauernd Schmerzen. Diese Beschwerden werden regelmäßig in der Kreuzgegend und gelegentlich in der Lende angegeben, praktisch jedoch nie in der Symphyse. Der Gang ist 6 mal (17,6%) gestört. Je 2 mal konnte eine Peronäuslähmung und eine traumatisch bedingte Bauchwandhernie festgestellt werden. 3 mal wurden Potenzstörungen angegeben. Miktionsbeschwerden sind auch bei den verknöcherten Symphysen nicht vorhanden.

Zusammenfassend ist zu sagen, daß nur eine Heilung in anatomischer Stellung, besonders im hinteren Beckenringanteil sichere Gewähr für spätere Schmerzfreiheit gibt, da daß von dieser Seite betrachtet, vielleicht doch in gegebenen Fällen öfter als bisher eine operative Einrichtung der SZ und innere Fixation angezeigt erscheint.

H. Eberle

Unsere Erfahrungen bei konservativ und operativ behandelten traumatischen Symphysenrupturen

Die Häufigkeit traumatischer Symphysenrupturen beträgt im Krankengut der Chir. Univ. Klinik B, Zürich ca 7,5%, bezogen auf die Gesamtzahl der Beckenfrakturen. Durch die Intensivierung des motorisierten Straßenverkehrs haben in den letzten Jahren die Symphysenzerreißungen, vor allem die schweren Formen, eindeutig zugenommen. Wir haben 55 Fälle von traumatischen Symphysenrupturen, insbesondere auch hinsichtlich erzieltem konservativem Behandlungsresultat, analysiert.

Bei den Unfallursachen überwiegen mit 53% die Verkehrsunfälle, wobei in mehr als der Hälfte angefahrene Fußgänger betroffen sind. 26% sind Arbeitsunfälle. Bei den traumatischen Symphysenrupturen handelt es sich fast ausnahmslos um Kombinationsverletzungen des Beckens mit zusätzlichen Frakturen oder Sprengung des Iliosakralgelenkes. In unserem Krankengut sind die Symphysenzerreißungen in 31% mit vorderen Ringbrüchen und Frakturen der Azetabulumregion, in 22% mit Verletzungen des hinteren Beckenringes, miteingeschlossen die Sprengung des Iliosakralgelenkes und in 38% mit vorderen und hinteren Ringbrüchen vergesellschaftet. Insgesamt findet sich eine Sprengung des Iliosakralgelenkes bei 17 Fällen, d. h. in 31%. Isolierte traumatische Symphysenrupturen sind, wie in der Literatur ebenfalls bestätigt wird, sehr selten. Wir verzeichnen nur 2 Fälle, wo weder eine zusätzliche Fraktur noch röntgenologisch oder klinisch eine sichere Iliosakralgelenkssprengung nachzuweisen ist.

Häufige Begleitverletzungen bei Symphysenzerreißungen sind Blasen- und Urethrarupturen. Sie betragen in unserem Krankengut gesamthaft 29%: In 14% Urethrarupturen, in 11% Blasenverletzungen und in 4% eine kombinierte Blasen- und Urethraverletzung. Diese direkte Unfallkomplikation ist hinsichtlich Behandlung der Symphysenzerreißung von Bedeutung.

Diese Angaben zeigen, daß es sich bei traumatischen Symphysenrupturen zumeist um schwere Verletzungen handelt. Das wird auch durch die große Zahl von Mitverletzungen des übrigen Sekelettes demonstriert: Verletzungen der unteren Extremitäten in 27%, der Wirbelsäule in 11%, des Thorax in 18%, der oberen Extremität in 22% und des Schädels in 16%. Unter den schweren Allgemeinkomplikationen steht deshalb der hypovolämische Schock mit 46% an erster Stelle. In 15% der Fälle fand sich klinisch oder bei der Autopsie eine Fettembolie. Die Letalität ist bei den Beckenverletzungen mit Symphysenrupturen mit 24% sehr hoch, entspricht aber im großen und ganzen den Erfahrungen anderer Autoren.

Im erwähnten Krankengut haben wir die Symphysenrupturen bis auf 2 Fälle konservativ mit Hängematte und Extension behandelt. Auf diese Methode braucht man am österreichischen Unfallkongreß wohl kaum einzutreten. Ich möchte aber betonen, daß das Behandlungsergebnis sehr wesentlich von der genauen Beachtung der ausgezeichneten und auch heute noch gültigen Vorschriften von LORENZ BÖHLER abhängt, welche leider in unserer operationsfreudigen Zeit allzuoft mißachtet werden.

Es wird der Fall eines 71-jährigen Patienten demonstriert, welcher als Velofahrer angefahren wurde. Die Symphysensprengung betrug 50 mm, die Stufenbildung ca. 15 mm. Im Bereich des hinteren Beckenringes war die linke Iliosakralgelenksregion verletzt. Nach 16-wöchiger Hängemattenbehandlung zeigt das Röntgenbild ein ausgezeichnetes Repositionsresultat. Der Patient konnte das Spital beschwerdefrei verlassen.

Bei 29 Fällen mit konservativer Behandlung durch Hängematte und Extension wurden folgende Ergebnisse erzielt: In 86% ließen sich die Symphysendiastasen, welche maximal 60 mm betrugen, auf Werte unter 20 mm reduzieren, in 7% über 30 mm. Wenn man die Angabe von POIGENFÜRST zugrunde legt, daß eine Symphysendiastase von 30 mm und eine Stufenbildung von 15 mm toleriert werden können, sind unsere mit der Hängemattenbehandlung erzielten Resultate als gut bis sehr gut zu bezeichnen.

Als Folge einer ungenügenden Behandlung einer Beckenluxation wird ein Fall mit ausgesprengter Kranialdislokation und Außenrotation der linken Beckenhälfte besprochen. Obwohl die Beckenverletzung teils knöchern, teils fibrös-narbig geheilt war, wurde durch die Fehlstellung ein ausgesprochener Beckenschiefstand mit konsekutiver Skoliose hervorgerufen, welcher mit der Zeit fast zwangsläufig zu schweren statisch-funktionellen Beschwerden führen wird.

Ein anderer interessanter Fall ungenügender Behandlung, wurde uns von einem auswärtigen Arzt mit einer traumatischen Hernia per magna zugewiesen. Man konnte geradezu von einer Eventration durch die weit klaffende Symphysendiastase sprechen. Wir haben bei diesem Patienten in einer Sitzung zuerst in Bauchlage eine hintere Beckenosteotomie zur Mobilisation der linken Beckenhälfte durchgeführt und anschließend in Rückenlage die Hernie operiert und die Symphyse durch Zerklage geschlossen. Der Patient konnte geheilt entlassen werden. Solche sekundären Korrektureingriffe am Becken sind jedoch zumeist schwierig und risikoreich. Um Mißerfolgen bei der konservativen Behandlung vorzubeugen, ist in der Frühphase eine gute Reposition zu erreichen und diese durch sorgfältige Nachbehandlung und regelmäßige Röntgenkontrollen aufrecht zu erhalten.

Trotz der guten Resultate ist die konservative Behandlung mit gewissen Nachteilen behaftet. Einserseits ist die Bettlägerigkeit der Patienten mit 12 - 16 Wochen sehr lang. Wir haben Fälle beobachtet, wo nach 10 - 12 Wochen bei der Mobilisation erneut Verschiebungen in der Sympyse auftraten. Andererseits ist die Nachbehandlung aufwendig, indem sie vom Arzt besonders sorgfältige Nachkontrollen erfordert, wenn gute Resultate erzielt werden wollen. Dies hat dazu geführt, daß operative Methoden immer häufiger diskutiert und auch angewendet werden.

Seit einigen Jahren entschließen wir uns im allgemeinen bei ausgeprägten Symphysenrupturen und Instabilität des Beckens zur operativen Reposition und Osteosynthese. Anfänglich verwendeten wir transossär oder durch die Foramina obturatoria gelegte Drahtzerklagen. Durchschneiden oder Bruch der Drähte sind bekannte Nachteile dieser Methode. Heute verwenden wir fast ausschließlich AO-Platten, welche noch eine bessere Stabilität gewährleistet (Abb. 1a und 1b).

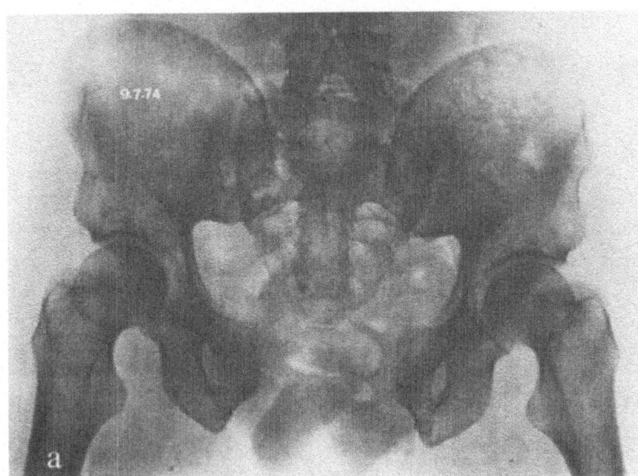

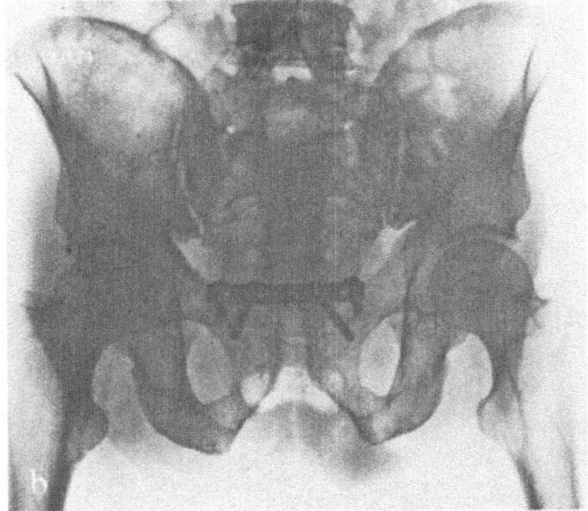

Abb. 1a und b. (a) 60-jähriger Patient. Unfallbild mit weit klaffender Symphysenruptur und Sprengung beider Iliosakralgelenke; (b) Gleicher Patient wie Abb. 1a. Behandlungsresultat nach Osteosynthese mit 4-Loch-AO-Platte. Volle Belastung 6 Wochen und Spitalentlassung gehfähig 8 Wochen nach Operation

Die Immobilisation wird dadurch erheblich verkürzt. Die Übungsbehandlung im Bett kann unmittelbar postoperativ erfolgen. Nach 4 Wochen sind unbelastete oder teilbelastete Gehübungen im Gehwagen gestattet. Noch nicht ganz geklärt ist, wann voll belastet werden darf, da ja auch die Begleitverletzungen des Beckens, vor allem die Sprengung der Kreuzbein- Darmbeinfuge eine Rolle spielen. Eine zu frühe Belastung kann zu hartnäckigen Beschwerden im Iliosakralgelenk führen. Nach unseren bisherigen Erfahrungen sollte eine volle Belastung frühestens nach 6 Wochen gestattet werden, da in diesem Zeitraum auch die zahlreichen zusätzlichen Bandläsionen abheilen. Komplikationen der Osteosynthese sind Infektionen, insbesondere bei zusätzlichen Blasen- und Urethraverletzungen und Plattenlockerungen, speziell bei gleichzeitigen vorderen Ringbrüchen.

Abschließend fasse ich unsere Operationsindikationen bei traumatischen Symphysenruprturen wie folgt zusammen:

1. Notfallmäßige Osteosynthese bei gleichzeitiger Blasen- und/ oder Urethraverletzung. Sonst operieren wir wegen Schock- und Verblutungsgefahr infolge unstillbarer Blutung aus den Bekkenverletzungen nie am Unfalltag.
2. Bei Mißerfolg der konservativen Behandlung.
3. Als Wahloperation nach der Schockphase bei weit klaffenden Symphysenrupturen und Instabilität infolge hinterer Beckenringverletzungen.

Der konservativen Behandlung bleiben die leichteren Symphysenrupturen vorbehalten, insbesondere, wenn sie mit vorderen Bekkenfrakturen kombiniert sind.

A. Rüter, H. Henkemeyer und C. Burri

Ligamentäre Verletzungen des Beckens

Die drei knöchernen Teile des Beckenringes - Beckenhälften und Kreuzbein - sind durch knorpelige Zwischenscheiben verbunden, die durch straffe Bänder überbrückt werden. Dies sind im Bereich der Iliosakralgelenke vor allem die Ligg. sacroiliaca ant. und post., an der Symphyse das Lig. pubis sup. und Lig. arcuatum. Die Ringstruktur des Beckens bedingt, daß eine Gefügestörung mit Dislokation nie an einer Stelle isoliert auftreten kann. Verletzungen einer ligamentären Verbindungsstelle gehen daher - zumindest wenn sie zu einer Verschiebung geführt haben - mit Begleitverletzungen an einer anderen Stelle des Beckenringes einher. Bei der sogenannten isolierten Symphysenzerreißung ist dies die Ruptur des Lig. sacroiliacum ant., wobei die eine Beckenhälfte dann um das erhaltene Lig. sacroiliacum post. wie um eine Türangel schwingt. Bei der sogenannten halbseitigen Beckenluxation, bei der eine Beckenhälfte nach kranial abgewichen ist, sind auch die dorsalen Bänder zerrissen. Besteht neben der Ruptur der Symphyse oder eines Iliosakralgelenkes gleichzeitig eine Fraktur des Beckenringes, stellt die Bruchstelle den zweiten Schadensort dar. Die benachbarten Bandverbindungen können dann unbeschädigt geblieben sein. Das Ziel der Behandlung ist es, suffiziente und belastbare Bandverbindungen wiederherzustellen. Einerseits müssen hierzu die dislozierten Teile des Beckenringes einander wieder soweit genähert werden, daß die Bänder möglichst in ihrer physiologischen Länge verheilen können. Andererseits ist diese Stellung solange zwangsweise aufrecht zu erhalten, bis die Bandnarben genügend kräftig sind, die physiologischen Belastungen aufzufangen.

Die konservative Behandlung versucht die Wiederherstellung des Beckenringes durch manuelle Reposition oder Dauerextension und zirkuläre Kompression des Beckens zu erreichen. Die bekanntesten Verfahren sind in Tabelle 1 zusammengestellt.

Tabelle 1. Konservative Therapie

Hirschberg	Beckengips mit Klammerkompression
Block	Drahtextension am Beckenkamm
Böhler L.	Beckenschwebe mit Extension
Naujoks	Schlaufenverband
Nissen	Drahtextension am Tuber ossis ischii
v. Frisch	Gespaltener Beckengips mit Gummizügeln
Watson-Jones	Beckengips in Seitenlage

Die Ergebnisse der konservativen Behandlung können insgesamt nicht befriedigen. Bei ca. 2/3 der Patienten bleiben eine deutliche Symphysendiastase oder erhebliche statische Beschwerden bestehen. Beide Befunde müssen nicht zusammentreffen. Nicht selten werden die Beschwerden dabei nicht direkt in die Symphyse, sondern in den Bereich der Iliosakralgelenke projiziert. Ein weiterer Nachteil des konservativen Vorgehens ist die damit verbundene Immobilisation des Patienten über mehrere Wochen in Extension oder im umfänglichen Becken-Beingipsverband.

Seit langer Zeit versucht man, diesen Mißerfolgen durch operative Maßnahmen zu entgehen. Hierbei wird die Dislokation blutig reponiert und die geschädigte Bandverbindung operativ stabilisiert. Tabelle 2 gibt einen Überblick über die hierfür gebräuchlichsten Methoden.

Tabelle 2. Operative Therapie

Finsterer	Drahtnaht	Steele	1. Span über die Symphyse 2. (n.2 Wochen) ISG Arthrodese
Heinemann	Naht		
Jones	Drahtumschlingung		
Lehmann	ISG Arthrodese mit Schraube	Whiston	2 gekreuzte Drahtstifte
Moene	Draht mit Braham Band	R. Judet	Knochenspan mit 2 Schrauben
Brendel	"Symphysis reduction tractor" danach Drahtumschlingung	Domisse	2 Schrauben mit Drahtumschlingung
		Pennal	2 Schrauben mit extrakutanem Stahlband
Tierney	Naht mit Braham Band und ISG Arthrodese mit Schraube	AO	Platte und Schrauben

Zur Überbrückung der Symphyse sowie des Iliosakralgelenkes eignen sich die schmalen 4-Lochplatten der AO, mit denen beide knöcherne Partner mit je 2 Spongiosaschrauben gefaßt werden können.

Den technisch schwierigeren Teil des Eingriffes stellt meist die Reposition der Dislokation dar. Hierfür hat sich bei uns folgendes Vorgehen bewährt: Bei Symphysenrupturen werden zunächst 2 Spongiosaschrauben beidseits in die horizontalen Schambeinäste eingebracht. Hierbei muß ein Abstand von 1,5 cm von der medialen Begrenzung der Schambeine eingehalten werden. Die Schrauben werden nicht ganz eingedreht. Der wenige mm überstehende Schaft wird nun durch eine spezielle Zange, die ursprünglich zur Reposition größerer Pfannenfragmente konstruiert wurde, gefaßt (Abb. 1).

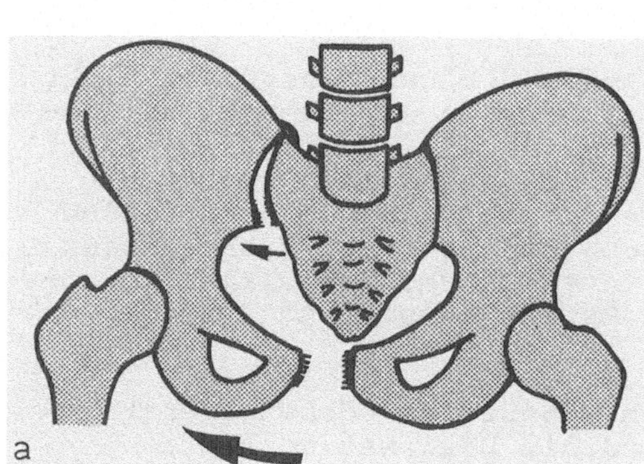

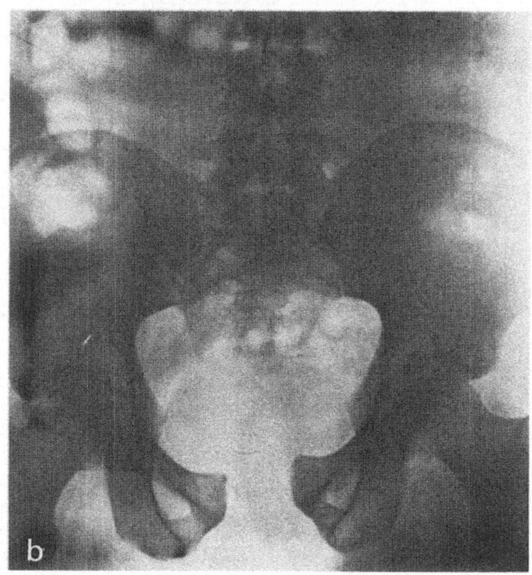

Abb. 1a u. b. (a) Sogenannte isolierte Symphysenruptur. Das Auseinanderweichen der Symphyse ist nur möglich, wenn zumindest die ventralen Ligamenta sacrioliaca zerrissen sind; (b) Röntgenbild dieser Verletzung

Die Symphyse kann nun mit Hilfe dieser Zange meist mühelos exakt reponiert werden. Bei liegender Zange wird nun die 4-Lochplatte von kranial aufgebracht. Die beiden medialen Schrauben müssen die absteigenden Schambeinäste sicher fassen. Deswegen muß man mit den zunächst eingebrachten Schrauben in a. p.-Richtung genügend weit nach lateral ausweichen (Abb. 2).

Dislokation des Iliosakralgelenkes werden in analogen Schritten versorgt.

Da bei der sogenannten "Isolierten Symphysenruptur" die dorsalen Ligg. sacroiliaca in der Regel erhalten sind, genügt es u. E., bei diesen Verletzungen die Symphyse zu stabilisieren. Handelt es sich jedoch um eine halbseitige Beckenluxation, bei der die dorsalen Bänder auch zerrissen sind, reicht die alleinige Ruhigstellung der Symphyse nicht aus. In diesen Fällen wird - meist in einer 2. Sitzung - zusätzlich noch das Iliosakralgelenk versorgt, wobei wir keine Arthrodese erzwingen.

Eine begleitende Harnröhrenverletzung stellt in unserer Klinik keine Gegenindikation einer operativen Stabilisierung der Symphyse dar. Die Ruhigstellung des Urethrabettes durch diesen Eingriff vergrößert die Chancen einer narbenarmen Heilung und verringert das Infektionsrisiko. Diese Vorteile überwiegen nach unserer Ansicht die Gefahren durch das Versenken eines Fremdkörpers in infektionsgefährdetes Gebiet. Allerdings halten wir diese Maßnahme nur bei der frischen Harnröhrenverletzung für gerechtfertigt. Werden die Patienten erst nach einigen Tagen von den erstbehandelnden Urologen wegen der Symphysenruptur zugewiesen, besteht meist schon eine ausgedehnte Kontamination, wenn nicht Infektion, der zerrissenen Weichteile, in die nun keine Fremdkörper mehr eingebracht werden dürfen.

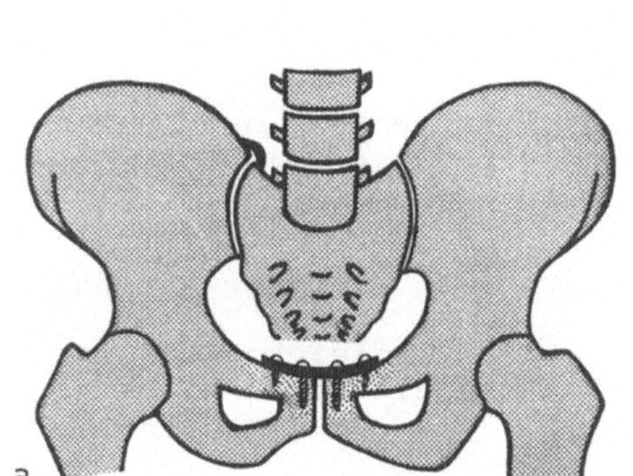

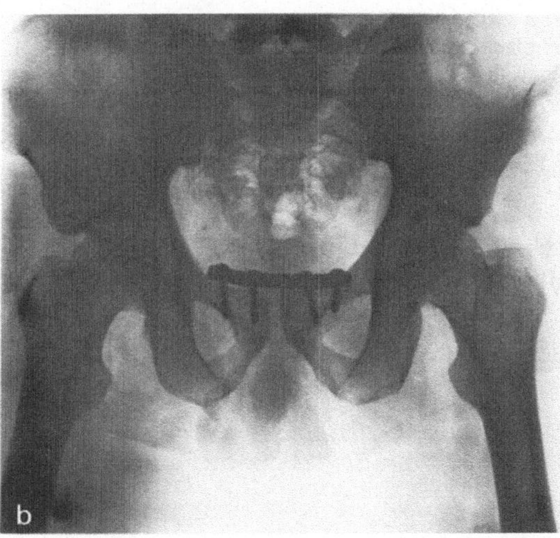

Abb. 2a und b. (a) Behandlung der Symphysenruptur durch Reposition und Fixierung mit einer 4-Lochplatte. Das Iliosacralgelenk wird durch die unbeschädigten dorsalen Bänder gehalten; (b) Postoperative Röntgenkontrolle

D. Terbrüggen, H. Dieterich und J. Müller

Instabile Beckenringfrakturen, Problematik der inneren Fixation mit Osteosynthesematerial

Wir möchten mit unserem Beitrag bewußt nicht in die Diskussion der Klassifizierung bzw. Einteilung der Beckenringbrüche eingreifen, sondern lediglich einige Fälle demonstrieren, die eventuell Anlaß für eine interessante Diskussion geben könnten.

Nach wie vor sind die meisten Beckenfrakturen eine Domäne der konservativen Behandlung. Wir behandeln normalerweise die wenig dislozierten Beckenschaufelfrakturen sowie die Frakturen des Schambeinastes bei erhaltener Trägerfunktion des Beckens konservativ.

Ist das Ileosakralgelenk instabil, die Symphyse gesprengt oder liegt eine doppelte oder mehrfache Beckenringfraktur mit starker Dislokation meist mit der entsprechenden Begleitverletzung vor, so stellt sich für uns die Indikation zur Operation häufiger. Bei diesen Verletzungen ist die Belastungsachse, die das Körpergewicht von der Wirbelsäule auf die untere Extremität überträgt, unterbrochen und sollte aus verschiedenen Gründen wieder hergestellt werden.

Mit der Häufung dieser Frakturen hat auch die Zahl der Beckenringosteosynthesen zugenommen und somit auch die Erfahrung in der operativen Behandlung dieser Brüche. Die operative Behandlung bietet, wie auch bei den peripheren Osteosynthesen, neben dem Vorteil der anatomischen Reposition, der Hämatomdrainage, eine bedeutend früher mögliche funktionelle Behandlung sowie Mobilisation des Patienten. Mit REHN und HIERHOLZER sowie ECKERT und Mitarbeitern halten wir die Wiederherstellung der Beckenstabilität für eine Präventivmaßnahme, um einem protrahierten Schock mit den Folgen der Verbrauchskoagulopathie infolge disseminierter intravasaler Gerinnung entgegenzuwirken.

Für die kombinierte vordere und hintere Unterbrechung des Beckenringes hat FRIEDEBOLD die operative Behandlung empfohlen:

1. Sprengung der Symphyse mit Luxation des gleichseitigen Ileosakralgelenkes.
2. Sprengung der Symphyse mit Fraktur durch den hinteren Abschnitt der gleichseitigen Beckenschaufel.
3. Fraktur beider Schambeinäste einer Seite mit gleichseitiger Luxation des Ileosakralgelenkes oder paraartikulärer Hüftbeinfraktur.

Bei diesen 3 verschiedenen Formen der Beckenringfrakturen kommt es zu einer mehr oder weniger starken Verschiebung einer Beckenhälfte nach kranial. Es entsteht neben der Instabilität des deformierten Beckenringes zusätzlich eine Verkürzung der entsprechenden unteren Extremität. PICK hat für diese Art von Frakturen die Bezeichnung der instabilen Beckenringfraktur geprägt. Diese zeichnet sich meist durch eine gleichseitige Außenrotation und Kranialverschiebung der frakturierten Beckenhälfte aus und wird als "rotation hinge" bezeichnet. Der Entstehungsmechanismus ist eine dorso-ventrale oder ventro-dorsale Kompression des Beckenringes.

Nun zu unseren Fällen: 28-jähriger italienischer Bauarbeiter wird auf dem Bauch liegend von einem Lastwagen überfahren. Äußerlich finden sich die Reifenspuren, Schwellung, seitlicher und ventraler Stauchungsschmerz. Protrahierter hämorrhagischer Schock mit Abfall des Blutdruckes in nicht mehr meßbaren Bereich. Zunehmend brettharte Spannung des Abdomens. Neben der sofortigen Volumensubstitution notfallmäßige Laparotomie durch dachförmigen Rippenbogenrandschnitt. En situ springt ein partieller Abriß im Bereich des Mesenterialstieles des Ileum ins Auge, indem einige Arterien im Schwall bluten. Annähernd 2 l Hämatom wurden abgesaugt. Es mußten 75 cm Dünndarm reseziert werden. Hiernach stabilisieren sich die Kreislaufverhältnisse. Die weitere Revision ergibt ein großes retroperitoneales Hämatom im Bereich der Ileosakralgelenke sowie ein großes prävesikales Hämatom. Keine Blasen-, Urethra- oder Mastdarmverletzung. Nach einer gewissen Beobachtungsphase wird bereits nach

4 Tagen der operative Versuch unternommen, den Beckenring wieder herzustellen. Zugang durch parasymphysären Schnitt, durch den man auf das große prävesikale Hämatom stößt, nach dessen Absaugung sich die Dislokation der linken Symphyse beurteilen läßt. Diese ist stark nach dorso-lateral disloziert, so daß die Symphysenfuge in situ 15 cm auseinanderklafft. Reposition, Drahtzuggurtung und Sicherung mit 2-Loch-1/2-Rohr-Platte. Postoperativ muß festgestellt werden daß durch diese Maßnahme kein reponierender Effekt auf das linke außenrotierte Becken ausgeübt werden konnte. Anschließende Extensionsbehandlung sowie der Außenrotation entgegenwirkende Lagerung bleiben erfolglos. 4 Wochen nach dem Unfall stellt sich die Indikation, die dorsale Fraktur operativ anzugehen, um den Längsausgleich sowie die anatomische Wiederherstellung des Bekkens zu erreichen. Die Frakturlinie verläuft teils paraartikulär, teils durch das Sakroiliakalgelenk. Es finden sich ausgeprägte Schwartenbildungen, nach deren Abtragungen sich dennoch die Reposition äußerst schwierig gestaltet. Diese gelingt letztlich mit Hilfe des Distraktors von WAGNER, der über je eine Schanz'sche Schraube im Kreuzbein sowie im linken Hüftbein angesetzt wird. Durch Distraktion und einwärtsrotierender Hebelung gelingt die anatomische Reposition, die anschließend durch Kompression mit dem gleichen Gerät gehalten werden kann. Stabilisierung mit einer 7-Loch sowie einer 4-Loch-DCP-Platte.

Obgleich nun die Anatomie und damit die statische Kette wieder hergestellt war, war die funktionelle Behandlung der linken unteren Extremität aufgrund der begleitenden Nervenverletzungen des Plexus lumbosacralis auch weiterhin nicht möglich. Das Myogramm bestätigt die für diese Frakturen häufige Nervenläsion. Gleichwohl ist der Patient 6 Wochen nach der letzten Osteosynthese am Eulenburg bzw. an Amerikaner-Stöcken mobilisierbar. Die weitere Behandlung durch täglich mehrmalige Physiotherapie sowie Gehbäder und einer anschließenden Badekur nach Entlassung hat nach 4 Monaten Erfolg. Der Patient kann aktiv sein Bein von der Unterlage abheben, beugen und strecken. Restschmerzen in der linken unteren Extremität sind noch vorhanden, so daß der Patient nur teilbelastet werden kann.

A. H. 1900: Dieser 70-jährige Patient wird als Fußgänger von einem PKW überfahren und von einem Bezirksspital notfallmäßig zu uns verlegt. Das Röntgenbild bestätigt den klinischen Befund einer instabilen Beckenringfraktur. Der hämorrhagische Schock kann beherrscht werden. Die Untersuchung ergibt kein Verdacht auf intraabdominelle Abrißverletzungen. Noch am gleichen Tage wird aus den am Anfang erwähnten Gründen die Stabilisierung des Beckenringes vorgenommen. Durch einen leicht modifizierten Schnitt nach LETOURNEL findet sich eine äußerst instabile rechte Beckenschaufel, die über 10 cm weit nach medial gedrückt werden kann. Die beiden rechten Schambeinäste bzw. der rechte Schambein- sowie der rechte Sitzbeinast zeigen im Bereich der Hüftgelenkspfeiler Trümmerzonen. Neben der Schaufelfraktur findet sich noch eine Subluxation im rechten Ileosakralgelenk. Des weiteren läßt sich intraoperativ feststellen, daß die Blase von einem riesigen Hämatom links verschoben ist, die Prostata in ihrem Lager gelockert ist, hingegen jedoch Urethra als auch Blase keine Verletzungen zeigen. Die Reposition läßt sich mit einfachen Mitteln realisieren. Der Beckenring wird im Rahmen einer sog. Stoßstangen-Osteosynthese mit einer 10-Loch-Titanplatte vom linken Schambeinast ausgehend über den rechten Schambeinast bis zur Hüftschaufel stabilisiert. Die Schaufelfraktur bzw. die Subluxation im Sakroiliakalgelenk wird nicht stabilisiert, was uns retrospektiv insbesondere in Anbetracht der Frühmobilisation etwas gewagt erscheint. Dennoch idealer postoperativer Verlauf. Schon am 1. postoperativen Tag wird der Patient über den Eulenburgapparat mobilisiert und kann nach 3 Wochen aus unserer stationären Behandlung zur weiteren ambulanten physiotherapeutischen Behandlung in sein Heimspital entlassen werden.

H. Schneider

Funktionelles Ergebnis bei Beckeninstabilität

Die Behandlung schwerer Symphysenverletzungen mit Zerreißung des Kreuzbeindarmbeingelenkes ist auch heute noch problematisch. Um die Diskussion über die Behandlung dieser Verletzung anzuregen, möchte ich Ihnen das funktionelle Endergebnis eines solchen Falles zeigen.

Ein damals 23-jähriger Tischler erlitt vor 17 Jahren bei einem Motorradsturz eine schwere Zerreißung der Symphyse mit Bruch des Sitzbeines links und Zerreißung des Kreuzdarmbeingelenkes rechts. Neben einem Außenknöchelbruch links bestand primär eine Peronäusparese rechts.

Die konservative Behandlung in der Beckenschwebe mußte wegen eines Ileus nach 12 Wochen unterbrochen werden.

Das röntgenologische Ergebnis ist schlecht, über die Funktion urteilen Sie bitte selbst. Der jetzt 40-jährige ist voll berufstätig und geht auch seinem Hobby, dem Wandern und Fischen nach.

E. Scherzer und H. Kuderna

Nervenläsionen bei Beckenfrakturen

Über Nervenverletzungen bei Hüftverrenkungs- und Hüftpfannenbrüchen haben wir getrennt berichtet, so daß sich dieses Referat auf neurologische Ausfälle bei den übrigen Beckenfrakturen beschränken kann.

In einem Gesamtkrankengut von 1 924 Fällen mit Symphysenzerreißungen, Beckenringbrüchen und Sitz-Schambeinfrakturen, das aus dem Datenbestand der 6 Unfallkrankenhäuser der Allgemeinen Unfallversicherungsanstalt Österreichs ermittelt wurde, fanden sich lediglich 42 diagnostizierte begleitende Nervenläsionen (2,2%).

Wie Tabelle 1 zu entnehmen ist, waren neurologische Ausfälle am häufigsten bei Beckenringbrüchen festgestellt worden, nämlich in 15 von 277 Fällen (5,4%). In diesem Zusammenhang erscheint es erwähnenswert, daß 3 der 4 referierten Symphysenrupturen mit Nervenverletzungen auch eine Zerreißung des Sakroiliakalgelenkes aufwiesen, so daß ein Verletzungsmechanismus wie bei der Beckenringfraktur angenommen werden muß. Bloß eine Symphysensprengung mit neurologischem Ausfall stellte eine isolierte unfallchirurgische Verletzung dar.

Bezüglich der 15 durch Nervenläsionen komplizierten Beckenringbrüche ist zu sagen, daß davon in 7 Fällen eine Kombination mit einer zentralen Hüftverrenkungsfraktur und in keinem Fall eine

Kombination mit einer hinteren Hüftverrenkungsfraktur vorlag. Bei diesen 7 Verletzten kann die neurologische Schädigung den Bereich der Nervenwurzeln, des Plexus oder des peripheren Nerven (N. ischiadicus) betreffen.

Tabelle 1

Unfallchirurgische Verletzung	Anzahl	Begleitende Nervenläsionen
Symphysenruptur	162	4 (2,5%)
Beckenringbruch	277	15 (5,4%)
Sitz-Schambeinbruch	1 485	23 (1,5%)
Insgesamt	1 924	42 (2,2%)

Von den 23 Sitz-Schambeinbrüchen mit Nervenläsionen zeigten 16 zusätzliche unfallchirurgische Verletzungen, die auf Grund ihrer Art und Lokalisation auch zu neurologischen Ausfällen geführt haben konnten. Bei 4 Patienten fand sich eine Lendenwirbelkompressionsfraktur, bei einem weiteren ein Querfortsatzbruch im Lubalbereich. 3 Verletzte hatten Frakturen des Schienbeinkopfes bzw. des Wadenbeinköpfchens. In 6 Fällen hatte das Trauma neben dem Sitz-Schambeinbruch auch einen zentralen und in 2 Fällen einen hinteren Hüftverrenkungsbruch bewirkt.

Es ist nach dem Gesagten verständlich, daß es oft bei mehrfachen Verletzungen schwierig sein kann, das Niveau der neurologischen Läsion zu bestimmen. Auch bei isolierten Frakturen kann der Schädigungsort des Nerven mitunter fernab vom Ort des Knochenbruches gelegen sein. Wenn das Verteilungsmuster der motorischen und sensiblen Ausfälle keine sichere Lokalisation der Nervenläsion zuläßt, können elektrodiagnostische Untersuchungen (insbesondere Elektromyographie) und Kontrastmitteluntersuchungen des Wirbelkanals weitere Aufschlüsse geben. Diese beziehen sich auch auf die Chancen der Remission der Nervenschädigung. Am ungünstigsten ist die Prognose beim myelographischen Nachweis von Nervenwurzelaus- bzw. -abrissen.

Nervenläsionen bei Beckenfrakturen können durch Zug im Augenblick der Gewalteinwirkung, durch Druck infolge eines Knochenfragmentes oder Hämatoms, ausnahmsweise auch durch Verletzung infolge eines Knochensplitters entstehen. Beschrieben sind Läsionen der Cauda equina, der Nervenwurzeln im Bereiche der Foramina sacralia, des Plexus sacralis, insbesondere des Tractus lumbosacralis (L4 und L5), der ungeschützt über dem Sakroiliakalgelenk liegt und peripherer Nerven, nämlich vor allem des N. glutaeus superior, des N. ischiadicus, des N. obturatorius, selten des N. femoralis, des N. cutaneus femoris lateralis usw.

Bei einer Form der Kreuzbeinfraktur ist auch in der einschlägigen Literatur die Gefahr der Nervenläsion als besonders groß beschrieben worden: beim doppelten Vertikalbruch, der wie der obere Querbruch des Kreuzbeines eine Störung der Sphinkteren- und der Genitalfunktion bewirken kann.

Abschließend sei uns noch ein Wort zur Häufigkeit neurologischer Ausfälle bei Beckenfrakturen gestattet. Der eingangs angegebene Prozentsatz von 2,2 ist sicherlich zu gering. Wie einer von uns an einer Gutachtenstation beobachten konnte, muß auch noch im Spätstadium nach Beckenbrüchen mit einem wesentlich höheren Prozentsatz von Nervenläsionen gerechnet werden. In der akuten Phase der Verletzung dürften viele, ja die meisten neurologischen Störungen aufgrund der sonstigen oft recht eindrucksvollen Symptomatik übersehen werden. Die Patienten werden auch nur selten einem traumatologisch versierten Nervenarzt vorgestellt. Bei den hinteren Beckenbrüchen muß mit einer Häufigkeit begleitender Nervenschädigungen bis zu 50% gerechnet werden. Wir beabsichtigen mit unserem Referat, die Aufmerksamkeit der Unfallchirurgen auf die Möglichkeit von Nervenläsionen bei Beckenfrakturen zu lenken, zumal die Prognose nicht unwesentlich von solchen neurologischen Ausfällen abhängt und diese eventuell für die Art der weiteren Behandlung ausschlaggebend sein können.

A. Beck und A. Schaller

Die Beckenfrakturen aus geburtshilflicher Sicht

Eine Beckenveränderung, die zunehmend an Bedeutung gewinnt, ist das Frakturbecken der Frau. Zunächst im Bereich der Unfallchirurgie, wird es später, wenn es zu einer Schwangerschaft kommt, zu einem geburtshilflichen Problem.

Während GURLT vor etwa 100 Jahren bei Beckenbrüchen noch ein Verhältnis von 10 : 1 zugunsten des männlichen Geschlechts angibt, finden JALUVKA und BYSTRICKY für die Jahre 1954 - 64 nur mehr ein Verhältnis von 2 : 1. Die meisten Frauen erleiden die Fraktur im Rahmen eines Verkehrsunfalls. Daneben treten Beckenbrüche als Sportverletzung beim Skifahren und Rodeln zahlenmäßig weit in den Hintergrund. Einen relativ großen Anteil in unserem Material haben Beckenbrüche nach Fenstersturz als Suizidversuch.

Bei einer Frau mit einer Beckenfraktur in der Anamnese stellt sich für den Geburtshelfer schon während der Schwangerenbetreuung, spätestens jedoch zu Beginn der Geburt die Frage: kann mit einer Spontangeburt gerechnet werden oder ist von vornherein die Indikation zur Sectio caesarea gegeben.

Die vorliegende Untersuchung wurde retrospektiv an dem Geburtengut der II. Univ. Frauenklinik der Jahre 1963 - 1972 durchgeführt. Auf diesen Zeitraum von 10 Jahren entfallen 16 529 Geburten. In 25 Fällen, d. s. 1,5%, kann in der Anamnese eine Beckenfraktur gefunden werden.

Alle Frauen unseres Materials konnten von lebenden Kindern entbunden werden, ausgenommen eine Totgeburt in der 28. Woche der Gravidität nach einer Darmbeinfraktur; doch besteht in diesem

Fall offensichtlich kein Kausalzusammenhang zwischen Tod des Kindes und Fraktur.

Tabelle 1 zeigt die verschiedenen Arten von Beckenfrakturen unseres Materials. In 4 Fällen läßt sich die exakte Diagnose nicht mehr ermitteln: über 2 Frakturen aus früher Kindheit können schriftliche Aufzeichnungen nicht mehr gefunden werden; von den beiden anderen Fällen liegt kein Beckenröntgen vor.

Tabelle 1. Lokalisation der Fraktur, Art der Geburtsbeendigung sowie Größe und Gewicht des Neugeborenen bei 10 Beckenringbrüchen aus der II. Universitäts-Frauenklinik Wien aus den Jahren 1963 - 1972

Fall	Lokalisation der Fraktur	Beendigung der Geburt	Daten der Kinder	
1	Oberer und unterer Ast beider Schambeine, Sympysensprengung	Sectio	44 cm	2 500 g
2	Oberer und unterer Schambeinast rechts, Pfannenrandbruch links	Sectio	50 cm	3 200 g
3	Oberer und unterer Schambeinast links, Massa Lateralis des linken Os sacrum	Vaginal	45 cm	2 050 g
4	Oberer und unterer Schambeinast rechts	Vaginal	53 cm	3 650 g
5	Oberer und unterer Schambeinast rechts	Sectio	48 cm	2 650 g

Beckenrandbrüche

Bei den 10 Beckenrandbrüchen unseres Kollektives sind folgende Lokalisationen gegeben: Darmbein 4 Fälle (darunter 1 Sectio), Schambein isoliert 2 Fälle, Sitzbein isoliert 2 Fälle, Kreuzbein 1 Fall, Steißbein 1 Fall.

Über Schwierigkeiten unter der Geburt im Gefolge von Beckenrandfrakturen wird im Schrifttum nur sehr selten berichtet. So von GOUIN (1937) über eine protrahierte Geburt mit Forzeps und Exitus des Kindes; bei der postpartalen Inspektion und Austastung des Beckens fand man ein Osteom am Os sacrum nach einer Fraktur in der sakrokokzygealen Region im 11. Lebensjahr. LAKATOS (1960) erwähnt einen knöchernen Vorsprung im Bereich der hinteren Spina ossis ischii als Folge einer Darmbeinfraktur: mittels hoher Zange konnte ein zwar lebendes, aber schwer geschädigtes Kind entwickelt werden.

WELSCH (1934) führt eine komplikationslose Spontangeburt bei ausgedehnter Kallusbildung am unteren linken Schambeinast sowie am Steißbein nur auf die Kleinheit des Kindes zurück.

Die Zusammenstellung unseres Materials läßt den Schluß zu, daß geburtshilfliche Komplikationen, die eine vaginale Entbindung unmöglich machen, bei Beckenrandbrüchen nur ausnahmsweise zu erwarten sind. Im allgemeinen können auf die Fraktur zurückgehende Knochenzacken und -leisten, die zunächst als Geburtshindernis imponieren, vom kindlichen Schädel umgangen werden. Ihre Erfassung ist durch eine sorgfältige Austastung des weiblichen Beckens während der Schwangerschaft möglich.

Beckenringbrüche

In Tabelle 1 sind die Beckenringbrüche unseres Krankengutes angeführt, die unmittelbar nach dem Unfall erhobene Röntgendiagnose, der Verlauf nachfolgender Geburten und die Daten der Kinder. Bei 4 von insgesamt 10 Fällen mit Beckenringfrakturen erfolgte die Entbindung mittels Sectio.

Da die Zahl der eigenen Fälle zu klein ist, um zu gültigen Aussagen zu gelangen, haben wir die Literatur über geburtshilfliche Komplikationen nach Beckenfrakturen durchgesehen und die von den einzelnen Autoren berichteten Kasuistiken zusammengefaßt. Bei einer Gesamtzahl von 40 Beckenringfrakturen, die wir dem Schrifttum entnommen haben, konnte eine nachfolgende Geburt 25 mal oder in 62,5% der Fälle vaginal und 15 mal d. s. 37,5% der Fälle durch Section caesarea beendet werden.

In der Abb. 1 sehen Sie die Verteilung von vaginalen und Kaiserschnitt-Entbindungen auf die verschiedenen Arten von Beckenringfrakturen in absoluten Zahlen. Angeführt sind die in der Literatur mitgeteilten Fälle mit lebenden Kindern, ausgenommen die 8 Fälle WEIBELS (1927), da aus der Beschreibung nicht eindeutig hervorgeht, welche Bruchform vorgelegen hat und außerdem fast alle Kinder ad exitum gekommen sind.

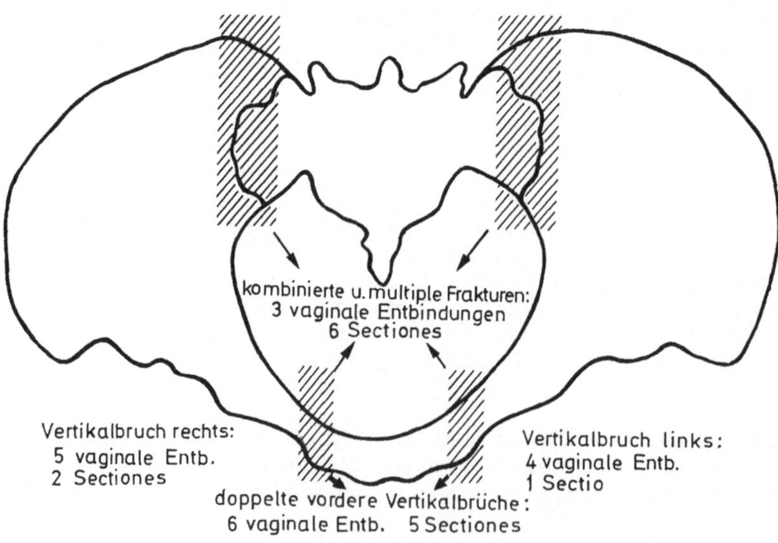

Abb. 1

Die vorderen Vertikalbrüche lassen nur dann geburtshilfliche Komplikationen erwarten, wenn es zu einer starken Dislokation der Fragmente gekommen ist; die knöcherne Ausheilung ist dabei immer mit Stufen- und Zackenbildungen verbunden, die zu einer bleibenden Einengung des Beckeneinganges führen kann. Aber auch eine starke Kallusbildung kann dieselben Folgen haben, insbesondere dann, wenn die Fraktur noch nicht länger zurückliegt.

Die doppelten Vertikalbrüche im vorderen Anteil des Beckenringes - teilweise mit traumatischer Symphysensprengung kombiniert - gehen fast immer mit beträchtlicher Verschiebung der Bruchfragmente einher. Trifft insbesondere die einwirkende Gewalt den Beckenring von vorn, dann werden die einzelnen Knochenstücke beckenwärts verlagert und es kommt zu einer Verkleinerung des geraden Beckendurchmessers. Der Eintrittsmechanismus des Schädels in das kleine Bekken ist gestört. Dies erklärt auch die gegenüber den bei einseitigen vorderen Vertikalbrüchen höhere Sectiofrequenz. Bei vorderen und hinteren Vertikalfrakturen oder multiplen Brüchen resultieren nach Ausheilung derartiger Frakturen daraus Deformierungen des Beckens, die in der geburtshilflichen Terminologie als asymmetrische Becken bezeichnet werden.

Die hohe Sectiofrequenz, 66%, jedoch weist darauf hin, daß in derartigen Fällen mit großer Wahrscheinlichkeit die Entbindung durch Sectio caesarea erfolgen muß.

Zusammenfassend ergibt sich, daß mehrere Faktoren die Prognose des Geburtsverlaufes im Gefolge einer Beckenfraktur beeinflussen; es sind dies die Lokalisation der Fraktur, die Verschiebung der Fragmente, das Ausmaß der Kallusbildung und ein sehr wichtiger Faktor, die Größe des Kindes. Schon während der Schwangerschaft müssen demnach unbedingt routinemäßig eine sorgfältige äußere Beckenuntersuchung und Bestimmung der Beckenmaße sowie Austastung des kleinen Beckens durchgeführt werden. Durch die Bestimmung der Coniugata vera mittels Ultraschall (KRATOCHWILL, ZEIBEKIS 1972) kann man ausreichende Auskunft darüber erhalten, ob der Beckeneingang verengt ist oder nicht. Auch die Form der Kreuzbeinwölbung läßt sich auf dem Schnittbild gut erkennen. Außerdem kann die kindliche Schädelgröße gemessen werden. In den meisten Fällen wird man aber um eine zusätzliche röntgenologische Pelvimetrie nicht herumkommen.

Jede Gravidität bei einer Frau mit Beckenfraktur in der Anamnese wird heute als Risikoschwangerschaft bzw. Risikogeburt angesehen. Die Betreuung und Entbindung soll an einer Fachabteilung erfolgen, die über Einrichtungen zu apparativer Geburtsüberwachung verfügt. Abschließend noch eine organisatorische Maßnahme, die die Tätigkeit des Geburtshelfers erleichtern würde: Jeder Frau im gebärfähigen Alter, aber auch bei Frakturen im Kindesalter, sollte schriftlich vom Erstbehandler die genaue Diagnose der Beckenfraktur gegeben werden, da es später oft sehr schwierig ist, die entsprechenden Daten zu eruieren. Noch besser wäre, bei Frauen im Rahmen einer unfallchirurgischen Kontrolle durch Spezial-Röntgenaufnahmen eine genaue Ausmessung des kleinen Beckens zu veranlassen. Man würde damit frühzeitig Anhaltspunkte für eine spätere Gravidität bekommen und könnte so die belastenden Röntgenuntersuchungen während der Gravidität umgehen.

Podiumsdiskussion: Beckenverletzungen (Leiter: J. Poigenfürst)

A. Beck, E. Beck, H. Denck, H. Floth, H. Marberger, D. Terbrüggen und B. Voigt

J. POIGENFÜRST:

Wir haben in den letzten 30 Vorträgen einige ausgezeichnete Hinweise über die Behandlung und über die Gefahr der Beckenbrüche gehört. Vor allem ist aufgefallen, daß die Mortalität immer noch sehr hoch ist, besonders bei jenen Bekkenverletzungen, die mit gleichzeitigen Verletzungen des Urogenitalsystems einhergehen. Ich glaube, daß diese Punkte besonders diskutiert werden sollten. Wenn wir vielleicht das Thema in 3 Gruppen einteilen, 1. die akute Bedrohung des Lebens durch den Beckenbruch an sich. 2. die Diagnostik und Behandlung der gleichzeitigen Verletzungen anderer Organe und 3. schließlich die Spätfolgen und damit gemeinsam auch die Indikation zur operativen Behandlung der Beckenfrakturen. Wenn wir nun vielleicht mit dem ersten Fragenkomplex beginnen, mit der Frage der akuten Lebensbedrohung durch die Beckenverletzung an sich. Ich möchte gleich, nachdem die Vorträge durch einen Pathologen begonnen wurden, Herrn VOIGT fragen, wo er die Ursachen für die akute Bedrohung des Lebens durch einen reinen Beckenbruch sieht.

B. VOIGT:

Bei den Fällen mit Beckenfrakturen liegen im allgemeinen multiple Traumen vor. Wir müssen aber das Becken isoliert ansehen und ich habe vorhin schon gesagt, bzw. haben wir das auch in anderen Vorträgen gehört, daß die große Gefahr das retroperitoneale Hämatom ist, d. h. die Blutung. Dazu kommt, und ich glaube das sollte man vielleicht auch in Zukunft beachten, die Gefahr der akuten Fettembolie, die nicht nur allein vom Becken ausgeht, sondern von den großen Zerfetzungen des Unterhautfettgewebes, ohne daß wir eine Hautverletzung haben. Wir sind oft überrascht, das darf ich ehrlich sagen, daß man diese großen Dekollements nicht beachtet hat. Wir sehen da, wie ich das vorhin schon gesagt habe, immer wieder große Mengen von Fett im rechten Herzen, und diese Leute sterben sofort. Es dauert wochenlang, bis diese großen Hämatome resorbiert werden und es ist kein Wunder, daß wir große Mengen Eisen in der Leber und Niere finden. Die Gefahr dieser Dekollements besteht vor allem auch darin, daß man auch eventuell eine Infektion bekommen kann. Ich sezierte vor 2 Wochen einen solchen Fall, wo man ohne ein solches großes Dekollement zu beachten eine intramuskuläre Injektion gegeben hatte. Der Patient verstarb an einer Sepsis.

Das große Hämatom war völlig verjaucht und man fragt sich, weshalb man nicht sofort aktiv an diese großen Dekollements herangeht. Man merkt an den Leichen, daß sich das Blut sofort in diese Höhle ergießt. Die Haut ist straff gespannt; man sieht oft kein Hämatom von außen, aber man merkt die Fluktation. Ich glaube, das ist die Hauptgefahr, mit der man akut rechnen muß.

J. POIGENFÜRST:

Es sind also 2 Faktoren; einerseits das Hämatom im Becken, das retroperitoneale Hämatom, das durch die Hypovolämie zur Lebensbedrohung führt und andererseits wie Herr VOIGT sagt, das gedeckte Dekollement und die Hämatome bzw. die flüssigen Fettansammlungen unter der Haut, die den Patienten gefährden. Nun wir sind der Meinung, daß diese Gefährdung zunächst durch Volumsersatz zu beherrschen ist. Wie sollen wir uns bei dem Dekollement weiter verhalten? Möchte dazu jemand etwas sagen.

H. JAHNA:

Ich würde sie ablassen. Man müßte dann natürlich ein Saugdrain hineingeben. Dann ist kein aktives Vorgehen erforderlich.

E. BECK:

Ich glaube, es sind 2 Dinge zu beachten. Erstens einmal, daß es durch die Inzision und Ausräumung des Hämatoms zu einer gewissen Dekompression kommt und daß die Gefahr der Nachblutung wieder gegeben ist. Es muß also daher unbedingt anschließend komprimiert werden. Ein zweiter Faktor, der auch für die Dekompression spricht und für die Entleerung des Hämatoms ist der, daß durch die Ablederung der Haut sehr leicht, besonders über dem Kreuzbein, wo die Haut ja an sich gefährdet ist, zu großen Hautnekrosen kommen kann, die dann wieder Quelle für eine Infektion sein können.

J. POIGENFÜRST:

Ich glaube, das ist ein sehr wichtiger Hinweis, daß durch das Dekollement die Ernährung der Haut geschädigt wird und es dann im Rahmen der weiteren Behandlung zu dekubitusähnlichen Veränderungen kommen kann, an denen der Verletzte sterben kann.

H. MARBERGER:

Wie heute schon gesagt, ich bin kein Unfallchirurg, war aber lange genug Chirurg, um auch meine Meinung diesbezüglich zu haben. Wenn sich eine Flüssigkeit in einem Raum sammelt, die derartig infektgefährdet ist, wie eine solche Höhle, dann sollte man sie drainieren. Das ist ein normaler gesunder chirurgischer Grundsatz. Und ich glaube auch, daß die Ernährung des Lappens nach der Drainage noch besser sein kann, als wenn man die Haut durch das Hämatom unter Spannung stehen läßt.

J. POIGENFÜRST:

Das heißt, daß die Flüssigkeit unter dem großen gedeckten Dekollement durch eine Inzision entleert werden und durch eine Drainage die Wiederfüllung der Höhle verhindert werden soll. Bei der Inzision muß matürlich ein blutendes größeres Gefäß ligiert werden. Die Wirkung der Drainage soll dann eventuell durch einen Kompressionsverband erhöht werden.

Das retroperitoneale Hämatom leitet eigentlich gleich über zur Frage der Diagnostik der gleichzeitigen Verletzungen. Einerseits der Verletzungen der Blase und der Urethra, andererseits zu den Blutungen aus kleineren oder größeren Gefäßen. Es wurden von den einzelnen Herren bereits Hinweise darauf gegeben, welche Untersuchungen durchzuführen sind. Wir müssen jetzt Regeln dafür finden, in welcher Reihenfolge die diagnostischen Maßnahmen durchzuführen sind, damit die wichtigste Verletzung als erste diagnostiziert wird. Da ergibt sich vielleicht schon mit dem Anästhesisten eine gewisse Diskrepanz, wenn nämlich der Urologe einerseits bei Verdacht auf eine Harnröhrenverletzung den Katheterismus ablehnt, andererseits der Anästhesist im Rahmen der Schockbekämpfung natürlich als eine der ersten Maßnahmen einen Katheter setzt, um die Harnausscheidung überprüfen zu können.

H. MARBERGER:

Wenn ein Team an dem jemand beteiligt ist, der vom Harntrakt etwas versteht, die Erstbehandlung durchführt, sind alle potentiellen Gefahren in Grenzen zu halten. Es muß nicht ein Urologe sein. Es muß nur jemand sein, der sich Gedanken gemacht hat über die besondere Problematik. Dann wird er wissen, was das bedeutet, wenn man dem Verletzten einen Katheter hineinsteckt. Bei Harnröhrenabrissen, aber auch bei Blasenverletzungen ist die Harngewinnung durch einen Katheter, der nicht in der Blase liegt, so irrelevant und so wenig auskunftgebend, daß man darauf verzichten kann. Ich glaube, man sollte wirklich den Katheterismus grundsätzlich wegen der vielen Mißgriffe und wegen der vielen Schäden die daraus entstehen, ablehnen.

H. FLOTH:

Ich bin derselben Meinung, vor allem ist es notwendig, gleich, auch beim geschockten Patienten, eine Röntgenuntersuchung der Harnwege durchzuführen, wenn man nur den geringsten Verdacht auf eine Verletzung hat. Kann sie durch diese nicht eingreifende Untersuchung ausgeschlossen werden, dann kann ohne Schaden ein Katheter eingeführt werden, und man kann die Harnausscheidung kontrollieren.

Herr MARBERGER hat mich vorhin darauf angesprochen und gefragt, wie kann man eine Urethrographie oder ein Zystogramm machen, wenn man mit dem Katheter nicht hineinkommt. Man kann selbstverständlich eine Zystogramm machen, und zwar auf absteigendem Weg, man kann das Kontrastmittel intravenös spritzen. Es wird durch die Nieren ausgeschieden, die Blase stellt sich dar und man sieht daraus wo sie liegt. Dann kann man den zweiten Teil der Harnwege durch ein retrogrades Urethrozystogramm darstellen. Man setzt die Spritze mit dem Konus an und füllt mit einem flüssigen Kontrastmittel die Harnröhre. Dann weiß man, bis wohin sie normal ist und man weiß auf der anderen Seite wo die Blase steht. Dann kann man sich ein Bild machen und aus der Lokalisation der Verletzung einigermaßen vernünftige Schlüsse ziehen.

E. BECK:

Ich glaube, da liegt noch ein zweites Problem: Es handelt sich ja um den schwer Schockierten, bei dem der Anästhesist wissen will, ob eine Harnproduktion vorhanden ist oder nicht. Ist keine Harnproduktion vorhanden, so wird auch das Kontrastmittel nicht ausgeschieden. Ich werde also auch kein Füllungsbild bekommen, ich glaube das ist sehr problematisch.

H. MARBERGER:

Es ist ganz gleich, ob man eine Harntraktverletzung nach 1 Std., nach 2 Std. oder nach 20 Std. versorgt. MITSCHELL hat jetzt - ich komme gerade von seinem Kongreß, wo man einen Tag lang über das geredet hat und es ist großes Zahlenmaterial vorgelegt worden - bewiesen, daß es bei den Komplikationen von seiten des Harntrakts bei einer entsprechenden therapeutisch-diagnostischen Richtung nicht auf Stunden ankommt. Ich glaube, man müßte auf alle Fälle den Patienten vorher aus dem Schock bringen. Wie sehr der Anästhesist darauf drängt, durch einen Katheter, den er wahrscheinlich bei der Harntraktverletzung nicht ohne Schaden einführen kann, die Harnproduktion zu kontrollieren, das muß er entscheiden. Wenn er sagt:"Ich muß es haben", dann hat sich der Urologe mit den Komplikationen auseinanderzusetzen. Man müßte eigentlich jedes Klinische Zeichen, das für eine Verletzung der Urethra spricht, genau beachten. Was eigentlich selbstverständlich sein sollte. Wenn kein Hinweis auf eine Verletzung der Urethra besteht, dann kann man den Katheterismus durchführen. Oft wird man dann erst die Verletzung feststellen.

Der Katheterismus sollte nicht als diagnostisches Hilfsmittel durchgeführt werden, meine Herren, das muß man klar stellen. Man soll nicht mit dem Katheter hineinfahren und schauen, ob die Harnröhre ein Loch hat. Das tut man meist und deswegen sind wir so dagegen. Wenn es gelingt, den Katheter einzuführen oder in die Blase zu kommen, dann läßt man ihn dort liegen und sagt: "Gott sei Dank, das Problem ist erledigt". Das hat die hohe Mortalität der kombinierten Harntraktverletzungen meist bewirkt. Das wollen wir eben nicht, weil wir wissen, daß es eine ganz bestimmte Pathologie gibt, in der der Katheter eine Rolle spielt. Der Katheter ist natürlich ein wesentliches Mittel zur Harngewinnung, zur Kontrolle der Nierenfunktion. Wenn man aber weiß, daß man den Patienten nachher sowieso operiert oder drainiert, dann spielt das gar keine Rolle.

J. POIGENFÜRST:

Es liegt jetzt eine schriftliche Diskussionsanmeldung zu diesem Themenkreis vor und zwar von Herrn ENGLER.

I. ENGLER:

Wie wichtig es ist, bei Beckenfrakturen an eine Harnröhrenverletzung zu denken, hat uns ein Arbeitsunfall im RZ Häring gezeigt: Am 16. 11. 1973 fiel einem 65-jährigen Holzkaufmann ein Holzstapel gegen das rechte Becken. Das 1. Dia zeigt die Beckenfraktur am Tage des Unfalles mit Brüchen an beiden Schambeinästen sowie leichte Symphysensprengung. Gleichzeitig hatte er eine Hämaturie. Bei der Erstversorgung gelang es dem Unfallchirurgen mühelos einen Dauerkatheter zu legen; dieser blieb 3 Wochen. Bei der Aufnahme im RZ Häring, 3 Monate nach dem Unfall, klagt der Patient unter anderem darüber, daß seit der Katheterentfernung der Strahl zunehmend schwächer würde und in den letzten Wochen die Miktion nur unter Bauchpressen möglich ist.

Klinisch tastete man eine vergrößerte Prostata. Im Urogramm vom 6. 3. 74 war der linke Harnleiter etwas erweitert, der Blasenboden offensichtlich durch die vergrößerte Prostata angehoben. In Anbetracht der Anamnese, der Patient hatte bis zu seinem Unfall keine wesentlichen Miktionsbeschwerden, führten wir am 13. 3. 74 ein Urethrogramm durch (Urethrogramm nach MARBERGER: Catejel und Urovison 50 - 50). Im Injektionsbild besteht eine hakenförmige Ausziehung der hinteren Harnröhre knapp oberhalb des Beckenbodens. Im Miktionsbild sieht man eine ausgeprägte, prästenotische Dilatation der hinteren Harnröhre bis in die Höhe der vorher erwähnten und auch hier sichtbaren Verziehung.

Aufgrund der Anamnese, der Klinik und vorliegender Röntgenbefunde besteht eine posttraumatische Harnröhrenstriktur infolge Harnröhrenläsion bei einem Beckenbruch. Wahrscheinlich ist bei diesem Unfall die Harnröhre durch Scherenmechanismus der Knochenfragmente verletzt worden. Obwohl auf dem Röntgenbild keine wesentliche Dislokation besteht. Eine Bougierung der Harnröhre gelang nicht. Am 17. 7. 74 hat Prof. MARBERGER die erste Sitzung einer Strikturenplastik nach JOHANSON durchgeführt. Dieser Fall zeigt, daß man bei Hämaturie und Beckenfrakturen, am Röntgenbild oft ohne wesentliche Verschiebung der Fragmente, unbedingt an eine Harnröhrenläsion denken muß und daß der gelungene Katheterismus keinesfalls eine Harnröhrenläsion ausschließt. Ein Urethrogramm hätte damals sicherlich die Verletzung der Harnröhre aufgedeckt.

J. BÖHLER:

Ich wollte mich nur vergewissern, ob ich Herrn MARBERGER richtig verstanden habe, also daß die Katheterzystographie, die eine diagnostische Maßnahme ist, kontraindiziert ist. Wir haben heute vormittags eine ganze Reihe von Katheterzystographien gesehen. Waren das alles kontraindizierte Maßnahmen?

H. MARBERGER:

Ich glaube schon.

H. LUNDERS:

Ich glaube, man müßte das diagnostische Vorgehen noch einmal ganz klarstellen. Es ist doch so, daß eine Urethrographie ein ganz kurzdauernder Eingriff ist. Wenn der Patient eingeliefert wird, nicht spontan urinieren kann und einen Blutaustritt aus der Harnröhre hat, dann kostet die Urethrographie, die mit einer Olivensonde durchgeführt wird, höchstens 4 oder 5 Min. einschließlich der Röntgenaufnahme. Diese kurze Zeit kann man bis zum Setzen des Katheters vergehen lassen. Aus der Urethrographie sehe ich dann, ob ein totaler Abriß besteht oder nicht, wenn ja ist der Katheterismus sinnlos, wenn nein, kann er versucht werden. Je nach der Urethrographie richte ich dann mein weiteres therapeutisches Vorgehen, was die Harntraktverletzung anbelangt.

J. POIGENFÜRST:

Sind die Urologen einverstanden? Die Urologen nicken zustimmend.

St. DIALER:

Ich möchte noch auf die Diagnostik eingehen. Ich erinnere mich an eine Arbeit in der Monatsschrift für Unfallheilkunde vor nicht allzu langer Zeit, in der ein deutscher Autor definitiv erklärt hat, man müsse die Blase mit mindestens 250 ml kontrastgebender Flüssigkeit auffüllen, und zwar mit der Begründung, daß man damit auch kleine Blasenwandverletzungen an Hand eines Extravasates erkennen könne. Also das scheint mir, nachdem was wir jetzt gehört haben, einfach falsch zu sein. Und meine Frage lautet, kann man mit einer Ausscheidungsurographie auch diese kleinen Blasenverletzungen diagnostizieren? Ist der Druck in der Blase genügend stark, daß noch Kontrastmittel in den perivesikalen Raum hineingepreßt wird?

H. MARBERGER:

Man kann es. Die Leute können auch mit einer abgerissenen Harnröhre urinieren, nur kommt der Harn nicht nach außen, sondern als Extravasat in die Blasenumgebung. ZIEGLER hat in einer sehr schönen Untersuchung nachgewiesen, daß nach 4 - 8 Std., also von der 4. Std. an, bei fortschreitender Harnproduktion, also nicht im Schock- sondern in der Postschockphase, die Harnproduktion mit 50 - 100 ml pro Std. fortschreitet, sich der Harn in der Blase sammelt und langsam austritt.

Wenn man nach 2, nach 4, nach 6, nach 8 Std. nach dem Urogramm Röntgenbilder macht, so sieht man, daß die Blase ungefähr die gleiche Größe behält, daß aber das Kontrastmittel extravasiert. Und wenn man den Patienten nach dem Urogramm auffordert zu urinieren, dann sieht man auch dort die Extravasation des Kontrastmittels als Zeichen einer Blasenverletzung.

H. SPÄNGLER:

Ich wollte nur darauf hinweisen, daß jedoch die Urethraverletzungen, wie wir gehört haben, relativ selten sind. Wir möchten gerne von den Urologen genaue Angaben darüber haben, welche Kriterien es sind, die es uns verbieten, zuerst den doch bei den Beckenfrakturen unerläßlichen und notwendigen Katheterismus durchzuführen und uns genau zu sagen, wann wir das nicht machen sollen. Denn in der Mehrzahl der Fälle wird es ja einfach gemacht und ist als solches auch als Parameter für den bestehenden Schock notwendig. Das wollen wir von den Urologen genau wissen, um hier keinen primären Fehler bei der Versorgung Verletzter mit Urethraverletzung zu machen.

H. FLOTH:

Um auf die bereits hingewiesenen klinischen Symptome zurückzukommen, wie Harnverhaltung, Hämaturie, Schmerzen bei der Miktion, bzw. Unvermögen, bei gefüllter Blase Harn zu entleeren, führt schon darauf hin, daß es sich um eine Verletzung im Bereich des Harntraktes handeln wird. Wenn der Patient spontan klaren Harn uriniert, wird weitgehend eine Verletzung auszuschließen sein. Wenn aber Blutaustritt erfolgt und die genannten Symptome vorliegen und dazu noch ein Hämatom am Damm besteht, wird man mit einer Verletzung des Harntraktes rechnen müssen und zuerst die Urethrographie machen, die ja bei negativem Ausfall durch einen Katheterismus ersetzt werden kann.

H. SPÄNGLER:

Das ist sicherlich richtig. Nur möchte ich es anheim stellen, ob diese Feststellung bei einem Schwerverletzten, Bewußtlosen und Polytraumatisierten primär möglich ist.

H. MARBERGER:

Wie meinen Sie das, Herr Kollege? Können Sie das präzisieren! Welche Feststellung?

H. SPÄNGLER:

Ob eine spontane Miktion möglich ist.

H. MARBERGER:

Ach so! Man kann schauen, ob er aus der Harnröhre blutet.

H. SPÄNGLER:

Das ja, sicherlich.

H. MARBERGER:

Man kann schauen, ob er ein Dammhämatom hat, man kann ihn suprapubisch perkutieren und man kann natürlich ein Urogramm machen. Man macht ja auch ein Thoraxröntgen. Man kann genausogut ein Leerbild und ein Urogramm machen. Dann hat man schon eine entscheidende Information

H. Spängler:

Das ist sicherlich instruktiv. Aber wir predigen ja unseren jungen Kollegen, daß sie bei Beckenbrüchen, vor allem in schwerem Schockzustand, als erstes den Katheterismus machen müssen, den wir - wie gesagt - als Parameter für die Kreislaufsituation brauchen. Darum ist es doch jetzt ziemlich neu, und das soll festgestellt werden, daß wir in diesen besonderen, seltenen Fällen vor dem Katheterismus warnen müssen. Das glaube ich, ist der Succus dessen, und Kollege POIGENFÜRST wird mir ja recht geben, daß das als Besonderheit doch herausgestellt werden muß.

H. MARBERGER:

Nun darf ich doch noch einmal dazu Stellung nehmen. Es liegt mir wirklich am Herzen, Sie sehen nicht die Spätkomplikationen. Ich glaube, Sie sehen auch in den Unfallkrankenhäusern nicht die Leute, die sterben. Und wir haben noch eine Dunkelziffer an Mortalität, das hat Herr POIGENFÜRST schon angezogen. Wir wissen von so und so vielen Patienten eigentlich nicht, warum sie sterben. Sie sind nicht einmal an Harntraktverletzungen gestorben. Wir wissen es eigentlich nicht. In erster Linie sehen Sie nicht die Spätkomplikationen, die die Leute zum Krüppel machen und die sie schließlich umbringen. Da sind Stenosen, Steine, Nierensuffizienz, wie die Fälle, die ich Ihnen heute gezeigt habe. Wir haben ein großes Material. Ich habe 210 solcher Fälle operiert, und ich weiß ganz genau, daß noch Tausende herumlaufen, und wenn Sie uns nicht helfen, das zu verhindern, dann wird sich diese Zahl natürlich mit der zunehmenden Zahl von Unfällen vervielfachen.

F. Povacz:

Mich wundert es etwas, daß das scheinbar für die Unfallchirurgen so unbekannt sein sollte. Unser Vorgehen bei Beckenverletzungen ist folgendes. Ist der Patient bei Bewußtsein, wird er aufgefordert, zu urinieren. Wenn er das nicht kann, dann wird eine Urethrographie gemacht. Die Urethrographie gibt uns Aufschluß, ob die Urethra eine Verletzung hat oder nicht. Finden wir keine Verletzung der Urethra, wird anschließend katheterisiert. Sollte sich Blut entleeren, ist die weitere Frage, kommt es vom Urether. Also füllen wir anschliessend die Blase, wenn der Katheter eingeführt ist, mit 200 - 300 ml 10%igem Natrium-Bromat auf und machen ein Röntgenbild. Dann sehen wir, ob die Blase in Ordnung ist.

Entleert sich aus dem Katheter blutiger Harn, wird anschließend die intravenöse Pyelographie gemacht. Dann sehen wir, ob das Blut eventuell aus einer Nierenverletzung kommt. Ist der Patient bewußtlos, dann machen wir nur, wenn Blut aus der Harnröhre austritt, sofort eine Urethrographie. Tritt kein Blut aus der Harnröhre aus, dann wird katheterisiert. Gelingt das nicht, wird sofort die Urethrographie angeschlossen. Wenn sich blutiger Harn entleert, wird an den ersten Katheterisierungsversuch sofort die Zystographie angeschlossen und eventuell eine Ausscheidungspyelographie gemacht.Wir machen dann, wenn das i. o. Pyelogramm eine Nierenverletzung zeigt, später, wenn der Patient in einem besseren Zustand ist noch eine Arteriographie, um die Nierenverletzung besser abzuklären. Das ist unser Vorgehen. Aber das ist ein Routinevorgehen, das wir schon lange machen.

J. POIGENFÜRST:

Ich glaube, dem kann man eigentlich generell zustimmen. Vielleicht sollte man noch eine Untersuchungsmethode erwähnen, die bei bewußtlosen Patienten angewendet werden sollte, und zwar die rektale Untersuchung, weil man bei der kompletten Urethraruptur, den Hochstand der Prostata feststellen kann. Bezüglich der Ausscheidungsurographie ist noch zu sagen, daß sie natürlich erst später durchgeführt werden kann, wenn der Patient aus dem Schock heraus ist und auch wirklich eine Harnausscheidung besteht. Es ist dann nur die Frage, wenn man schon später angiographieren will, ob man die Arteriographie nicht gleich mit der Ausscheidungspyelographie kombiniert, weil man ja durch die Ausscheidung des Kontrastmittels sowohl eine Darstellung der Niere als auch der Blase bekommt. Nun, die Arteriographie wurde heute besonders von Dr. DENCK empfohlen. Sicherlich mit Recht, wenn wir sehen, wie hoch die Mortalität jener Fälle ist, bei denen eine Gefäßverletzung nicht operativ behandelt wurde.

H. DENCK:

Es ist auffalllend, daß die Mortalität der Patienten mit Gefäßverletzungen bei gleichzeitiger Beckenfraktur enorm hoch ist, höher kann sie schon fast nicht mehr sein. Über 70%, und ich glaube, daß zu wenig aktiv vorgegangen wird. Man sollte auch beim Polytraumatisierten versuchen, alle möglichen Blutungsursachen zu finden, um die Blutung zu stillen, bevor man, wie es heute noch angegeben wird, 20 und mehr Blutkonserven gibt. Ich glaube, das müßte man sich ganz einfach mehr und mehr angewöhnen. Es ist vielleicht heute noch ein Wunschtraum, wenn ich sage, daß jeder Verletzte mit Beckenbruch arterio- und phlebographiert werden soll. Ich glaube, es ist der einzige Weg, hier zu einem vernünftigen Ziel der Versorgung von Gefäßverletzungen und Blutungen zu kommen.

E. BECK:

Ich glaube, was uns so sehr belastet, sind nicht die Verletzungen der großen Gefäße, sondern das retroperitoneale Hämatom. Und der Pathologe wird mir bestätigen, daß es außerordentlich schwierig ist, diese Verletzungsstellen zu finden und chirurgisch zu behandeln. Auch die Ligatur der Iliaca interna führt uns nicht zum Erfolg.

H. DENCK:

Da muß ich aber sagen, daß Sie durch die Angiographie genau lokalisieren können, wo es blutet. Das ist ja der Vorteil. Die Hypogastrikaligatur bringt erfahrungsgemäß bei arteriellen Blutungen bzw. arteriellen Hämatomen in 50% der Arterienverletzungen im Bereich der Hypogastrika vieleicht einen Erfolg, wenn man gezielt versorgt. Oder man kann sich doch auch Gedanken machen über die Kathetermethoden, wie ich gesagt habe, wenn man in den blutenden Ast embolisiert. Man sollte hier unbedingt aktiver vorgehen.

B. VOIGT:

Wir haben versucht, bei den Sektionen an die Blutungsquellen heranzukommen, aber ich muß gestehen, das geht nicht.

Als Theoretiker möchte ich dazu nur die Frage stellen: Glauben Sie, daß Sie die Gefäßverletzungen mit ihren Maßnahmen nachweisen können, wenn ein dickes Hämatom im kleinen Becken besteht? Das Hämatom kommt ja außerordentlich rasch. Glauben Sie, daß Sie mit Ihrer Angiographie da noch an die Rupturstelle herankommen, oder ist es nicht so, daß dieses große Hämatom die Gefäße einfach zusammenpreßt?

H. DENCK:

So lange die Blutung besteht, kann man sie darstellen, wenn es nicht mehr blutet, dann ist es eben irrelevant. Aber solange Blut austritt, können Sie die Blutungsquelle angiographisch darstellen. Es ist ganz klar, das geht durch die ganze Literatur, daß die diffuse Blutung aus den präsakralen Venen vom Pathologen nicht mehr lokalisiert werden können, daß sie aber mit der Angiographie sehr wohl darzustellen und zu lokalisieren sind.

J. BÖHLER:

Ich möchte nur unterstreichen, was Herr BECK gesagt hat, daß es eben sehr schwierig ist, diese Blutungen zu stillen. Wir wissen von der großen Zusammenstellung von EISEMANN aus Denver, der eine ganze Reihe von Verletzten operiert hat, iliaca-interna Ligaturen oder Hypogasstrika-Ligaturen gemacht hat, aber dies eigentlich nie geholfen hat. Er konnte damit die Blutung nicht stillen. Die Kathetermethode mit dem Einbringen eines Autothrombus ist sicher sehr interessant, aber ob sie auf breiter Basis durchführbar ist, wird sich erst zeigen.

J. POIGENFÜRST:

Auch PELTIER hat eine Serie von Verletzten mit Ligatur der Hypogastrika behandelt und hat keinen einzigen durchgebracht.

H. DENCK:

Mit der blinden Ligatur der Hypogastrika natürlich nicht. Das ist ja das, was ich in meinem Referat gesagt habe. Wenn man eine Maßnahme setzt, wenn man überhaupt daran denkt zu operieren, dann muß man vorher angiographieren. Blind hineinzuoperieren hat sicher keinen Sinn. Das ist das, was ich mit meinem Referat sagen wollte.

H. MARBERGER:

Wir haben 82 Verletzte operiert. Ich glaube 63 oder 64 waren intrapelvine Harnwegsverletzungen. Die sind in dem gezeigten Material nicht alle drin. Und da ist nach dem Ausräumen des Hämatoms, Reposition der Wundflächen und Wiederherstellung annähernd normaler anatomischer Verhältnisse die Blutung gestanden. Am nächsten Tag kommen vielleicht noch 100 cm aus der Drainage, aber von einer großen Blutung ist da keine Rede mehr. Es blutet aus Venenräumen, ich möchte gar nicht sagen aus einzelnen Venen, sondern aus unzähligen, die dann kollabieren und nicht mehr bluten, wenn man den Wundspalt entsprechend verringert.

H. DENCK:

Das ist doch auch mehr eine ungezielte Methode. Die Blutung kann stehen, natürlich, aber nicht, wenn ein größeres Gefäß zerrissen ist, und wir sprechen ja nur von den Zerreißungen der großen Gefäße.

H. MARBERGER:

Wir haben 1 Patientin verloren. Die hat die V. iliaca angerissen gehabt. Die Verletzte ist bei der Untersuchung gestorben, das geht dann derartig rasch.

H. DENCK:

Das meine ich auch. Die Verletzung der Iliaca communis war 100% tödlich. Alle Verletzten sind bei der Einlieferung gestorben. Wenn ein so großes Gefäß zerrissen ist, sterben alle vor oder während der Einlieferung.

J. BÖHLER:

Ich glaube, die Diskrepanz liegt darin, daß wir von verschiedenen Sachen sprechen. Sie sprechen von großen Gefäßen und wir sprechen vom retroperitonealem Hämatom bei dem man die Blutungsquelle nicht findet. Ich wollte nur noch ergänzen, daß EISEMANN als beste Blutstillungsmethode die exakte anatomische Reposition der Fraktur durch diese Wiederherstellung der normalen Verhältnisse gefunden hat. Dadurch werden diese kleinen Venen, die man nicht einmal am Sektionstisch findet, ausreichend komprimiert.

H. EBERLE:

Ich möchte nur auf Grund unserer Erfahrung im Züricher Krankengut das bestätigen, was Herr BÖHLER und auch was Sie, Herr POIGENFÜRST, gesagt haben. Wenn man ein großes retroperitoneales Hämatom angeht, dann verliert man einfach so und so viele Patienten auf dem Operationstisch, weil es zu einer abundanten, nicht mehr stillbaren Blutung kommt. Als letzte Möglichkeit haben wir dann nur die offene Tamponade nach MIKULICZ und das ist sicher bei den schweren Trümmerfrakturen im Becken die schlechteste Methode. Deshalb warnen wir immer davor. Es gibt heute eine Tendenz, diese retroperitonealen Hämatome chirurgisch anzugehen. Wir warnen davor auf Grund unserer Erfahrung und empfehlen, sie konservativ mit genügenden Bluttransfusionen behandeln zu können. Dann bleibt noch ein kleiner Rest, bei dem man dann vieleicht die Blutungsquelle abklären muß und soll und die man dann vielleicht auch gefäßchirurgisch angehen kann. Aber ich möchte nochmals unterstreichen, und wir warnen sehr davor, diese retroperitonealen Hämatome operativ anzugehen.

K. PRETL:

Ich glaube, es läßt sich durchaus die Brücke finden, zwischen dem was von Herrn DENCK und von anderen Herren jetzt gesagt wurde. Ich habe ja darum bei meinen Analysen dieser Obduktionen extra eine Gruppe herausgearbeitet, wo nur isolierte Beckenfrakturen waren. Und in dieser Gruppe von isolierten Beckenfrakturen waren immerhin in 44% der Ringbrüche die großen Gefäße verletzt. Bei den Hüftverrenkungsbrüchen waren es 50% bei denen die großen Gefäße verletzt waren. Und in der Gruppe, die ich herausgearbeitet habe, wo zwar Polytraumatisierungen bestanden, aber wo die Beckenverletzung als dominierend aufzufassen war, waren es immerhin bei den Ringbrüchen 30% und bei den Hüftluxationsbrüchen 60%. Also man sieht sehr wohl, daß hier neben den retroperitonealen Hämatomen, die aus kleinen Gefäßen stammen, bei denen wir garnicht nachweisen können, woher die Blutung stammt, es auch diese großen Gefäßverletzungen gibt.

Darf ich noch einmal,Herr MARBERGER, etwas fragen: Es ist aufgefallen, daß bei diesen Gruppen, bei denen nicht nur die großen Gefäße verletzt waren, sondern sehr oft auch der Urogenitaltrakt, daß diese leute sehr akut im Schock gestorben sind. Wenn Harnblasenrupturen bestanden, liest man in der Literatur immer, würden schockerzeugende Stoffe aus dem Harn resorbiert werden, die in das Peritoneum kommen und sich auswirken. Ich persönlich glaube nicht daran, aber ich möchte um seine Erfahrung bitten.

J. POIGENFÜRST:

Die Todesursache ist natürlich im wesentlichen doch immer die Hypovolämie. Wenn man am Röntgenbild eine Fraktur sieht, die kaum verschoben ist, dann muß man berücksichtigen, daß der Bruch zum Zeitpunkt des Unfalles eine viel größere Verschiebung hatte. Es sind also große Gefäßräume eröffnet, die bluten ohne daß toxische Stoffe irgendeine Rolle spielen müssen. Ich glaube, wir haben das Thema der Urogenitalverletzung eigentlich abgeschlossen und müssen auch das Thema der Gefäßverletzungen möglichst rasch abschließen, um noch kurz über die Operationsidikation sprechen zu können.

H. DENCK:

Ich glaube, ich bin mißverstanden worden. Ich weiß nicht, Herr BÖHLER, ob Sie hier waren, wie ich gesprochen habe. Ich habe nicht für aktives Vorgehen um jeden Preis bei den retroperitonealen Hämatomen plädiert. Wofür ich plädierte und nach wie vor plädieren werde: wenn aus Gründen der unstillbaren Blutung chirurgisch vorzugehen ist, dann gezielt. Dann vorher eine Angiographie. Die ungezielte Hypogastrikaligatur oder sonst irgend was, ist sinnlos. Das ist alles, was ich mit meinem Referat sagen wollte, und ich glaube, da sollte es jetzt keine Diskrepanzen mehr geben.

H. MARBERGER:

Ich weiß von keiner genauen Untersuchung. Ich könnte mir aber wohl vorstellen, daß 1 Liter Harn in den 2 Litern Hämatom bei einer offenen venösen Blutung in einer großen Wundhöhle eine Rolle spielen.

J. POIGENFÜRST:

Wir können sagen, daß die Operation des retroperitonealen Hämatoms, das an und für sich schon lebensgefährlich sein kann, sehr schwierig ist. Daß andererseits die operative Versorgung bei Blutungen aus großen Gefäßen den Patienten retten kann. D. h. wir müssen die Angiographie häufiger durchführen, um die Verletzungen großer Gefäße rechtzeitig zu erkennen und behandeln zu können. Wenn keine Blutungsquelle darstellbar ist, dann bleibt nur die Möglichkeit der konservativen Behandlung und die Hoffnung, daß sich der Kreislauf stabilisieren läßt.

Der 3. Themenkreis wäre die Frage, bei welchen Verletzungen eine primäre Operation angezeigt ist. Es war überraschend zu hören, daß ein relativ großer Teil der Verletzten bei der Nachuntersuchung über Kreuzschmerzen geklagt hat, die vielleicht auch eine Instabilität oder auf eine Arthrose im Sakroiliakalgelenk hinweisen. Andererseits wird von Herrn RÜTER festgestellt, daß er im Gegensatz zu anderen Autoren, welche die konservative Behandlung empfehlen, in der ihm zur Verfügung stehenden Literatur bei 60% der Fälle ein Verbleiben der Diastase an der Symphyse gefunden hat. Ich möchte ihn zunächst einmal fragen, wie groß diese Diastasen sind. Ich habe nämlich den Verdacht, daß Herr RÜTER einige Literaturstellen entgangen sind, oder daß die Diastasen überbewertet wurden. Trotzdem glaube ich, daß die Operationsindikation vielleicht in manchen Fällen etwas weiter gestellt werden sollte, als wir es bis vor einigen Jahren noch geglaubt haben.

Wie ist die generelle Meinung über die Operationsindikation?

H. MÖENEDER:

Ich möchte mich über die Symphysensprengung äußern. Ich habe gesagt, daß nur bei anatomischer Reposition sicher eine Schmerzfreiheit erzielt werden kann, nicht die Symphyse sondern im hinteren Beckenbereich. Auf Grund dieser Nachuntersuchung, die nicht repräsentativ ist, es waren nur 34 Fälle, aber ich glaube, wenn eine Symphysensprengung mit einer Iliosakralzerreißung da ist, darum handelt es sich ja immer, die Schmerzen kommen immer vom Oleosekralgelenk, müßte man konservativ beginnen, wenn nicht andere Komplikationen zu einer Operation zwingen, z. B. eine Harnröhrenruptur usw. Und wenn in 2 Wochen die Symphyse nicht geschlossen ist, bzw. das Iliosakralgelenk nicht an Ort und Stelle ist, müßte man doch öfter als bisher an die Operation denken.

Denn später gelingt es fast niemehr, die Symphyse voll zu schließen, bzw. es gelingt vielleicht, aber sie geht dann wieder auf.

J. POIGENFÜRST:

Ich muß Ihnen da leider widersprechen. Wir haben bei unseren 67 Symphysensprengungen aus dem alten Unfallkrankenhaus einige Patienten gehabt, bei denen sich die Diastase erst in den 3. bis 4 Woche geschlossen hat, die dann aber doch geschlossen geblieben sind, wenn man sie lange genug in der Beckenschwebe belassen hat, also 3 Monate.

D. TERBRÜGGEN:

Gerade der letzte Fall, den ich in meinem Vortrag gezeigt habe, liegt jetzt 8 Monate zurück. Obgleich wir das Sakroiliakralgelenk anatomisch rekonstruiert haben, klagt der Patient heute noch über Schmerzen, die wir teils auf eine gewisse Systrophie im Unterschenkel aber teils auf Ausstrahlung vom mitgeschädigten Plexuslumbo-Sacralis zurückführen. Bei anderen Patienten, die wir im Sakroileakalbereich operiert haben, ist der Kreuzschmerz eher selten gefunden worden.

J. BÖHLER:

Ich glaube, die Indikationen, die uns Herr EBERLE gegeben hat, waren eigentlich sehr brauchbar. Ich möchte aber noch wegen der kombinierten Urogenitaltraktverletzung die Frage der Osteosynthese anschneiden. Herr LUGGER hat eigentlich gesagt, daß er dagegen ist und daß das in Innsbruck nicht gemacht wird, aber vielleicht gemacht werden sollte. Herr MARBERGER ist sehr dafür. Wir machen das eigentlich immer, wenn wir schon offen haben und die Blase und Urethra versorgt wird, dann versorgen wir auch gleich die Fraktur und haben damit keine schlechten Erfahrungen gemacht. Ich wollte wissen, ob diese Meinung geteilt wird oder nicht, oder ob die Innsbrucker traumatologische Meinung vorherrscht.

J. POIGENFÜRST:

Ich persönlich bin auch der Ansicht, wenn die Symphyse in der Wunde freiliegt und es sich um eine breite Diastase handelt, daß man sie dann stabilisieren soll. Genauso bei offenen Symphysenzerreißungen, die erfahrungsgemäß immer eine sehr breite Diastase haben. Ich glaube, daß man auch diese stabilisieren soll. Eine Frage wäre noch an Herrn MARBERGER zu richten, der gemeint hat, man hätte reichlich Zeit um eine Harnwegsverletzung zu behandeln, also bis 20 Std., wenn es sein muß. Dann ergibt sich natürlich schon die Frage, ob man nach 20 Std. nach der Versorgung der Harnblase noch eine Osteosynthese anschließen kann.

H. MARBERGER:

Das ist ein ganz anderer Aspekt. Also im Hinblick auf Infekt des Knochens muß man so früh wie möglich operieren. Lediglich erscheint uns auch die Harntrakverletzung nach einiger Zeit noch unter Kontrolle zu bringen zu sein. Zu

Herrn BÖHLER: Das wäre mein Wunsch, wenn man optimal einrichten könnte. Aber es gibt in der Literatur Hinweise und wir haben auch trübe Erfahrungen mit der Zerklage der Schambeine gemacht. Jetzt gibt es bessere Methoden, und ich freue mich, wenn man sie zur Sprache bringt. Ich glaube, LUGGER und die ganze Klinik wären interessiert an Erfahrungen über brauchbare und günstige Methoden, die eine anatomische Stellung herbeiführen.

J. POIGENFÜRST:

Das heißt, wir könnten eigentlich auch hier zusammenfassend sagen, daß wir nach dem Vorschlägen von EBERLE die Osteosynthese ausführen:

1. Bei Urogenitalverletzungen sofort im Rahmen der Erstversorgung, wobei ich noch die offene Symphysenzerreißung anfügen möchte. 2. bei Versagen der konservativen Therapie und 3. eventuell als Operation der Wahl nach Beherrschung des Schocks, wobei man sicherlich die Psyche des Patienten mitberücksichtigen muß. Vielleicht ergibt sich noch eine Indikation bei Schwerverletzten, die auf Intensivstationen gepflegt werden müssen. Da wird sicher durch die Stabilisierung des Beckenringes die Pflege wesentlich erleichtert.

H. JAHNA:

Noch die abschließende Frage über die Infektionsrate, ob ein genügendes Kontingent operierter Symphysensprengungen da ist, daß wir das abschließend auch noch erfahren können.

J. POIGENFÜRST:

Ich glaube, es hat niemand sehr große Zahlen um wirklich etwas sagen zu können. Vielleicht darf ich noch erwähnen, daß bei Verwendung des Fixateur externe sicherlich Infektionen beobachtet wurden. Wir haben darüber noch nicht gesprochen. Ich habe an PENNALL in Toronto geschrieben, der sich mit der Methode beschäftigt und auch an 2 Herren in Frankreich, mit der Frage, wie viele Infektionen sie gesehen haben. Ich habe von PENNALL nur die Antwort bekommen, daß er dabei ist sein Material zu sichten.

A. HUEGEL:

Eine Frage an den Gynäkologen bezüglich der Symphysenzerreißung unter der Geburt. Empfiehlt er, diese gleich nach der Geburt operativ anzugehen oder empfiehlt er die konservative Behandlung. Wenn ja ab wann operativ und bei welcher Diastase.

H. BECK:

Man muß von der Tatsache ausgehen, daß viele der sogenannten Zerreißungen der Symphyse unter der Geburt eigentlich keine Zerreißungen waren, sondern nur reine Diastasen, die normalerweise bis zu einem Ausmaß von 5 - 7 mm intra partum feststellbar sind. Die echten Zerreißungen, die vor allem durch die klinische Symptomatik des auftretenden Hämatoms gekennzeichnet sind, und das ist das einzige klinische Merkmal, werden heute im allgemeinen operativ angegangen. Und zwar sofort, post partum.

O. RUSSE:

Ich weiß von EHALT aus meiner Grazer Zeit, daß wir mit der gekreuzten Beckenschwebe sehr gute Erfolge gehabt haben. Die Mehrfachgebärenden sind nach jedem Kind aufgenommen worden und haben eine gekreuzte Beckenschwebe bekommen, wenn die Symphysensprengung da war.

J. POIGENFÜRST:

Ich glaube, daß die auch rascher heilen. TROJAN hat den Vorschlag gemacht, den Frauen mit Beckenbrüchen nicht nur einen schriftlichen Befund mitzugeben, sondern er meint, man soll ihnen überhaupt ein Abschlußröntgen mitgeben, das sie dann dem Gynäkologen zeigen können. Jetzt möchte ich Sie fragen, mit welchem Röntgenbild Sie da zufrieden wären. Ob Sie eine Beckenübersicht brauchen oder ob Sie eine Einsichtaufnahme nach LILIETHAL oder ähnliche Spezialaufnahmen brauchen?

E. BECK:

Ich glaube, diese Fragen zu klären, wäre das Thema eines Gespräches zwischen Geburtshelfern, Unfallchirurgen und Röntgenologen. Es ist die Zahl der röntgenologischen Methoden zur Ausmessung des weiblichen Beckens derart groß, daß man hier diese Frage nicht beantworten kann. Sie kennen vielleicht alle nur dem Namen nach die klassische Methode die von MARTIUS angegeben wurde. Die neueste Methode ist von FRISCHKORN und ROSINGER, die Röntgenspektophotometrie aus Göttingen und dazwischen gibt es noch eine Methode von FOCHEM aus Wien. Es gibt also eine Unzahl von Methoden. Ich glaube, man müßte dies in einem größeren Rahmen diskutieren, um sich vielleicht auf eine Methode zu einigen, die dann vorzustellen wäre. Vielleicht könnten mehrere Unfallkrankenhäuser gewonnen werden, um hier pospektive Untersuchungen durchzuführen.

J. POIGENFÜRST:

Ich danke Ihnen sehr und ich glaube, daß das sicher möglich ist. Die Aufzählung der notwendigen wenigen Spezialisten die sie vorgenommen haben, zeigt schon, wie wichtig die Zusammenarbeit bei der Beckenverletzung ist. Sie war es ja früher schon und wird es in der Zukunft noch mehr sein.

F. Russe

Die Interposition beim Hüftverrenkungsbruch

In einem Zeitraum von 6 Jahren fanden wir in den Unfallkrankenhäusern und Unfallkliniken Österreichs 11 Fälle von Interpositionen bei Hüftgelenksverrenkungsbrüchen.

Es handelte sich dabei in 8 Fällen um ein abgeschertes Knochenfragment vom hinteren Pfannenrand und in 3 Fällen um eine abgescherte Kalotte von der Medial-Kaudal-Seite des Oberschenkelkopfes.

Die Diagnosenstellung kann in diesen Fällen meist durch die Bekkenübersichtsaufnahme erfolgen. Nach dem Repositionsversuch sehen wir dann einen gegenüber der gesunden Seite erweiterten Gelenkspalt oder eine Lateralverschiebung des Oberschenkelkopfes und in den meisten Fällen des interponierte Knochenstück selbst. Sollte einmal das interponierte Fragment auch in den Drehaufnahmen nicht eindeutig erscheinen, tomographieren wir das verletzte Hüftgelenk. Sobald die Diagnose einer Interposition gesichert ist, ergibt sich von selbst die Indikation zur Operation.

Über den Zeitpunkt des operativen Eingriffes schrieb LORENZ BÖHLER, daß man entweder innerhalb der ersten 24 Std. operieren soll - sofern es der Allgemeinzustand des Patienten erlaubt - oder erst nach 3 Wochen ab Unfall. Operationen während dieses Intervalls seien oft von Myositis ossificans und Bewegungseinschränkungen gefolgt.

Es besteht hier eine Analogie zur Speichenköpfchenresektion, die man auch entweder am 1. Tag oder erst nach Abschwellung des Ellbogens vornehmen soll, wie KRÖSL nachgewiesen hat.

Wir konnten die Forderung BÖHLERS an Hand unserer 11 Fälle bestätigen. 4 von ihnen wurden innerhalb der ersten 24 Std. operiert, von denen 3 ein gutes und einer ein zufriedenstellendes Behandlungsergebnis zeigten. Weitere 4 dieser 11 Patienten wurden zwischen dem 2. und 21 Tag operiert. Von ihnen zeigten 3 ein schlechtes und einer ein zufriedenstellendes Behandlungsergebnis. 3 Patienten wurden nach dem 3-Wochen-Intervall operiert, wobei 2 ein gutes und einer ein zufriedenstellendes Ergebnis zeigten.

Bei der Operation werden kleine Knochenstücke entfernt, größere mit Schrauben fixiert. Bei Instabilität des Oberschenkelkopfes oder bei einer starken Knorpelschädigung des Hüftgelenkes bedarf es einer Extension über 7 - 8 Wochen mit einem Siebentel bis Zehntel des Körpergewichtes. In den anderen Fällen genügt es, den Patienten mit flachgelagertem Bein im Bett liegen zu lassen. Bei Hochlagerung auf Braunscher Schiene vergrößert die Gefahr der Reluxation.

Und nun ein Beispiel zu einer Interposition, die innerhalb der ersten 24 Std. operiert wurde:

57-jähriger Anstreicher, der bei einem Verkehrsunfall einen hinteren Hüftgelenksverrenkungsbruch mit Abbruch einer Oberschenkelkopfkalotte erlitt. Das Röntgenbild nach dem Repositionsversuch zeigt, daß der Kopf nur zur Hälfte in der Pfanne steht. Am Unterrand der Pfanne sieht man die um 90° gedrehte Kopfkalotte. Sie wurde dann innerhalb der ersten 24 Std. entfernt. Das Röntgenbild bei der Nachuntersuchung nach 4 Jahren zeigt keine Arthrose oder Kopfnekrose. Der Patient war zu diesem Zeitpunkt völlig schmerzfrei, die Bewegungen der verletzten Hüfte waren in vollem Umfang möglich und der Gang normal.

Ein Beispiel einer Interposition, die zwischen dem 2. und 11. Tag operiert wurde:

65-jähriger Gastwirt, der bei einem Verkehrsunfall einen hinteren Hüftgelenksverrenkungsbruch mit Pfannenbodenbruch erlitt. Im Obturatorbild erkennt man ein 3 : 1 cm großes Knochenstück vom Klaffen des Gelenkspaltes, im Gelenk ist die Interposition zu erkennen, besonders deutlich in den Tomographieaufnahmen. Wegen des schlechten Allgemeinzustandes konnte die Operation erst am 5. Tag nach dem Unfall durchgeführt werden. Das Röntgenbild nach Entfernung der Interposition zeigt wieder normale Weite des Gelenkspaltes. Röntgenbild der interponiert gewesenen Knochenstücke, die im Durchschnitt 2 : 2 cm maßen. Das Röntgenbild bei der Nachuntersuchung nach 3 Jahren zeigt eine Arthrose und einen deutlich veränderten Oberschenkelkopf.

Ein Beispiel einer Interposition, die nach dem 3-Wochen-Intervall operiert wurde:

26-jähriger Student, der bei einem Verkehrsunfall einen hinteren Verrenkungsbruch mit Ausbruch eines hinteren Keiles und Abbruch einer kleinen Kopfkalotte erlitt. Der Patient wurde nach 3 Wochen zu uns transferiert, die interponierten Knochenfragmente wurden entfernt und der hintere Keil verschraubt. Das Röntgenbild bei der Nachuntersuchung nach 4 Jahren zeigt keine Arthrose oder Kopfnekrose.

Zusammenfassung

Wenn auch diese Fälle statistisch gesehen wenig Aussagekraft haben, zeigen sie uns doch, daß die Patienten, die entweder am 1. Tag oder erst nach dem 21. Tag operiert werden, die wesentlich bessere Prognose haben als Patienten, die nach dem 1. Tag bis zum Ablauf der ersten 5 Wochen operiert werden.

J. Renné und H. Schmelzeisen

Die Behandlung der zentralen Hüftgelenkluxation unter Verwendung der Trochanterzugschraube

Die Behandlung von Pfannengrundbrüchen ist nach wie vor problematisch. Osteosynthesen, wie sie nach Rand-, Pfeiler- und Querbrüchen durchführbar sind, lassen sich in der Regel beim "zentralen Bruch" nicht durchführen.

Die Möglichkeiten für die Rekonstruktion des Gelenkes sind außerordentlich begrenzt: Meist wird man mit konservativen Maßnahmen versuchen, den Hüftkopf aus dem kleinen Becken herauszuziehen und die einzelnen Fragmente des Pfannenbodens einigermaßen anatomisch auszurichten. Trotz schonenden Vorgehens drohen Ernährungsstörungen des Hüftkopfes und die Gefahr der Hüftkopfnekrose. Darüberhinaus heilt eine große Zahl der Fälle unter Stufenbildung und Hinterlassung von Inkongruenzen aus. Unebenheiten und Änderungen der sphärischen Konfiguration sind Präarthrosen mit allen Konsequenzen für dieses wichtige Gelenk der unteren Gliedmaßen.

Um ein, relativ gesehen, optimales Ergebnis mit konservativen Mitteln zu erreichen, sind Zugrichtung und Gewichtsverteilung bei der Extensionbehandlung von vorrangiger Bedeutung. Röntgenkontrollen, exakte Technik und Fingerspitzengefühl sind unerläßliche Voraussetzungen.

Prinzip des konservativen Vorgehens: Die Behandlung frischer Fälle mit zentraler Hüftluxation und Zerstörung des Pfannengrundes erfolgt mittels seitlichem Zug unter Verwendung der Trochanterzugschraube und mittels suprakondylärer Extension in Längsrichtung, wobei ein Steinmannagel mit gelenkigem Bügel dem üblichen Kirschnerdraht vorzuziehen ist. Nach zunächst stärkerem Seitenzug wird im Verlauf der Längszug auf Kosten des Lateralzuges verstärkt (Tabelle 1).

Tabelle 1. Zentrale Hüftgelenksluxation und Pfannengrundbruch Therapieschema

	Lateralzug (Trochanter Zugschr.)	Längszug (Suprakond. Ext.)
1. - 3. Woche:	4 - 6 kg	2 - 4 kg
4. - 6. Woche:	2 - 4 kg	4 - 6 kg
7. - 12. Woche:	-	6 - 8 kg (Nach Rö. Ko weniger!)

Ein Verhaken des Kopfes am Pfannenrand, wie er bei isoliertem Längszug zu beobachten ist, muß infolge des vektoriellen Zuges nicht befürchtet werden. Der seitliche Zug erleichtert es den Pfannenfragmenten sich wieder auszurichten und in die alte Stellung zu gelangen.

Operative Technik: Zunächst Orientierung über Lage und Ausdehnung des Trochanter major, bei nicht zu dicken Patienten Markierung des Tuberculum innominatum. 2 - 3 cm langer Hautschnitt in Verlängerung der vermuteten Schenkelhalsachse. Längsschlitzen der Fascie und Eröffnen der Korticalis mit dem 4,5 mm Bohrer. Um eine Perforation der selbstschneidenden Zugschraube nach hinten bei vermehrter Antetorsion zu vermeiden, empfiehlt sich besonders dem weniger Erfahrenen Kontrolle der Schraubenlage mit dem Bildwandler. Die Schraube soll etwa in der Achse des Schenkelhalses verlaufen, aber auch die quere Lokalisation ergibt in Verbindung mit der suprakondylären Drahtextension, die in typischer Weise angelegt wird, physiologische Zugverhältnisse. Die Gewichtsverteilung muß dann nur geringfügig geändert werden: Je schräger die Trochanterzugschraube eingeführt wird, desto größer ist das seitliche Gewicht zu wählen um die gleichen Resultate zu erhalten (Abb. 1).

Hinweise zur Extensionsbehandlung: Ist der Hüftkopf in das kleine Becken eingetreten, sollte der Versuch der sofortigen Reposition durch manuellen Zug gemacht werden. Ist der Kopf mit den Pfannenfragmenten lediglich in Richtung kleines Becken protruhiert, empfiehlt sich die langsame, schonendere Zugbehandlung durch gleichmäßigen seitlichen und längsgerichteten Zug. Der Zug über die Trochanterschraube soll in den ersten 3 - 4 Wochen etwas stärker sein als der in Längsrichtung des Oberschenkels. Nach diesem Zeitraum kann unter Röntgenkontrolle der quere Zug reduziert, der axiale leicht verstärkt werden. Nach Ablauf von 6 - 8 Wochen ist ein Längszug ausreichend, die Zugschraube kann entfernt werden. Ganz allgemein soll das gesamte Extensionsgewicht 1/10 bis 1/7 des Körpergewichtes nicht überschreiten. Eine Dehiszenz des Kopfes vom Pfannengrund über 6 - 7 mm ist zu vermeiden, da organisierte Hämatome und einwachsendes Bindegewebe die ohnehin schon geschädigte Durchblutung des Kopfes zusätzlich stören können. Darüberhinaus haben die Pfannenfragmente besser die Möglichkeit, sich auf den nicht zu stark nach seitlich und distal verzogenen Kopf aufzulegen und auf ihm gleichsam als Schablone in einigermaßen sphärischer Konfiguration zu konsolidieren.

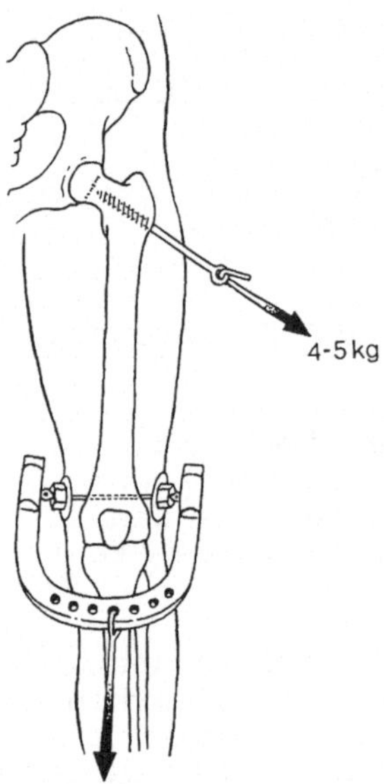

Abb. 1. Anordnung von Trochanterzug und suprakondylärer Drahtextension

Ergebnisse: Erwartungsgemäß sind die Resultate für das Gesamtgelenk auf lange Sicht nur in einigen Fällen als gut zu bezeichnen. Schwere und schwerste Arthrosen mit Einsteifung und hochgradiger Schmerzhaftigkeit nach Ausheilung überwogen. Beim Zustandekommen spielten verbliebene Inkongruenzen und Deformierungen der Pfanne ebenso eine Rolle wie die partiellen und totalen Hüftkopfnekrosen (Tabelle 2).

Tabelle 2. 32 zentrale Pfannengrundbrüche und Luxationen

	Troch. Zugschraube 14	Keine Ext. 18
Schwere Arthrose		
Kopfnekrose	4	3
Pfannenzerstörung	6	13
Leichte Arthrose		
Gelenkkongruenz	4	2

Diskussion

Bei der Wertung von Ergebnissen konservativ behandelter Pfannengrundbrüche ist davon auszugehen, daß der Pfannengrund sehr oft nicht stufenlos wiederherstellbar ist. Die drohende Hüftkopfnekrose gestaltet die Prognose für ein noch über mehrere Jahre funktionstüchtiges Hüftgelenk zusätzlich dubiös. Von besonderer Bedeutung ist die Frage, ob der Hauptbelastungsbezirk der Pfanne frakturiert ist, der Pfannengrund liegt zum großen Teil außerhalb.

Das Ziel der Zugbehandlung ist also nicht nur in dem Versuch, anatomische Verhältnisse herzustellen, zu sehen, sondern durch einigermaßen positionsgerechte Lagerung und Konsolidierung der Pfannenfragmente eine gute Ausgangsposition für einen späteren Alloarthroplastischen Hüftgelenksersatz oder für eine Arthrodese zu schaffen.

Immerhin gelingt es in einem Drittel bis 1/4 der Fälle nach Anwendung des Trochanterzuges das Gelenk wieder ausreichend aufzubauen, so daß bei jüngeren Verletzten ausreichende Beweglichkeit und erträgliche Beschwerden über mehrere Jahre einen großen operativen Eingriff hinauszuzögern.

Abschließend sei darauf hingewiesen, daß Totalprothesenoperationen und mehr noch Versteifungsoperationen nach Pfannenzerstörung und ganz besonders nach Kopfnekrose hohe Anforderungen an das technische Können des Operateurs stellen und bezüglich ihres Erfolges unsicher zu beurteilen sind.

W. Arct

Zentrale Hüftgelenkverrenkung

Die zentrale Verrenkung der Hüfte ist ein schwerer Schaden im Bereich des Beckens. Sogar eine verhältnismäßig geringe Beschädigung der Gelenkpfanne im I. und II. Grade der Verrenkung kann zu einem bleibenden Schaden führen. Die Verrenkungen III. und IV. Grades beschädigen immer sehr stark das Gelenk, die Gelenkspfanne und den Schenkelkopf. Dies erfordert deshalb eine sorgfältige Rekonstruktion des Hüftglenkes vor allem bei jungen Leuten.

In unserer Abteilung betreuten wir 138 Fälle mit zentralen Hüftverrenkungen: davon 48 I. und II.Grades und 90 III. und IV. Grades. Die Tabelle 1 gibt einen Überblick der Fälle. Die zentrale Hüftluxation ohne zusätzliche Schäden beobachteten wir in 44 Fällen. Die übrigen 94 waren zentrale Verrenkungen die als dominante Schädigung betrachtet werden mußten oder aber als eine Komponente vielfältiger Verletzungen. Die geringe Anzahl der Frauen ist durch kleinere Anfälligkeit dieser bei schweren Unfällen erklärbar. Die Verkehrsunfälle bildeten einen großen Prozentsatz der zentralen Hüftluxation, wobei diese selten die einzige Schädigung war, mehrfach war sie eine unter vielen Verletzungen.

Wie von der Tabelle 1 abzulesen ist, ist die vereinzelte Verrenkung selten Ursache einer Lebensbedrohung für den Verletzten. Den Tod erlitten in unserem Material alte Leute mit einer Kreislaufinsuffizienz, in den übrigen Fällen durch Verletzungen der Beckenorgane, des Brustkorbes und der Bauchhöhle, wobei die Schädel-Hirnläsion einen spezifischen Platz in der Reihe der multifokalen Verletzungen einnimmt. Insgesamt starben 7 Patienten, 3 von ihnen wegen hohen Alters, 4 an den Folgen einer Verletzung der Bauchorgane, des Brustkorbes und des Kopfes.

Im vereinzelten, isolierten Fall einer zentralen Hüftverrenkung ist die Diagnose unschwer. Bei mehrfachen Verletzungen hat der I. und II. Grad der Luxation wegen der Dominante der Verletzungen außerhalb des Beckens Schwierigkeiten verursacht. Bei mehrfachen Verletzungen gilt als Regel, daß eine Rö-Aufnahme des Beckens gemacht werden muß.

Die angewandten Behandlungsmethoden waren vom Grade der zentralen Verrenkung, zusätzlicher Beschädigung der Beckenorgane, der Lebensbedrohung von seiten anderer Organe abhängig. Bei Luxationen I. und II. Grades wandten wir sofort den Streckverband an der Extremität an. Bei den Luxationen III. und IV. Grades war die Behandlung vom allgemeinen Zustand des Patienten abhängig, wobei wir der isolierten Verrenkung gleich mit der Behandlung anfingen.

In den Fällen, wo die schwere zentrale Verrenkung nur eine von vielen anderen Verletzungen war, mußten wir oft palliativ vorgehen und führten die Versorgung zu einem späteren Zeitpunkt durch. Dies meistens bei Schädel- Hirnverletzungen sowie bei Verletzungen des Brustkorbes und der Bauchhöhle.

Obwohl wir Anhänger des einseitigen Vorgehens bei multiplen Verletzungen sind, nahmen wir nicht die Rekonstruktion des Hüftgelenkes vor, weil dies einen zu großen Eingriff bedeutet. Den Zwang abzuwarten, bis der Verletzte einen großen Eingriff auszuhalten imstande ist, war die Ursache, daß wir bei 10 die Versteifung der Hüfte vornahmen.

Bei vielen Fällen von Verletzungen außerhalb des Beckens waren wir gezwungen, den Streckverband an den Extremitäten anzulegen, was natürlich nicht als ein vollkommenes Vorgehen gelten kann und auch nicht exakt ist. Mit gutem Erfolg wandten wir den Achsenzug mit der Leveuffe'schen Schraube an. Dies ist eine schnelle Methode, die den Patienten nicht belastet und unter allen Um-

Tabelle 1

Zahl: 138 I 21 II 27 III 51 IV 39	♂	♀	Durch-schn.-Alter v.-b.	Verk.-verl.	Schock Zustd.	Lebensbedrohung von:			Ver-storben	Verst. als F. ein.Ver-kehrsunf.	Art der Behandlung:				
						Ver.d. Hüfte u.d. Beck.	Verl.au. d.Beck. u.d. Kopfes	Schäd. Hirn-Verl.			Str. ver-band	Lev. schr.	Op. Beck. Rek. d.Hü. pfan.	Arth. der Hüf-te	Gips-ver-band
Isolierte Zentrale Hüftlux.	44	19	44,8 20-27	37	28	7	-	-	-	-	29	16	6	3	9
Mit Bek-kenfrakt. oh.Zerst. d. Stab.	27	7	48,5 24-70	19	16	4	7	9	3	1	19	3	3	3	6
Mit Bek-kenfrakt., Zerr.d. Symph.MALG. Typ,Zerst. d. Stabil.	14	8	47,3 30-47	13	22	8	4	4	2	2	18	-	2	2	-
Mit Verl. d. Urethra u. Harnbl.	8	3	46,1 30-48	8	11	1	6	1	-	-	7	1	1	1	2
M.Verl.d. Bauchorg.	6	2	49,6 26-59	5	8	1	5	1	2	2	6	-	1	1	-
Zusammen	99	39	49,1 20-77	82	85	21	22	15	7	5	79	20	13	10	17

ständen auszuführen ist. Leider kann diese Methode bei mehrfach frakturiertem Becken nicht angewendet werden, z. B. bei Zerreissung der Symphyse und bei Malgaigne-Frakturen.

Die Verletzung der Harnröhre, der Harnblase, der Uretheren und der Nieren verursachten die größten Schwierigkeiten.

Die operative Rekonstruktion der Pfanne oder auch der Pfanne und des Beckenbruches zur gleichen Zeit ist die Methode der Wahl und bringt bislang die besten Erfolge. Nicht immer bestehen aber dazu alle Voraussetzungen. Deshalb muß man immer die Möglichkeit einer sekundären Versteifung der Hüfte bei jüngeren und einer Totalprothese der Hüfte bei älteren Verletzten in Betracht ziehen.

Z. Harnach und J. Strmiska

Unsere Behandlungsergebnisse der Hüftpfannenbrüche

In der Forschungsanstalt für Traumatologie in Brno wurden von 1963 - 1973 insgesamt 202 Hüftpfannenbrüche behandelt.

Frische Brüche entstanden bei 131 Patienten, 71 Patienten wurden später als am Tage der Verletzung eingeliefert. Die Brüche wurden nach dem Schema von JUDET klassifiziert und dieselben Maßnahmen haben wir in der Operationstechnik und Indikation berücksichtigt.

Bei der konservativen Behandlung haben wir meist bei Polytraumatisierten die distale und laterale Traktion benützt. Trotz Auftreten der Spätarthrosen je nach dem Grad der Verletzung sind die Endresultate der konservativen Behandlung befriedigend. Manche Brüche mußten wir operieren, 23 frische, 13 veraltete. Bei frischen Brüchen, wenn es der Allgemeinzustand des Verletzten zuließ, ist es zu empfehlen, die Operation spätestens in 48 - 72 Std. nach dem Unfall durchzuführen. Bei Operationen zu einem späteren Zeitpunkt kommt es in größerer Anzahl zu periartikulären Verknöcherungen.

1. Am 13. 11. 1971 erlitt ein 31-jähriger Musiker beim Motorradunfall einen offenen Vorderarmbruch links und einen Bruch des ilioischialen Pfeilers - nach JUDET Klassifikation - mit Luxation des Femurkopfes links. Am 3. Tag wurde er zu uns transportiert und erst am 17 Tag nach dem Unfall operiert. Trotz ziemlich anatomischer Reposition kam es in 6 Wochen zu periartikulären Verknöcherungen und zur Ankylose.
2. Ein 21-jähriger Arbeiter erlitt am 7. 6. 1971 nach einem Autounfall eine Kopfverletzung mit Gehirnerschütterung und beidseitigem Beckenbruch mit Pfannenbrüchen und Symphysenzerreißung. Nach konservativer Behandlung mit Längstraktion kam es röntgenologisch zu einem sehr befriedigenden Repositionsergebnis. 3 Jahre nach dem Unfall hat sich eine beidseitige Koxarthrose ausgebildet, welche bei diesem jungen Menschen ein therapeutisch schweres Problem darstellt.

3. Ein 27-jähriger Elektroingenieur erlitt am 12. 8. 1970 beim Autounfall einen Bruch des hinteren Azetabularrandes links mit hinterer Luxation des Femurkopfes und wurde in einer anderen chirurgischen Abteilung chirurgisch behandelt. Weil bei ihm noch neurologische Ausfälle bestanden, haben wir ihm - eineinhalb Jahre nach dem Unfall und erster Operation - zuerst eine Arthrodese des Hüftgelenkes und nachher eine Stabilisierungsoperation des linken Fußes - Tripelarthrodesis - gemacht. Mit den Resultaten dieser Operation ist er zufrieden und arbeitet.

4. Ein 61-jähriger Arbeiter erlitt am 16. 1. 1972 nach einem Autounfall einen Bruch des hinteren Azetabulumrandes mit Luxation seines linken arthrotischen Femurkopfes. Er wurde erst 21 Tage nach dem Unfall operiert, und es wurde ihm eine totale Endoprothese "Charnley-Müller" einzementiert. Der dorsale Azetabulum-Knochenteil wurde ebenfalls einzementiert. Spätresultat ist sehr gut.

5. Ein 29-jähriger Arbeiter fuhr am 24. 4. 1969 im alkoholisierten Zustand auf seinem Fahrrad quer über die Straße und wurde von einem Auto niedergestoßen. Er hatte beidseitige offene Unterschenkelfrakturen erlitten. Erst nach 7 Monaten wurde erkannt, daß bei ihm auch eine Hüftluxation mit Abriß des distalen Azetabulumrandes und kleinem Abriß der Kopfoberfläche mit Fibularis-Parese und eine Beinverlängerung um 5 cm bestand. Er wurde zu uns überwiesen und 8 Monate nach dem Unfall operiert. Eine operative Reposition mit temporärer Transfixation mit Steinmann-Nagel wurde durchgeführt. Das Resultat 3 Jahre nach der Operation ist erstaunlich gut. Er hat volle Bewegungen, die Parese des N. fibularis hat sich zurückgebildet, bei Belstung bestehen keine Beschwerden.

Zusammenfassend möchten wir sagen, daß diese schwere traumatologische Problematik noch viele ungeklärte Faktoren besitzt und daß die operativen Eingriffe nach unseren Erfahrungen einen guten Dauererfolg nur etwa in 30% bringen. Prothetischer Ersatz mit nichtzementierten Totalprothesen wird in dieser Problematik sicher eine feste Indikation finden.

T. Nyári, E. Nagy und G. Kažár

Behandlungsergebnisse nach Hüftgelenkverrenkungsbrüchen

Im Budapester Zentralinstitut für Traumatologie wurden in der Zeit von 1964 - 1970 105 Hüftgelenkverrenkungsbrüche behandelt: 64 davon waren zentrale Verrenkungen, 41 hintere Verrenkungsbrüche. Was den Anlaß zur Verletzung und das Lebensalter der Verletzten anbetrifft, so stellten wir zwischen den beiden Gruppen einen bedeutenden Unterschied fest.

Das charakteristische Trauma des hinteren Verrenkungsbruches wurde bei Auto- und Motorradzusammenstößen festgestellt; die zentrale Verrenkung beim Überfahren von Fußgängern und beim Fall aus großer Höhe. Bei hinteren Luxationsbrüchen war 3/4 der Fälle unter 50 Jahre, bei zentralen Luxationen war mehr als die Hälfte über 50 Jahre alt. In unseren Fällen waren 3/5 der Luxationsbrüche rechtsseitig, doch bei den zentralen Verrenkungen nur gut ein Drittel. Das Nervenläsions-Verhältnis war in beiden Gruppen gleich (5%). Obwohl in beiden Gruppen nur in einem Drittel der Fälle ein Monotrauma vorlag, so konnten wir auch in der Schwere der Verletzungen einen Unterschied feststellen. In der hinteren Luxations-Gruppe fanden wir nur 3 schwere Polytraumen und nur ein Einziger befand sich im schweren Schockzustand; unter den Verletzten mit zentraler Verrenkung befanden sich 9 schwere Polytraumen und 11 schwere Schockfälle. Der im Lebensalter und der Schwere der Verletzung bestehende Unterschied spiegelt auch die Abweichung bei den Toten der beiden Gruppen wider (Abb. 1).

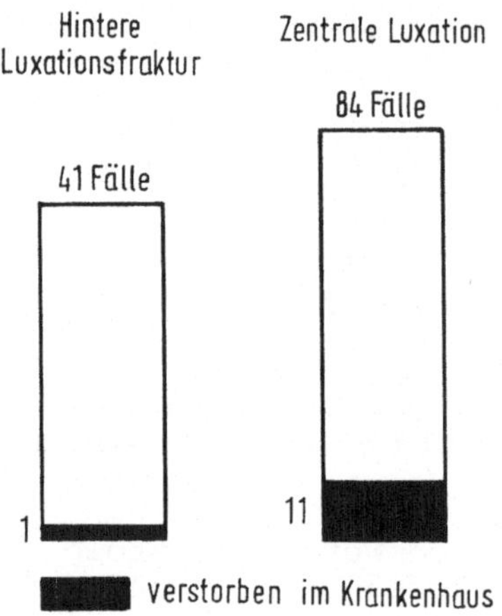

Abb. 1. Letalität

Im allgemeinen wählten wir in beiden Gruppen die konservative Behandlung. Bei hinterer Verrenkung wurde erst dann operiert, wenn die gedeckte Reposition erfolglos war (Interpositum, veraltete Verrenkung). In den letzten Jahren wurde bei den hinteren Verrenkungen mit Azetabulumbruch in mehreren Fällen der operative Eingriff gewählt. Zentrale Verrenkungen operierten wir nicht.

Von den 93 aus dem Krankenhaus entlassenen Verletzten konnten wir 48 Patienten 4 - 10 Jahre nach dem Unfall klinisch und röntgenologisch kontrollieren.

Von 25 zur Spätkontrolle erschienenen Verletzten mit einem hinteren Verrenkungsbruch gelangten 13 frisch zur Reposition, 12 Verletzte kamen einige Tage bzw. Monate nach der erlittenen Verletzung nicht reponiert auf unsere Abteilung. Beim Vergleich des Ergebnisses der beiden Gruppen (Abb. 2) wiesen mit 2 Ausnahmen die klinisch frisch reponierten Fälle ausgezeichnete bzw. gute Ergebnisse auf, jedoch in der Gruppe der zu spät reponierten war nicht einer gut. Bei 5 von diesen 12 Verletzten wurden bereits Rekonstruktions-Operationen durchgeführt (Arthroplastik, Arthrodese). Das Röntgenresultat ist dem klinischen Ergebnis ähnlich. In der "frischen" Gruppe waren in 9 Fällen keine, oder minimale Veränderungen zu bemerken und neben 3 mittleren Arthrosen war nur 1 schwer, hingegen bestand bei allen 12 zu spät eingerichteten Verrenkungen eine schwere Arthrose. Aufgrund unserer Erfahrungen können auch wir den Standpunkt unterstützen, daß bei Luxationsbrüchen die entscheidende Frage die ist, ob der Verletzte "frisch" zur Reposition gelangt. Wenn dies geschieht, so können wir mit guten Resultaten rechnen und Komplikationen bilden hier eine Ausnahme. Bei verspäteter Reposition kann mit keinem guten Ergebnis gerechnet werden und das schlechte Ergebnis kann nur mit Hilfe einer rekonstruktiven Operation verbessert werden. Obwohl in unserem Material auch 2 woanders behandelte Fälle verzeichnet sind, bei denen wegen Reluxation die Durchnagelung des Gelenkes durchgeführt wurde, so ist bei unseren eigenen frisch eingerichteten Fällen keine Reluxation vorgekommen und eine Gelenkdurchnagelung brauchte nicht durchgeführt zu werden. Das ist die Erklärung dafür, daß nach konservativer Reposition in Übereinstimmung mit EHALT das reponierte Bein nicht auf eine Braunsche Schiene, sondern mit gestrecktem Hüft- und Kniegelenk gelagert wird. Das Beugen des Kniegelenks wird in unserem Institut durch eine einfache dorsale Gipsschiene verhindert.

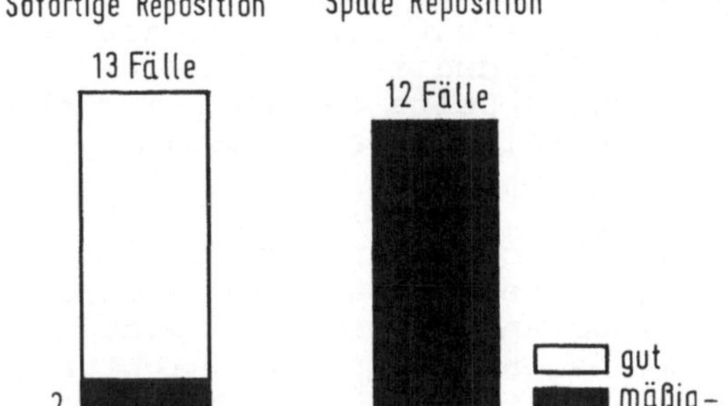

Abb. 2. Spätergebnisse nach hinteren Luxationsfrakturen

Bei zentraler Verrenkung wird der weitere Verlauf in erster Linie durch das Ergebnis der Reposition bestimmt. Wo die Wiederherstellung des Gelenkes gelungen und die Belastungsoberfläche kongruent geblieben ist, können wir von einem guten klinischen Ergebnis sprechen, auch wenn der Pfannenboden nicht an seine anatomische Stelle zurückgebracht werden konnte. Wenn es nicht gelingt, die durch Protrusion verursachte Inkongruenz aufzuheben, so entwickelt sich in der Regel eine Arthrose.

M. Barac und B. Hranilović

Hüftgelenkverrenkungsbrüche

Die Häufigkeit von schweren Verkehrsunfällen vergrößert die Zahl der Verletzungen des Bewegungsapparates, insbesondere von Hüftbrüchen und -verrenkungen. Durch das konservative Heilverfahren ist es sehr oft nicht möglich, diese Bruchart weder zu restaurieren noch zu retinieren. Als Endergebnis solcher Fälle kommt es neben Arthrosen auch zu Beinverkürzungen.

Durch den Fortschritt der Anästhesie, Intensivpflege und Operationstechnik ist die operative Behandlung dieser Brüche möglich geworden.

Im Bereiche der Hüftpfanne teilen wir die Brüche wie folgt ein:
1. isolierte Pfannenbodenfrakturen,
2. hintere Luxationsbrüche
3. dorsale Pfeilerbrüche
4. ventrale Pfeilerbrüche
5. Querfrakturen und
6. kombinierte Brüche.

Um die Formen der Brüche unterscheiden zu können, bedienen wir uns folgender Röntgentechnik:

a) normale a-p Projektion.
b) der Patient wird um 45° auf die Seite der verletzten Hüfte gedreht. In dieser Lage haben wir die Einsicht auf den ventralen Rand, den dorsalen Rand oder Ossis ilei und incisura ischiadica,
c) der Patient wird um 45° auf die gesunde Seite gedreht. Wir stellen damit die dorsalen Pfeilerbrüche, die Linea terminalis und das Pfannendach dar.

Hüftpfannenbrüche samt einer Zentralluxation behandeln wir mittels einer lateralen Extension, wenn die gesamte tragbare Oberfläche der Hüftpfanne durch einen suprakondilar angreifenden Längszug unter Dauerzug gehalten wird. Die Extension wird in der Richtung der Oberschenkelachse eingestellt, eine laterale Extension jedoch setzen wir in der Richtung von Collum femoris mit einem Zuggewicht von 6 - 11 kg.

Falls ein Bruch der tragenden Fläche der Hüftpfanne vorhanden ist, versuchen wir die anatomische Reposition und operative Fixation auszuführen, da die konservative Behandlung sehr selten zur Resitution der Gelenkfläche führt.

Die Hinterrandbrüche werden, falls diese länger als 3 und breiter als 1 cm sind, mittels Malleolarschrauben oder einer Platte befestigt. Der Zugang erfolgt durch einen Schnitt nach GIBSON zwischen den Fasern des M. gluteus maximus und den kleinen gluteealen Muskeln. Den Hinterrandbruch mit Luxation des Femurkopfes dorso-medial behandeln wir wie die Brüche ohne Luxation wie oben beschrieben.

Durch das Zugschraubenprinzip kann der abgebrochene Teil befestigt werden. Doch besteht die Gefahr der Nekrose des Femurkopfes, sowie Trombose der Blutgefäße.

Bei einem Bruch des Vorderrandes verwenden wir den ileocruralen Zugang auf, im Falle, daß sich der Bruch mehr in der Mitte befindet, den ileoinguinalen. Bei den kombinierten Brüchen kombinieren wir den vorderen und hinteren Zugang; zuerst wird der Hinterrand befestigt, dann der vordere.

In den letzten 5 Jahren operierten wir mittels oben beschriebener Methoden 28 Patienten mit verschiedenen Bruchformen der Hüftpfanne. In 2 Fällen gab es Komplikationen und zwar: eine Nekrose des Femurkopfes und beim anderen Fall kam es postoperativ zur Infektion. Bei den restlichen 26 operierten Patienten wurden nach durchgeführter physikalischer Therapie zufriedenstellende funktionelle Ergebnisse erzielt.

Die Hüftpfannenbrüche stellen immer noch ein schweres therapeutisches Problem dar, jedoch bei richtiger Indikation und technisch einwandfrei ausgeführter Operation sind zufriedenstellende und dauerhafte funktionelle Ergebnisse nachzuweisen.

M. Klima, Z. Károlyi, V. Polyák und V. Blaŝko

Hüftgelenk- und Beckenbrüche

Von 1955 - 1973 wurden auf der Traumatologischen Abteilung des Fakultätskrankenhauses in Koŝice 122 Patienten mit Brüchen im Hüftgelenkbereich versorgt. Vorwiegend fanden wir diese Verletzungen bei Männern im produktiven Alter.

In unserem Krankengut wurden diese Verletzungen fast ausschließlich durch Verkehrsunfälle verursacht. Der Bruchmechanismus dieser Frakturen ist heute schon allgemein bekannt. Als Problem bei diesen Fällen fanden wir manchmal als Repositionshinernis abgebrochene Knochenfragmente. Noch wesentlich größer ist die Problematik der Retention bei den unstabilen Beckenbein- und Hüftgelenksbruchformen.

Nach der Reposition prüfen wir die Stabilität des Hüftgelenks. War das Gelenk stabil, kamen wir mit konservativen Behandlungsverfahren d. h. mit der Extension aus. Auf diese Art haben wir 24 Patienten behandelt. Sechsmal mußten wir jedoch das abgebrochene Pfannendachstück mit Schrauben fixieren.

Da im Laufe der Zeit beide Methoden nicht allzu häufig verwendet wurden und die konservative Behandlung nicht die befriedigendsten Ergebnisse brachte, sind wir heute der Ansicht, daß man häufiger operieren sollte. Man kann besser reponieren und die Retention mit Schrauben bringt nicht nur bessere anatomische sondern auch funktionelle Resultate.

Wie schwierig sich die Behandlung kombinierter Azetabulum mit Schenkelhalsbrüchen gestaltet, zeigen 3 unserer Patienten:

1. Beim ersten verzeichneten wir nach operativer Reposition des Pfannendaches und einer Osteosynthese des Schenkelhalsbruches eine totale Kopfnekrose.

2. Beim zweiten kam es zu einer schweren Infektion des gesamten Operationsgebietes mit nachfolgender Sequestrierung des Schenkelhalses.
3. Im dritten Falle handelte es sich um einen schweren Polytraumatisierten, wo wir konservativ vorgehen mußten. Das Ergebnis war eine Schenkelhalspseudarthrose mit schwerer Koxarthrose.

Bei den zentralen Hüftgelenkbrüchen gelang es uns nicht immer, den Kopf aus der Impression herauszubekommen, obzwar wir ausnahmsweise dreimal auch die laterale Extension an den großen Höcker anlegten. Bei 3 Patienten sahen wir eine Koxarthrose mit höchst eingeschränkter Funktion des Hüftgelenkes. Dreimal fanden wir eine aseptische Kopfnekrose. Zweimal verzeichneten wir eine Läsion des N. ischiadicus.

Zusammenfassung

1. Man muß sich bei der Behandlung von Hüftgelenk- und Beckenbrüchen mit einer längeren Behandlungsdauer (8 - 12 Wochen) abfinden.
2. Bei instabilen Luxationsfrakturen empfehlen wir eher die operative Versorgung.
3. Unserer Erfahrung nach reicht die konservative Versorgung der zentralen Hüftpfannenbrüche selten aus. Es kommt immer zu Arthrosen.
4. Bei einem impressiven Azetabulumbruch, der mit einer Schenkelhalsfraktur kombiniert ist, ist das operative Verfahren voll angezeigt.

Schließlich möchten wir unterstreichen, daß komplizierte Beckenbrüche nur in personell und materiell gut ausgestatteten Kliniken versorgt werden sollten.

R. Scholz, P. Ferlic, M. Mähring und O. Stampfel

Zur Indikation und operativen Versorgung der Hüftverrenkungsbrüche

Verrenkungsbrüche, insbesondere belasteter Gelenke, bedürfen als Voraussetzung zur Wiedererlangung ihrer vollen Funktion einer exakten, d. h. "anatomischen" Wiederherstellung der Gelenksflächen, sei es konservativ oder operativ. Dies gilt nicht nur für das Sprung- bzw. Kniegelenk, sondern auch für das Hüftgelenk. Handelt es sich doch um ein Kugelgelenk, bei dem direkte oder indirekte Traumen weniger Bänder, sondern vielmehr direkt die Gelenkflächen betreffen.

Die Diagnose eines Verrenkungsbruches kann meist klinisch, jedoch exakt nur röntgenologisch in Form der a.p-Aufnahmen, sowie durch spezielle Ala- und Obturatoraufnahmen (Urist) festgestellt werden.

Wir teilen die Hüftgelenkspfannenfrakturen nach dem Vorschlag der AO nach JUDET und LETOURNEL ein. Auf Grund der in der Literatur angegebenen schlechten Erfahrungen mit der konservativen Therapie sind wir in letzter Zeit dazu übergegangen, Hüftverrenkungsbrüche mit Verwerfung der Gelenksfläche, die sich bei konservativen Maßnahmen nicht exakt reponieren lassen, operativ zu versorgen. Dies insbesondere, da es sich bei den Operationen zeigt, daß bei Röntgenaufnahmen nicht immer der wahre Verletzungsgrad dargestellt wird. So konnten wir feststellen, daß Knorpelschäden, sowie Verbiegungen von Teilen der Gelenkspfanne durch Vorübergleiten des Oberschenkelkopfes beim Einwirken eines Traumas in den vorher angeführten Röntgenaufnahmen nicht zur Darstellung kommen. Die in den Röntgenaufnahmen sichtbaren, relativ kleinen Abbrüche des hinteren Pfannenrandes bei dem häufigsten hinteren Verrenkungsbruch (31%) stellen sich bei der Operation als meist wesentlich größer dar.

An unserer Klinik gehen wir bei diesen Verletzungen, wobei es sich selten um isolierte Verrenkungsbrüche, sondern vielmehr um polytraumatisierte Patienten handelt, folgendermaßen vor: Wir versuchen, die Verrenkung immer in Allgemeinnarkose sofort zu reponieren. Anschließend wird eine Extensionsbehandlung in der von BÖHLER angegebenen Methode vorgenommen. Gelingt dies nicht, muß die sofortige Reposition und die übungsstabile Osteosynthese durchgeführt werden. Läßt sich die Reposition unblutig durchführen, so erfolgt die Operation in den nächsten Tagen, jedoch nicht später als 14 Tage, max. 4 Wochen.

Wir legen das Hüftgelenk in den meisten Fällen von hinten nach OSBORNE und MOORE frei. Je nach Ausdehnung der Fraktur wird dabei der Trochanter major abgemeißelt oder nicht. Lassen sich die Fragmente bei einer kombinierten Hüftverrenkungsfraktur nicht reponieren, so legen wir den Pfannenboden mit einem ilio-cruralen bzw, ilio-inguinalen Schnitt frei. Es ist selbstverständlich, daß wir möglichst atraumatisch vorgehen. Nun läßt sich immer, aber nicht immer leicht, die Reposition der Brüche durchführen. Die Stabilisierung erfolgt mit dem Instrumentarium der AO, wobei Schrauben allein selten ausreichende Stabilität gewährleisten (Abb. 1).

Wir verwenden zur Stabilisierung des hinteren Pfeilers meist schmale, gerade Platten, deren Anpassung nicht immer leicht ist (Abb. 2). Postoperativ erfolgt eine Extensionsbehandlung für 6 Wochen, wobei ab dem 2. postoperativen Tag mit isometrischen bzw. mit Bewegungsübungen in der Hüfte begonnen wird. Diese Extensionsbehandlung erfolgt nicht wegen der Pfannenfraktur, sondern zur Entlastung des Oberschenkelkopfes, der ja demselben Trauma ausgesetzt ist wie die Pfanne. Ist doch eine der wesentlichen Komplikationen dieser Verletzung die Hüftkopfteilenkrose. Wie J. BÖHLER nachweisen konnte, resultieren die Nekrosen aus Kontusionsschäden des Oberschenkelkopfes bzw. durch Ernährungsstörungen, bedingt durch Verletzungen der versorgenden Gefäße.

Wir hoffen, durch unser Vorgehen die relativ schlechten Ergebnisse bei konservativer Behandlung der Hüftpfannenbrüche zu verbessern.

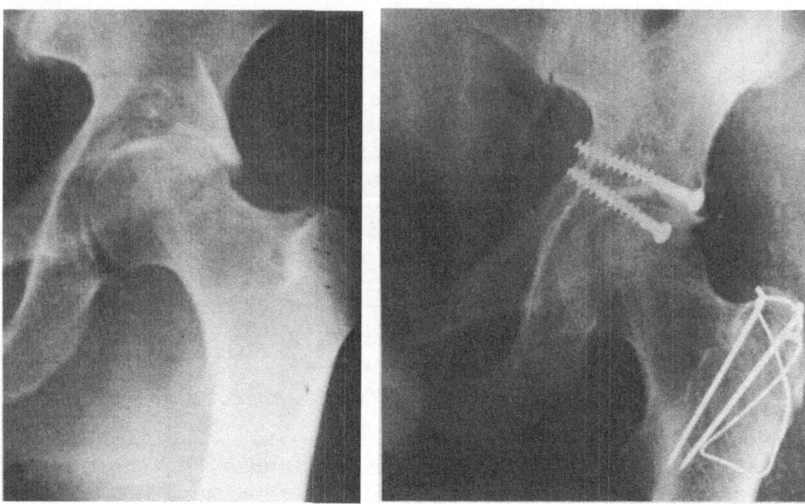

Abb. 1. Dorsale Pfannenrandfraktur

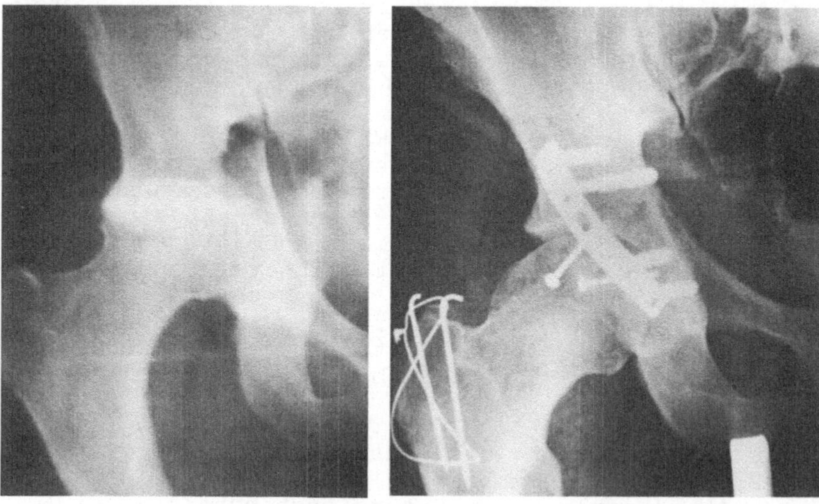

Abb. 2. Bruch beider Pfeiler

L. Süködsd, A. Gonda und I. Tacsik

Über einige Probleme der operativen Versorgung von Hüftgelenksverrenkungsbrüchen

In den letzten 25 Jahren, dem zunehmenden Verkehr entsprechend, vermehrten sich die Hüftluxationen. Bei BÖHLER (1962) ist die reine Hüftverrenkung noch anderthalbmal so häufig wie alle anderen Gruppen zusammen.

Von den, in den letzten 5 Jahren in unsere Abteilung eingelieferten 21 Patienten mit Hüftluxation hatten 13 Verrenkungsbrüche und nur 8 reine Luxationen. Das bedeutet ein umgekehrtes Verhältnis. Damit stellt sich uns öfter die Frage, welche Versorgung bei der mit einer Fraktur kombinierten Hüftverrenkung die Methode der Wahl sein soll. Ohne die Frage zu beantworten, möchten wir einige von unseren problematischen Fällen vorstellen.

Z. T., 42-jähriger Mann erlitt beim Verkehrsunfall eine rechtseitige Hüftverrenkung und Fraktur der Pfanne mit Abscherung eines dorso-kranialen Fragmentes vom Pfannendach. In den ersten Stnden reponierten wir die Hüfte in Narkose und wendeten wegen Reluxationstendenz einen Dauerzug an. Am 13. Tag nach dem Unfall wurde der gebrochene Teil des Pfannendachs mit einer Schraube versorgt. Nach einigen Tagen bekam der Patient zunehmendes Fieber und heftige Schmerzen in der Hüfte. Trotz Antibiotika konnten wir die Arthritis purulenta nicht beherrschen, so daß wir am 30. postoperativen Tag das Fragment und die Schraube sowie den nekrotisierten Knorpel entfernen mußten. Der Patient war in dieser Zeit schon in lebensgefährlichem septischen Zustand. Nach Evakuieren der Eiterung sanierte sich der septische Zustand und die Operationswunde kam innerhalb 14 Tagen zur Heilung. Wir erwarteten eine Ankylose, deswegen bekam der Patient einen Beckengipsverband. In dem war er relativ 4 Monate lang beschwerdefrei. Aber zu einer soliden Ankylose kam es nicht und der Patient konnte nur mit Krücken unter großen Schmerzen gehen. Nach mehreren Gipsverbänden ist er heute, 2 Jahre nach seinem Unfall, nicht beschwerdefrei, kann nur mit einen Gehapparat und unter großen Schmerzen gehen. Er ist arbeitsunfähig.

Unser nächster Patient L. Gy., 46-jähriger Mann, erlitt beim Autounfall eine linksseitige Hüftverrenkung mit Fraktur des hinteren oberen Pfannendachs, an der anderen Seite einen offenen Schenkelhalsbruch. Primär reponierten wir die linke Hüfte und in derselben Narkose versorgten wir den offenen Schenkelhalsbruch. 10 Tage später verschraubten wir das Pfannendach. Postoperativer Ablauf ohne Probleme. Nach 14 Tagen fangen wir mit vorsichtigen Bewegungsübungen an. Einen Monat später, bei der Röntgenkontrolle sahen wir schon eine feine Kalzifikation der Hüftgegend. Trotz der aktiven Zusammenarbeit der Patienten konnten wir bis heute, anderthalb Jahre nach dem Unfall, linksseitig nur eine Flexion von 60°, fast völlig eingeschränkte Rotation und 30°ige Ab- und Adduktion erreichen. Trotz der Bewegungsbehinderung arbeitete der Patient als Geschäftsleiter schon ein halbes Jahr nach dem Unfall, was bei ihm mit viel Reisen verbunden war. Ein Jahr nach seinem Unfall fuhr er allein seinen Wagen.

Unser 3. Patient M. A., 40-jähriger Ingenieur. Beim Verkehrsunfall erlitt er eine rechtsseitige Hüftluxation mit Schenkelhalsfraktur und Fraktur des Azetabulums. Die Einlieferung in unsere Abteilung erfolgte 2 Tage nach dem Unfall. Ein Repositionsversuch war ohne Erfolg. Wir hatten eine Endoprothese vorgesehen, konnten sie aber wegen hohen Fiebers, schlechten Allgemeinzustandes, mehrmaliger Lungenembolie nicht verwirklichen. 25 Tage nach seiner Einlieferung entfernten wir den Schenkelkopf, nach weiteren 3 Monaten konnten wir die Endoprothese einsetzen. Nach dem Einsetzen der Endoprothese kam es zur raschen Heilung mit guter Hüftfunktion. Heute, anderthalb Jahre nach seinem Unfall ist er seinen Hüften entsprechend beschwerdefrei, läuft ohne Stock mit leichtem Hinken.

Neben den vorgestellten Fällen hatten wir bei weiteren 4 Patienten das abgebrochene Pfannendach verschraubt, bei 2 Patienten einen Dauerzug angewendet, weitere 4 Patienten mit extendierter Hüfte gelagert und teilweise einen Beckengips verwendet.

Unsere Meinung ist heute, daß bei Abriß eines großen Fragmentes, das nach der Reposition nicht genau an seinen Platz zurückkommt, man eine Verschraubung vornehmen sollte. Bei kleineren Fragmenten, oder bei genauer Adaption sollte man die möglichen Komplikationen nicht außer Acht lassend mit konservativen Maßnahmen auskommen

H. Rechfeld

Operative Versorgung der hinteren Verrenkungsbrüche des Hüftgelenkes

Wir haben in unserem Krankengut der letzten Jahre (1966 - 1972) 17 operativ versorgte hintere Hüftgelenksluxationen gefunden und konnten von diesen 14 im heurigen Jahr nachuntersuchen.

Als Operationsindikation stellten sich uns folgende Kriterien:

1. Ischiadikusläsion (Nervenläsion)
2. Große Bruchstücke, sofern sie im Bereich der Druckaufnahmefläche (Pfannendach) liegen
3. Interponate, die eine Reposition verhindern (sie wurden entweder entfernt oder verschraubt)
4. Instabile Verrenkungen und Reluxationen

Die Reposition erfolgte zum frühest möglichen Zeitpunkt in Allgemeinnarkose mit anschließender Prüfung der Stabilität. Der Operationszeitpunkt schwankte von sofort bei Instabilität, Nervenläsionen oder Interponat, bis zu 7 Tagen, je nach Zustand des Patienten.

Als Operationszugang wurde wahlweise der nach ISELIN oder jener nach OSBORNE gewählt, wobei der, unserer Meinung nach muskelschonendere und auch bessere Übersicht gebende nach ISELIN, bevorzugt wurde. Als Osteosynthesematerial werden heute ausschließlich Schrauben verwendet und diese nach dem Prinzip der Zugschraube angewendet.

Postoperativ wurde das Hüftgelenk bei allen Patienten durch eine suprakodyläre Steinmannagelextension entlastet, wobei die Dauer derselben im Schnitt unter 4 Wochen lag. Wir sind heute aber der Meinung, daß eine stabile Verschraubung dieser Nachbehandlung kaum mehr bedarf. Ein Belastungsverbot, bei erlaubtem Touschieren, wurde je nach Operationsbefund für 8 - 10 Wochen ausgesprochen, dann wurde mit steigender Belastung begonnen.

Unsere Patienten zeigten eine Altersstreuung von 16 - 62 Jahren, bei einem Durchschnittsalter von 45 Jahren.

Primäre Nervenläsionen fanden sich bei 2 Patienten, wovon sich eine Peronäuslähmung ganz zurückgebildet hat, Gefäßverletzungen fanden sich keine, Postoperative Nervenlähmungen wurden nicht gefunden. An postoperativen Komplikationen sahen wir 2 Lungenembolien, jedoch hatten wir keine Wundinfektion. Die Gesamtbehandlungszeit betrug im Schnitt 60 Tage. Zur Nachuntersuchung fanden sich 14 von 17 operativ behandelten Patienten ein, wobei die Nachuntersuchungszeit zwischen 19 und 92 Monaten lag.

Dabei fanden sich in 5 Fällen keinerlei Zeichen einer Kopfnekrose oder Koxarthrose, in den übrigen Fällen leichte Veränderungen des Kopfes bis zu einem Fall von Totalnekrose, mit den entsprechenden arthrotischen Veränderungen am Hüftgelenk. Die Beurteilung der Funktion bei der klinischen Prüfung nach MERLE D' AUBIGNÉ, die uns aber eher etwas optimistisch scheint, ergab 9 sehr gute, 2 gute, 1 mäßiges sowie 1 schlechtes Funktionsergebnis, wobei die Beschwerden und die Funktion nicht immer mit dem Röntgenbefund übereinstimmen müssen. An 2 Patienten mußten Sekundäreingriffe vorgenommen werden, es waren diese eine Totalendoprothese sowie eine Arthrodese.

Zusammenfassend können wir feststellen:

1. Eine schonende und frühestmögliche Reposition ist zu fordern.
2. Die Operation sollte bei den genannten Indikationen durchgeführt werden, der Zeitpunkt kann meist gewählt werden und richtet sich nach dem Zustand des Patienten.
3. Veränderungen des Hüftkopfes sowie auch der Pfanne im Sinne von Arthrosen sind auch bei exakter Operation und Reposition der Fragmente in gewissen Fällen nicht zu verhindern, wobei Jugendliche eine bessere Prognose haben.

F. Stanković, H. Kämmerer, G. Wurm und W. Sattel

Unsere Erfahrungen in der Behandlung von Hüftpfannenbrüchen

In der Literatur sind relativ selten größere Statistiken mit Früh- und Spätergebnissen nach Hüftpfannenfrakturen zu finden, die dem Traumatologen als ein zuverlässiger Hinweis bei der Beurteilung des eigenen Krankengutes dienen konnten.

Die Ursache hierfür ist in den zahlreichen Bruchtypen und Kombinationen verschiedener Frakturformen zu suchen. Den unterschiedlichen Einteilungsschemata der Pfannenläsionen und differenten Maßstäben bei der Bewertung der Therapieergebnisse wird diesbezüglich ebenfalls eine Bedeutung beigemessen. Hinzu kommt die Tatsache, daß die an sich schon verhältnismaßig geringe Zahl dieser Patienten durch deren häufiges Fernbleiben der Nachuntersuchung noch vermindert wird. Die Schwierigkeit liegt weiter darin, daß erstens bei einer Einteilung dieser Brüche in 4, 6 oder noch mehrere Typen bereits innerhalb der Gruppe wesentliche Unterschiede bestehen können, zum anderen, würde man eine präzisere Systematisierung durchführen wollen, so müßte daraus eine Reduzierung jeder einzelnen Gruppe auf lediglich einige Fälle resultieren. Die Folge davon wäre ein sehr geringer Aussagewert. Aus diesem Grunde war es für uns von Interesse, das Krankengut mit den mir selbst Konfrontierten, waren kritisch zu überprüfen. Den Vorteil einer eigenen Erfahrung sahen wir in der Möglichkeit, den Verletzten und seine gesamte Problematik auf einer breiten Basis und nicht nur mit den Zentimeter- und Winkelmassen zu erfassen.

In der Klinik und Poliklinik der Univ. Göttingen wurden in der Zeit von 1958 - 1973 87 Hüftpfannenbrüche behandelt. Die Sichtung des Krankengutes hatte als Ziel die Aufstellung gewisser Richtlinien, die für unsere Klinik maßgebend sein sollten.

Wie in vielen Literaturangaben, so war auch bei uns die Gruppe der 21 - 30-Jährigen am stärksten vertreten. Das Männer-Frauenverhältnis betrug 3 : 1. Polytraumatisiert waren 82%. Konservativ behandelt wurden 77, operativ 10 Patienten, 6 Patienten verstarben an den Unfallfolgen. Unter den 54 Verletzten die zur Nachuntersuchung kamen, waren lediglich 9 Patienten völlig beschwerdefrei. Viele - nämlich 62% der Kontrollierten - hatten Zeichen einer Koxarthrose. 27 mal konnten Bewegungseinschränkungen bei röntgenologisch intakter Gelenkfläche festgestellt werden. Die Kopfnekrose fanden wir in 7,4%.

Anhand dieses Krankengutes kamen wir zu der Schlußfolgerung, daß die röntgenologische Diagnostik der ossären Verletzung nicht immer ausreichend ist, und daß notfalls das l. v. - Urogramm, die Angiographie und die Cystoskopie erforderlich sein können. Bei Pfannenbrüchen ist unserer Meinung nach mit einem erheblichen Blutverlust zu rechnen, der zu einem Schockzustand führen kann.

So im Falle eines 37-jährigen Mannes mit einem kompletten offenen Unterarmbruch links und ebenfalls linksseitigem Pfannenbodenbruch und Symphysensprengung. Versorgung der Unterarmwunde in Narkose. Zunehmende Verschlechterung des Kreislaufzustandes mit Blutdruckabfall bis auf 70 mm Hg. Wegen des Verdachtes auf Läsion eines größeren Gefäßes wurde die Arteriographie durchgeführt. Das Röntgenbild ergab eine Unterbrechung im Verlauf der A. iliaca interna, was als eine Gefäßverletzung gedeutet wurde. Die Freilegung der Arteria ergab keine Intiernaläsion, sondern ein massives retroperitoneales Hämatom. Protrahierten Schockzustand und eine Verbrauchskoagulopathie. Alle Therapieversuche blieben erfolglos. Exitus letalis am 8. Tage nach dem Unfall. Patho - anatomische Diagnose: Ischämie des Myocards.

Für die <u>konservative</u> Behandlung eignen sich unserer Meinung nach

1. Absprengungen kleinerer Fragmente, die für die Stabilität des Gelenkes bedeutungslos sind,
2. Einfache Querbrüche der Pfanne,
3. Schwere Trümmerbrüche, die operativ nicht befriedigend wieder hergestellt werden können. Später eventuell alloplastischer Pfannenersatz.

<u>Operative</u> Behandlung wäre indiziert bei

1. Absprengungen größerer Fragmente aus dem Bereich der Belastungszone
2. Bei vorderen und hinteren Pfannenbrüchen.
3. Ferner ist der operative Eingriff angezeigt bei Pfannenbrüchen mit Ischiadikusparese, die keine Tendenz zur Rückbildung zeigen.

Machen es die Bruchform und der allgemeine Zustand des Verletzten erforderlich, so kann eine Pfannenfraktur, wie im Falls unserer 52-jährigen Patientin, in zwei Sitzungen vom hinteren und vorderen Zugang aus, versorgt werden.

H. Martinek und P. Fasol

Zum sogenannten zweiseitigen Verrenkungsbruch der Hüfte

Zu dem seltenen Vorkommnis eines sogenannten zweizeitigen Verrenkungsbruches der Hüfte möchten wir aus dem Krankengut der Lehrkanzel für Unfallchirurgie an der II. chir. Klinik einen vor 2 Jahren beobachteten Fall kurz vorstellen:

Ein 34-jähriger Mann wurde bei einem Frontalzusammenstoß als Lenker eines PKW verletzt und an die Klinik gebracht. Nach der Einteilung von JUDET und LETOURNEL handelt es sich hier um eine Querfraktur des Pfannenbodens mit einer Fraktur des dorso-kranialen Pfannenrandes. In der Einteilung dieser Autoren macht diese Verletzung 19% der Hüftpfannenbrüche aus. L. BÖHLER schreibt in seinem Lehrbuch, daß es nur sehr selten isolierte Brüche des Pfannenbodens gibt, sondern meist gleichzeitig eine Verrenkung oder ein Verrenkungsbruch vorliegt. Bei Brüchen des Pfannenbodens ohne zentrale Dislokation sollte man immer daran denken und eine entsprechend genaue Abklärung durchführen. Typisch für unseren Patienten wäre demnach eine Luxation des Femurkopfes nach dorsal oder zentral. Es können sogar beide Verrenkungsarten vorkommen und sich die Bilder der hinteren und der zentralen Luxation bei verschiedenen Aufnahmen abwechseln. In unserem Fall ist auf keinem der Bilder eine Luxation zu erkennen. Das dorsale Pfannenfragment scheint in den Standardaufnahmen gut adaptiert. Drehbilder wurden nicht gemacht. Aus Platzgründen mußten wir den Patienten noch am selben Tag ohne weitere therapeutische Maßnahmen in ein anderes Krankenhaus zur weiteren Behandlung verlegen. Nach Angaben des Patienten wurde dort das Bein nur auf einer Schiene gelagert und keine weiteren Röntgenkontrollen mehr gemacht. 10 Wochen nach dem Unfall kam der Patient wieder in unsere Behandlung und zeigte folgenden Röntgenbefund im Bereich der verletzten Hüfte:

Man erkennt schon im a.p. Bild deutlich die primär nicht vorhandene Luxation des Kopfes und im Obturatorbild kommt die Größe und Lage des abgeprengten Fragmentes erst voll zur Darstellung. Das Endresultat war eine Versteifung der Hüfte mit einer Kreuzplatte.

Wir glauben, daß man in diesem geschilderten Fall von einer zweizeitigen Luxation sprechen kann. WECHSELBERGER hat 1954 einen Fall einer zweizeitigen zentralen Hüftgelenksverrenkung beschrieben. Ein primär nicht dislozierter Pfannenbodenbruch zeigte trotz entsprechender Behandlung nach einer Woche eine Luxation des Femurkopfes in das Beckeninnere.

Die Ursachen des Mißerfolges in unserem Fall dürften folgende Fehler im Behandlungsablauf gewesen sein:

1. Primäre Röntgendiagnostik in nur 2 Ebenen. Bei Ausbruch eines hinteren Keiles ist eine exakte Stellung des Kopfes in der Pfanne bei den Routineaufnahmen keine Garantie dafür, daß die abgesprengten Knochenstücke in befriedigender Stellung adaptiert sind. Eine sekundäre Vergrößerung der Pfanne durch Verschiebung von Fragmenten kann eben zu einer sekundären Luxation des Femurkopfes führen. MERLE D' AUBIGNÉ hat 1951 zwei solche Fälle beschrieben. Eine genaue Abklärung durch Drehaufnahmen hätte die Größe und Lage des abgesprengten Fragmentes voll zur Darstellung gebracht.

2. Die Unterlassung regelmäßiger Röntgenkontrollen in kurzfristigen Abständen. Die Luxationstendenz des Femurkopfes wäre früher erkannt worden und entsprechende therapeutische Maßnahmen zur Rekonstruktion des Gelenkes wären noch möglich gewesen.

3. Stabilitätsprüfung wurde unterlassen. Wie von BÖHLER und GELEHRTER angegeben, kann durch Druck auf das Knie bei gebeugter Hüfte eine Luxationstendenz und somit Instabilität erkannt werden.

Unter Beachtung dieser Punkte hätte es wohl nicht zur operativen Versteifung der Hüfte kommen müssen. Eine entsprechende Extensionsbehandlung unter exakter Röntgenkontrolle bzw. gegebenenfalls eine operative Stabilisierung des dorsalen Pfannenrandes wäre die Behandlungsmethode der Wahl gewesen.

S. Letić

Unsere Erfahrungen in der Behandlung der Verrenkungsbrüche des Hüftpfannendaches

Der Verrenkungsbruch des Azetabulumdaches stellt eine typische Verkehrsverletzung dar, welche mit rascher Zunahme des Automobilismus immer häufiger zu sehen ist.

Die Fraktur entsteht durch Schlagübertragung über das ausgestreckte Bein, oder über den Femur bei gebeugtem Knie, wobei sich die Schlagkraft über den Schenkelhals und -kopf auf das Azetabulum überträgt. Rasche Dezeleration bei Kollision oder Bremsen ist die häufigste Ursache dieser Verletzung. Die Verletzung entsteht viel seltener durch kräftigen Schlag von hinten auf die flektierte Hüfte, wobei das Azetabulum auf den Hüftkopf aufprallt. Wegen der Interposition der doppelten elastischen Knorpelkissen wird die Kraft auf die begrenzte Fläche des Azetabulums übertragen. Gebrochen wird derjenige Teil, auf welchen der maximale Kopfschlag wirkt, weshalb auch die Lokalisation des Bruches von der Stellung des Beines abhängig ist. Der Kopf verliert den Stützpunkt in der Pfanne und wird luxiert. Bei diesem Mechanismus wird auch der Hüftkopf gequetscht und oft beschädigt, was wir zwar selten feststellen, was aber Spätfolgen verursachen kann.

Die Fraktur kann einen Teil oder das ganze Pfannendach umfassen, kann einfach oder multifragmentär sein. Eine seltenere Form ist der Impressionsbruch, wobei sich die Fragmente in die Spongiosa des Azetabulums imprimieren. Das sind die intraartikukären instabilen Brüche, welche eine Inkongruenz der Gelenkflächen, Instabilität des Gelenkes und die Möglichkeit für wiederholte Luxationen verursachen können. Außerdem kommt es im weiteren Verlauf zur Entwicklung der arthrotischen Veränderungen, die bei multifragmentären Brüchen häufiger auftreten. Um die Diagnose festzustellen, ist eine präzise Röntgenuntersuchung erforderlich. Die üblichen Röntgenbilder geben uns nicht ausreichende Daten über die genaue Lokalisation der Fraktur, über die Zahl der Fragmente und Dislokation. Deswegen sind Ergänzungsaufnahmen bei Außen- und Innendrehung des Beckens erforderlich. Auf diesen Aufnahmen gewinnen wir die Einsicht in die wesentlichen Merkmale des Bruches und erst dann können wir die richtige Behandlung durchführen.

Die Behandlung dieser Brüche kann konservativ oder operativ sein. Die konservative Behandlung wird gewöhnlich nach der geschlossenen Reposition des Hüftkopfes durchgeführt,und zwar durch Dauerextension oder durch Immobilisation im Beckengips. Die Reposition der Fragmente ist oft unvollständig und die Retention schwer durchführbar und unsicher. Die operative Behandlung wird üblicherweise durch den hinteren Zugang durchgeführt, nach vorheriger Hüftkopfreposition. Dieser Zugang ermöglicht perfekte Einsicht in den Brennpunkt des Bruches und ermöglicht eine korrekte Reposition der Fragmente unter der Augenkontrolle und ihre Fixation.

Auf der traumatologischen Abteilung der chirurgischen Univ. Klinik in Novi Sad haben wir in den letzten 5 Jahren 27 Verletzte mit Luxationsfrakturen des Hüftpfannendaches behandelt. Nur bei 4 Verletzten handelte es sich um einen Sturz aus der Höhe, während alle übrigen Verletzungen bei Verkehrsunfällen entstanden sind. 12 Patienten haben wir konservativ behandelt. Mit den erzielten Ergebnissen waren wir jedoch unzufrieden, so daß wir ab 1969 alle Fälle mit verschobenen Verrenkungsbrüchen ausschließlich operativ behandelten. Insgesamt haben wir 15 Patienten im Alter zwischen 19 und 53 Jahren operiert, davon 13 Männer und 2 Frauen. Keiner von diesen 15 Patienten hatte eine isolierte Hüftverletzung, sondern es handelte sich immer um multiple Frakturen verschiedener Lokalisationen oder um Verletzungen verschiedener Systeme. Bei der Aufnahme solcher Fälle haben wir nach detaillierter Diagnostik, in Narkose die Verletzungen nach dem Dringlichkeitsgrad versorgt und dabei auch die Reposition der Luxation durchgeführt. Erst nach einigen Tagen haben wir die definitive operative Versorgung der Luxationsfraktur mit exakter Reposition und Fixation der Fragmente durchgeführt (Abb. 1), und zwar 8 mal mit Schrauben, 5 mal mit Kirschnerdrähten und 2 mal mit der Platte. Die Operation haben wir in Seitenlage durchgeführt und dabei den hinteren Zugang nach OSBORNE benützt. Bei allen Fällen haben wir die Saugdrainage angewendet. Das Bein haben wir anschließend auf einer Braun'schen Schiene gelagert, ohne Gipsimmobilisation. Schon in den ersten postoperativen Tagen wurden aktive Bewegungsübungen ohne Belastung im Bett durchgeführt und nach 6 Wochen durften die Patienten aufstehen und mit Krücken gehen. Die Belastung erlaubten wir erst nach vollständiger knöcherner Heilung, die etwa nach 3 Monaten erreicht war. Alle unsere operativ behandelten Patienten haben wir in einem Zeitabschnitt von mindestens 2 Jahren kontrolliert. Ein ausgezeichnetes Ergebnis mit vollständiger und schmerzloser Beweglichkeit im Sinne der Abduktions- und Rotationsbehinderung und nachgewiesenen leichten arthrotischen Veränderungen gehabt. In einem Fall, der bei der Kontrolle nach 2 Jahren noch beschwerdefrei war, kam es im 3. Jahr zu einer aseptischen Kopfnekrose mit Zusammenbruch und mit schweren funktionellen Störungen, was die Anwendung der Endoprothese erforderte.

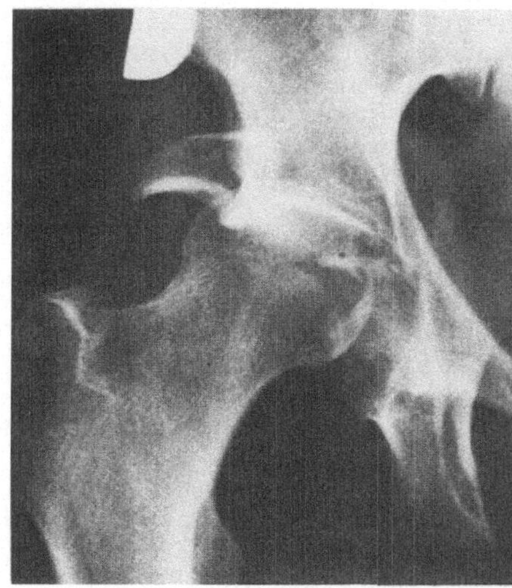

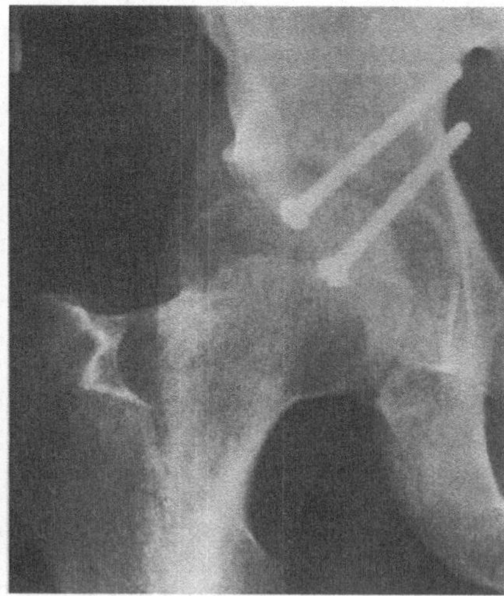

Abb. 1

Zusammenfassung

Die Luxationsbrüche des Hüftpfannendaches sind schwere Verletzungen, oft verbunden mit anderen Verletzungen. Es sind instabile intraartikuläre Brüche, die präzise Reposition und sichere Retension der Fragmente verlangen. Nach den Literaturangaben und nach unseren Erfahrungen ist dies nur durch operative Osteosynthese-

Behandlung zu erzielen. Gleichzeitig werden dadurch die Voraussetzungen für die unmittelbare Rehabilitation geschaffen, was die Möglichkeit bessere Endergebnisse zu erzielen, gibt.

W. Hupfauer und J. Seifert

Untersuchungen zur Vitalität von Hüftköpfen nach Verrenkungsbrüchen

Unter den Spätfolgen nach Hüftverrenkungen (HV) und Hüftverrenkungsbrüchen (HVB) nehmen die Kopfnekrosen neben der Myositis ossificans und der posttraumatischen Koxarthrose sowohl aus orthopädisch-unfallchirurgischer, als auch sozialmedizinischer Sicht eine Sonderstellung ein. In durchschnittlich 10 - 20% aller HV und HVB führt die Verletzung zur Kopfnekrose, die den Träger für die Dauer seines Lebens zu einem Teilinvaliden macht.

Entscheidend für das Schicksal des Hüftkopfes ist 1. der Zeitpunkt der Reposition, da hier bereits ein Ernährungsschaden gesetzt werden kann, wenn die Reposition verspätet erfolgt und 2. die Art der primären Schädigung als mechanischer Schaden, weit weniger dagegen die Art der Nachbehandlung. Sowohl bei verspäteter Reposition als auch bei Luxationen mit begleitenden knöchernen Verletzungen (Pfannenrand und -dach, Hüftkopf und koxales Feumurende) ist mit dreimal soviel Kopfnekrosen zu rechnen wie bei reinen Luxationen. Speziell im Hinblick darauf sollten gefährdete Patienten mit erhöhtem Kopfnekrosenrisiko ausgesondert und regelmäßigen Kontrolluntersuchungen über mehrere, mindestens jedoch 2 Jahre unterzogen werden.

Unser Ziel ist, beginnende Umbauprozesse im Hüftkopf noch vor Auftreten von Beschwerden und röntgenologischen Veränderungen mit Hilfe der Szintigraphie zu erkennen. Die röntgenologisch nachweisbaren Zeichen eines Vitalitätsverlustes hinken in der Regel den klinischen Zeichen zeitlich erheblich nach. Übersichtsaufnahmen in a.p.-und Lauensteinpositionen, sowie Tomographien zeigen erst in fortgeschrittenen Stadien Aufhellungen zystischer Art, Demineralisationen und einen Abbau der Knochenbälkchenstruktur. Die transossale Phlebographie kann lediglich eine angiologische Störung im "postossären" Bereich erkennen lassen. Sie ist in der zeitlichen Bedeutung den Übersichtsaufnahmen gleichzusetzen.

Die Einführung der Szintigraphie zur regelmäßigen Kontrolluntersuchung gefährdeter Patienten fiel uns umso leichter, da mit dem Einsatz der kurzlebigen Nuclide (Technetium) die Möglichkeit gegeben ist, häufige Kontrollen auch bei Jugendlichen durchzuführen. In Deutschland wurden erste Untersuchungsergebnisse von GEORGII, in USA von MASSIE publiziert, die auf die Nachweisbarkeit eines erhöhten bzw. pathologischen Knochenstoffwechsels mit Radionucliden hinwiesen.

Tabelle 1. Strahlenbelastung

	rad/1mCi^{99}mTc.	rad/100,uCi^{85}Sr.	Rö.-Bild
Ganzkörper	0.05	2,5	0,005
Knochenmark	0,18	1,5	0,005
Testes	0,002	0.025	0,75
Ovarien	0.046	0,08	0,40
Benötigte Dosis:	50,u CI/kg Körpergewicht	/3,u CI	
HWZ	6,04 h	65 d	

Die tabellarische Zusammenstellung der Strahlenbelastung durch Strontium, Technetium und Röntgenstrahlen zeigt Ihnen, daß es bei geeigneter Indikation durchaus vertretbar ist, die Szintigraphie mit den kurzlebigen Nucliden anzuwenden.

Methode

Durch Markierung eines handelsüblichen, in den Knochenstoffwechsel eingreifenden Kits (z. B. Polyphosphat, Pyrophosphat) mit 99-mTC-Pertechnetat, welches mittels eines Generators täglich neu eluiert werden kann, werden den Patienten 5 Mikro-Curie pro kg Körpergewicht intravenös verabfolgt. Die günstigste Aufnahmezeit beträgt 21/2 - 4 Std p.i. Eine Anreicherung stellt eine lokale Erhöhung des Knochenstoffwechsels dar, die durch Bezugspunkte wie Handgelenk oder Ferse in absolute Werte übergeführt werden kann.

Folgende 4 Beispiele sollen Ihnen die Aussagefähigkeit der Scans zur Frage der Hüftkopfvitalität nach HVB verdeutlichen:

1. St. nach HVB (Gruppe 6). Szintigramm (Abb. 1), 4 Wochen nach Unfall. Deutliche Anreicherung in Projektion auf Kopf und Pfanne als Ausdruck eines erhöhten Knochenstoffwechsels, der hier noch im Sinne einer Einheilung der Kalottenfraktur, bzw. Periostreaktion und Resorption zu sehen ist. Regelmäßige Kontrollen zur Überwachung der Kopfvitalität sind erforderlich.

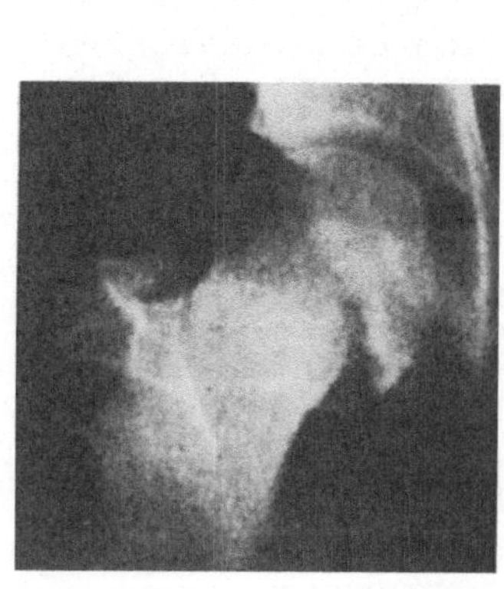

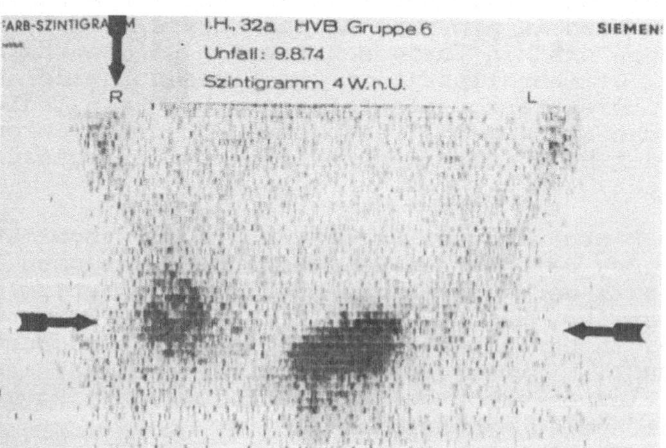

Abb. 1

2. St. nach HVB (Gruppe 2). Szintigramm 2 1/2 Monate nach Unfall (Abb. 2). Keine auffällige Anreicherung in Projektion auf dem Hüftkopf, sicherlich ein Zeichen für erhaltene Vitalität.

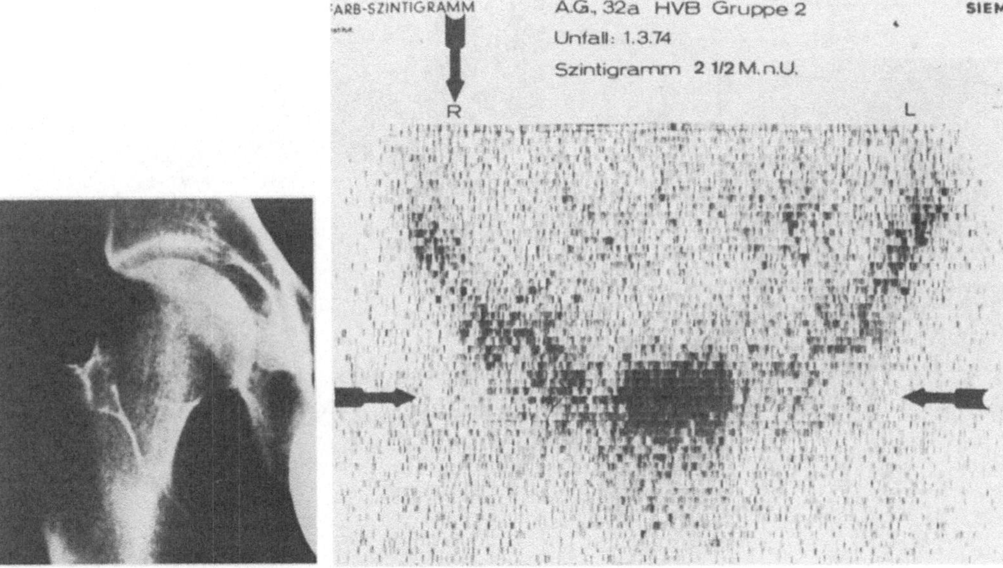

Abb. 2

3. St. nach HVB (Gruppe 3). Szintigramm 2 1/2 Jahre nach Unfall (Abb. 3), stumm ohne Hinweis auf Kopfnekrose. Klinisch indifferentes Bild.
4. St. nach HVB (Gruppe 3). Deutliche Aktivitätsanreicherung in Projektion auf den Hüftkopf 1 Jahr nach dem Unfall (Abb. 4). In Übereinstimmung mit dem Röntgenbefund sichere Zeichen eines Vitalitätsverlustes. Aktivitätsanreicherungen im Szintigramm 4 Monate nach Reposition einer HV oder HVB weisen auf einen Vitalitätsverlust des Hüftkopfes hin.

Dies bestimmt unsere Behandlungsrichtlinien. Bei positivem, auf einem Vitalitätsverlust hinweisenden szintigraphischen Befund ergeben sich für uns folgende therapeutische Konsequenzen:

1. Die Entlastung des Hüftgelenkes bis zur Normalisierung des Befundes, da bei zu früh einsetzender Belastung vor Ausheilung der röntgenologisch nicht sichtbaren subchondralen Spongiosafrakturen nach J. BÖHLER die Gefahr neuerlicher Kopfeinbrüche besteht.
2. Operative Maßnahmen bei umschriebenen Umbauprozessen etwa in Form von Umstellungsteotomien, autologen Spongiosaplastiken etc.
3. Eine Notwendigkeit der regelmäßigen Überwachung.

ARB-SZINTIGRAMM
H.J., 25a HVB Gruppe 3
Unfall: 1.3.72
Szintigramm 2 1/2a n.U.
R
L
SIEME

Abb. 3

ARB-SZINTIGRAMM
U.H., 24a HVB Gruppe 3
Unfall: 1.3.73
Szintigramm 1a n.U.
L
R
SIEMEN

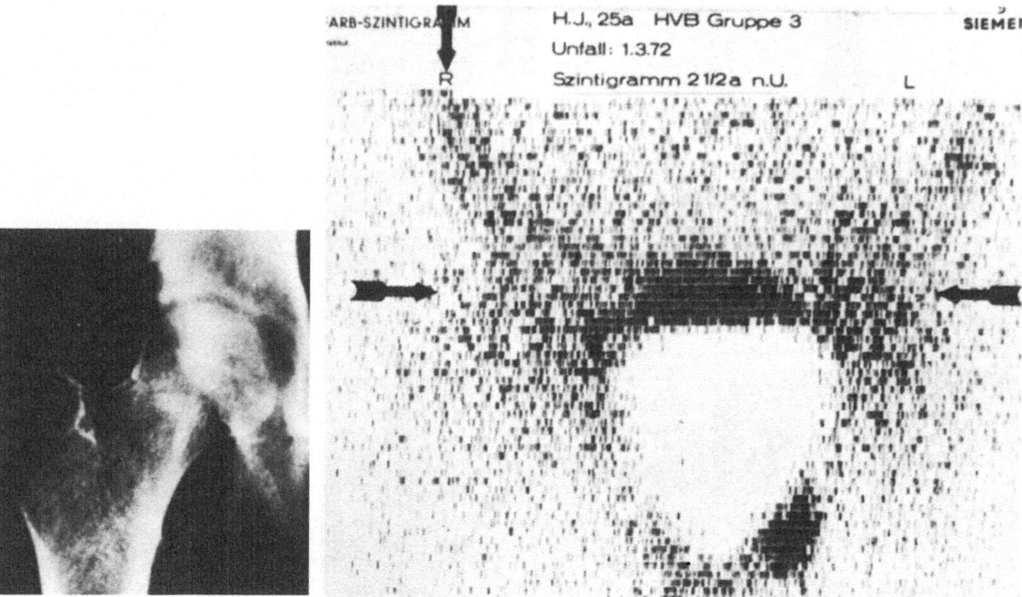

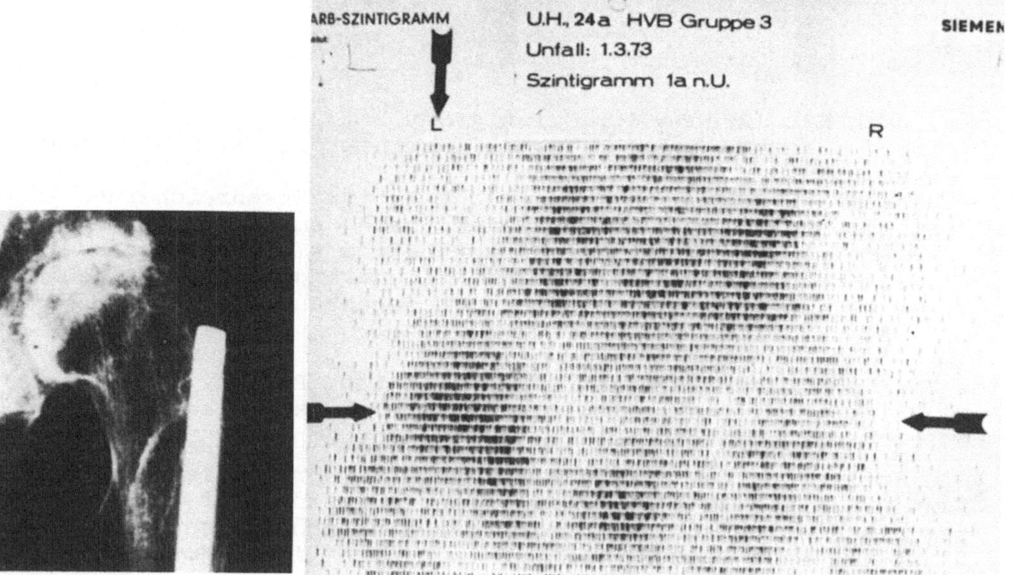

Abb. 4

M. Weigand

Röntgentechnik bei Femurkopfkalotten- und Hüftpfannenbrüchen

Die modernen Unfallmechanismen führen immer häufiger zu einer Läsion des Hüftgelenks. Bei Mehrfachverletzten ist die klinische Symptomatik oft von untergeordneter Bedeutung. Es besteht daher die Gefahr, in einzelnen Fällen eine Hüftgelenksverletzung zu übersehen. Die schwerwiegenden Folgen einer übersehenen oder nicht richtig erkannten Hüftluxation - mit oder ohne Pfannenfraktur - sollten Anlaß dazu geben, schon beim geringsten Verdacht auf eine Hüftbeteiligung eine subtile Röntgenuntersuchung vorzunehmen.

Während die verschiedenen Hüftgelenksluxationen (nach ventral-kranial, ventral-kaudal, dorsal-kranial, dorsal-kaudal und zentral) schon in einer Ebene als Luxationen in der Mehrzahl erkannt werden, reichen bei einer zusätzlichen Pfannenfraktur oft nicht einmal Aufnahmen in 2 Ebenen aus. Ganz besondere Schwierigkeiten bereitet in vielen Fällen die Differenzierung gegenüber der seltenen Kopfkalottenfraktur.

Wenn auch der typische "dash-board-Mechanismus" an der madio-inferioren Zirkumferenz des Hüftkopfes angreift, so können Form, Größe und Zahl der Fragmente sowie ihre Dislokation im Zustand der Luxation oder auch nach der Reposition erhebliche differentialdiagnostisches Kopfzerbrechen bereiten. Zahlreiche Autoren - wie z. B. DUNLAP, GÖB, SCHÖN, TEUFEL, LEGER, DeSEZE u. a. - haben die verschiedensten Aufnahmetechniken angegeben. Alle stimmen jedoch in der Auffassung überein, daß mehrere Aufnahmen in unterschiedlichen Ebenen erforderlich sind.

Die folgenden Bilder sollen darauf hinweisen, daß die Vielfalt der möglichen Frakturformen an Pfanne und Hüftkopf ein starres Schema der Röntgentechnik <u>nicht</u> sinnvoll erscheinen lassen.

An einem anatomischen Präparat wurde die häufigste Luxation nach dorsal-kranial mit isolierter hinterer Pfannendachfraktur und in Kombination mit einer Kopfkalottenfraktur simuliert.Die schrittweise Drehung des Beckens unter gleichbleibendem Strahlengang soll die unterschiedliche Transparenz, Konturierung und Lagezuordnung der Fragmente demonstrieren.

<u>Demonstration:</u>

1. Pfannendachfraktur an typischer Stelle ohne Dislokation. Deutlich sichtbares Fragment und Frakturlinie im sagittalen Strahlengang, unscharfe kontrastarme Kontuierung in der frontalen Ebene.
2. Dislokation des Fragmentes nach kranial (das Fragment blieb bei der Reposition zurück). Es projeziert sich in jedem Fall in die Darmbeinschaufel bzw. den hinteren Pfeiler.
3. Dislokation des Fragmentes nach kaudal. Während es die sagittale Aufnahme in den Hüftkopf hinein verlagert, läßt es sich durch Drehung der Hüfte in die frontale Ebene aus der Beckenkontur herausdrehen.
4. Bei Luxation zeigt sich die Pfanne leer und ein typisch nach kranial disloziertes Pfannenfragment. Auf allen Einstellungen ist die Zirkumferenz des Hüfkopfes voll erhalten.

5. Hier handelt es sich um eine Pfannendach- und gleichzeitig auch um eine Kopfkalottenfraktur in Luxationsstellung. Es wird bei unterschiedlicher Lagebeziehung der Fragmente zueinander unter Drehung des Beckens einmal das Pfannendach-, ein andermal das Kopfkalottenfragment deutlich sichtbar. Nur selten liegen beide Fragmente in der gleichen Ebene wie auf diesem Bild ganz rechts.

6. u. 7. Die beiden folgenden Aufnahmen zeigen, daß nach Reposition des Hüftkopfes die Drehung des Beckens mit vermehrter Innen- oder Außenrotation des Femur kombiniert werden muß, um eine Kopfkalottenfraktur sicher von einer Pfannendachfraktur zu trennen. Allein Stufenbildung und Konturenunterbrechung der Grenzlamelle des Hüftkopfes sind für eine frische Kalottenfraktur beweisend.

Für die typische Kopfkalottenfraktur an der "medio-inferioren" Zirkumferenz gilt, daß das Fragment beim Luxationsvorgang am frakturierten Pfannendach abgeschert wird und in der Pfanne zurückbleibt. Dabei bleibt es meist mit einigen Fasern am Gelenkkapselansatz des Schenkelhalses fixiert. Nach der Reposition erscheint es oft am unteren Limbus der Pfanne. In dem vorliegenden Experiment wurden bewußt nur solche Einstellungen gewählt, die auch einem mehrfach verletzten Patienten mit luxiertem Hüftkopf zumutbar sind. Beginnend in Rückenlage sollte man versuchen, die betroffene Hüfte bis etwa zu einem Winkel von 60 - 80° in die frontale Ebene - also plattenfern - zu drehen. Bei weiterer Drehung kommt es zur Überlagerung beider Hüftgelenke. Erlaubt es der Allgemeinzustand des Patienten, so kann man auch - falls nötig - die gesunde Hüfte anheben.

8. Ein praktisches Beispiel aus unserer Klinik zeigt bei dieser Aufnahmetechnik deutlich die Lagebeziehung der Fragmente zur Pfanne und zum luxierten Hüftkopf.

Sollten alle Versuche, Art und Ausmaß der knöchernen Verletzung von Hüftpfanne und Hüftkopf zu differenzieren, fehlschlagen, so steht letztlich noch die <u>Schichtuntersuchung</u> zur Verfügung. Aufwand und technische Schwierigkeiten dieser Untersuchung werden sie jedoch nur selten im akuten posttraumatischen Zustand zur Anwendung kommen lassen.

Die <u>Differenzierung</u> der Hüftpfannen- und Hüftkopfkalottenfrakturen verlangt eine flexible Röntgentechnik. Unter Berücksichtigung des Allgemeinzustandes des Patienten und der technischen Möglichkeiten einer radiologischen Abteilung werden mehrere gestaffelte Aufnahmen unter schrittweiser Innen- oder Außenrotation der verletzten Hüfte, gegebenenfalls kombiniert mit einer vermehrten Innen- oder Außenrotation des Femur der gleichen Seite, in fast allen Fällen eine sichere Diagnose ermöglichen.

M. Sarvestani und W. Belzer

Therapie der Femurkopfkalottenbrüche

Kalottenfrakturen des Femurkopfes sind relativ selten. Schon ihre Erkennung kann je nach Lokalisation schwierig sein und setzt in Verdachtsfällen eine gezielte Röntgendiagnostik voraus. Das Übersehen der Fraktur und damit das Versäumen einer adäquaten Therapie, aber auch die Schwere der Verletzung können zu partieller Kopfnekrose und Koxarthrose mit Funktionsbehinderung und Schmerzen führen. Kopffrakturen gehen vorwiegend mit einer Luxation bzw. einer mehr oder weniger ausgeprägten Fraktur der Hüftgelenkspfanne einher.

Hinsichtlich des Unfallmechanismus ist zu sagen, daß in erster Linie Abscherkräfte infrage kommen. Meistens kommt es zu einer Fraktur des schwächer ausgebildeten Pfannenrandes, seltener zu einer kombinierten Pfannenrand- und Kopfkalottenfraktur. Durch die Überdehnung der Vasa cirxumflexa bzw. nutritia des Hüftkopfes kann es nach nicht sofort durchgeführter Reposition und Extension über eine Gefäßstase und Thrombosierung zur Hüftkopfnekrose kommen. Bei der Spätreposition addieren sich Gefäßschäden und mechanische Schäden. Zu diesem Zeitpunkt befindet sich die Kalotte in der besonders vulnerablen Reparationsphase. Daher ist eine sofortige Reposition in jedem Fall angezeigt. Das Ausmaß der Verletzung und die Art der Primärversorgung bestimmen das weitere Vorgehen.

PIPKIN unterscheidet 4 Frakturtypen:

1. Kalottenfraktur kaudal der Fovea,
2. Kalottenfraktur kranial der Fovea, d. h. innerhalb der Belastungszone,
3. 1 und 2 kombiniert mit einer Schenkelhalsfraktur und
4. 1 und 2 kombiniert mit einer Azetabulumfraktur.

Die Frakturformen 3 und 4 sollen bei unseren Betrachtungen außer Acht gelassen werden.

Die sehr häufig eintretenden posttraumatischen Hüftkopfnekrosen faßt J. BÖHLER nicht als echte septische Kopfnekrosen, sondern als Kopfeinbrüche auf, die unmittelbar nach der Reposition röntgenologisch noch nicht sichtbar sind. Zusätzlich wird die Kopfnekrose durch die unfallbedingte Gefäßschädigung gefördert.

Die Therapievorschläge reichen von streng konservativen bis zu sofortigen operativen Maßnahmen. Bei der konservativen Behandlung stehen die Methode der Wahl die sofortige Reposition und die Extension im Vordergrund. Innerhalb der operativen Behandlungsmöglichkeiten reicht das Spektrum von der Fragmententfernung, der Fixation des Fragmentes mit Schrauben oder Spickdrähten über die Kopfentfernung im Sinne eines GIRDLESTONEs bis zum sofortigen totalendoprothetischen Ersatz. Eine zusätzliche Pfannendachfraktur sollte osteosynthetisch versorgt werden.

Wir verhalten uns bei unserem Patientengut wie folgt: Sofortige Reposition und Extension, frühestmögliche osteosynthetische Stabilisierung der Pfanne und Versuch der Reposition und Fixation des Kalottenfragmentes. Der postoperative Verlauf ist gekennzeichnet durch eine 6 - 8 wöchige Extensionsbehandlung und 6 monatige Entlastung des Hüftgelenkes. Die übliche krankengymnastische Übungsbehandlung erstreckt sich von isometrischen Anspannungsübungen über Bewegungsbad bis hin zur Gehschule. Regelmäßige Röntgenkontrollen sollen Aufschluß über das weitere Schicksal des frakturierten Kalottenteils geben. Hat sich nach halbjähriger Entlastung keine posttraumatische Arthrose bzw. Hüftkopfnekrose entwickelt, darf der Patient mit zwei Unterarmgehstützen zunehmend belasten.

Von 6 Fällen von Kalottenfraktur bei Hüftgelenksluxation, die wir derzeit überblicken, im nachfolgenden einige Fallbeschreibungen:

Fall 1: (Abb. 1a und 1b) 51-jähriger Patient mit Hüftluxation, Pfannendach- und Kalottenfraktur. Rein konservative Therapie und übliche Nachbehandlung. Die 2-Jahreskontrolle zeigt zwar arthrotische Veränderungen im ehemaligen Frakturbereich, der Patient kann jedoch seiner körperlichen Arbeit voll nachkommen; er steht weiterhin in unserer Kontrolle.

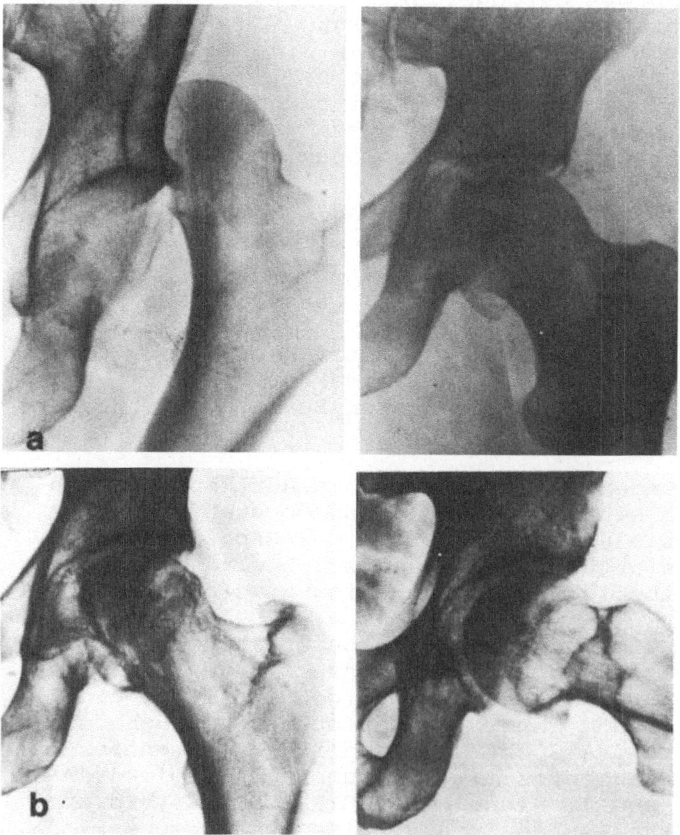

Abb. 1a u. b. (a) Zustand nach Hüftluxation und Reposition; (b) 2-Jahreskontrolle

<u>Fall 2:</u> (Abb. 2) 30-jähriger Patient mit oberer hinterer Hüftluxation, Pfannendach- und Kalottenfraktur. Nach sofortiger geschlossener Reposition und Extension führten wir nach etwa einer Woche in einer 2. Sitzung die Osteosynthese des Pfannendaches durch. Dabei konnte das unblutige Repositionsergebnis aufrecht erhalten werden, wenn auch nicht anatomisch vollkommen, was jedoch nach dem Erfahrungsbericht von PIPKIN nicht ausschlaggebend ist. Da das Unfallereignis erst 7 Wochen zurückliegt, kann über den weiteren Verlauf noch nichts näheres ausgesagt werden.

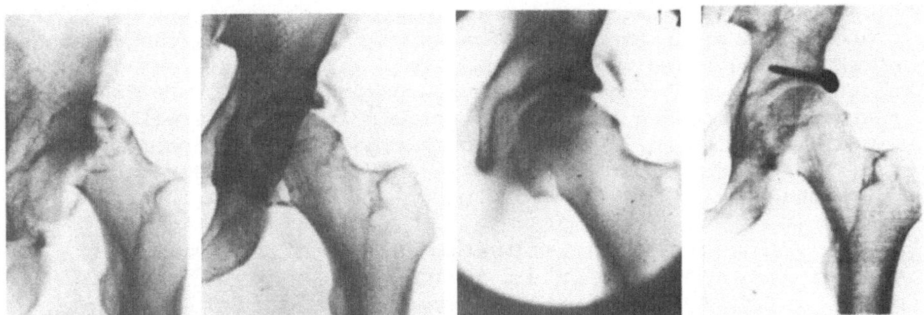

Abb. 2. Zustand nach Luxation, Reposition und Osteosynthese des Pfannendaches

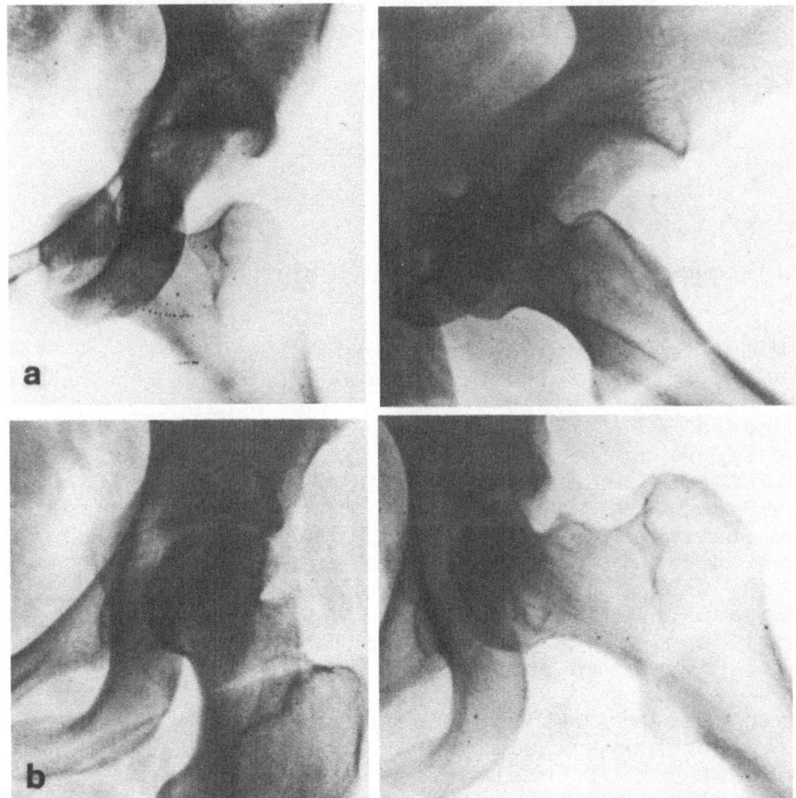

Abb. 3a u. b. (a) Luxatio obturatoria, Unfallbild; (b) Kontrollaufnahme nach 10 Monaten

Fall 3: 50-jähriger Patient, der bei einem Autounfall eine rechtsseitige Hüftluxation mit Fraktur des oberen und hinteren Pfannenrandes sowie Abscherung des kaudalen Kopfanteils erlitt. Da die Erstbehandlung zu keiner zufriedenstellenden Adaptation des Kalottenfragmentes geführt hatte und sich innerhalb von 3 Monaten eine progrediente Kopfnekrose entwickelte, führten wir nach Zuweisung des Patienten nach weiterer 4 wöchiger Beobachtung den totalendoprothetischen Hüftgelenksersatz nach CHARNLEY-MÜLLER durch. Der Patient ist völlig beschwerdefrei und kann seinen alten Beruf wieder ausüben.

Fall 4: (Abb. 3a und 3b) 24-jährige Patientin mit der sehr seltenen Form der Luxatio obturatoria und einer Impressionsfraktur außerhalb der Belastungszone ohne Pfannenfraktur. Wegen des jugendlichen Alters der Patientin und der alleinigen Kopfkalottenfraktur außerhalb der Belastungszone entschlossen wir uns zum rein konservativen Vorgehen. Das Unfallereignis liegt mittlerweile 10 Monate zurück, und die Patientin ist völlig beschwerdefrei. Röntgenologisch zeigten sich bislang keinerlei arthrotische Veränderungen bzw. Umwandlungen im Sinne einer Kopfnekrose.

Zusammenfassung: Die seltenen Femurkopfkalottenfrakturen bei Hüftgelenksluxationen erfordern in jedem Fall eine sofortige Reposition mit anschließender Extension und langfristige Entlastung des Hüftgelenks. Entscheidend für den Verlauf ist, ob sich die Kalottenfraktur außerhalb oder innerhalb der Belastungszone befindet. Entwickelt sich eine schmerzhafte Koxarthrose, sollte man sich zum totalendoprothetischen Hüftgelenksersatz entschließen.

J. Oberhammer

Frakturen des Femurkopfes bei der traumatischen Hüftluxation

Die Fraktur des Femurkopfes ist eine seltene Begleitverletzung der Hüftgelenksluxation. Das zeigt uns sowohl die geringe Anzahl der Veröffentlichungen über dieses Thema, als auch die geringe Zahl der Fälle, über die in diesen Arbeiten berichtet wird. Die meisten Autoren verfügen nur über Einzelbeobachtungen oder einige wenige Fälle. THOMPSON und EPSTEIN, KELLY und LIPSCOMB, RUSSE und SCHEUBA, REFIOR und KÜSSWETTER sowie PIPKIN berichten über 10 und mehr Fälle. Letztgenannter verfügt mit 25 Fällen über das weitaus größte Patientengut, das allerdings nicht aus einer Klinik stammt, sondern aus mehreren Zentren zusammengetragen wurde. PIPKIN präzisierte auch die Einteilung in 4 verschiedene Typen von Frakturformen, die sich für die einzuschlagende Therapie bzw. Prognose als nützlich erwiesen hat.

Wir selbst verfügen über ein Patientengut von 10 Fällen aus den Jahren 1965 - 1973, deren Aufgliederung und eingeschlagene Therapie aus abgebildeter Tabelle ersichtlich ist (Abb. 1). 5 Möglichkeiten der Behandlung bieten sich somit dar:

Die geschlossene Reposition und anschließende Extensionsbehandlung; die geschlossene oder offene Reposition mit Exstirpation des abgebrochenen Fragmentes; die offene Reposition und Osteosynthese der Fraktur; die Arthrodese und der Gelenksersatz durch eine Kopf- oder Totalprothese.

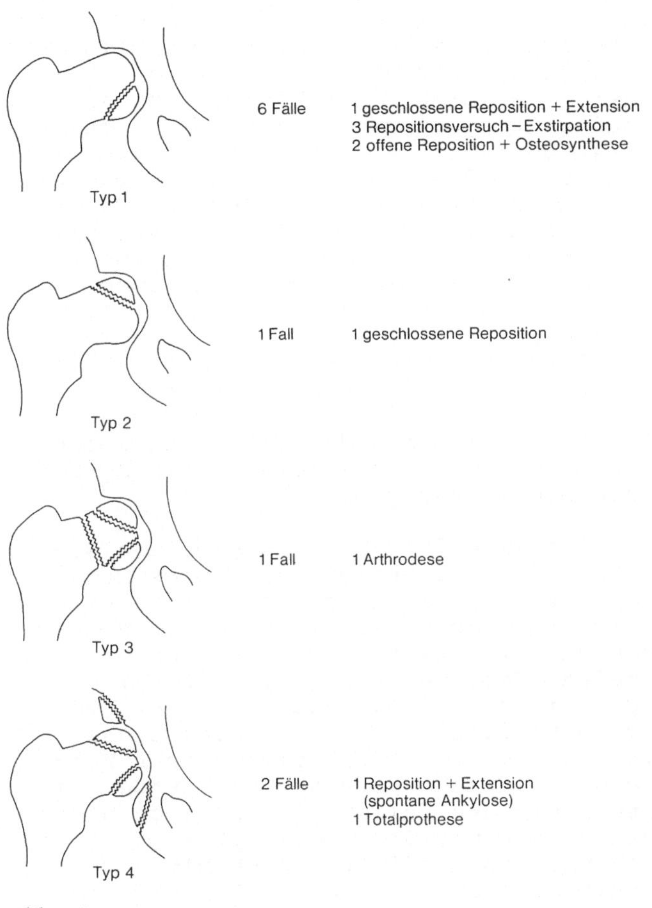

Abb. 1

Die Verletzungsformen des Typs 3 und 4 führen durch die weitgehende Zerstörung der Gelenkskongruenz unweigerlich zur sekundären Arthrose bzw. Ankylose des Gelenkes. Konservative und operativ rekonstruktive Maßnahmen erscheinen hier wenig sinnvoll, man wird sich daher je nach Alter des Patienten entweder zur Arthrodese oder zum Gelenksersatz durch eine Totalprothese entscheiden. Dieses Vorgehen ist von den meisten Autoren unbestritten.

Bei den Verletzungsformen des Typs 1 und 2 differieren die Meinungen jedoch beträchtlich. Die Frakturen des Typs 2 sind dadurch charakterisiert, daß sie den tragenden Teil des Femurkopfes betreffen, weshalb die meisten Autoren die ideale Reposition und Erhaltung des Fragmentes als notwendig erachten und wenn dies nicht möglich ist, den Ersatz durch eine Kopf- oder Totalprothese bzw. Arthrodese empfehlen. PIPKIN berichtet über 2 Fälle von offener Reposition und Osteosynthese die erfolgreich verliefen. Wir selbst verfügen lediglich über einen Fall, der noch dazu wegen der Kleinheit des Fragmentes nicht als typisch erachtet werden kann.

Die Frakturen des Typs 1 scheinen bei allen Autoren am häufigsten auf. Auch bei uns stellt diese Gruppe mit 6 Fällen mehr als die Hälfte aller Verletzungen. Die Meinungen über die einzuschlagende Therapie gehen hier nun weit auseinander. Mit der geschlossenen Reposition ist es nur in den seltensten Fällen möglich, eine exakte Adaptation zu erreichen. Grund dafür ist die Weichteilverbindung des kaudalen Fragmentes, das fast nie isoliert im Gelenk liegt, sondern am Lig. capitis femoris oder an einer Kapselfalte hängend, gekippt oder torquiert wird und so entweder als Repositionshindernis wirkt oder sich nicht ideal anlegt. Fast immer wird somit ein operatives Eingreifen notwendig sein, über die Art desselben herrscht jedoch keine einheitliche Meinung. Eine Gruppe der Autoren empfiehlt die Adaptation des abgebrochenen Fragmentes nach offener Reposition mit anschließender Extensions- oder Gipsbehandlung, die andere die Exstirpation des Fragmentes, da es nicht im tragenden Kopfanteil liege und somit keine wesentliche Funktion erfülle. Auch primäre Gelenksersatzplastik durch eine Kopfprothese bzw. Arthrodese werden genannt.

Von unseren 6 Fällen wurde in einem Fall durch geschlossene Reposition und anschließende Extensionsbehandlung ein gutes Ergebnis erzielt. In 3 Fällen war durch geschlossene Reposition eine Adaptation des Fragmentes nicht möglich bzw. die Reposition überhaupt unmöglich, weshalb man sich zur Exstirpation entschloß. Das Ergebnis konnte jedoch in keinem Fall befriedigen. In 2 Fällen wurde nach primär offener Reposition und Adaptation des Fragmentes eine Osteosynthese durchgeführt. Es sind dies, soweit uns aus der Literatur ersichtlich war, die ersten Fälle dieser Verletzungsform, bei denen diese Behandlung durchgeführt wurde. Der intraoperative Befund zeigte in beiden Fällen, daß es sich um relativ große Fragmente handelte, die mit dem Lig. capitis femoris sowie einer kaudalen Kapsel- und Synovialfalte in Verbindung waren. In beiden Fällen war die exakte anatomische Resposition möglich und eine stabile Osteosynthese mit 2 bzw. 3 kleinen AO-Spongiosaschrauben durchführbar.

Die Nachbehandlung bestand in vierwöchiger Bettruhe mit anfangs isometrischen, dann gymnastischen Beinübungen und anschließender Mobilisierung ohne Belastung, die noch durch 3 Monate fortgeführt wurde. Die Verletzungen liegen nun 2 bzw. 1 1/2 Jahre zurück; beide Patienten sind subjektiv beschwerdefrei und voll arbeitsfähig. Die Hüftgelenksbeweglichkeit zeigt nur endlagige Einschränkung.

Aus diesen Erfahrungen ergeben sich für uns folgende Empfehlungen für das Vorgehen bei den Verletzungen des Typs 1:

Handelt es sich um Fragmente, die sich durch schonende geschlossene Reposition exakt adaptieren lassen, erscheint uns ein operatives Eingreifen nicht notwendig. Es ist allerdings eine längerdauernde Nachbehandlung durch Extension oder Gipsverband notwendig. Ist die Reposition jedoch nicht oder nur unbefriedigend möglich, befürworten wir die offene Reposition. Von der Größe und Lage des Fragmentes wird es abhängen, ob dieses besser entfernt werden soll oder eine Osteosynthese sinnvoll erscheint.

Der Grund für dieses Vorgehen fußt im Wesentlichen auf drei Überlegungen:

1. sind wir übereinstimmend mit einem Teil der Autoren der Meinung, daß die späteren arthrotischen Veränderungen geringer und weniger störend sind, wenn die anatomische Form des Femurkopfes erhalten wird.

2. erscheint es uns konsequenter eine Osteosynthese durchzuführen, wenn schon offen reponiert werden muß. Außerdem ist das Einheilen des Fragmentes eher zu erwarten, wenn die Fraktur unter Druck gesetzt und nicht nur adaptiert wird.

3. ergeben sich für den Patienten wesentliche Vorteile: Die Behandlungsdauer bzw. der Spitalaufenthalt kann um Monate verkürzt werden und die nachteiligen Folgen einer längerdauernden Extensions- bzw. Gipsbehandlung für Knie und Hüftgelenk können vermieden werden.

Abschließend muß allerdings noch einschränkend darauf hingewiesen werden, daß die Beobachtungszeit unserer beiden operierten Fälle mit 1 1/2 bzw. 2 Jahren noch relativ kurz erscheint, um ein endgültig positives Urteil abgeben zu können.

J. Strmiska und Z. Harnach

Luxationsbrüche des Schenkelkopfes

Im Laufe der letzten 15 Jahre haben wir 13 Verletzte mit einer frischen Luxationsfraktur des Schenkelkopfes behandelt.

Vom praktischen Standpunkt aus unterscheiden wir folgende Typen dieser Luxationsfrakturen:

1. Frakturen, welche die Tragfläche des Kopfes betreffen
2. Frakturen außerhalb der Tragfläche
3. Trümmerbrüche des ganzen oder fast ganzen Kopfes
4. Trümmerbrüche, die neben Kopf auch andere Teile des proximalen Oberschenkels betreffen (Schenkelhals, Trochantergegend).
5. Typen unter 1 - 4 mit gleichzeitigem Abriß des Azetabulumrandes.

Die Schenkelkopffrakturen außerhalb der Tragfläche bilden die Mehrzahl in unserem klinischen Material (7 Fälle, darunter eine Verletzung mit dem Abbruch des Azetabulumrandes). Zweimal war die Tragfläche betroffen, dabei war bei einem Verletzten auch der Azetabulumrand abgerissen.

Bei 2 Verletzten wurde praktisch der ganze Schenkelkopf zertrümmert und aus der Gelenkpfanne luxiert. Bei einem Fall war nicht nur der Schenkelkopf, sondern auch der Schenkelhals zerbrochen und bei einem anderen noch das Trochantermassiv.

Der gleichzeitige Abriß des Azetabulumrandes hat eine besondere Bedeutung nicht nur vom Standpunkt der Entstehung, sondern er ist auch für die Art der Behandlung sehr wichtig, ja manchmal entscheidend. Die zuletzt erwähnte kombinierte Verletzung haben wir dreimal beobachtet. Der abgerissene Azetabulumrand kann die Instabilität der Reposition hervorrufen, wie es bei einem unserer Patienten der Fall war.

Was die Therapie betrifft, haben wir bei 7 Verletzten die konservative Reposition gewählt. Bei einem Verletzten ist es gelungen, eine ideale Reposition zu gewährleisten. Sechsmal haben wir operiert, und zwar zweimal das abgebrochene Fragment entfernt, zweimal haben wir die primäre Arthrodese durchgeführt und bei 2 Fällen eine zervikokapitale Prothese implantiert.

Unserer Meinung nach ist es nicht notwendig, kleinere Fragmente bedingungslos zu reponieren oder zu entfernen, soweit sie die Bewegungen des Gelenkes nicht behindern. Bewegungshemmende Fragmente muß man entfernen oder im Bereich der Tragfläche - reponieren und fixieren. Die Trümmerbrüche bieten keine Möglichkeit, konservativ behandelt zu werden. Die zervikokapitale Prothese bietet in diesen Fällen eine entsprechende Lösung an, die aber bei Jüngeren nicht als ideale betrachtet werden kann. Die Trümmerbrüche des ganzen proximalen Femurrandes sind für eine Prothese nicht geeignet und stellen eine Indikation zur primären Arthrodese dar.

Wenn wir die Dauerbehandlungsergebnisse nachprüfen, können wir die optimistischen Berichte einiger Autoren nicht bestätigen. Unserer Erfahrung nach bedeutet diese Verletzungsart immer eine ernste Bedrohung der Leistungsfähigkeit des Hüftgelenkes. Es besteht die Gefahr der aseptischen Kopfnekrose, die wir bei einem Kranken beobachtet haben. Bei 4 Patienten ist eine Ankylose des verletzten Hüftgelenkes entstanden, bei einem in Luxationsstellung. Eine freie Beweglichkeit haben wir bei 5 Verletzten festgestellt, bei 2 anderen eine leichte Bewegungseinschränkung. Die zervikokapitalen Prothesen werden von uns nicht bewertet.

Ausgedehnte parartikuläre Ossifikationen sind bei 2 von den 6 operierten Patienten entstanden. Diese festgestellten Folgen haben uns bewogen, die Operationsindikationen sehr ernst zu überlegen. Deswegen gehen wir bei allen Fällen, wo eine reale Möglichkeit für eine erfolgreiche konservative Behandlung besteht, konservativ vor, reponieren konservativ und legen eine Entlastungsextension an.

Die Indikation zu zervikokapitalen Prothesen würden wir nur bei Verletzten von über 60 Jahren stellen. Die Luxationsbrüche des Schenkelkopfes als Folge der Motorisierung kommen in der Gegenwart öfters vor. Die Traumatologen müssen eine klare Vorstellung über die Therapiemöglichkeiten in Abhängigkeit von den Frakturtypen haben. Dazu ist es notwendig, die Erfahrungen aus mehreren traumatologischen Abteilungen zusammen auszuwerten, da kein Krankenhaus eine so große Erfahrung besitzt, aus welcher man allgemein gültige Schlußfolgerungen ziehen könnte.

M. Hönig

Offene Luxationsfraktur mit pertrochanterer Fraktur

Ich möchte über einen 33-jährigen Postzusteller berichten, der am 12. 4. 1962 als Mopedfahrer von einem Auto niedergestoßen wurde. Nach dem Unfall wurde er sofort auf die Unfallstation Steyr im schweren Schock eingeliefert.

In der linken Trochantergegend war eine ausgedehnte Rißquetschwunde. Die Röntgenaufnahme zeigte einen hinteren Pfeilerbruch und einen Bruch der Pfannenhinterwand, sowie eine Luxation des Oberschenkelkopfes nach hinten, kranial, lateral. Außerdem war der Oberschenkel pertrochanter durchgebrochen und der Trochanter major in mehreren Bruchstücken abgerissen (Abb. 1a). Der Verletzte hatte zusätzlich noch einen Talushalsbruch links, einen hinteren Monteggia links sowie Brüche und Verrenkungen an den Fingern der linken Hand.

Nach Schockbekämpfung wurde in Allgemeinnarkose primär die Wunde ausgeschnitten, die Hüftverrenkung offen reponiert und die pertrochantere Fraktur mit einer Drahtzerklage fixiert. Eine Plattenosteosynthese konnte dem Polytraumatisierten wegen des schlechten Allgemeinzustandes nicht zugemutet werden. Anschließend erfolgte die Ruhigstellung im Becken-Bein-Gipsverband durch 14 Wochen. Die Wundheilung war glatt.

Nach Gipsabnahme Heilgymnastik und zur Entlastung ging der Patient mit Stützkrücken. Die Röntgenaufnahme 7 Monate nach dem Unfall ließ bereits eine Kopfnekrose erkennen, nach 14 Monaten war der Kopf in toto im Umbau und zusammengebrochen, wobei allerdings seine grobe Form erhalten blieb, wie man es auf dem Röntgenbild vom 14. 3. 1969 sieht (Abb. 1b).

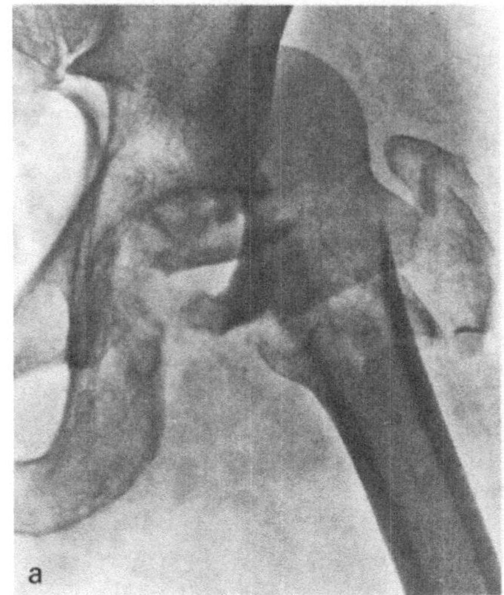

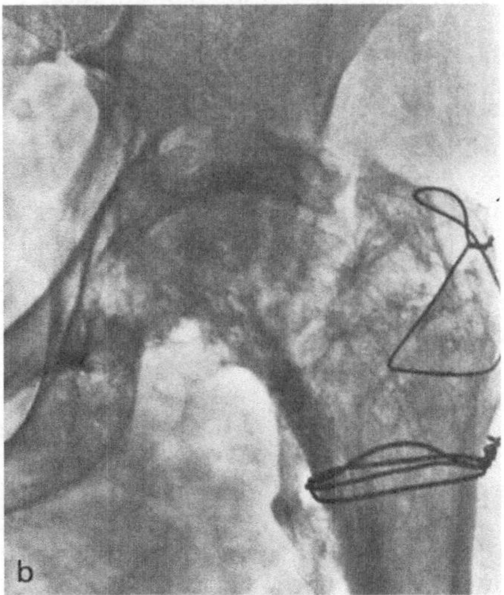

Abb. 1a u. b. (a) 12. 4. 1962; (b) 14. 3. 1969

Wir haben den jetzt 45-jährigen Verletzten klinisch und röntgenologisch nachuntersucht: Die Röntgenaufnahme zeigte gegenüber der Aufnahme vom 14. 3. 69 keine wesentliche Änderung, lediglich eine vermehrte Sklerosierung des Pfannendaches. Der Verletzte geht jetzt stundenlang schmerzfrei mit einem orthopädischen Schuh mit geringem Verkürzungsausgleich, fast ohne Hinken. Er will auch wieder seinen früheren Beruf als Postzusteller aufnehmen. Die Funktionsaufnahmen zeigen: Verkürzung von etwa 2 cm, Trendellenburg leicht positiv, eine leichte Abspreizhemmung links. Die tiefe Hocke ist möglich und die peripheren Beingelenke sind frei beweglich. Bemerkenswert ist, daß trotz der relativ schweren Kopfnekrose, die sich stabilisiert hat, dieses schöne funktionelle Ergebnis erreicht wurde.

H. Hiebler und G. Zöch

Ein ungewöhnlicher Fall einer zentralen Hüftluxation

Bei dem zu schildernden Fall handelt es sich um eine Hüftverletzung im Rahmen eines Polytraumas. Ungewöhnlich ist die seltene Klinik, die das Hüftgelenk nach der Einlieferung des Patienten zeigte.

Im Rahmen des schweren Schockgeschehens und bei der schlechten Ansprechbarkeit des Patienten richtete sich das Hauptaugenmerk jedoch bald auf die rechte untere Extremität. Diese zeigte eine Deformierung im Hüftbereich, lag extrem außenrotiert und war deutlich schlechter durchblutet als die linke. Pulse waren zunächst an beiden unteren Extremitäten nicht zu tasten. Nach der sofort begonnenen Schockbekämpfung stiegen die Blutdruckwerte deutlich an und das Allgemeinbefinden des Patienten besserte sich deutlich. An der linken unteren Extremität waren nun Pulse zu tasten, ebenso an beiden oberen Extremitäten, nur die rechte untere Extremität blieb pulslos. Bei der weiteren klinischen Exploration wurde das Bein unter leichtem Zug innenrotiert, worauf die Durchblutung spontan einsetzte. Ließ man die rechte untere Extremität wieder locker, traten sofort alle Zeichen einer schweren Durchblutungsstörung auf. Bei der weiteren Untersuchung fanden sich neben einer blutigen Anurie auch Verdachtszeichen einer abdominellen Blutung, worauf eine Sofortoperation vorgenommen werden mußte. Am Abdomen fanden sich Einrisse der Leberkapsel sowie der Mesenterialwurzel. Diese wurden zunächst versorgt. Nach Verschluß des Peritoneums wurde eine Blasenruptur gefunden und ebenfalls versorgt. Vom Parazystium ausgehend, gegen die rechte Beckenhälfte hin zeigte sich ein riesiges Hämatom. Bei der Exploration desselben fand sich nun eine rechtsseitige Beckenfraktur mit zentraler Hüftluxation. Im Becken zu sehen war der rechte Hüftkopf mit dem proximalsten Teil des Schenkelhalses. Unmittelbar davor zog das Bündel der A. u. V. iliaca ext. Diese waren durch den Rand des Hüftkopfes bei stärkerer Außenrotation des Beines abgeklemmt, ohne jedoch durch zahlreiche in der Umgebung liegende Knochenfragmente verletzt zu sein.

Im Bereiche der gesamten schweren Beckenverletzung war zudem noch reichlich Harn von der Blasenruptur. Wir wollten nun bei gleichzeitigem Zug an der rechten unteren Extremität die manuelle Reposition vom Becken aus versuchen. Diese gelang auch nach gründlicher Revision der Luxationsfraktur nicht. Es hatte sich hier ein schon öfter gesehener "Ventilmechanismus" ausgebildet. Der Pfannenboden war durch die zahlreichen Frakturlinien und großen Fragmente gleichsam zu groß geworden, um in seine ursprüngliche topographische Ebene zurückgedrängt werden zu können. Die großen Fragmente hielten den Hüftkopf fest zurück.

Wir haben daher nur einen muskulären Schutz für die Gefäße aus dem M. iliacus rechts gebildet, das Wundgebiet gut drainiert und verschlossen. Die Dauerzugsbehandlung an der rechten unteren Extremität mit 2-stündlichen Röntgenkontrollen brachte innerhalb der nächsten 10 Std den Erfolg einer groben Reposition. Im Rahmen der weiteren Behandlung ist eine Korrektur der Hüfte nicht möglich gewesen. Die Konsolidierung erfolgte mit dem Endergebnis einer posttraumatischen Koxarthrose. Beim fortgeschrittenen Alter des Patienten wird wahrscheinlich der alloplastische Gelenksersatz das Behandlungsende darstellen.

Wir wollten diesen Fall wegen seiner doch ungewöhnlichen Klinik und seines nahezu summarischen Überblickes über die Komplikationen bei der Behandlung der Beckenfraktur mit zentraler Hüftluxation vorstellen.

H. Kraumann und J. Frinta

Erfahrungen bei der konservativen und operativen Behandlung der Hüftgelenksverrenkungsbrüche

Die Zunahme des Straßenverkehrs bringt eine erhebliche Steigerung der Beckenverletzungen mit sich. Dies beweist auch die Statistik der letzten 5 Jahre der bei uns stationär behandelten Patienten. Im Jahre 1968 waren 3,2% aller Frakturen Beckenbrüche. Während der letzten 5 Jahre kam es zu einer allmählichen Erhöhung bis auf 5,3% im Jahre 1972. In dem Zeitabschnitt von 5 Jahren 1968 - 1972 wurden auf unserer Abteilung 128 Verletzte mit 176 Beckenbrüchen stationär behandelt. Verkehrsunfall als Unfallursache wurde bei 62,7% von diesen Verletzten festgestellt.

Bei 97 Verletzten - 76,1% handelte es sich um eine Mehrfachverletzung, nur bei 31 Verletzten - 23,9% um eine isolierte Fraktur. Von den Nebenverletzungen steht die Brustkorbverletzung an der Spitze mit 36,3%.

Tabelle 1. Nebenverletzungen bei 128 Fällen

1. Thorax	64	(36,3%)
2. Weichteile	58	(32,9%)
3. Hirn-Schädel	49	(27,8%)
4. Extremitätenfraktur	37	(21,0%)
5. Bauchorgane	13	(7,3%)
6. Harnorgane	8	(4,5%)

Tabelle 2. Bruchformen der Beckenbrüche

1. Beckenrandbrüche	29	(16,5%)
2. Beckenringbrüche	115	(65,5%)
3. Hüftpfannenbrüche	32	(18,0%)
a. ohne Verschiebung	8	(25,0%)
b. mit Verschiebung	10	(31,5%)
c. Luxationsfraktur	14	(43,5%)

Die Behandlung der Hüftpfannenbrüche erfolgte konservativ im Streckverband (8), Dauerzug mit Drahtextension (18) und operativ (6).

Nur 25% von unseren Patienten wurden operativ behandelt. Der allgemein schlechte Zustand, besonders mit Rücksicht auf die Nebenverletzungen sowie auch anfänglicher Mangel an Erfahrung, führten uns zu der konservativen Therapie.

Die Nachuntersuchung von unseren Verletzten zeigten ein gutes Ergebnis bei mehr als 50% (Tabelle 3).

Tabelle 3. Nachuntersuchung - 24 Patienten

I. Sehr gut	14	(58,3%)
II. Gut	5	(20,8%)
III. Genügend	2	(8,4%)
IV. Schlecht	3	(12,5%)

In der Gruppe I sind die ganz beschwerdefreien Verletzten mit einer objektiv freien Beweglichkeit im Hüftgelenk. In dieser Gruppe sind auch 2 operierte Verletzte. Die anderen operierten mit einem Hüftgelenksverrenkungsbruch sind in der zweiten Gruppe mit nur leichten subjektiven Beschwerden und mit einer nur gering eingeschränkten Beweglichkeit im Hüftgelenk. Die Nachuntersuchung zeigte, daß auch ältere Verletzte erfolgreich operiert werden können: Ein 75 Jahre alter Mann hat 2 Jahre nach der Operation eines Hüftgelenksverrenkungsbruches mit einer Koxarthrose nur geringe subjektive Beschwerden und kann gut ohne Stock gehen. Dagegen beobachteten wir bei 5 Nachuntersuchten, die im Dauerzug behandelt wurden, größere Einschränkung der Beweglichkeit im Hüftgelenk mit erheblichen subjektiven Beschwerden.

Die Letalität der von uns behandelten Verletzten mit Beckenbrüchen betrug 14,2%. Bei allen 18 Verstorbenen war die Todesursache eine Nebenverletzung oder eine Kreislaufkomplikation.

Die Nachuntersuchung der von uns behandelten Verletzten, wenn es sich auch nicht um eine große Anzahl von Patienten handelt, führt uns zu der Schlußfolgerung, daß bei einem Hüftgelenksverrenkungsbruch die operative Reposition und operative Stabilisierung voll indiziert sind.

W. Spier, G. Krischak und C. Burri

Pathologische Frakturen des Azetabulums

Spontanfrakturen der Hüftpfanne haben ihre Ursachen nur selten in benignen Knochentumoren. Meist handelt es sich um Malignome oder zumindest Metastasen bösartiger Geschwülste, die zum Zusammenbruch des Pfannenbodens und zur pathologischen zentralen Hüftluxation führen.

Eine Resektion des Tumors hat in solchen Fällen nur bei gutartigen Geschwülsten einen kurativen Effekt, wobei noch die Indikation zur Hemipelviektomie zu diskutieren ist. Bei malignen Tumoren können jedoch die Möglichkeiten der Pflege verbessert und Schmerzen gelindert werden, wenn man sich nach Tumorresektion zu einer erweiterten Totalprothetik des Hüftgelenkes entschließt.

4 Fälle im Telegrammstil:

42-jährige Patientin. Metastasierendes Mamma-Karzinom, Absiedelungen in rechter Hüftpfanne und rechtem Ileosakralgelenk ein Jahr nach Ablatio mammae. Einbruch der Pfanne, Belastungsfähigkeit und starke Schmerzen. Resektion des Tumors, Auffüllen des Defektes mit Knochenzement und Einsetzen einer Totalprothese. Gleichzeitig Resektion der Beckenmetastase und Zementplombe. Die Patientin wurde gehfähig, verstarb jedoch 2 Jahre nach der Mammaamputation an multipler Metastasierung.

61-jährige Patientin, ein Jahr nach Ablatio mammae, Metastasierung in Azetabulum und proximales Femur. Frakturen des Pfannenbodens und Schenkelhalses. Ausräumen des Tumorgewebes. Begrenzung des Defektes medial durch eine Platte. Einbringen von Zement, der durch einen entsprechend vorgebogenen Steinmann-Nagel armiert wird. Einsetzen einer Kunststoffpfanne und einer erweiterten Hüftkopfprothese. Patientin wurde zwar nicht gehfähig, jedoch schmerzfrei und konnte zu Hause weiter gepflegt werden.

57-jährige Patientin, 6 Monate nach Operation eines Schilddrüsen-Karzinoms. Metastase in der linken Beckenschaufel mit zentraler Hüftluxation. Schema der Resektion und des Wiederaufbaus der linken Beckenhälfte mit Knochenzement. Die Patientin wurde gehfähig an 2 Stützkrücken nach Hause entlassen.

70-jährige Patientin, 6 Monate nach Nephrektomie wegen Hypernephrom. zentrale Hüftluxation wegen Beckenmetastase. Resektion der Metastase. Mediale Abstützung des Defektes durch eine Platte. Eindrehen von 2 Schrauben in die Beckenschaufel zur Abstützung des Zementes. Einsetzen einer Totalprothese. Das Schema zeigt nochmals die einzelnen Schritte der Operation. Die Montage war belastungsfähig. Tod der Patientin 7 Monate nach dem Eingriff wegen Hirnmetastasen. Hüftpräparat bei der Autopsie. Die Konstruktion leistete einer Längsstauchung von 440 kg Widerstand.

Pathologische zentrale Hüftluxationen verursachen kaum zu beeinflussende Schmerzen und verunmöglichen eine adäquate Pflege. Durch die Entfernung des Tumors en bloc und eine erweiterte totalprothetische Versorgung des Hüftgelenkes kann Schmerzfreiheit und Belastungsstabilität erreicht werden.

Wir glauben deshalb, daß auch in Fällen mit infauster Prognose bisweilen ein solch aufwendiges chirurgisches Vorgehen angezeigt ist.

E. Beck

Zusammenfassung

Wir haben heute gehört, daß bei der Interposition von Knochenstücken die sofortige Operation mit Entfernung des Interponats wichtig ist, daß dies innerhalb der ersten 24. Std. erfolgen soll, daß die Ergebnisse vom 2. - 21. Tag deutlich schlechter sind. Es ist auch die Meinung ganz einheitlich, daß größere dorso-kraniale Keile offen reponiert und verschraubt werden sollten, falls sie sich bei der primären Reposition nicht entsprechend anlegen. Der Zeitpunkt dieser Operation wird abhängig gemacht vom Allgemeinzustand des Verletzten und davon, ob es sich um einen Polytraumatisierten handelt oder nicht.

Die Meinungen über die Behandlung der zentralen Hüftverrenkungsbrüche sind nicht ganz einheitlich. Es steht hier die konservative Behandlung mit Extension, der Fixateur externe und die operative Behandlung gegenüber. Operativ werden vom dorsalen Zugang vor allem die hinteren Pfeilerbrüche und Querfrakturen, die vorderen Pfeilerfrakturen vom vorderen Zugang, Kombinationsbrüche von einem vorderen und hinteren Zugang - wobei die letzteren zum Teil in verschiedenen Operationsakten durchgeführt werden - versorgt. In der Nachbehandlung hat sich gezeigt, daß diese nicht ganz einheitlich ist. Die meisten fordern eine Entlastung durch Extension. Die Entlastung durch Gehen mit Stützkrücken scheint nicht immer ausreichend zu sein.

Schwierig ist es festzustellen, ob es sich um eine Kopfnekrose handelt oder nicht. Die Szintigraphie kann uns hier einen wesentlichen Hinweis geben. Bei den Kopfkalottenbrüchen hat sich gezeigt, daß bei den Brüchen PIPKIN 1 und 2 doch die offene Reposition und Fixation der gebrochenen Stücke, falls sie groß genug sind, im Vordergrund steht, während die Exstirpation im allgemeinen nur von kleineren Bruchstücken angegeben wird. Bei PIPKIN 2 und 3 ist die Rekonstruktion nicht mehr möglich. Hier tritt der prothetische Ersatz oder die Arthrodese je nach Alter des Patienten in den Vordergrund.

Außerordentlich interessant war die Demonstration eines Falles mit einer Gefäßkompression durch den Oberschenkelkopf.

Zum Schluß haben uns noch Herr SPIER und Mitarbeiter Behandlungsmöglichkeiten bei pathologischen Frakturen gezeigt, daß man auch diese Patienten, bei einer entsprechenden operativen erweiterten Totalendoprothese doch noch schmerzfrei bekommen kann.

W. Heiss, R. Daum und H. Fischer

Beckenfrakturen bei Kindern und Jugendlichen

Während der letzten 25 Jahre kamen an der Kinderchir. Abt. der Heidelberger Univ. nur 104 traumatische Becken- und Hüftverletzungen bei Kindern und Jugendlichen zur Behandlung. Diese relativ geringe Zahl erklärt sich aus der enormen Pufferwirkung des kindlich juvenilen Beckens, seiner großen Beweglichkeit in den Beckenendgelenken, sowie der ungewöhnlichen Elastizität der noch nicht straff entwickelten Knochen- und Bandmassen.

Große Gewalteinwirkungen führen jedoch auch schon am jugendlichen Becken zu schweren Zerstörungen. Dem entsprechend standen Verkehrsunfälle mit insgesamt 53,8% ätiologisch im Vordergrund, gefolgt von 30,8% schweren Unfällen bei Spiel und Sport, sowie 8,7% Arbeitsunfällen und 6,7% sonstige Ursachen (Tabelle 1).

Tabelle 1. Unfallursachen Beckenfrakturen - Kinderchirurgie Heidelberg (1950 - 1974)

	n	%
Straßenverkehr	56	53,8
Spiel und Sport	32	30,8
Arbeit	9	8,7
Sonstige	7	6,7
Gesamt	104	100,0

♂ : ♀ = 63,5 : 36,5

Während die Kinder bei Verkehrsunfällen meist von schnell fahrenden Kraftfahrzeugen erfaßt oder überfahren wurden, bildeten bei den letzten Gruppen meist Stürze aus großer Höhe, Einklemmungen oder das Getroffenwerden von schweren Gegenständen, z. B. einer einstürzenden Mauer oder einem umfallenden Hoftor, die Unfallursache. Jungen waren infolge ihrer größeren Aktivität mit 63,5% gegenüber Mädchen mit 36,5% im Verhältnis von fast 2 : 1 deutlich häufiger betroffen. Nur 23,1% aller Unfälle fanden sich bei der Altersgruppe der 1 - 5 jährigen, 31,7% bei den 6 - 13 jährigen und 45,2% bei den 14 - 18 jährigen, wobei gerade bei dieser Altersgruppe die Verkehrsunfälle mit 67% neben den Arbeitsunfällen eindeutig überwogen. Seitendifferenzen hinsichtlich der Lokalisationshäufigkeit fanden sich nicht; ebenso wenig bestanden statistisch signifikante Unterschiede in der Unfallhäufigkeit während der einzelnen Monate, jedoch schien sich eine gewisse Häufung der Verkehrsunfälle in der kalten Jahreszeit und eine Zunahme von Spiel- und Arbeitsunfällen in den wärmeren Monaten, besonders im Juli, abzuzeichnen.

Beckenrandfrakturen fanden sich in 36 Fällen (34,6%), wobei es sich überwiegend um Schambeinfrakturen (20) und Beckenschaufelfrakturen (11) handelte, während nur 3 Sitzbeinfrakturen beobachtet werden konnten. Ursache war meist eine erhebliche direkte Gewalteinwirkung. Auffallend war hierbei das Überwiegen der isolierten Schambeinfrakturen bei Kindern, da bei diesen die 3 das Hüftgelenk bildenden Knochen noch eine relative Beweglichkeit zulassen. Die Häufigkeit der Frakturen des horizontalen Astes erklärt sich dabei aus seiner relativen Dünne im Bereich des Tuberculum pubicum. Infolge des elastischeren Knochens waren Stückfrakturen beim Kind sehr selten (Tabelle 2).

Tabelle 2. Frakturlokalisation
Beckenfrakturen - Kinderchirurgie Heidelberg

	n	%
Beckenrand	36	34,6
Beckenring	41	39,4
Beckenluxation	6	5,8
Hüftluxation	5	4,8
Hüftgelenkspfanne	16	15,4
Gesamt	104	100,0

Zweimal handelte es sich um einen Abriß der Spina iliaca anterior superior, der im strengeren Sinne nicht als Fraktur, sondern als für Jugendliche typische Sportverletzung mit Abriß der Darmbeinapophyse angesehen werden muß (LÖHR, VOSTRCIL).

Die Behandlungsergebnisse der Beckenrandfrakturen waren unter konservativer Behandlung mittels Bettruhe während 2 - 4 Wochen gut. Bei der Nachuntersuchung zeigten sich unsere Patienten mit Beckenschaufelfrakturen durchschnittlich 8 Jahre nach dem Unfall alle beschwerdefrei; nach Sitz- und Schambeinfrakturen wurden trotz röntgenologisch guter Frakturheilung von etwa 40% geringe Beschwerden bei längerem Stehen und schwerem Heben angegeben.

Beckenringfrakturen waren in unserem Krankengut mit 39,4% weitaus am häufigsten. In mehr als 3/4 der Fälle handelt es sich dabei um vordere Beckenringfrakturen, wobei auch hier die horizontalen Schambeinäste, vor allem der rechte vermehrt betroffen waren (18 rechts, 10 links, 7 beiderseits). Zur Behandlung erschien meist eine Liegezeit von 4 - 6 Wochen ausreichend, nur selten war eine bimanuelle Reposition der Fragmente erforderlich. Die Prognose ist, wie unsere Nachuntersuchungsergebnisse zeigten, auch in Fällen mit einer in Verlagerung verheilten Fraktur im allgemeinen gut.

Doppelte Vertikalbrüche (Malgaigne'sche Frakturen), die nach VOLLMAR und WALTER als frontale Stauchungsbrüche angesehen werden müssen, wurden 10 mal an Patienten im schulpflichtigen Alter beobachtet. Hierbei ist ebenso wie bei den doppelten vorderen Beckenringfrakturen meist eine Extensionsbehandlung und längere Bettruhe erforderlich, da die Muskulatur das Fragment nach oben zieht. Eine mediko-mechanische Nachbehandlung ist anzuschließen. Trotzdem zeigten 2/3 unserer nachuntersuchten Patienten einen Beckenschaufelhochstand mit etwas gestörtem Gangbild und geringen Beschwerden bei Gehen, Stehen und Heben.

Beckenluxationen kommen selten isoliert vor. Wir hatten 6 Patienten (5,8%) in Behandlung. Ileosakralluxationen und Symphysenrupturen werden mit etwa 4 Wochen Bettruhe behandelt, Steiß- und Kreuzbeinluxationen reponiert. Bei starker Diastase der Schambeine empfiehlt sich ein Kreuz-Beckengurtverband oder eine Hängemattenlagerung. Ein operatives Vorgehen ist beim Kind nicht zu empfehlen.

Hüftluxationen sind im Kindesalter extrem selten, da der elastischere kindliche Bandapparat statt zu reißen, der einwirkenden Gewalt nachgibt (TITZE, 1961). So fanden wir gegenüber den wesentlich häufigeren Luxationen beim Erwachsenen in unserem Krankengut nur 5 Fälle (6%); FINESCHI konnte 1957 aus der gesamten Weltliteratur nur 137 kindliche Fälle zusammenstellen. Die häufigste Form der Luxatio iliaca entsteht, wenn die durch den Unfall bedingte Innenrotation in Beuge- und leichter Abduktionsstellung stattfindet, was bei unseren kindlichen Patienten meist durch Getroffenwerden von flächenhaften, schweren Gegenständen der Fall war. Die unblutige Reposition soll so frühzeitig wie möglich erfolgen und gelingt bei Kindern in tiefer Narkose meist leicht. Zur Vermeidung einer Reluxation oder Kopfnekrose empfiehlt sich eine anschließende Ruhigstellung durch Bettruhe und Schienenlagerung (QUIST-HANSEN, SEEWALD). Eine mehrwöchige Ruhigstellung im Beckenbein-Gipsverband, wie sie HOHMANN und FINESCHI empfehlen, erscheint uns weder zweckmäßig noch erforderlich. Die Nachuntersuchungsergebnisse waren durchwegs gut.

Das weitaus schwierigere und undankbarste Kapitel der Beckenfrakturen sind die Hüftgelenkspfannenfrakturen, die bei unseren Patienten in 16 Fällen (15,4%) zu beobachten waren. Dabei handelte es sich 7 mal um eine Pfannendachfraktur, 6 mal um eine Pfannengrundfraktur (davon 1 mal mit einer schweren Zertrümmerung des Beckens kombiniert), 2 mal um Pfannenrandfrakturen und 1 mal um eine zentrale Hüftgelenksluxationsfraktur. Die Behandlung sollte in einer rechtzeitigen, möglichst unblutigen Reposition mit anschließend mehrwöchiger Entlastung durch Dauerzug erfolgen. In seltenen Fällen erscheint eine blutige Reposition mit Fixation der abgesprengten Fragmente durch Platten oder Schrauben angezeigt, wobei allerdings die Erzielung einer ausreichenden Stabilität gerade beim Kind besondere Schwierigkeiten bereiten kann. Die Prognose ist bei Pfannenrandbrüchen noch am günstigsten und gestaltet sich bei Pfannengrund- und -dachfrakturen ebenso wie bei der zentralen Hüftgelenksluxationsfraktur wesentlich problematischer. Sie ist entsprechend der meist schweren Gewalteinwirkung weitgehend von den oft multiplen Begleitverletzungen abhängig.

Diese waren besonders bei den Beckenring- und Hüftgelenkspfannenbrüchen am häufigsten. So standen mit 25,0% Schädel-Hirn-Traumen im Vordergrund. Begleitende Frakturen der oberen Extremität fanden sich in 14,4%, der unteren Extremität in 16,3%. Eine Thoraxverletzung war in 5,8%, ein stumpfes Bauchtrauma in 18,2% nachweisbar. Über die darin enthaltenen Fälle von urologischen Komplikationen wird Herr JANZIK heute noch berichten. 16 Patienten (15,3%) wiesen einen schweren Volumenmangel-Schock auf, der dringend einer Infusions- und Transfusionstherapie bedurfte.

Die bei Erwachsenen häufiger beschriebenen neurologischen Ausfallerscheinungen im Bereich der Beckennerven (JUNGE, 1952) waren bei Kindern selten. Wir fanden nur in 1 Fall eine Parese des N. Ischiadicus nach Hüftgelenksluxationsfraktur, bei 2 weiteren Fällen bestanden bei der Nachuntersuchung Sensibilitätsausfälle im Bereich des N. genito-femoralis (mit nur noch teilweiser Erektion) und an der Dorsalseite des rechten Oberschenkels nach Sitz- und Schambeinfraktur rechts bei erhaltener Kohabitationsfähigkeit. Hüftkopfnekrosen waren bei unseren nachuntersuchten Patienten nicht festzustellen.

In Anbetracht der nachfolgenden Vorträge zum gleichen Thema haben wir versucht, nur einen statistischen Überblick über Ätiologie, Lokalisation, Komplikationen und Nachuntersuchungsergebnisse bei kindlichen Beckenfrakturen zu geben, während deren zahlreiche Besonderheiten, vor allem die wachstumsbedingten Folgezustände und Eigenheiten der Therapie dabei natürlich nicht berücksichtigt werden konnten.

H. D. Schmidt und S. Hofmann

Die Problematik schwerer Beckenfrakturen im Wachstumsalter

Beckenverletzungen im Kindesalter haben in den letzten Jahren an Bedeutung gewonnen, da sie zunehmend im Rahmen schwerer Mehrfachverletzungen auftreten.

Von 1961 - 1973 behandelten wir 47 Kinder mit einer Beckenfraktur, von denen 17 multitraumatisiert waren. Eine schwere Beckenfraktur liegt unserer Ansicht dann vor, wenn

1. bei stabilem Beckenring, in der Regel bei isolierten Beckenfrakturen zusätzliche Organverletzungen im Becken und Abdominalbereich vorliegen
2. wenn eine erhebliche Instabilität des Beckenringes entstanden ist oder
3. wenn eine Kombination von instabilem Beckenring und Organverletzung gefunden wird.

Diese Kriterien trafen bei 15 Fällen zu, wobei die Kombination Organverletzung mit instabiler Beckenfraktur am häufigsten, nämlich 8 mal auftrat.

Die Frakturlokalisation zeigte, daß eine Sprengung der straffen Gelenke mit einer verhältnismäßig großen Zahl beteiligt ist. Es wurden 4 totale Luxationen der Ileosakralfuge beobachtet. Außerdem bestanden 3 Milz-, 2 Leber-, 1 Zwerchfell- und 1 Pankreasverletzung in Kombination mit einer schweren Beckenfraktur. Meist fanden sich alle Hohlorganverletzungen am Orte des Traumas, wobei Blasen- und Urethraverletzungen im Vordergrund standen.Bei nichtdislozierten Frakturen genügt eine Ruhigstellung bzw. eine komprimierende Schwebebehandlung. Problematisch sind jedoch diejenigen

Frakturen, die mit einer Sprengung der Iliosakralgelenke und der Symphyse bzw. einer starken Dislokation des Beckenringes einhergehen.

Die beiden nachfolgenden Fälle zeigen eindrucksvoll die bestehenden therapeutischen Schwierigkeiten und ihre Folgen für das Wachstum:

Im ersten Fall handelt es sich um ein 4-jähriges Mädchen, das von einem Traktor überfahren wurde. Hierbei hatte es sich folgende Verletzungen zugezogen: 1. Luxation der Articulatio sacroiliaca rechts und links mit Symphysensprengung, 2. Beckenschaufelfraktur links, 3. doppelte Schambeinfraktur links, 4. Schambeinfraktur rechts, 5. Vaginalruptur und 6. Harnröhrenabriß.

Zunächst wurde die Vaginalruptur sowie der Harnröhrenabriß durch eine Naht versorgt. Die schwere Beckenfraktur konnte mit einer Schwebebehandlung und Extension gehalten werden. Das nächste Dia zeigt den weiteren Verlauf der Beckenfraktur nach 2, 4 und 6 Wochen mit einer zunehmenden Verknöcherung der Iliosakralgelenke.

Im anderen Fall handelt es sich um ein 9 Jahre altes Mädchen, das von einem LKW überrollt wurde. Hier fanden sich folgende Verletzungen:

1. Dammriß 4. Grades mit Sphinkterdurchtrennung, 2. Abriß der Vagina und Urethra, 3. Weiteilverletzung der Vagina, 4. Symphysensprengung und Sprengung der Iliosakralgelenke beidseitig mit starker Dislokation rechts, 5 Einriß des rechten Ovars, 6. Einriß des Mesosigmas mit retroperitonealem Hämatom und 7. Ischiadikusschaden beidseitig.

Sofort nach der Aufnahme erfolgte die operative Versorgung der Verletzungen. Die schwere Luxation machte die Rekonstruktion der Hohlorgane zunächst unmöglich, so daß die Fixation des Beckenringes mit einer 4 Loch-AO-Platte über der Sympyse notwendig wurde. Danach operative Versorgung der Vaginal- und intraabdominalen Verletzungen, wobei die Ovarialverletzung übernäht und ein doppelläufiger A. praeter angelegt wurde. Hier sehen Sie die Röntgenkontrolle nach 5 Wochen. Es findet sich eine gute Adaption der Symphyse. Die Reposition im rechten Ileosakralgelenk gelang jedoch nicht vollständig. Die Wunde heilte sekundär. Nach 2 Monaten Rückverlagerung des Anus praeter, wobei es anschließend infolge einer hämatogenen Streuung zu einer abszedierenden Pneumonie kam. Nach 9 Monaten Metallentfernung. Die Kontrolle nach 1 1/2 Jahren zeigt infolge des rechtsseitigen Beckenhochstandes eine relative Beinverkürzung von 1 cm, die eines Schuhausgleiches bedarf. Die neurologischen Folgen aufgrund der Ischiadikusschädigung stehen heute im Vordergrund der Beschwerden.

Massive Dislokationen lassen sich nur schwer oder wie der 2. Fall zeigte unvollständig reponieren. Hierbei stellt sich die Frage, ob nicht auch beim Kind eine operative Reposition und Fixation sinnvoll ist, da eine vollständige Wiederherstellung der Ileosakralgelenke und der Syndesmose der Symphyse durch konservative Maßnahmen nicht immer gelingt.

Gerade im Wachstumsalter bringen diese Frakturen für den weiteren Verlauf besondere Probleme. Gelingt die Reposition nicht, so führt dies zur Beinverkürzung auf der betroffenen Seite mit den bekannten folgenschweren Veränderungen im Becken- und Wirbelsäulenbereich. Aus diesem Grunde muß immer eine exakte Wiederherstellung des Beckenringes notfalls operativ angestrebt werden. Dabei genügt meist die Osteosynthese mit einer Halbrohrplatte der AO im Bereich der Symphyse nicht. Eine zusätzliche Extension auf der betroffenen Seite - gegebenenfalls an beiden Seiten - ist zur Erhaltung der ileosakralen Kontinuität unumgänglich.

Jedoch auch die günstigste Reposition führt in der Regel zu einer frühzeitigen Verknöcherung der Ileosakralgelenke und damit zu einem Stillstand der Entwicklung des Beckenringes.

Schließlich darf nicht unerwähnt bleiben, daß eine solche frühzeitige Verknöcherung der Ileosakralgelenke mit dem Verlust der Elastizität des Beckenringes einhergehen. Dadurch sind später bei Mädchen mit ziemlicher Sicherheit Gebärschwierigkeiten zu erwarten, so daß die Eltern über die möglichen Folgen - nämlich einer Schnittentbindung - informiert werden müssen.

G. Manner und U. Knapp

Die Behandlung von Beckenringfrakturen mit dem Beckenkompressionsbügel

Beckenringbrüche sind eine relativ häufige Verletzungsfolge nach Stürzen aus großer Höhe und Verkehrsunfällen. Nicht selten werden Schambein- bzw. Sitzbeinfrakturen und Symphysenrupturen beobachtet.

Nach den gültigen Richtlinien ist die Behandlung konservativ orientiert. So werden nicht wesentlich dislozierte Frakturen bei Bettruhe zur Ausheilung gebracht. Ist jedoch durch Verschiebung einer oder beider Beckenhälften eine Beeinträchtigung der Statik zu erwarten, sind Repositionsversuche indiziert. Üblicherweise wird als konservative Behandlungsmaßnahme die Lagerung in der Rauchfuss'schen Schwebe oder die Extension mit Schienenlagerung angewandt.

In der BG-Unfallklinik Tübingen hat sich bei der Behandlung von dislozierten vorderen Ringbrüchen und ausgeprägten Symphysenrupturen der von RICHTER entwickelte, modifizierte Beckenkompressionsbügel, auch Beckenzwinge genannt, bewährt. Durch die regulierbare Kompressionswirkung des Gerätes wird eine schonende, kontinuierliche Reposition der dislozierten Fragmente erreicht. Sekundärverschiebungen werden so weitgehend vermieden. Gleichzeitig kann eine eventuell erforderliche Behandlung von Weichteilverletzungen und eine Krankengymnastische Übungsbehandlung durchgeführt werden. Die Pflege des Patienten wird wesentlich erleichtert.

Individuelle Verstellbarkeit des Bügels, gelenkige Lagerung der Kompressionsflächen, Nadelzapfen an der Auflagefläche der komprimierenden Rundstäbe. Kompression und Reposition durch dosierte Einstellung des seitlichen Gewindes entsprechend der röntgenologischen Kontrolle (Abb. 1). (Aus SCHMELZEISEN/WELLER, Bekkenbrüche, Chirurgische Op.-Lehre 1974).

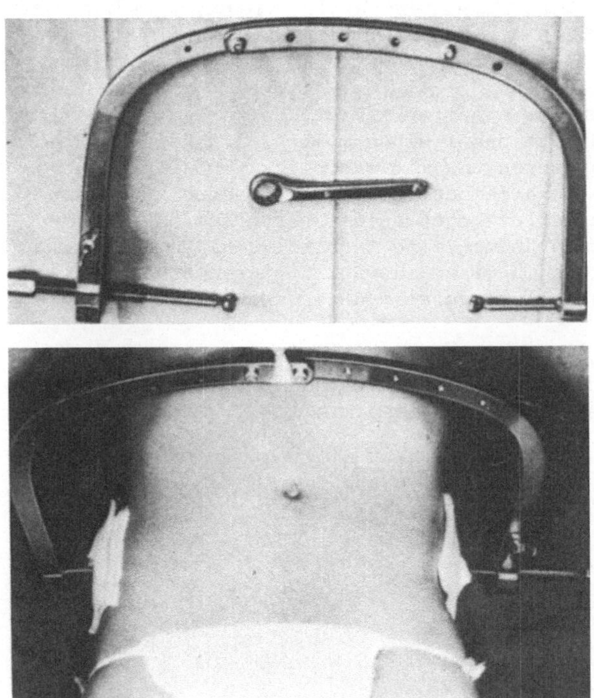

Abb. 1. Beckenkompressionsbügel

Bei der Anlage des Beckenkompressionsbügels ergeben sich keine besonderen operationstechnischen Probleme. Nach einem längs verlaufenden Hautschnitt wird bds. etwa in der Mitte zwischen dem höchsten Punkt der Crista iliaca und der Trochanterspitze nach Spalten der Fascie des M. gluteus medius eingegangen. Die Muskulatur wird auseinandergedrängt und so die seitliche Beckenwand freigelegt. Die Enden des Beckenkompressionsbügels können nun leicht an die Beckenschaufel angelegt werden. Ein Verrutschen des Gerätes wird durch Nadelzapfen an der Auflagefäche der komprimierenden Rundstäbe verhindert. Je nach individuellen Körperverhältnissen kann der Bügel am oberen Teil der Breite des Beckens angepaßt werden. Die Reposition wird durch dosiertes Anziehen der seitlichen Schraube, die in einem Gewinde läuft, erreicht. Auch mehrere Tage nach dem Unfallereignis kann eine Annäherung der dislozierten Beckenanteile erzielt werden.

Besonders zu achten ist auf sekundäre Blasenverletzungen durch knöcherne Fragmente. Man muß sich deshalb in manchen Fällen zur verzögerten Kompression entschließen. Dabei hat sich die Reposition unter zystoskopischer Kontrolle bewährt. Der Beckenkompressionsbügel bleibt durchschnittlich für 6 Wochen in situ. In dieser Zeit wird der Patient bei Bettruhe intensiv krankengymnastisch beübt. Operative Maßnahmen, die eventuell an der Harnblase oder an der rupturierten Harnröhre durchzuführen sind, werden durch den liegenden Beckenkompressionsbügel nicht behindert. Der Patient darf dann nach schrittweiser Mobilisierung, etwa nach 8 Wochen, mit Gehübungen zunächst im Gehwagen, dann an Unterarmgehstützen beginnen.

Hier ein Fallbeispiel: Ein 33-jähriger Arbeiter stürzte bei Arbeiten an einem Neubau aus 10 Meter Höhe ab und erlitt dabei neben multiplen anderen Verletzungen unter anderem eine Symphysensprengung mit erheblicher Diastase, eine Fraktur des auf- und absteigenden Schambeinastes rechts und eine Sprengung im Ilio-Sakralgelenk. Begleitende Verletzungen an der Harnblase oder an der Harnröhre lagen nicht vor. Es bestand jedoch eine Ischiadikus-Parese rechts. Nach Erstversorgung der Verletzungen in einem auswärtigen Krankenhaus wurde der Patient eine Woche nach dem Unfallereignis in unsere Klinik verlegt.

Fall: N. J., geb. am 28. 11. 1941. Unfalltag: 4. 12. 1973. Die Abb. 2 zeigt eine Beckenübersicht, die am Unfalltag angefertigt wurde, den Zustand mit liegendem Kompressionsbügel, 4 Wochen p.o.

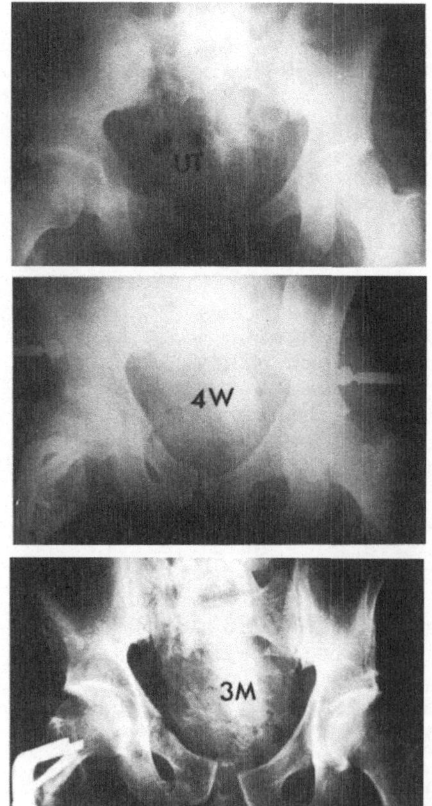

Abb. 2

und den Endzustand 3 Monate nach dem Unfallereignis. Durch den Beckenkompressionsbügel wurde eine befriedigende Annäherung der gesprengten Symphysenanteile erreicht (Abb. 2).

In der Regel lassen sich bei Anwendung dieses konservativ zu nennenden Behandlungsverfahrens eingreifende operative Maßnahmen mit zweifelhaftem Erfolg und daraus resultierende Komplikationen z. B. eine posttraumatische Osteomyelitis im Bereich der Symhpyse nach Verplattung vermeiden.

P. Hertel und F. Klapp

Die Luxatio iliosacralis

Doppelte Vertikalverletzungen des Beckenringes (sog. Malgaigne-Typ) kommen in etwa 1/4 aller Beckenfrakturen vor. Einseitige Malgaigne-Verletzungen sind häufiger als gekreuzte Malgaigne-Verletzungen und wesentlich häufiger als doppelseitige Malgaigne-Verletzungen. Am dorsalen Umfang des Beckenringes überwiegen dabei die knöchernen Verletzungen etwas gegenüber den ligamentären Läsionen. Die Iliosakralfuge ist dorsal von mächtigen Bandmassen überbrückt. Isolierte Zerreißungen der Iliosakralfuge gibt es sehr selten, praktisch immer stellt sich eine Iliosakralzerreissung als Folge oder kombiniert mit einer Kontinuitätsunterbrechung des vorderen Beckenringes ein, die Stabilität ist dorsal wesentlich größer als ventral.

Zur iliosakralen Dislokation ist starke Gewalt notwendig, die charakteristischerweise eine Beckenhälfte um mehrere Zentimeter nach kranial verschiebt. Es kommt häufig zu ausgedehnten gedeckten Verletzungen mit großem Blutverlust. Die weitere Diagnostik muß zuallererst nach Blasen- und Harnröhrenverletzungen suchen, die in etwa 10 - 20% der Iliosakralsprengungen beteiligt sind, weiter nach retro- und intraperitonealen Darmverletzungen, Vaginalrupturen, Verletzungen der iliakralen Arterien und nicht zuletzt Schädigungen des Plexus sacralis. Trotz Laparoskopie wird man durch riesige retroperitoneale Hämatome mit einer Laparotomie gelegentlich auf die falsche Fährte gelockt.

Die röntgenologische Diagnostik wird im wesentlichen durch das a. p.-Bild erschlossen, Rotationsverhältnisse und a. p.-Verschiebungen der verletzten Beckenhälfte können jedoch durch Schrägprojektoren besser erkannt werden.

Die Versorgung der iliosakralen Luxation sollte unter dem Gesichtspunkt der schweren Allgemeinverletzung zurückstehen, andererseits so früh wie möglich erfolgen. Wir haben früher die Reposition durch alleinige Extension am abgespreizten Bein erstrebt, je nach Erfordernis in Kombination mit seitlicher Extension oder Beckenschwebe, haben jedoch selten vollständige Reposition erreicht. Eine Verbesserung wurde in einigen Fällen durch vordere offene Reposition und Fixation erreicht.

In letzter Zeit haben wir die Iliosakralsprengungen, sobald es der Zustand des Patienten zuließ, in Narkose geschlossen reponiert. Dabei wurde Seitzug und anschließender Längszug über die Beckenschaufel und über das Hüftgelenk gleichzeitig ausgeübt.

Auf Grund unserer Erfahrungen möchten wir bei der iliosakralen Luxation folgendes Vorgehen empfehlen:

1. geschlossene Reposition in Narkose und Operationsbereitschaft;
2. bei Mißlingen der geschlossenen Reposition die offene Reposition und Plattenstabilisierung der Symphyse;
3. bei verbleibender iliosakraler Dislokation dorsale offene Reposition;
4. Extension für 6 Wochen, Ruhigstellung für insgesamt 12 Wochen.

Man darf erwarten, daß mit diesem Verfahren ein Teil der bei Iliosakralsprengungen häufigen Spätfolgen, wie lokale Beschwerden (meist durch Instabilität) oder Folgen veränderter Statik oder neurologische Ausfälle, vermieden werden kann. Die Unebenheiten des Iliosakralgelenkes garantieren nach der Reposition eine wesentlich bessere Stabilität.

Demonstration:

Fall L. M., 18 J. Untere Rumpfquetschung durch Kranträger. Verschiebung der rechten Beckenhälfte um 4 cm nach kranial. Unvollständige Reposition durch Längszug, der zu Anfang mit einer Seitextension an der Spina iliaca anterior superior kombiniert war. Nach 1 Jahr vollständige Ankylosierung der rechten Iliosakralfuge. Keine neurologischen Ausfälle, Kontinenz und Potenz erhalten.

Fall S. S., 7 J. Von LKW überrollt. Verschiebung der linken Beckenhälfte um 6 cm nach kranial, weites Klaffen des vorderen Beckenringes. Harnröhrenabriß, Längsruptur der Vagina und Abriß der Vagina in Höhe der Portio. Manuelle Reposition in Narkose: Verkürzung weitgehend ausgeglichen. Klinisch vollständige Stabilität nach 3 Monaten.

D. Fink und H. Möseneder

Offene Symphysensprengung mit primärer Verplattung

Ein 29-jähriger Motorradfahrer kam in einer Kurve zum Sturz. Bei der Landung traf er dabei in Grätschstellung auf einen Randstein auf, was zu einer ausgedehnten Weichteilverletzung mit Riß vom Anus bis zur Peniswurzel, wobei der Levator ani durchtrennt war und Testes, Prostata und Harnblase frei in der Wunde lagen, führte. Das rechte Bein blieb dabei am Randstein hängen und der mit der Körpermasse weiterheilende linke Fuß führte zu einer maximalen Spreizwirkung an der Symphyse und somit zu der im Röntgen sichtbaren Bänderverletzung. Außerdem bestanden kleinere Knochenbrüche an den Extremitäten. Man sieht die Symphyse im Röntgen ca. 14 cm weit klaffen, die beiden Beckenhälften sind um eine frontale sowie um eine sagittale Achse gekippt und beide Kreuzdarmbeinfugen sind gelockert, rechts deutlich mehr als links.

Nach Schockbehandlung blutige Reposition und Fixation der Symphyse mit 4 Loch Halbrohrplatte. Die Harnblase war dabei im "Symphysenspalt" interponiert und wäre bei konservativer Behandlung sicher der Reposition hinderlich gewesen. Nach 8 Wochen Bettruhe und Bewegungsübungen bei zusätzlicher Ruhigstellung in der Beckenschwebe über 6 Wochen wurde der Pat. mobilisiert und 12 Wochen nach dem Unfall kam es dann zum Bruch der Platte, die dann auch entfernt wurde. Der Bruch der Platte war zu erwarten, da die Funktion derselben nur in einer Belastbarkeit eines damit fixierten so stark beanspruchten Halbgelenkes gesehen werden kann.

Bei der Nachkontrolle 7 Jahre nach dem Unfall ist der Patient beschwerdefrei und übt uneingeschränkt seinen Beruf als Grenzpolizeibeamter aus. Klinisch findet sich freie Beweglichkeit, keine Beinschwellung, auch keine Blasen- oder Mastdarmstörungen sowie ungestörte genitale Funktion. Auch ein sekundär operierter und rezidivierter Bauchwandbruch macht keine wesentlichen Beschwerden. Röntgenologisch findet sich ein weitgehend normaler Symphysenspalt ohne wesentliche Stufenbildung. Auch am hinteren Beckenring keine Stufenbildung und nur zarte arthrotische Veränderungen an der rechten Kreuzdarmbeinfuge. Auffallend sind die geringen sekundären Veränderungen am Kreuzdarmbeingelenk und das Fehlen der bei fast allen konservativ behandelten Symphysenrupturen sichtbaren Verknöcherungen der Schambeinfuge. Vielleicht kommt es doch durch die bei der operativen Behandlung resultierende Ruhigstellung zu einer funktionell befriedigenden Regeneration der Schambeinfuge.

Die Rektusscheide wird kaudal von der Linea semicircularis in ihrem hinteren Blatt nur von der Fascia transversalis aufgebaut und ist hier deutlich schwächer. Wenn es also bei einer Verletzung zu einer so maximalen Spreizwirkung an der Symphyse und durch den Adduktorenzug zu so einer mächtigen Symphysenzerreissung kommt, so kommt es dabei sicher immer zu einer Mitverletzung der Bauchwand. Wir würden also in dieser Begleitverletzung eine Operationsindikation zur Versorgung der weit klaffenden Symphysenverletzung sehen. Erst eine stabil fixierte Schambeinfuge schafft dann die Voraussetzungen für die immer notwendige primäre operative Versorgung der Bauchdeckenverletzung.

H.G. Ender

Symphysenzerreißung mit Bruch beider Schambeinäste und Schenkelhalsbruch

Allgemein wird bei Hüftpfannen und Beckenbrüchen von rektalen Repositionsversuchen abgeraten, weil es durch die scharfkantigen Bruchränder zur Perforation und Infektion des Bruchhämatomes kommen kann. Das gleiche gilt auch von vaginalen Repositionsversuchen der vorderen Beckenringbrüche.

Ich möchte Ihnen einen Fall vorstellen, bei dem wir ausnahmsweise von dieser Einstellung abgegangen sind: Ein 16-jähriges Mädchen erlitt bei einem Motorradunfall eine Symphysenzerreißung mit Bruch beider Schambeinäste links sowie einen Schenkelhalsbruch der selben Seite. Vor der Nagelung des Schenkelhalsbruches in Narkose auf dem Extensionstisch wurde vaginal die Reposition der verschobenen Symphyse und der Schambeinäste versucht und brachte eine zufriedenstellende Bruchstellung. Dann wurde der Schenkelhalsbruch mit einem Dreilamellennagel versorgt. Der Heilverlauf war komplikationslos. Das Kontrollröntgen nach einem Jahr zeigt die Symphyse geschlossen und die Schambeinäste sowie den Schenkelhalsbruch in guter Stellung geheilt.

J. Kroupa und R. Kirschner

Zur konservativen Behandlung der Beckenbrüche bei Mehrfachverletzten

Im Zusammenhang mit der Bearbeitung der Problematik der Mehrfachverletzungen mit Beteiligung der Extremitäten haben wir klinische Angaben aus 24 770 Krankengeschichten der Jahre 1934 - 1967 bearbeitet.

Wir haben festgestellt:

1. 21 617 Kranke (87,3%) erlitten isolierte Verletzungen an Extremitäten, meistens Einzelfrakturen seltener Polyfrakturen.
2. 3 153 (12,7%) erlitten Mehrfachverletzungen an den Extremitäten.

Unter dem Begriff: "Mehrfachverletzung der Extremitäten" verstehen wir hier eine Verletzung an den Extremitäten und gleichzeitig an anderen Körperteilen wie Kopf, Brustkorb, Bauch, Harnapparat, Beckenbrüche, Verletzungen der Wirbelsäule usw.

Die Letalität betrug bei isolierten Extremitätenverletzungen 0,91% - 197 Verstorbene, war aber bei den Mehrfachverletzungen 10 mal höher (9,64% - 304 Verstorbene).

Bei diesen zwei Gruppen haben wir die Diagnosenanzahl von Verletzungen an Extremitäten verfolgt. Die Anzahl der Verletzungen an den Extremitäten pro Patient: Einzelfrakturen, Verletzungen der Gelenke usw.

Bei isolierten Verletzungen entfallen auf einen Kranken im Durchschnitt 1,3 Extremitätenverletzungen.

Bei Mehrfachverletzungen kommen auf einen Kranken 1,8 Extremitätenverletzungen. Hier muß man praktisch allerdings noch durchschnittlich 2 Verletzungen anderer Körperteile hinzurechnen.

Abb. 1 zeigt die Verteilung von 6 224 einzelnen Begleitverletzungen auf Schädel, Thorax, Abdomen, Becken und Wirbelsäule bei 3 153 Gliedmaßen-Mehrfachverletzten.

Diese Aufstellung gibt nur eine Übersicht über das Vorkommen der einzelnen Organverletzungen. Die speziellen Kombinationen der Verletzungen mit ihren Dringlichkeitskategorien lassen sich daraus nicht ableiten, auch nicht das Dominieren dieses oder jenes Schadens.

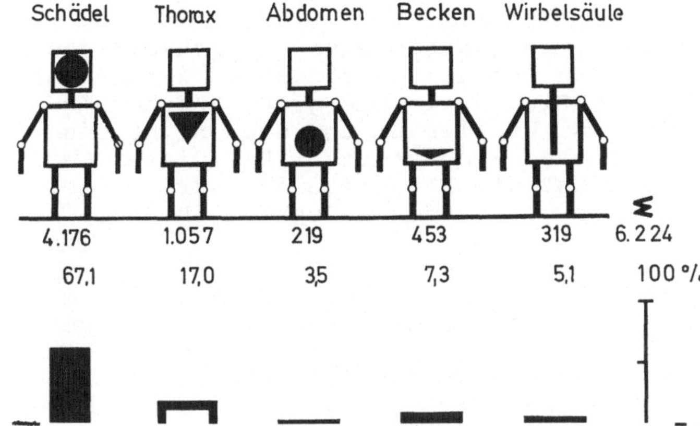

Abb. 1. Verteilung von 6 224 einzelnen Begleitverletzungen bei 3 153 Gliedmaßen-Mehrfachverletzten

Im Zusammenhang mit der erörterten speziellen Thematik: "Beckenbrüche im Rahmen der Mehrfachverletzungen" haben wir noch diese zwei Angaben festgestellt:

1. Bei den hospitalisierten Verletzten im Forschungsinstitut binnen 10 Jahren (1961 - 1970) haben wir 11 005 Diagnosen von Frakturen gezählt, davon entfielen auf die Beckenbrüche 407 d. h. 3,7%;
2. Während desselben Zeitabschnittes wurden 12 250 Verletzte - überwiegend Verkehrsunfälle - hospitalisiert. Davon starben 652 Verletzte. Die Letalität betrug deshalb 5,32%. Die Diagnose "Beckenbruch" erschien in dieser Gruppe bei 58 Verstorbenen, also praktisch bei 9%. Fünf von oben erwähnten Diagnosen - Leitdiagnose Beckenbruch - entfielen auf die Mehrfachverletzten.

Diese Feststellung halten wir deshalb für bedeutungsvoll, da sich die Beckenbrüche an den großen Blutverlusten besonders signifikant beteiligten. Diese Feststellung ist auch deshalb interessant, da das Vorkommen der Diagnose "Beckenbruch"

a) mehrfach höher in der Gruppe der Mehrfachverletzten ist, die gestorben sind, als in der Gruppe der Mehrfachverletzten, die überlebten;
b) bedeutungsvoller in der Gruppe der Verstorbenen was die schweren Beckenfrakturen betrifft, im Vergleich mit der Gruppe "Beckenbruchmehrfachverletzte - Überlebende", so auch mit der Gruppe "isolierte Beckenbrüche";
c) sehr wichtig bei der Feststellung der Quelle und Quellen von Blutungen bei den Mehrfachverletzungen mit dem Vorkommen der Beckenbrüche und bei Mehrfachverletzungen ohne diese Diagnose;
d) bedeutungsvoll auch von der allgemeinen Ansicht, was die verkürzte Zeit der Überlebung betrifft, und zwar bei den "Beckenbruchmehrfachverletzten" im Vergleich mit einer anderen Gruppe der Mehrfachverletzten ohne Beckenbruch.

Die Beckenbrüche im Zusammenhang mit den Mehrfachverletzungen verschlechtern die Prognose dieser Verletzung durch die Verblutung. Profuse Blutung in das Beckenbindegewebe trägt mit sich die Möglichkeiten der Beckentamponade oder man macht eine gezielte Unterbindung der großen blutenden Beckengefäße eventuell mit zusätzlicher Ligatur der A. illica interna. Das Ausmaß der Blutung kommt dann zur Darstellung, wenn wegen einer gleichzeitigen Blasen- oder Harnröhrenverletzung operativ vorgegangen werden muß oder bei negativem Befund einer Blutung in die großen Körperhöhlen bei gleichzeitig fortwährend abfallendem und sich nicht bessernndem Blutdruck trotz reichlichen Blutersatzes. Bei dieser Gelegenheit möchten wir betonen, daß die Resultate der gerichtsmedizinischen Sektionen uns keinen genügenden Aufschluß über die Todesursache geben.

Der Anteil der Extremitätenbrüche, aber auch der Beckenbrüche mit tödlichem Verlauf wird in der Praxis oft unterschätzt. Diese Verletzten bekommen meist weniger Blut als sie verloren haben. Wenn bei solcher Fehleinschätzung noch ein operativer Stabilisierungseingriff hinzukommt, so wird der Patient noch weiter - auch im Sinne des fortschreitenden Blutverlustes - gefährdet.

Wir haben wiederholt Blutverluste auch bei den schweren isolierten vertikalen Beckenbrüchen von 3 Liter und mehr gemessen.

Im Zusammenhang mit dieser Realität, daß die Blutungen sehr häufig ihren Ursprung in dem Abriß der kleinen Beckenvenen und Arterien haben, indizieren wir immer noch ausnahmsweise die operative stabile Wiederherstellung der zerstörten Beckenstabilität und Beckenkontinuität. Dabei dürfen wir nicht auf die Problematik der Stabilisierung der klaffenden Symphyse und der dislozierten symphysennahen Brüche vergessen.

Beim konservativen Vorgehen bei der Symphysenzerreißung haben wir Schwierigkeiten; bei Benutzung der Hängematten bei der Retention der reponierten Symphysenzerreißung. In diesem Zusammenhang denken wir über eine praktische Anwendung der Osteotaxis nach.

Bei den vertikalen Beckenbrüchen mit Verrenkung erreichen wir mittels Drahtextension an der hochgelagerten Extremität und mittels Hängematte die Einrichtung der Verrenkung in den Sakroiliakalgelenken, besonders dann, wenn wir diese Behandlung als dringende Fortsetzung der sofortigen Reposition ansehen.

Das Schicksal des Oberschenkelkopfes entscheidet sich bei den zentralen Verrenkungsbrüchen meistens schon in den ersten 24 Std. nach dem Unfall. Bei verspäteter Einrichtung treten häufig schwere Dauerschäden auf (BÖHLER). Die richtige Entscheidung heißt: Sofort nach der Aufnahme des Verletzten die präventiven und Behandlungsmaßnahmen gegen den Schock durchzuführen und gleich darauf die Reposition. Wir verwenden dabei einen Längszug am Oberschenkel mit 1/5 des Körpergewichtes und bei der 1. und 3. Gruppe der "zentralen" Luxationsfrakturen auch einen Zug und Gegenzug in Querachse mit 5 kg. Bei solchem Vorgehen erreicht man immer die Reposition des Femur und regelmäßig auch die Reposition des Beckenbodens. Dadurch können Kopfnekrose, Myositis ossificans und teilweise auch die sekundäre Arthrose verhindert werden. Wenn man erst nach 24 Std. reponiert, gelingt es, den Oberschenkelkopf herauszuziehen, gewöhnlich aber keine richtige Reposition des Pfannengrundes. Dasselbe gilt für Femurluxationen mit Abbruch eines Pfannendach- oder des Femurkopfstückes. Bei solchen Abbrüchen muß man sich immer bewußt sein, daß isolierte Brüche von diesen Typen selten vorkommen, aber daß die Kombination von Azetabulumfraktur und Femurluxation öfters gleichzeitig anzutreffen ist.

Solche Befunde imponieren klinisch als instabile Luxationen, manchmal aber auch ohne typische Symptome für eine Luxation. Die Erfahrungen aus der Begutachtung warnen uns, daß diese Verletzungen leicht übersehen werden, wenn nur eine Röntgenaufnahme in a. p.-Richtung gemacht wird.

Aus dem Titel unseres Vortrages geht hervor, daß wir bei den Mehrfachverletzungen nicht die in der Literatur beschriebenen Vorteile der operativen Stabilisation einschließlich der Schaffung besserer Bedingungen für die weitere Pflege der Mehrfachverletzten anwenden, sondern die konservative Methode bevorzugen.

Die Behandlung der Verrenkungen bei den vertikalen Beckenbrüchen eventuell bei der Symphysenzerreißung nach dem Einrichten im Gipsverband kommt bei den Mehrfachverletzten selten in Frage.

Bei den Schwerverletzten besteht die erste Aufgabe in der Beseitigung der Störung der Atmung, in der Bekämpfung des Schocks, in der Stillung starker Blutungen, im Blutersatz nach Beckenbrüchen und in der Diagnostik und Behandlung etwaiger expansiver Blutungen in den Körperhöhlen. Primäre Osteosynthesen oder Eingriffe an den Weichteilen - mit Ausnahme von Verletzungen großer Arterien - werden auf ein Minimum beschränkt, oder es wird eine Behandlung gemäß den Grundsätzen der "Urgence différée" eingeleitet (ISELIN, EHALT, GEORG).

Zum Schluß führe ich 2 Beispiele der konservativen Behandlung der Beckenbrüche bei 2 Verletzten mit Mehrfachverletzungen an:

1. 18-jährige Arbeiterin nach einem Verkehrsunfall am 28. 10. 1973. Diagnose: Gehirnkontusion, Fr. cruris dect ap., beidseitiger Oberschenkelbruch, Beckenbruch. Der Beckenbruch zuerst mit Extension in zwei Richtungen versorgt. Komplikationen: Generelle Fettembolie; Serumhepatitis; Abszeß in der rechten glutealen Region; Ostitis tibiae dext. Bei der Kontrolle im August 1974 besteht eine befriedigende Funktion der Gelenke der unteren Extremität.

2. 22-jährige Frau erlitt am 13, 12. 1973 einen Verkehrsunfall. Diagnose: Contusio cerebri; Leber- und Lungenzerreißung, Serienrippenbrüche rechts, Beckenbruch. Der Beckenbruch wurde mittels Hängematte und Extension in 2 Richtungen behandelt. Bei der Kontrolle am 2. 9. 1974: volle Funktion beider Hüftgelenke. Komplikation: Nach viermonatiger Behandlung klagte die Patientin über heftige Schmerzen in der rechten Lendengegend begleitet von einer Hämaturie. Diese Komplikation dauerte 3 Wochen. Gründliche urologische Untersuchung hat keinen objektiven pathologischen Befund ergeben.

W. Arct

Beckenbrüche als ein wichtiges Element der Polytraumatisierten

Verletzungen der Organe im Bereich des Beckens beim Polytraumatisierten nehmen eine besondere Stellung ein. Die im Jahre 1972 aus unserem Bezirk publizierte Statistik bejaht diese Anschauung: in den Jahren 1959 - 1968 betreuten die traumatologischen Abteilungen unseres Bezirks 1 899 Fälle von Polytraumatisierten. Von 5 190 festgestellten Verletzungen betrafen 148 die Organe des kleinen Beckens, vor allem des Urogenitaltraktes und bildeten Komplikationen bei den 672 Beckenbrüchen. Diese Angaben weisen darauf hin, daß man bei Verletzungen vieler Organe und multiplen Brüchen immer mit einer Verletzung des Beckens und seiner Organe rechnen muß. Es kommt oft vor, daß dominant die Verletzungen außerhalb des Beckens sind und die einfachen oder kleinen Beckenbrüche erst später diagnostiziert werden. Verletzungen im Bereich des Beckens, vor allem dessen Organe, bestimmen oft die Möglichkeit des Überlebens des Verletzten.

Die Tabelle 1a und 1b veranschaulichen das Verhältnis der Bekkenorganläsionen bei Verletzungen vieler Organe und multipler Brüche. Im Material unserer Abteilung haben wir 3 grundlegende Verletzungsarten in Betracht gezogen: die Beckenbrüche, zentrale Luxationen der Hüfte und die isolierte Luxation der Hüfte. Aus der Tabelle 1a ersieht man, daß 561 Verletzte mit Beckenbrüchen insgesamt 1 506 Verletzungen erlitten haben. Auffallend ist die große Anzahl der Brüche der unteren Extremität (75%). An 2. Stelle sind die Schädel-Hirnläsionen, die auch die größte Letalität aufweisen.

Die Tabelle 1b zeigt bei Beckenverletzungen den Zustand des Patienten, der Lebensgefährdung und der Todesrate. Es ist ersichtlich, daß schwere Verletzungen des Beckens und seiner Organe seltener für den Zustand des Verletzten ausschlaggebend waren, als die Läsionen außerhalb des Beckens. Als Ursache einer Lebensbedrohung haben die Läsionen des Beckens auch kleineren Wert als die der vielen Organe sowie multiple Brüche. Die größte Gefahr bilden die Schädelhirnläsionen, Beckenbrüche mit Verletzung ihrer Organe und Bauchtraumen. Als Todesursache stehen die Verletzungen des Schädels und des Gehirns an 1. Stelle.

Aus dem Gesagten sind wichtige diagnostische und therapeutische Schlüsse zu ziehen. Bei jeder Läsion vieler Organe und multipler Brüche muß man auch die Verletzung des Beckens und seiner Organe erwarten. Dies ist deswegen wichtig, da man in Fällen, in denen dominant Schädel-Hirnverletzungen, Brustorgane- und Bauchhöhlenläsionen stehen, Brüche des Beckens ohne Läsion feiner Organe leicht übersehen kann, obgleich sie für sich keine Lebensgefahr für den Kranken bedeuten und keine intensive Therapie erfordern. Diese Brüche sind jedoch oft Ursache einer retroperitonealen Blutung, wobei der Blutverlust 2 und mehr Liter betragen kann. Desgleichen können einfache aber vielfragmentäre Brüche der Beckenschaufel Grund für einen schweren hypovolämischen Schock sein. Einer großen Erfahrung bedarf die richtige Beurteilung des para-

Tabelle 1a

	♂ Erwachsene	♂ Kinder	♀ Erwachsene	♀ Kinder	Zusammen	Isolier.Verl. d.Beckenber.	Multifok. Beckenbr.	Beck.br.m. Verl.d.Beck. organe	Beteilig.d.Verletzungen d. Beckenbereiches i.d.Problematik d.multifokalen Verletzungen: Schädel-Hirn	Extremitäten	Brustkorb	Wirbelsäule	Bauch	Retroper. Raum	Zahl d.Verl. auß.d.Verl. d.Beckenber.	Ges.Zahl d. Verletzung.	Durchschn.Zahl d.Verl.für 1 Verletzten
Beckenknochen-Brüche	121	13	92	14	240	61	134	45	100	123	23	28	15	18	307	574	2,3
Zentr.Hüftluxat.	99	-	39	-	138	53	52	11	15	11	4	2	5	2	39	177	1,2
Hüftluxationen	65	4	12	2	83	28	22	11	40	51	16	12	11	8	138	221	2,6
Zusammen	285	17	143	16	561	142	208	67	155	185	43	42	31	28	484	1506	2,6

Tabelle 1b

	Verletzungen bestimmen den Zustand des Kranken									Lebensbedrohende Verletzungen									Zum Tode führende Verletzungen								
	Unifok.Verl.des Beckens	Multifok.Verl. d. Beckens	Becken u.Beck.org. Verletzungen	Schädel-Hirn-Ver.	Verl.d.Extremit.	Verl.d.Brustkorb.	Verl.d.Wirbels.	Verl.d.Bauches	Verl.d.retr.Raum	Unif.Verl.d.Beck.	Multif.Beck.Verl	Beck.u.Beck.org. Verletzungen	Schädel-Hirn-Ver.	Verl.d.Extremit.	Verl.d.Brustkorb.	Verl.d.Wirbels.	Verl.d.Bauches	Verl.d.retr.Raumes	Unifok.Beck.Verl.	Multifok.Beck.Verl	Beck.u.Beck.org. Verletzungen	Schädel-Hirn-Verl.	Verl.d.Extrem.	Verl.d.Brustkorb.	Verl.d.Wirbels.	Verl.d.Bauches	Verl.d.retrop. Raumes
Beckenbrüche	61	34	38	29	8	16	8	6	8	-	6	32	25	-	12	6	4	7	2	4	8	14	-	8	2	5	2
Zentrale Hüftlux.	63	2	5	14	7	4	-	4	-	-	-	1	6	-	2	1	2	-	-	-	1	4	-	1	-	1	-
Hüftluxationen	28	12	12	16	6	10	9	9	6	-	-	6	13	-	6	2	7	3	-	-	-	2	-	1	-	2	1
Zusammen	142	48	55	59	21	30	14	19	14	-	6	39	44	-	20	9	18	10	2	4	9	20	-	10	2	8	3

lytischen Ileus, der oft nicht zu beherrschen ist und durch eine retroperitoneale Blutung verursacht wird. In unserem Material war dieser Ileus in einigen Fällen die Todesursache bei den Verletzten.

Bei einer Verletzung der Beckenorgane durch Frakturen muß man immer an den Darm denken. Dies ist vor allem bei Verschüttungen, Quetschungen und bei unmittelbarer Einwirkung der Kraft auf das Gesäß wichtig. In unserem Material fanden sich bei schweren und ausgedehnten Brüchen des Beckens, beider Oberschenkel, Rißquetschwunden des Gesäßes später übersehener Darmverletzungen. Es gab keine Läsion des Afters und des Rektums. In Wirklichkeit war diese Verletzung bei 2 unserer Fälle die Ursache des Todes.

Frakturen der Wirbelsäule mit gleichzeitiger Läsion des Rückenmarks kommen glücklicherweise bei den Beckenfrakturen selten vor. Die Diagnose solcher Brüche ist in diesen Fällen nicht leicht und bei gleichzeitiger Verletzung der Harnblase und der Harnröhre sehr schwer.

Schwere Verletzungen des Brustkorbes beherrschen so den ersten Diagnose- und Therapieplan, daß viele andere Läsionen in den Hintergrund gedrängt werden. Das kann tragische Folgen nach sich ziehen, wenn die Diagnose der Verletzungen der Beckenorgane dadurch verzögert wird.

Ebenso darf man mit einer Röntgen-Untersuchung nicht zögern, wenn die Ursache einer Schädel-Hirnverletzung mit längerem Bewußtseinsverlust ein Verkehrsunfall, eine Verschüttung oder der Fall von großer Höhe gewesen war.

Ein schweres Problem bildet die Thrombosierung der Venengeflechte des kleinen Beckens mit einer späteren Embolie der A. pulmonalis und die Embolie der Gehirnarterien. Aus diesen Gründen starben bei uns 3 Patienten mit geringfügigen Brüchen der Schambeinäste.

Die Behandlung der Fälle mit Verletzungen der Beckenorgane, die mehr oder weniger die Dominante bei Polytraumatisierten bilden, bedarf einer großen Erfahrung. Je nach der Lage soll man die Reihe der Eingriffe festlegen, und wenn man schon zu operativen Eingriffen gezwungen ist, darf man sich nicht vor einem Operieren mit zwei oder mehr Mannschaften scheuen, die Eingriffe an verschiedenen Organen durchzuführen, die gleichzeitig versorgt werden müssen. Es bedarf keiner Betonung, daß der Urologe, wenn er traumatologisch geschult ist, die Behandlung übernimmt, wenn eine Verletzung der Beckenorgane vorliegt. Eine solche Handlungsweise ist bei uns üblich und bewährt sich gut.

G. Hubmer und R. Scholz

Diagnostik und Therapie von Blasen- und Harnröhrenverletzungen bei Beckenfrakturen

Beckenbrüche sind im Schrifttum in 6 - 25%, im eigenen Krankengut in 7,5% von Verletzungen der Blase und der Harnröhre begleitet. Diese stellen eine schwere Komplikation der Fraktur dar, weil sie, zu spät erkannt oder falsch behandelt, nicht nur die primäre Mortalität ungünstig beeinflußen, sondern durch Ausbildung von chronischen Abszessen, Fisteln und vor allem von Strikturen auch die Morbidität.

Wanddurchtrennende Blasenverletzungen und der komplette bzw. der weit häufigere inkomplette Abriß der membranösen Harnröhre am Beckenboden kommen oft gemeinsam vor und überwiegen zahlenmaßig bei weitem die "Straddle-Verletzung" der bulbären Harnröhre durch Rittlingssturz auf den Damm. Folgende Symptome erwecken den Verdacht auf eine Verletzung der unteren Harnwege: Miktionsunfähigkeit- oder Erschwernis bei voller Blase; Hämaturie; Blutung aus der Harnröhre; rasche Hämatombildung am Damm, im Skrotum und an der Peniswurzel; Lockerung oder Dislokation der Prostata bei der rektalen Untersuchung; peritoneale Reizerscheinungen. Da diese Symptome zum Teil beim Bewußtlosen fehlen, muß besonders bei diesen an solche Verletzungen gedacht werden.

Bereits im Verdachtsfalle führen wir folgende Untersuchungen durch:

1. Urethrographie mit 25 ml eines zur intravenösen Injektion geeigneten Kontrastmittels. Sie beweist und lokalisiert durch Kontrastmittelaustritt- und Abbruch die Harnröhrenverletzung. Brüske Installation muß vermieden werden! Ist die Harnröhre unverletzt, schließt sich daran die

2. Zystographie mit 250 - 400 ml des Kontrastmittels über einen Katheter. Die Blase muß prall gefüllt werden, um kleine Anspießungen, die vorübergehend durch Koagula verklebt sind, mit Sicherheit aufzudecken. Bei einer intraperitonealen Läsion verteilt sich das Kontrastmittel in der Bauchhöhle, bei einer extraperitonealen perivesikal um die oft zur Tropfenform komprimierten Blase (Abb. 1 und 2).

Die operative Versorgung muß möglichst früh erfolgen. Blasenrisse werden 2-schichtig genäht, die Blase für 7 - 14 Tage mittels Harnröhrenkatheter ruhiggestellt, wobei gegebenenfalls für die ersten Tage zusätzlich eine suprapubische Harnableitung empfehlenswert ist. Der Ab- bzw. Einriß der membranösen Harnröhre erfordert eine gründliche Ausräumung des harninfiltrierten Hämatoms bis hinunter zur Prostataspitze und eine gründliche Drainage dieses Raumes. Die Blase wird am Scheitel eröffnet, die Prostata digital adaptiert und ein nicht zu dicker Ballonkatheter durch die Harnröhre eingeführt, der locker extendiert wird. Die Blasendrainage wird durch eine suprapubische Harnableitung ergänzt, die erst aufgelassen werden darf, wenn die Ausheilung der Harnröhrenverletzung zumindest primär ohne Strikturbildung erfolgt. "Straddle-Verletzungen" werden am besten primär von einem in der Harnröhrenchirurgie erfahrenen Urologen durch perineale Freilegung und semizirkuläre Naht der Harnröhrenhinterwand versorgt. Wer solche Erfahrungen nicht besitzt, sollte folgendermaßen vorgehen: Vermeidung jedes Katheterismus! Anlegen einer suprapubischen Harnableitung über eine kleine Sectio alta; Druckverband am Damm. Sehr große oder infizierte Hämatome müssen gespalten und drainagiert werden. Der Schweregrad einer Harnröhrenverletzung ist klinisch nicht leicht zu erfassen, so daß unter dieser Versorgung eine Heilung ohne Striktur durchaus möglich ist, obwohl man mit einer solchen immer rechnen muß.

Durch die angeführten Maßnahmen lassen sich Strikturen nicht immer vermeiden, doch konnte durch sie die primäre Mortalität der Verletzungen der unteren Harnwege bei Beckenbrüchen von früher 15% auf 1% gesenkt werden.

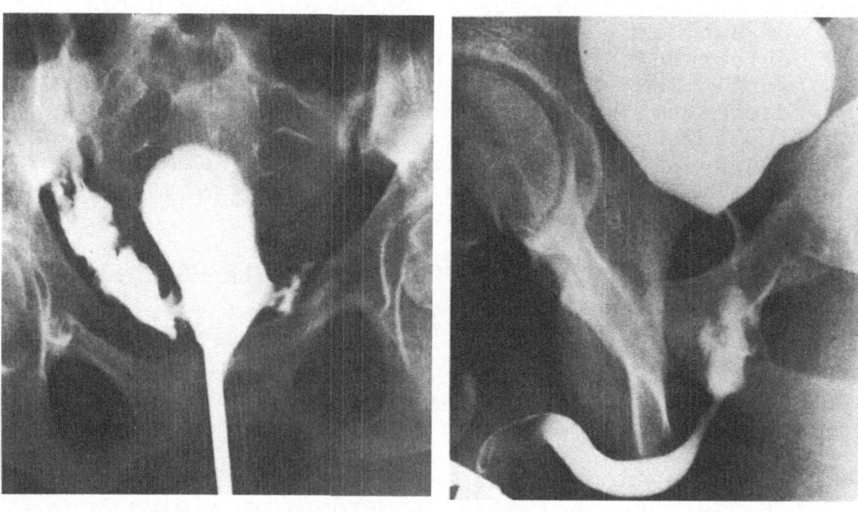

Abb. 1 *Abb. 2*

Abb. 1. Zystographie bei extraperitonealer Blasenverletzung
Abb. 2. Urethrographie bei Verletzung der membranösen Harnröhre

M. Marberger

Dringliche Therapie von Harnröhrenverletzungen bei Beckenfrakturen

Die hintere Harnröhre des Mannes ist durch das Diaphragma urogenitale und über die Prostata durch die Lig. puboprostatica fest am knöchernen Becken verankert. Zwischen diesen beiden Fixationspunkten, dem Bereich der membranösen Harnröhre, ist sie dünnwandig und kann durch Verschiebung der Verankerungspunkte leicht lädiert werden. Dementsprechend haben ca. 5 - 10% aller Beckenfrakturen begleitende Harnröhrenverletzungen (AHRER und H. MARBERGER, MITTCHELL). Da es sich dabei fast ausschließlich um Verletzungen der intrapelvinen Harnröhre handelt, sollen die Ausführungen hier auf diee beschränkt bleiben.

Die hohe Morbidität dieser Verletzungen demonstriert ein Fall:

Ein 20-jähriger Mann erleidet bei einem Motorradunfall eine Beckenringfraktur mit komplettem Harnröhrenabriß. Trotz versuchter operativer Versorgung entsteht eine ausgeprägte Harnröhrenstriktur, die auch durch 5 weitere, plastische Eingriffe in den folgenden 2 Jahren nicht beseitigt werden kann. Schließlich muß wegen einer zunehmenden Schädigung des oberen Harntraktes als Folge der chronischen Obstruktion, des chronischen Harnwegsinfektes und eines vesikoureteralen Refluxes eine Harnableitung mittels Colon-Conduit vorgenommen werden. Nach 3 jähriger, dauernder Krankheit ist der Patient zum Frührentner mit einem nassen Stoma geworden. Zudem besteht eine komplette Impotentia coeundi.

Solche Ergebnisse sind durch eine <u>zielstrebige Erstversorgung weitgehend vermeidbar</u>. Diese beginnt mit der frühzeitigen Diagnostik. Blutaustritt aus der Harnröhre, eine Hämaturie, oder die Unfähigkeit, spontan zu urinieren in Verbindung mit einer Beckenfraktur sind in der Regel dringende Verdachtssymptome (MADERSBACHER umd M. MARBERGER). Im Urogramm - nach der klinischen Untersuchung der erste diagnostische Schritt - ist häufig die Harnröhrenverletzung an der Fehlstellung des Blasenschattens oder etwaigen Extravasaten erkennbar. Beim Versuch eines Miktionsbildes zeigen sich häufig die großen Hämatomräume. Bei weiteren Unklarheiten bringt das vorsichtige, wäßrige Urethrogramm die eindeutige Lokalisation der Läsion. Die diagnostische Instrumentation, vor allem der Katheterismus, sollte wegen der Gefahr der Infizierung möglichst unterlassen werden.

Nach ausreichender Schockbekämpfung (Tabelle 1) wird das Cavum retzii über eine suprapubische Inzision eröffnet und das meist ausgedehnte Hämatom entleert. Die Frakturfragmente werden möglichst adaptiert, freie Knochensplitter entfernt. Nach Eröffnen der Blase werden die Harnröhrenstümpfe aufgesucht (Abb. 1) und über einem dünnen PVC-Splint, Charrière 10 - 12, adaptiert (H. MARBERGER). Nach einem Vorschlag von TURNER-WARWICK kann durch Verwendung eines fortlaufend gelochten Splints eine zusätzliche paraurethrale Drainage erreicht werden.

Tabelle 1. Dringliche Versorgung intrapelviner Harnröhrenverletzung

Schockbekämpfung
Suprapubische Inzision
Hämatomentleerung und -drainage
Adaptierung der Knochenfragmente
Versorgung der Harnröhrenläsion
Cystostomie
Orthopädische Frakturstabilisierung

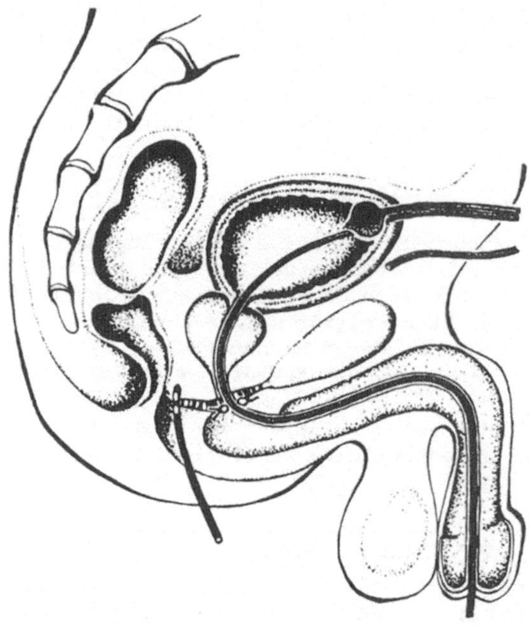

Abb. 1. Versorgung einer membranösen Harnröhrenverletzung. Adaptierung der Harnröhrenstümpfe, Schienung der Harnröhre mit PVC-Rohr, Zystostomie und Hämatomdrainage

Gelegentlich, bei besonders gutem Zugang, wie nach schweren Pfählungsverletzungen oder extremen Symphysensprengungen, kann nach sparsamem Debridement eine direkte, semizirkuläre Anastomose der Harnröhrenstümpfe nach MICHALOWSKI-MODELSKI versucht werden. Die genähte Harnröhrenschleimhaut wird versenkt und die Wunde primär über der Anastomose verschlossen. Wichtig ist eine ausreichende Drainage.

Entscheidend für das Spätergebnis ist in jedem Fall die optimale Ruhigstellung der Beckenfraktur in annähernd normaler Position. Wiederholte Verschiebungen der Frakturen machen jeden Versuch einer narbenarmen Heilung der Harnröhre zunichte. Die Beckenschwebe hat sich bei uns bewährt, wenngleich fallweise eine zusätzliche, chirurgische Stabilisierung wünschenswert scheint.

Durch diese Behandlung kann eine vollständige Restitutio ad integrum erreicht werden. Bei ca. 35 - 50% aller Fälle kommt es jedoch zur Ausbildung behandlungsbedürftiger <u>Harnröhrenstrikturen</u> (MITCHELL, H. MARBERGER, SIGEL). Nach der geschilderten Erstversorgung sind diese aber in der Regel kurz und durch eine der üblichen Harnröhrenplastiken korrigierbar. Ausgedehnte Strikturen mit großen Narbenabschnitten nach Achsenverschiebung und Dislokation der Harnröhrenstümpfe, die kaum mehr korrigierbar sind, können weitgehend vermieden werden.

Schließlich sei noch darauf hingewiesen, daß Harnröhrenverletzungen auch bei Beckenfrakturen bei der Frau vorkommen können. Wegen der Kürze der weiblichen Harnröhre und der häufigen Mitverletzung der Vagina treten Kontinenzstörungen als Spätfolgen besonders häufig auf. Die dringliche Versorgung erfolgt wie beim Mann; auch hier ist die orthopädische Frakturstabilisierung von besonderer Bedeutung.

J. Bauer, V. Drahovský, D. Vanický und P. Zeleňák

Urologische Komplikationen bei Beckenbrüchen

Beckenbrüche, die sich mit Verletzung der Harnblase und der Harnröhre komplizieren, sind immer als besonders schwere Unfälle zu betrachten. Sie gefährden das Leben des Verletzten. Nicht selten kommen sie bei Polytraumatisierten vor.

Der durchsickernde Harn führt immer zu einer schweren Gefährdung des ganzen mit Blut durchtränkten Gebietes.

Der intraperitonealen Blasenruptur folgt immer eine Peritonitis. Eine extraperitoneale Ruptur der Blase und die subprostatische Durchtrennung der Harnröhre hat eine urinöse Phlegmone zur Folge. Aus diesen Gründen sind wir der Ansicht, daß man die Diagnose einer Blasenruptur oder einen Abriß des ganzen Prostata-Blasenkomplexes vom Diaphragma pelvis bei der Erstuntersuchung feststellen muß.

Deswegen gestatten wir uns, die Art und Weise des bei uns eingeführten und eingebürgerten Vorgehens in diesen Fällen darzustellen.

In der Diagnostik der Komplikationen ist gleich der erste Moment der Untersuchung durch den Unfallchirurgen maßgebend. Bei einer Bauchverletzung mit oder ohne Beckenbruch darf man die Untersuchung des Orificium urethrae nie unterlassen. Man fahndet nach einer Blutung. Wenn der Verletzte bei Sinnen ist, wird er zum Wasserlassen aufgefordert. Wenn der Patient spontan uriniert und der Harn klar ist, kann man mit größter Wahrscheinlichkeit die Harnwege als unverletzt annehmen. Wenn sich aber am Orificium urethrae Blut befindet oder der Verletzte nicht spontan urinieren kann, wenn er bewußtlos ist, ist es unsere Pflicht, diesen Zustand gründlicher zu untersuchen. In diesen Fällen sorgen wir gleichzeitig mit der Beckenübersichtsaufnahme, die uns über das Ausmaß und Art des Beckenbruches informiert, für eine retrograde Urethrocystographie. Diese informiert uns über den Zustand der Harnröhre und der Harnblase, gegebenenfalls von Ort und Ausmaß der Verletzung gründlicher als eine blinde Kathetrisation, die zweifelhaften Wert hat, wie Ihnen bekannt ist.

Auch der Wert der deszendenten Urographie ist bei den Verletzungen der unteren Harnwege dubiös. Wo eine Urographie angezeigt ist, raten wir eher ein aszendentes Verfahren. Bei Beachten dieser Vorschläge wird man eher zur exakten Diagnose auch bei subtilen Läsionen der unteren Harnwege gelangen.

Auf der Traumatologischen Abteilung und Urologischen Klinik des Fakultätskrankenhauses in Košice haben wir unser Krankengut aus den Jahren 1968 - 1972 von 178 Patienten, die wir mit einem Beckenbruch versorgten, ausgewertet (Tabelle 1).

Tabelle 1. Urologische Komplikationen bei Beckenbrüchen

	178	18	Harnröhre M	Harnröhre W	Blase M	Blase W
1968	31	6	4	-	2	-
1969	29	2	1	-	1	-
1970	43	4	4	-	-	-
1971	37	2	2	-	-	-
1972	38	4	1	-	1	2

Bei 18 von diesen, das heißt in 9,9% war der Beckenbruch von Harnwegsverletzungen begleitet. 12 mal ging es um eine Harnröhrenläsion, 6 mal um eine Blasenruptur. 16 mal handelte es sich um Männer, 2 mal um Frauen. In unserer Klinik sind wir in der günstigen Lage, daß sich traumatologische Abteilung nebst Röntgenologie in einem Hause befinden, was die Diagnostik und Versorgung der Patienten äußerst günstig gestaltet.

In den letzten Jahren sind wir, unserem Krankengut nach, zu der Auffassung gekommen, daß man die Verletzungen der unteren Harnwege akut rekonstruieren soll - die verschiedenen Operationsverfahren sind allgemein bekannt.

Wir wissen, daß Kliniken mit großer Erfahrung in den ersten Std. nur zur Epizystostomie raten und die definitive Versorgung auf einen späteren Zeitpunkt verschieben.

Unsere Veröffentlichungen auf diesem Gebiete (DRAHOVSKY et. al) unterstreichen die Berechtigung des akuten Verfahrens. Es ist jedoch unentbehrlich, daß die Versorgung in einer gut ausgestatteten Anstalt, durch versierte Unfallchirurgen und Urologen, die zu jeder Stunde bei Hand sind, durchgeführt werden muß. Wo diese Umstände nicht gewährleistet sind, muß man zur etappenartigen Lösung dieser Unfälle raten.

W. Janzik, W. Heiss und K. Möhring

Urologische Komplikationen bei Beckenverletzungen im Kindesalter

Beckenfrakturen im Kindesalter sind meist die Folge ungewöhnlich schwerer Gewalteinwirkungen und bedingen dementsprechend häufig weitere Begleitverletzungen. So fanden sich in unserem Krankengut von 104 Kindern in 18 Fällen urologische Begleitverletzungen; neben 7 stumpfen Bauchtraumen mit Nierenkontusionen fanden wir bei 14 Kindern eine Beteiligung des Urogenitaltraktes, was einer Häufigkeit der urologischen Komplikationen von 13,5% entspricht. Auffällig ist dabei der große Anteil von vorderen Beckenringfrakturen und der Hüftgelenkskopfpfannenbrüche, wobei alle Patienten gleichzeitig eine Symphysenruptur aufwiesen. Eine kombinierte Verletzung von Urethra und Harnblase lag in 4 Fällen vor.

Die Symptome einer Verletzung der ableitenden Harnwege sind wie beim Erwachsenen: die Blutung aus der Harnröhre, die Hämaturie, die schmerzhafte Miktion und die Harnretention. Der Verdacht auf eine Läsion der vorderen und mittleren Harnröhre kann sich durch skrotale und peritoneale Hämatome äußern.

Die Diagnose wurde in den von uns untersuchten Fällen mit Urethraverletzungen meist durch die Blutung aus der Harnröhre gestellt, nur in 2 Fällen wurden Urethrogramme zur Diagnosesicherung angefertigt.

Von 5 Totalabrissen in der pars membranacea wurden 3 nach dem klinischen Bild ohne weitere röntgenologische Untersuchungen sofort operativ versorgt und End zu End anastomosiert. Bei 2 Kindern verheilten diese Verletzungen komplikationslos, bei einem entwickelte sich einige Tage postoperativ ein paraurethraler Abszeß, der inzidiert werden mußte. Später wurden in diesem Fall in Abständen von 6 Monaten Bougierungen notwendig.

1 Totalabriß wurde bei noch möglicher Miktion nicht sofort erkannt. Eine massive Fistelbildung im Bereich des Perineums und des Skrotums trat nach wenigen Tagen auf, ein Urethrogramm sicherte erst danach die Diagnose. Nach Ausräumung eines ausgedehnten Hämatoms wurde dann sofort zur Rekonstruktion der Harnröhre die 1. Sitzung nach BENGHT JOHANSON durchgeführt. In einem anderen Fall war wegen einer totalen Zerstörung der Harnblase mit Abriß der Urethra eine Revision von Blase und Harnröhre nicht möglich. In diesem Fall wurde eine Ureterosigmoidostomie durchgeführt.

Bei 4 partiellen Harnröhreneinrissen erfolgte die Diagnosesicherung nur in einem Fall durch ein retrogrades Urethrogramm. 1 Harnröhrenverletzung wurde erst Wochen später festgestellt, als nach zunehmenden Miktionsbeschwerden das Urethrogramm eine Striktur im Bereich der pars bulbosa zeigte. Therapeutisch wurden 3 dieser Verletzungen durch Einlegen eines Ballonkatheters versorgt.

Blasenrupturen wurden in 6 Fällen festgestellt, 4 in Verbindung mit einer Urethraverletzung. 5 Rupturen lagen extra-, 1 intraperitoneal.

Die Diagnose wurde in 3 Fällen durch ein Ausscheidungsurogramm bei einem Kind durch ein retrogrades Zysturethrogramm gestellt. Die Behandlung erfolgte einheitlich durch Freilegung der Harnblase, Übernähung des Defektes und Drainage des Retroperitonealraumes. Bei gleichzeitigem Urethraabriß und Blasenruptur wurden in 4 Fällen sowohl ein Blasenkatheter als auch eine suprapubische Harnableitung angelegt.

Bei den sofort erkannten Verletzungen von Harnblase und/oder Urethra mit sofortiger chirurgischer Versorgung verheilten von 5 Urethraabrissen 2 ohne spätere Komplikationen, 2 mußten über längere Zeit bougiert werden, bei einem mußte eine Ureterosigmoidostomie angelegt werden. Bei nicht erkannten oder auch nicht behandelten Verletzungen fanden wir ausnahmslos Komplikationen wie Fisteln, Strikturen und Blasenentleerungsstörungen.

Bei Beckenfrakturen im Kindesalter muß auf jeden Fall - ganz besonders, wenn sie in Kombination mit Symphysenrupturen auftreten - an eine Verletzung des Urogenitaltraktes gedacht werden. Eine rechtzeitige, gezielte, in jedem Fall auch Röntgen-Diagnostik, wenn möglich nicht retrograd, sollte schnell erfolgen. Eine sofortige chirurgische Versorgung mit Ausräumung der Hämatome und der anschließenden Drainage des Peritonealraumes sowie eine gut funktionierende Harnableitung zur Reduzierung von Spätkomplikationen scheinen uns erforderlich.

Der Vorteil einer primären Versorgung der Harnröhrenrupturen gegenüber aufgeschobenen plastischen Zweiteingriffen ist aufgrund der eigenen geringen Fallzahl nicht zu belegen.

H. Madersbacher

Blasenentleerungsstörungen bei Beckenbrüchen

Beckenbrüche können auch ohne Verletzungen des Harntraktes zu Blasenentleerungsstörungen und damit zu urologischen Komplikationen führen. Als Ursache von Miktionsstörungen kommen in Frage:

1. die Blasenentleerungsstörung als Folge der Immobilisation, vorallem bei schon vorbestehender infravesikaler Obstruktion,
2. die Verdrängung und Bedrängung von Blase und Harnröhre durch ausgedehnte Hämatome im kleinen Becken und
3. eine neurogene Blasenentleerungsstörung durch Verletzung der Kaudafasern oder durch Läsion der peripheren, die Blase versorgenden autonomen Nerven.

Jede der angeführten Ursachen kann für sich allein oder - häufiger - kombiniert zur Blasenentleerungsstörung führen. Kurz einige Worte zu Punkt 1, da Beckenbrüche doch häufiger als andere Knochenverletzungen, die durch Immobilisation eine Miktion im Liegen erfordern, zu Miktionsschwierigkeiten führen. Gefährdet sind ältere Patienten, die zur Blasenentleerung zusätzlich oder ausschließlich die Bauchpresse verwenden; und zwar nicht nur Prostatiker, sondern auch ältere Frauen, von denen etwa die Hälfte mittels Bauchpresse uriniert (MADERSBACHER, 1972). Da die Betätigung der Bauchpresse bei Beckenfrakturen Schmerzen verursacht, verzichten die Patienten vorübergehend auf diese Miktionshilfe: komplette oder inkomplette Harnverhaltungen sind die Folge.

Nun zu Punkt 2, zur Verdrängung und Bedrängung von Blase und intrapelviner Harnröhre durch Bluterguß: Beckenbrüche führen bekanntlich zu ausgedehnten Blutungen im kleinen Becken, wo sich Hämatome im lockeren perivesikalen Gewebe rasch ausbreiten können. Zystogramme (Abb. 1a) zeigen, wie die Blase durch das Hämatom komprimiert, seitlich verschoben oder nach oben abgedrängt wird. Durch die Verdrängung der Blase nach seitlich oben bei gleichzeitiger Fixation der hinteren Harnröhre am Beckenboden wird die durch das Hämatom komprimierte intrapelvine Harnröhre gleichzeitig gedehnt und elongiert (Abb. 1b).

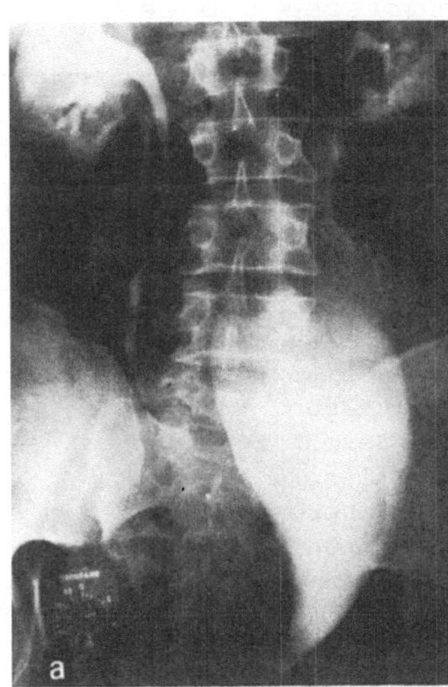

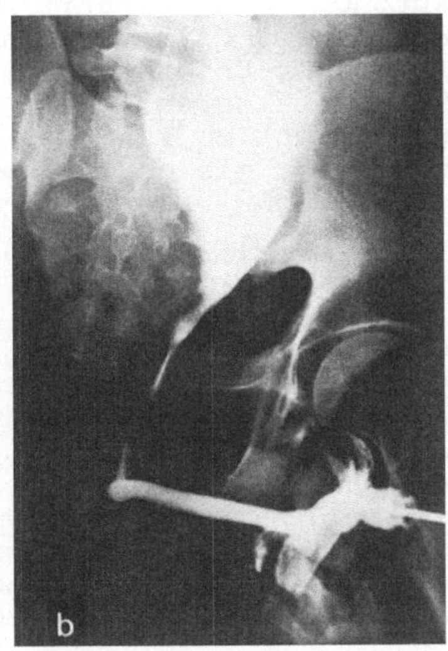

Abb. 1a und b. E. Rudolf (20 03 12 38/73), Traktorunfall am 26. 10. 73 mit Symphysensprengung und zentraler Hüftluxation rechts. (a) Cystogramm im Rahmen des Urogramms: Der birnenförmige Blasenschatten ist durch das Frakturhämatom nach links und oben verdrängt; (b) Injektionsurethrogramm: Durch Verdrängung der Blase bei gleichzeitiger Fixation der hinteren Harnröhre am Beckenboden wird die durch das Hämatom komprimierte hintere Harnröhre gedehnt und elongiert

Solche Hämatome erschweren natürlich die Miktion und erfordern auch bei Jugendlichen eine temporäre Harnableitung durch Dauerkatheter. Gleichzeitig ist eine sorgfältige urologische Überwachung notwendig, da die Dauerkatheterbehandlung in längstens 4 Tagen auch bei sorgfältiger Pflege zu einem aufsteigenden Harnwegsinfekt führt (KASS und SCHNEIDERMAN, 1957): kleine, radiologisch nicht faßbare Harnröhrenläsionen, vielleicht aber auch solche, die erst sekundär durch den Druck des Katheters auf die allseitig komprimierte Harnröhre entstehen, können so zur Eintrittspforte für Bakterien werden und zur Infizierung des Hämatoms führen. In solchen Fällen sind die dringliche Drainage des perivesikalen Raumes und die suprapubische Harnableitung notwendig.

Eine dritte Ursache für Miktionsbeschwerden nach Beckenbrüchen sind Blasenentleerungstörungen durch Nervenläsionen. Blase und Blasenauslaß, die heute als funktionelle Einheit angesehen werden, sind vom autonomen und willkürlichen Nervensystem innerviert. Der Parasympathikus bildet den N. pelvicus, dessen motorisch efferente und sensible afferente Bahnen den Segmenten S2/S4 (spinales Miktionszentrum) entstammen. Der Sympathikus führt über den N. hypogastricus, der motorische Anteil entspringt den Vorderhornzellen von L2/L5, während die afferenten, sensiblen Fasern zu den Hinterhornzellen L2/TH11 führen. Der N. pudendus als gemischter Nerv hat seinen Ursprung in S2/S4. Der somatische Anteil versorgt die quergestreifte Muskulatur des Sphincter urethrae externus, der autonome Anteil führt motorische und sensible Fasern zur hinteren Harnröhre. Parasympathikus und N. pudendus treten über die S2, S3 und S4-Fasern durch die Foramina sacralia ins Becken ein. Sakrumfrakturen, meist in Höhe S3 und S4 verlaufend, führen dadurch leicht zu Läsionen dieser für die Blasenfunktion so wichtigen Nerven, wie der folgende Fallbericht zeigen wird:

Ein 21-jähriger Mann schlug beim Schifahren kräftig auf die Steißbeingegend auf: in den ersten Minuten nach dem Unfall ungewollter Abgang von Stuhl und Harn. Klinisch findet sich ein faustgroßes Hämatom über dem Kreuzbein, Anal- und Bulbokavernosusreflex fehlen, der Analsphinkter ist schlaff. Das Röntgen zeigt eine Querfraktur des Sakrums mit deutlicher Stufenbildung in Höhe von S3. Wegen der Blasenlähmung wird der Patient zunächst intermittierend unter sterilen Kautelen katheterisiert, 3 Wochen nach dem Unfall sind erstmals wieder spontane Blasenentleerungen, unterstützt durch Bauchpresse, möglich, die Restharnmengen nehmen allmählich ab. 8 Wochen nach dem Unfall hatte der Patient wieder Erektionen, nach weiteren 6 Wochen wieder Ejakulationen. Jetzt, 6 Monate nach dem Unfall, ist das Harndranggefühl zwar noch deutlich schwächer als zuvor, im übrigen die Miktion, auch zystometrographisch, unauffällig.

Auch Beckenfrakturen anderer Lokalisation können durch Trauma und Hämatom zur Schädigung der die Blase versorgenden peripheren Nerven führen. Merkwürdigerweise wird im Schrifttum zwar auf Störungen von Erektion und Ejakulation als Folge von Beckenbrüchen aufmerksam gemacht (REIMERS, C., 1965), während die durch die Schädigung der selben sakralen Nervenfasern auftretenden neurogenen Blasenentleerungsstörungen kaum Erwähnung finden, wohl deshalb, weil der Verlust von Erektion und Ejakulation den Patienten weit mehr irritiert, als abgeschwächtes Harndranggefühl oder die Notwendigkeit, die Blasenentleerung durch Bauchpresse zu unterstützen.

Die Abb. 2a und 2b zeigen die im Rahmen des Urogrammes mit Kontrastmittel gefüllte Blase einer 53-jährigen Patientin, die im Oktober 1972 eine zentrale Hüftluxation rechts erlitt. Nach dem Unfall hatte die Patientin durch 3 Monate Dauerkatheter, nach der Katheterentfernung war die Miktion nur mehr mit Pressen möglich. Bei der Aufnahme im RZ Häring findet sich neuro-urologisch eine Hypästhesie in den Segmenten S3/S5, rechts stärker als links, der anale Sphinktertonus ist herabgesetzt; die urodynamische Untersuchung bestätigt die subjektiven Angaben der Patientin: es findet sich eine Areflexie der Blase, die Blasenentleerung erfolgt durch Bauchpresse. Auf Grund der Anamnese und der erhobenen Befunde muß man eine neurogene Blasenentleerungsstörung als Folge des erlittenen Beckenbruches annehmen.

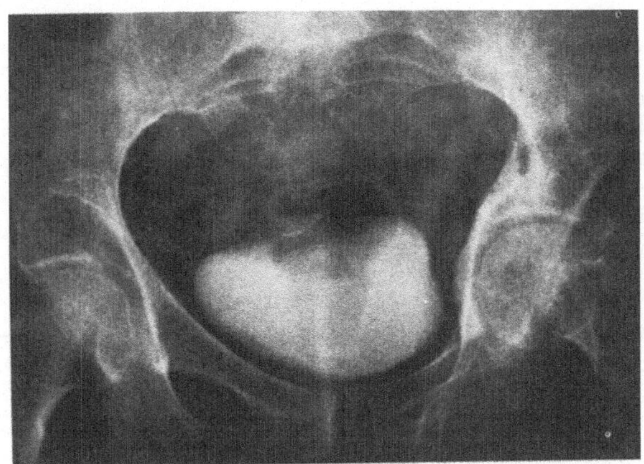

Abb. 2a. H. Kunigunde, geb. 1920, Vorgeschichte Text. (a) Deformierung des Blasenschattens nach zentraler Hüftluxation rechts

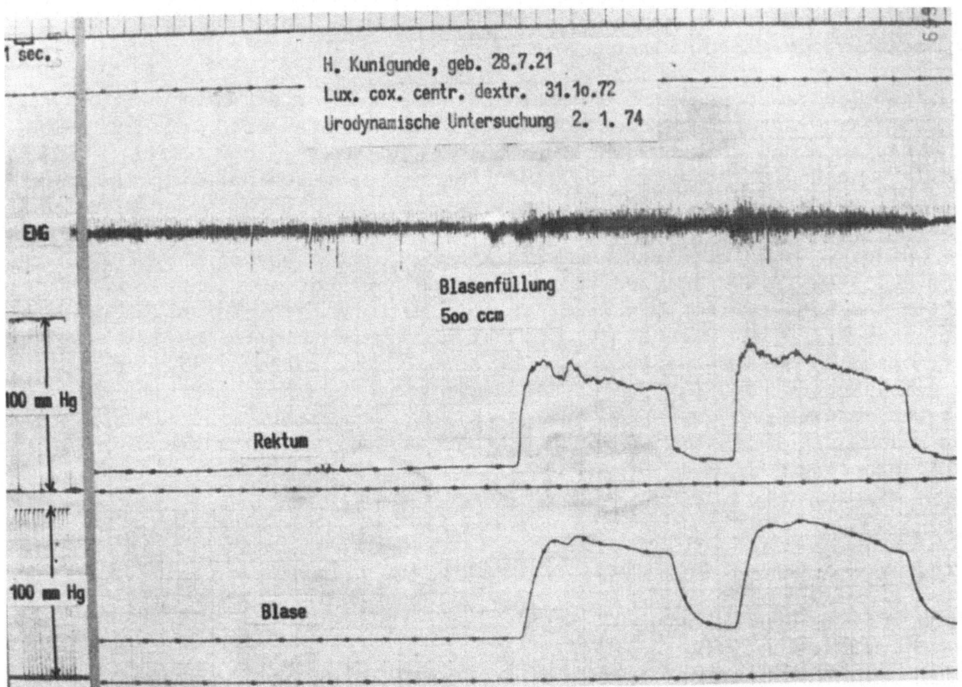

Abb. 2b. H. Kunigunde, geb. 1920, Vorgeschichte s. Text. (b) Urodynamische Untersuchung: Areflexie der Blase; der gleichzeitige Druckanstieg in Blase und Rektum während der Miktion bestätigt die Angabe der Patientin, daß die Miktion nur durch Bauchpresse möglich ist

Zusammenfassung

An Hand einiger Fallberichte haben wir auf mögliche Ursachen von Blasenentleerungsstörungen bei Beckenbrüchen, insbesondere auch auf neurogene Blasenentleerungsstörungen hingewiesen. Daß operative Eingriffe im kleinen Becken sowie ausgedehnte entzündliche oder neoplastische Prozesse in diesem Bereich eine Störung und Innervation der Blase zur Folge haben, ist heute allgemein bekannt und es gilt als Routinemaßnahme, nach Operationen im kleinen Becken, vorallem am Uterus, Rektum und Sigma, temporär einen Verweilkathteter einzulegen. Obwohl es sich bei den vorgestellten Patienten um Einzelbetrachtungen handelt, muß man doch annehmen, daß eine routinemäßige Überprüfung der Blasenfunktion von Patienten mit Beckenbrüchen, etwa durch das Zystometrogramm, häufiger als zunächst vermutet, temporäre, mitunter auch bleibende neurogene Blasenentleerungsstörungen aufdecken würde.

Diskussion:

Anfrage aus dem Auditorium: Es ist ja so, daß auch bei Harnröhrenrupturen kein Blut zu sehen sein muß. Wie soll man sich bei bewußtlosen Patienten verhalten, die man nicht auffordern kann, spontan zu urinieren, soll man katheterisieren? Es ist nicht gesagt worden, was man da tun soll.

H. MADERSBACHER: Wenn es sich um einen bewußtlosen Patienten handelt, den Sie nicht zum Urinieren bringen können und bei dem Sie auf Grund des Unfallmechanismus und des Röntgenbildes unbedingt den Verdacht haben, daß eine Mitverletzung des Harntraktes vorliegen könnte, dann führen wir prinzipiell ein flüssiges Urethrogramm durch. Damit schaden Sie dem Patienten nicht und verlieren kaum Zeit, weil Sie es am selben Tisch wie das Beckenröntgen durchführen können. Es kostet Sie 1 Ampulle Kontrastmittel und eine Spritze mit Ansatz und Sie wissen dann, welche Verletzung vorliegt. Warnen würde ich jedoch vor dem Katheterismus, weil er unserer Meinung nach ein unsicheres diagnostisches Kriterium darstellt. Denn der gelungene Katheterismus schließt keineswegs eine Harnröhrenruptur aus. Wenn Sie aber katheterisierten und es liegt eine Ruptur vor, dann haben Sie damit eine Infektion gesetzt. Wir würden davon abraten und empfehlen auf jeden Fall, speziell, wenn Sie einen Verdacht haben, die Indikationen zum Urethrogramm, und zwar als flüssiges Injektions-Urethrogramm.

G. Zöch, P. Ferlic, W. Hiebler und R. Scholz

Interdisziplinäre Zusammenarbeit bei Beckenfrakturen im Rahmen einer allgemeinchirurgischen Klinik

Knöcherne Verletzungen des Beckengürtels entstehen, mit Ausnahme der Abrißfrakturen, durch direkte Gewalteinwirkung, wie Stoß oder Quetschung. Dadurch können die Beckeneingeweide mitverletzt werden. Da die Gewalt häufig nicht nur das Becken trifft können auch Bruch- und Thoraxeingeweide mitverletzt sein, ohne daß äußerlich sichtbare Spuren vorhanden sind. Um risikoreiche Komplikationen von vorneherein auszuschalten, besteht die Forderung nach einer raschen und sicheren Diagnosestellung und einer gezielten Therapie. Um das zu erreichen, bedarf es eines klaglos funktionierenden Apparates. Für Untersuchungen müssen sämtliche technischen Möglichkeiten zur Verfügung stehen, für die Therapie in einem Spezialgebiet ausgebildete Ärzte.

In der Poliklinik wird die für die weitere Prognose wichtige wirkungsvolle Schockbekämpfung durchgeführt. Im Anschluß daran kann die klinische Untersuchung durchgeführt werden.

Zur Erhärtung der klinischen Diagnose dient das Röntgen. Ist man mit der Übersichtsaufnahme zu einer Diagnose gekommen und besteht klinisch kein Verdacht auf weitere Verletzungen, liegt die Therapie in der Hand des Unfallchirurgen, bei Verdacht auf Mitbeteiligung innerer Organe werden die entsprechenden Spezialaufnahmen durchgeführt.

An der Univ. Klinik für Chirurgie Graz kamen von 1970 - 74 189 Patienten mit Frakturen des Beckengürtels zur Aufnahme. Davon waren 75 ohne Begleitverletzungen, 80 in Kombination mit anderen Frakturen, 47 waren mit Schädelhirntrauma kombiniert und bei 24 Patienten waren innere Organe mitverletzt.

Die Aufschlüsselung der verletzten Organe zeigt folgendes Bild: Urethraabriß 8 4,3%, Blasenruptur 6 3,2%, Milzruptur 6 3,2%, Leberruptur 2 1,1%, Lungenriß 2 1,1%, Bauchtrauma (Probelaparotomie) 2 1,1%, Aortenruptur 1 0,5%, Zwerchfellruptur 1 0,5%, Mesenterialriß 1 0,5% und Darmperforation 1 0,5%.

Ist die Diagnose gestellt, muß möglichst rasch die endgültige Versorgung durchgeführt werden. Hier erweist sich das an der Univ. Klinik für Chirurgie bestehende Departementsystem als besonders wirkungsvoll. Es sind sämtliche Spezialgebiete der Chirurgie unter einem Dach und ständig erreichbar.

Um dem Patienten die bestmögliche Behandlung angedeihen zu lassen, werden spezielle Operationen von demjenigen durchgeführt, der diese Eingriffe ständig macht. Mangelnde Routine kann durch Begeisterung nicht ersetzt werden. In einem Gespräch unter den entsprechenden Vertretern ihrer Fachgebiete wird der Operationsplan nach Dringlichkeit und Zweckmäßigkeit eingeteilt und durchgeführt. Im Anschluß daran wird der Patient auf die Intensivstation gelegt, bis man ihn ohne Risiko auf die freie Station verlegen kann.

Wir wollen damit auf den großen Aufwand hinweisen, der zur optimalen Versorgung dieser Patienten notwendig ist. Da die meisten kleineren Abteilungen diese Möglichkeiten nicht haben, sollte bei Verdacht auf Mitbeteiligung innerer Organe der Patient in ein Schwerpunktkrankenhaus verlegt werden. Eine Fehleinschätzung der eigenen Möglichkeiten kann für den Patienten letale Folgen haben.

Z. Zajić, A. Cvetković und M. Roganivić

Beckenbrüche beim Verkehrsunfall und die Verletzungen der Innenkörperorgane

In der Dynamik des menschlichen Körpers und der Bewegung stellt das Becken einen sehr zusammengesetzten Überträger von verschiedenen Funktionen und Belastungen dar, wobei auch einen bedeutenden Teil der biomechanischen Anstrengung die Sakroiliakal-Gelenke und die Symphyse tragen. Im Mechanismus der Beckenverletzungen, wie man sie nach Verkehrsunfällen sieht, werden sehr oft die vorderen und hinteren Beckenbögen, oder auch die beiden seitlichen erfaßt.

Die Beckenbrüche entstehen durch besonders starke mechanische Kräfte, die in direkter oder indirekter Art zur Auswirkung kommen. Die direkten Wirkungen finden wir meist bei Verkehrsunfällen und beim Erdbeben, die indirekten beim Niederfallen oder Einquetschen. Für den Mechanismus von Beckenbrüchen beurteilt WATSON-JONES die Kraftrichtung. Wenn die Kraft sagittal wirkt, sind die Brüche meist isoliert. Wenn die Kräfte seitlich wirken, entsteht ein Bruch der vorderen und hinteren Bögen. Diese Bruchgruppe ist schwerer und sehr oft von Komplikationen begleitet, die nicht nur funktionell gefährlich sind. In der Praxis gibt es sehr paradoxe Fälle; die Beckenverletzung ist ein leichter isolierter Bruch und als dominante Verletzung besteht eine Ruptur eines der Organe in der Bauchhöhle. Es ist auch selbstverständlich, daß die Verletzung nicht nur von der Kraftintensität sondern auch von ihrer Richtung abhängt, d. h. ob sie sagittal, transversal oder vertikal ist.

In der Traumatologischen Abteilung der 1. Chir. Klinik sind 169 Fälle von Beckenbrüchen behandelt worden (1970 - 1974). Von denen sind 72% Männer und 28% Frauen mit einem Alter von 30 - 40 Jahren. Es dominierten die Verletzungen, die in Verkehr (80%), Industrie (12%) und Landwirtschaft (8%) entstanden sind. In der Serie war eine durch Schnitt entstandene Fraktur (ohne Innenverletzungen).

Zahlreich sind die vorgeschlagenen Klassifikationen für die Beckenbrüche, obwohl die Unterschiede in der Klassifikation nicht so groß sind; so zum Beispiel nach ROSE (1865) hat in der Literatur eine lange Zeit die Teilung in 2 Hauptgruppen dominiert: <u>Vollständiger</u> und <u>unvollständiger</u> Beckenbruch, d. h. ob die Kontinuität des Beckenringes gebrochen oder nicht gebrochen ist. Heute sind mehrere Klassifikationen vorhanden, z. B. von SULLIVAN (1961). Er erfaßt neben dem anatomischen auch das funktionelle Kriterium und teilt die vollständigen Beckenbrüche in 2 Untergruppen ein:

1. <u>Stabile Brüche.</u> Der Beckenring ist nur an einer Stelle gebrochen. Es treten dabei nur unbedeutende Dislokationen auf und die statische Funktion des Beckens ändert sich sehr wenig.
2. <u>Unstabile Brüche.</u> Der Beckenring ist an zwei oder mehreren Stellen gebrochen, wobei bedeutende Dislokationen und schwere Störungen der statischen Funktion des Beckens bedingt sind.

Wir haben die von De PALME (1959) und CAMPANACCIO (1967) vorgeschlagene Klassifikation angenommen. In dieser Klassifikation wird auf die Biomechanik geachtet und das Becken ist in 3 Segmente geteilt: Vorderbogen, Hinterbogen und Hüftgelenkspfanne (Azetabulum). Dabei lassen sich alle Brüche auch in 5 Gruppen einreihen:

I. Isolierte Brüche: marginale Teile des Hüftbeins sind gebrochen.

II. Vorderer Beckenbogen: Zerreißung der Symphyse, Bruch der oberen und unteren Abzweigung des Schambeins und der Sitzbeinabzweigung.

III. Hinterer Beckenbogen: Kreuzbeinbrüche, Luxationen im Sakroiliakalgelenk und Darmbeinbrüche in ganzer Breite.

IV. Kombinierte Brüche: Brüche beider Hüftbeine, als Malgaigne-Typ benannte Brüche.

V. Hüftgelenksfrakturen aller Typen.

Tabelle 1. Beckenbrüche und Bauchorganverletzungen an der 1. Chir. Klinik Belgrad von 1970 - 1974

Frakturen	Zahl	Organ-Verletz.	Erfolg			
			Gut	Zufrieden	Schlecht	Tot
I. Isolierte	28	2	23	4	1	-
II. Vorder-Beckenbogen	68	11	58	6	3	1
III. Hinter-Beckenbogen	25	7	16	4	3	2
IV. Malgaigne	17	8	9	2	3	3
V. Hüftgelenk-Frakturen	31	4	19	6	5	1
Gesamtzahl	169	32 18,9%	125 73,9%	22 13%	15 9,1%	7 4,1%

Wie aus der Tabelle 1 ersichtlich ist, hatten wir den größten Teil der Brüche in der zweiten Gruppe (68) und die wenigsten in der vierten Gruppe (17). Diese letzten sind zugleich die schwersten Beckenbrüche, denn sie beziehen sich auf die beiden Beckenringe, stehen auch in Zusammenhang mit einer bedeutenden Dislokation der Fragmente und mit Verletzungen von Bauchorganen. Bei den 169 Beckenbrüchen hatten wir 32 (18%) mit inneren Verletzungen. Der größte Teil von Verletzungen der Innenorgane ist in der 2. Gruppe gewesen und die geringste Anzahl in der 1. Gruppe. Fast regelmäßig haben sich die Verletzten, die mit Knochenbrüchen und mit Verletzungen der Innenorgane in die Klinik gekommen sind, auch im Schockzustand befunden.

Im Bestreben der genauen Auslegung unserer Ergebnisse sind wir auf Schwierigkeiten gestoßen, denn z. B. stellt ein gut zusammengewachsener Bruch des Schambeins mit gliechzeitiger Striktur der Harnröhre kein gutes Ergebnis dar. Um die Ergebnisse einfacher auslegen zu können, haben wir angenommen, daß alle

Kranken dann gut geheilt wurden (125), wenn die statische Funktion des Beckens bewahrt ist, die Brüche in günstiger Lage zusammengewachsen, und keine Beschwerden seitens der Innenorgane vorhanden sind. Als befriedigendes Ergebnis (22) wurde bezeichnet, wenn z. B. leichtere Störungen der statischen Funktion, Schmerzen beim längeren Stehenbleiben, rezidive Entzündung der Harnblase u. ä. vorhanden waren. Als schlechte Ergebnisse (15) sind die Fälle zu betrachten, bei denen schwere Störungen der statischen Funktion des Beckens bestehen, das Watscheln beim Gehen, schwere Coxarthrose und Störungen der Innenorgane in funktioneller Hinsicht: Obstipation, gestörte Lage des Uterus, ständige Harnblasenentzündungen, "Stress"-Inkontinenz, Parästhesie an den unteren Extremitäten und Parese oder Paralyse der verletzten Nerven.

Unsere Behandlungsergebnisse sind in direkter Abhängigkeit von den Begleitverletzungen, da wir selten bei Verkehrstraumen isolierte Brüche haben, sondern viel mehr Polytraumatisierte.

Wir hatten 58 (34%) Brüche mit anderer Lokalisation. Dies bestätigt, daß Beckenbrüche unter starker Krafteinwirkung entstehen, gewöhnlich beim Zusammenstoß mit großer Geschwindigkeit oder beim Wagenumsturz. Die Nähe der Harnorgane bedingt ihre häufige Verletzung beim Beckenbruch (13). Ein schnelles Reagieren des Chirurgen ist erforderlich. Das Primäre ist die Entdeckung der Verletzung, ob eine Harnblasen- oder Harnröhrenruptur vorhanden ist. Die Harnblasenruptur kann leicht übersehen werden, denn selbst das Einführen des Katheters in die Harnblase und die Gewinnung von Urin durch Drücken an Abdomen ist keine Gewähr dafür, daß die Harnblase in Ordnung ist.

In unserer Serie hatten wir 8 Rupturen der Harnblase und 5 der Urethra, die alle operativ versorgt wurden. In 2 Fällen mit postoperativer Stenose ist die Behandlung beim Urologen fortgesetzt worden und einer der Verletzten starb an akuter Niereninsuffizienz.

Die Abdomenverletzungen sind besonders interessant, denn der Mechanismus der Verletzung muß nicht direkt mit dem Beckenbruch in Zusammenhang stehen. Es bestand eine Verletzung der Milz (3 Fälle), Leber (1), Kolon (1) und Dünndarmruptur (1 Fall). Bei 2 Kranken, bei denen eine Laparatomie indiziert war, hat man nur ein retroperitoneales Hämatom gefunden. Es starb nur der Verletzte der neben der Fraktur gleichzeitig die Leber- und Kolonruptur hatte. Bei 2 Frauen ist es zur Uterusruptur während der Schwangerschaft gekommen mit folgendem spontanen Abortus. In einem Fall kam es zur Vaginalwandruptur. Von 3 Verletzten mit einer Hirnverletzung starben 2, einer überlebte. Bei einem Verletzten bestand neben dem Beckenbruch auch ein epidurales Hämatom, das operiert wurde. Bei den Thoraxverletzungen (4) sind die Rippenbrüche von Bedeutung, besonders im unteren Teil. Außerdem hatten wir 2 Zwerchfellrupturen, 1 Lungenruptur und einen geschlossenen Pneumathorax.

Von den Verletzten starben insgesamt 7 (4%), 2 infolge Hirnkontusion, 1 infolge Leber- und Dickdarmruptur, 1 infolge Ruptur der hinteren Urethra wegen Niereninsuffizienz und 3 Frauen nur am Beckenbruch (80 - 90 Jahre alt).

Zusammenfassung

Von unseren 169 Beckenbrüchen hatten 32 gleichzeitig auch Verletzungen der Innenorgane und 58 Brüche an anderen Lokalisationen. Es sind 12 Osteosynthesen und 15 andere Operationen durchgeführt worden. Die Beckenbrüche allein sind konservativ (85%) mit Extensions- und Immobilisationsmethoden (BÖHLER, De PALME und W. JONES) und isolierte Darmbein- und Hüftluxationsbrüche operativ (15%) behandelt worden.

J. Andrasina, J. Bauer, J. Vajó, V. Polyák und M. Klima

Zirkulationsveränderungen und Gefäßkomplikationen bei Beckenbrüchen

Eine Fraktur ohne Thrombose in den naheliegenden Venen kann man sich gar nicht vorstellen. Die Thrombose wird durch Thromboplastin, das entweder aus den subendothelialen Strukturen oder aus den Thrombozyten großer Hämatome und schließlich aus verschiedentlich lädierten Weichteilzellen entstammt, eingeleitet.

Die klinische Symptomatologie peripherer posttraumatischer Venenthrombosen projiziert sich allgemein in das klinische Bild der traumatischen Läsion. In exzessiven Fällen entsteht eine qualitative Superposition der durch quantitative Venenthrombosen lädierten Peripherie, wie wir sie z. B. bei der Phlegmasie finden. Anders entfaltet sich jedoch eine posttraumatische Thrombose in zentral liegenden Frakturbereichen. Zu diesen zählt man auch Thrombosen nach oder bei Beckenbrüchen. Diese bleiben meist klinisch stumm, jedoch unter gewissen Umständen muß man ihre Einwirkung auf gewisse Funktionen in Betracht ziehen. Es sind dies hauptsächlich Disfunktionen im Bereiche der Exkretion (Stuhl und Urin), periphere neurologische Symptome und "septische" Fieberschübe bei wiederholt negativen Blutkulturen.

Früher vermuteten wir eine Beckenvenenthrombose bei den erwähnten Symptomen ceteris paribus. In den letzten Jahren kann man sie auch exakt bestätigen. Es sind dies heute hauptsächlich 2 Methoden der Beckenvenenthrombosendarstellung, die relativ harmlos seitens des Patienten verwendet werden können, nämlich die Zirkulationszeitmessungen mittels Isotopen (Injektionsstelle: Rete venosum dorsale pedis; Meßstellen: Wadenmitte, fossae inguinales, rechtes und linkes Mesogastrium und Leber im 12. Interkostalraum medioklavikulär) und die periphere Phlebographie.

Wir finden es für selbstverständlich, daß man diese Untersuchungen, hauptsächlich die Phlebographie, nur dann vornehmen sollte, wenn sie für Klärungen von Komplikationen der Beckenvenenthrombosen unbedingt notwendig sind, Es ist dazu noch zu bemerken, daß bei den reichen Venenverflechtungen in diesem Bereiche falsch positive als auch falsch negative Ergebnisse verzeichnet werden können. Sie sind bei der Phlebographie hauptsächlich dort, wo man nicht mit Serienangiographen und motorisch gesteuerter Spritze arbeitet, nicht selten.

In unserem Krankengut, das unsere Mitarbeiter heute in anderen Zusammenhängen präsentierten und das 444 Beckenbrüche, und zwar in einer Zeitspanne von 20 Jahren betrifft, sahen wir uns gezwungen, die erwähnten Methoden zur Objektivisierung der posttraumatischen Beckenvenenthrombosen 19 mal anzuwenden. Wir fanden sie positiv 8 mal, 5 mal ausgesprochen negativ, der Rest war diagnostisch unsicher.

E. Hausmann

Zur Kasuistik eines Falles mit Beckenbruch und schwerer Gefäßverletzung

Ein 57-jähriger Patient erlitt 1972 als Fußgänger einen schweren Verkehrsunfall. Er wurde beim Überqueren einer Fahrbahn von einem PKW niedergestoßen.

Bei der Aufnahme konnte der Druck nicht gemessen werden, es bestand eine Amnesie hinsichtlich des Unfallherganges. Nach Auffüllen mit Plasma-Expandern und Blut konnte ein RR von 120 syst. erreicht werden, ohne daß es zu einem nachweisbaren Puls in der rechten Leiste kam. Es bestand eine Harnblutung mäßigen Grades. Die Röntgenuntersuchung ergab bei der Übersichtsaufnahme eine zentrale Hüftluxation rechts mit schrägen Abbrüchen des oberen zentralen Schambeinastes, der Ala und einen Bruch des Sitzbeines ohne nennenswerte Verschiebung im Sinne des Types BÖHLER II. Außerdem bestand ein Schienbeincondylenbruch derselben Seite.

Die Aufnahme ist aus Gründen technischer Insuffizienz für eine Reproduktion nicht geeignet. Es wurden daher die Konturen des Röntgenbildes in eine schematische Zeichnung übertragen (Abb. 1).

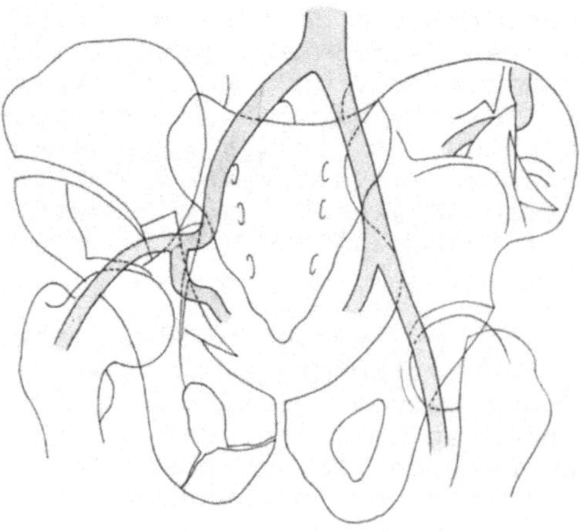

Abb. 1

Eine Cystographie ergab eine Verschiebung der Harnblase aus der Mittellinie nach links. Da sich akute Durchblutungsstörungen der rechten unteren Extremität einstellten und eine zunehmende Schwellung im Bereich des rechten Unterbauches auftrat wurde beschlossen, die Beckengefäße zu revidieren. Die freigelegte A. femoralis communis unterhalb des Leistenbandes war leer und offen. Bei der extraperitonealen Präparation in Richtung Beckengefäße durch einen Pararektalschnitt entleerte sich ein mächtiges unter Druck stehendes Hämatom und es kam zu einer profusen Nachblutung aus der Tiefe. Nach Normalisierung des Druckes und Abdichten mit Spongostan und heißen Kompressen ergibt die Revision eine Verziehung der großen arteriellen und venösen Beckengefäße nach dorsal, wo sie in einen - am Übersichts-Röntgen - kaum in Erscheinung tretenden Bruchspalt eingeklemmt sind. Ein mit dem Schambein noch in Verbindung stehender Knochenspan drückt von vorne her auf die äußeren großen Ilikagefäße, die fußwärts davon pulslos sind. Ein Anheben des Spornes gelingt nicht. Er wird abgezwickt, wodurch die äußeren Ilikagefäße etwas entlastet werden aber durch die weiter eingeklemmten inneren Ilikagefäße noch abgewinkelt bleiben. Da mit einer Lösung der inneren Ilikagefäße nicht zu rechnen ist, werden sie knapp über der Fraktur ligiert und abgebogen, so können die äußeren Ilikagefäße in ihre normale Position gebracht werden. Mit der Ligatur wird eine 1,5 cm lange Läsion der V. ilica interna ausgeschaltet.

Die V. ilica externa weist an der lateralen Wand einen 1,2 cm langen Riß auf, der nach Anschlingen des Gefäßes im gesunden mit Einzelnähten versorgt wird. Ebenso wird ein stark blutender venöser Ilikagabelriß versorgt. Die A. Ilica externa ist in einer Länge von 3 cm unterhalb der Gabel hart. Diese Verhärtung geht außen noch in die Gabel hinein. Da das Gefäß außen wohl geschunden, jedoch nicht unterbrochen erscheint, muß eine Intimaabhebung mit sekundärer Thrombose angenommen werden. Die Arteria wird eröffnet, die verletzte Intima angeschichtet, abgetragen und es werden die Abtragungsstellen in üblicher Weise sorgfältig intravasal vernäht. Nach Ausstreifen einer peripheren Thrombose mit dem Fogartykatheter wird die 3,5 cm lange Arterieninzision mit einer Streifenplastik aus der V. saph. verschlossen.

Die Beinpulse sind daraufhin bis in die Peripherie tastbar. Die Blutung aus der Fraktur hat sich zu diesem Zeitpunkt beruhigt.

Nach Drainage und Schichtverschluß wird die Beckenfraktur extendiert und der diakondyläre Schienbeinbruch lediglich auf einer Schiene gelagert. Der Patient wies einen protrahierten Schockzustand auf, ohne daß es zu einer Nachblutung gekommen ist.

2 Tage später kam es zum plötzlichen Exitus, nachdem 10 Minuten vorher von anderer Seite versucht wurde, die schockbedingte hohe Pulsfrequenz durch einen Beta-Receptorenblocker zu senken.

Bei der Obduktion fanden sich die operierten Gefäße ohne Nachblutung durchgängig, die rechte Nebenniere war durch eine pflaumengroße Blutung zum Teil zerstört, die linke Nebenniere war unauffällig. Es bestand eine mäßige bis mittelgradige Fettembolie der Lunge, keine Fettembolie des Gehirnes jedoch verstreut mikroskopisch kleine Blutaustritte aus Kapillaren und Praekapillaren sowie ein Hirnödem.

H. J. Serfling, E. Hagemann und R. Brückner

Die Gefahr der „leeren" Anamnese bei Pfählungsverletzungen

Bei Pfählungsverletzungen wird das Unfallgeschehen im allgemeinen genau angegeben und der Gegenstand, der zur Verletzung führte, mitgebracht, falls er sich nicht noch in situ befindet. Bewußt falsch dargestellt oder gar verheimlicht wird der Unfallhergang nur bei Selbstschädigungen und bei Verletzungen, die durch Nichtbeachtung von Dienstvorschriften oder Neckereien entstanden sind. Ferner sollte man stets bei Bewußtlosen, Betrunkenen und Polytraumatisierten an die Möglichkeit einer vorangegangenen Pfählung denken.

Die "leere" Anamnese kann zu schweren Schäden für den Betroffenen führen wie der von MERY beschriebene Fall zeigt. Ein 54-jähriger Mann wurde unter der Verdachtsdiagnose einer Darminvagination laparotomiert, da er seit 6 Tagen aus dem After blutete und Symptome einer schweren Peritonitis zeigte. Der Patient verstarb eine halbe Stunde nach der Operation. Erst bei der Sektion fand man einen Riß in der Rektumwand, der auf ein Trauma hindeutete, das der Patient verschwiegen hatte. V. HOCHENEGG berichtete über einen Knaben, der wegen Stuhlbeschwerden zum Arzt gebracht wurde und erst jetzt von einem Monate zurückliegenden Sturz mit starken Schmerzen im After erzählte. Im Darm fand sich ein 20 cm langes Stück einer Holzlatte. Aus der Straßburger Klinik wurden 2, von BÜCKING und ANDRÉ je eine Pfählungsverletzung mit verschleierter Anamnese mitgeteilt. Wir selbst sahen eine maskierte Pfählungsverletzung.

1971 kam ein 14-jähriger Junge wegen einer distalen Radiusepiphysenfraktur rechts, die er sich nach seinen Angaben beim Sturz vom Tisch zugezogen hatte, in unsere Behandlung. Die Einrichtung ergab kein befriedigendes Ergebnis. Der Verletzte wurde deshalb stationär aufgenommen. Auffällig war die Blässe des Knaben, die auf die Schmerzen von seiten der Fraktur zurückgeführt wurde. In der Nacht - 13 Std. nach dem "Unfall" - klagte der Patient plötzlich über krampfartige Leibschmerzen. Die Abwehrspannung war zunächst im Unterbauch lokalisiert, erstreckte sich aber bald über das gesamte Abdomen. Die Bauchübersicht im Stehen ergab eine Spiegelbildung im rechten Unterbauch. Da der Knabe vor 8 Jahren appendektomiert worden war, wurde an einen Verwachsungsileus gedacht. Außerdem mußte auf Grund der Anamnese - Sturz vom Tisch - eine Milzruptur in Erwägung gezogen werden. Unter dieser Verdachtsdiagnose wurde laparotomiert. Nach Eröffnung des Peritoneums entleerte sich reichlich Exsudat. Die Milz war nicht verletzt. Bei weiterer Exploration quoll aus dem kleinen Becken stinkende Flüssigkeit. Nach Vorziehen des Sigmas erkannte man oberhalb der peritonealen Umschlagfalte einen 4 cm langen querverlaufenden Riß in der Mastdarmvorderwand, aus dem sich Kot entleerte. Es erfolgte eine zweischichtige Übernähung der Perforationsstelle. Drainage des kleinen Beckens. Anlegen einer doppelläufigen A. praeter naturalis transversalis. Hohe antibiotische Abschirmung.

Auf intensives Befragen nach der Operation erzählte der Knabe schließlich, daß er sich am Unfalltag aus Unfug einen Rechenstiel in den After eingeführt habe. Erst dann ist er - offenbar infolge des Schmerzschockes - gestürzt und hat sich dabei die Fraktur zugezogen.

Der Heilverlauf wurde durch eine Bauchdeckenphlegmone und eine Dünndarmfistel kompliziert. Letztere konnte 6 Wochen nach der Erstoperation beseitigt werden. 6 Monate nach der Pfählungsverletzung wurde der Anus praeter naturalis verschlossen. Die Operation eines kindskopfgroßen Narbenbruches erfolgte 2 1/4 Jahre nach dem Trauma.

Bei Kenntnis der wahren Vorgeschichte hätte der Heilverlauf wesentlich abgekürzt werden können. Die modernen diagnostischen und chirurgischen Maßnahmen sind hierzu in der Lage.

Weitergebracht hätte uns auch die Empfehlung MADELUNGS, der gegebenenfalls zur Klärung der Diagnose die beim Unfall getragene Kleidung auf Blut und Defekte zu untersuchen. Im nachhinein entdeckten wir nämlich in der Unterwäsche winzige Blutspuren, während sich bei der rektalen Untersuchung kein Blut am Handschuh befand.

Der Verletzte und wir hatten Glück, daß die ungünstige Radiusepiphysenfraktur zur stationären Aufnahme führte. Bei ambulanter Behandlung hätte es zum letalen Ausgang kommen können.

W. Stern

Die perineale Pfählungsverletzung (1966 – 1972)

Es ist kaum ein viertel Jahrtausend her, daß Todesurteile durch Pfählung in qualvoller Weise vollzogen wurden. Eine Publikation von STIASSNY beschäftigt sich ausführlich mit dieser Art der Todesstrafe. Aus meiner frühen Jugend ist mir vom Besuch des Historischen Musuems der Stadt Wien ein Bild unauslöschlich in Erinnerung, das die Pfählung von Kindern im Verlauf der Türkenbelagerung eindringlich zur Darstellung bringt. Andererseits wurden bereits im 17. Jahrhundert Darmverletzungen infolge Pfählung mittels Kolostomie behandelt. Mit fortschreitender Zivilisierung wurden die Möglichkeiten der Exekution "humaner", die Gelegenheiten zu Pfählungsverletzungen durch die zunehmende Technisierung häufiger.

Die Begriffsbestimmung der Pfählungsverletzung verdanken wir MADELUNG, der sich 1890 ausführlich mit dieser Art von Traumen beschäftigte und in einer zusammenfassenden Publikation im Jahre 1925 über 276 Fälle von Pfählungen mit Verletzung des Afters bzw. Mastdarmes berichtet, wovon 224 Männer und 52 Frauen betroffen waren. Er definiert die Pfählungsverletzungen wie folgt:

"Es handelt sich um das Eindringen von pfahlförmigen, stumpfen oder spitzen Gegenständen in den Körper, die unregelmäßige, meist gequetschte Wunden mit einem nicht immer geradlinigen Wundkanal hervorrufen".

Es werden zwei Arten des Mechanismus angegeben, nämlich die passive Form, wobei der bewegte Körper gegen ein ruhendes pfahlförmiges Gebilde geführt wird und die aktive, wobei der umgekehrte Vorgang beobachtet wird. Die Folgen sind im wesentlichen die gleichen, wobei darauf hingewiesen werden muß, daß der Verlauf des durch das Eindringen des Fremkörpers hervorgerufenen Kanals abhängig von der Körperposition im Augenblick des Unfalles und den folgenden Bewegungen des Körpers ist, wogegen die Form des Gegenstandes dafür im wesentlichen irrelevant erscheint. Der Pfahl nimmt beim verhältnismäßigen langsamen Vordringen im Körper seinen Weg dahin, wo er den geringsten Widerstand findet, also durch natürliche Gewebsspalten, entlang von Muskeln und Faszien, wobei er die Organe auseinanderdrängen kann. Eine Ablenkung ist durch die Knochen des Beckens möglich.

Dem Titel dieser Arbeit entsprechend wurde das Patientengut der Unfallkrankenhäuser und der Chirurgischen Abteilung des Heeresspitales Wien aus den Jahren 1966 - 1972 auf Fälle von perinealen Pfählungsverletzungen hin durchgesehen. Dabei wurde die Bezeichnung der Pfählung im Sinne LORENZ BÖHLERS ausgelegt, der im Gegensatz zu v. REDWITZ das Eindringen eines pfahlartigen Gegenstandes nicht nur durch präformierte Körperöffnungen als solche Verletzungen anerkannt wissen will.

Es konnten insgesamt 40 Fälle zusammengestellt werden, 35 Männer und 5 Frauen, eine Verteilung die sich mit den Angaben in der Literatur deckt.

Die Alters- und Geschlechtsverteilung stellt sich wie folgt vor (Tabelle 1).

Tabelle 1

	Männer	Frauen	Gesamt
Bis 15 Jahre:		1	1
von 16 - 25 Jahre:	9	3	12
von 26 - 35 Jahre:	13	1	14
von 36 - 45 Jahre:	5	-	5
von 46 - 55 Jahre:	4	-	4
über 55 Jahre:	4	-	4
	35	5	40

Von den 40 Verletzten wurden 4 konservativ behandelt, 36 operiert davon 28 Patienten lediglich lokal im Bereiche der Verletzung, achtmal mußte eine Laparatomie durchgeführt werden wobei sich dreimal die Notwendigkeit zur Anlegung einer Kolostomie zur Ausschaltung verletzter Darmteile ergab. Das Rektum war in 4 Fällen verletzt worden, 2 davon mit teilweiser bzw. kompletter Sphinkterzerreißung, dabei konnte durch die primäre Naht des Schließmuskels in beiden Fällen Kontinenz erzielt werden. In einem Fall war die Blase, in einem zweiten die Vagina mitverletzt. Bei 3 Patienten kam es zu perforierender Verletzung der Harnblase, einmal war diese mit der Beschädigung des Rektum und einmal mit der Vagina vergesellschaftet. In einem Fall wurde die Harnblase an der Vorder- und Hinterwand durchstoßen. Ein Patient erlitt einen

Abriß der Urethra in der Pars membranacea, wobei eine primäre Vereinigung der Rißstellen über einem Dauerkatheter erfolgte. (Über die beiden letzten Fälle wurde von FLOTH und KUDERNA heute gesondert berichtet). 3 mal konnten Vaginalverletzungen festgestellt werden, davon 1 mal gemeinsam mit dem Rektum, einmal mit der Blase.

Von den 40 Fällen endeten 2 letal, beide Patienten waren polytraumatisiert, der eine starb unmittelbar nach der aus vitaler Indikation durchgeführten Splenektomie, bevor noch die anderen Verletzungen versorgt werden konnten, der zweite endete durch Suizid in der dritten Woche post operationem.

Bei 4 Patienten konnten am Ende des Pfählungskanales Fremdkörper gefunden werden, Teile von Holzspänen, Kleiderreste, einmal eine Skispitze, letztere wurde erst einige Tage nach einer auswärts durchgeführten operativen Versorgung bei einem Zweiteingriff gefunden.

Bei einem der konservativ behandelten Fälle - er wurde zunächst als unbedeutend angesehen und vom Hausarzt als Bagatellverletzung behandelt - trat eine Tetanusinfektion auf, die unter massiven Tetanus-Antitoxingaben bei gleichzeitiger aktiver Immunierung und antikonvulsiver Behandlung an einer Intensivstation zur Ausheilung gebracht werden konnte.

31 Patienten konnten innerhalb von 3 Wochen das Spital verlassen (1. Woche 10 Patienten, 2. Woche 12 Patienten, 3. Woche 9 Patienten) 4 Patienten blieben 4 Wochen, 5 Patienten länger als 4 Wochen in Spitalspflege.

Über einen der Fälle, der mit Verletzung des Mastdarmes und der Blase zur Beobachtung kam möchte ich etwas ausführlicher berichten, es handelt sich um einen 19 Jahre alten Soldaten, der sich eine perineale Pfählungsverletzung durch Sprung von einem Funkwagen auf einen Erdspieß aus Stahl zuzog. Dabei kam es zur Zerreißung der hinteren Komissur mit kompletter Durchtrennung des Sphinkter ani, Durchspießung der Rektumvorderwand, Eröffnung der Blasenhinterwand zwischen den Ostien und ausgedehnter retroperitonealer Blutung. Die Versorgung an der Chirurgischen Abteilung des Heeresspitales erfolgte durch primäre Blasennaht, Sicherung durch Harnröhrenkatheter und suprapubischen Verweilkatheter, Naht der Rektumvorderwand sowie des Sphinkters nach Resektion des Steißbeines, Anlegen einer Transversostomie zur Entlastung. Komplikationsloser Verlauf. Nach 3 Monaten Kolostomieverschluß, die Sphinkterfunktion war normal.

Nach 2 Jahren - inzwischen durchgeführte urologische Kontrollen ergaben eine zarte Narbe in der Blase - traten Miktionsbeschwerden auf (häufiger Harndrang, portionsweise Miktion). Die zystoskopische Untersuchung deckte das Vorliegen von überkirschgroßen Blasensteinen auf. Lithotripsie; histologisch wurden Nahtreste als steinbildende Ursache festgestellt. Der Patient ist seither beschwerdefrei. Diese seltene Spätkomplikation schien erwähnenswert.

Wie die Zusammenstellung dieser Fälle erkennen läßt, sind die Heilungsaussichten der Pfählungsverletzungen relativ gut, auch wenn dabei intraabdominelle Organe betroffen werden. So berichtet KÖLE 1950 über 17 perineale Pfählungsverletzungen aus der Grazer Universitätsklinik, FOX 1951 über 6 kindliche Patienten, wobei er einen Überblick über die in der amerikanischen Literatur erschienenen Publikationen gibt, KOLB und ZÄNGL 1955 über 40 Pfählungen aus der II. Chir. Univ. Klin. in Wien (1933 - 1953) mit 3 Todesfällen, wobei aber der Obduktionsbefund ergab, daß in keinem Fall durch die Art und Schwere der Pfählungsverletzung der exitus letalis hervorgerufen worden war, eine Beobachtung, die sich mit unseren Erfahrungen deckt.

Trotzdem müssen folgende Forderungen erhoben werden:

Beim Vorliegen einer perinealen Pfählungsverletzung ist die Einlieferung in ein Spital unbedingt erforderlich, wenn auch die Erscheinungen bei der Erstuntersuchung gering sein mögen.

Zum Ausschluß des Vorliegens von Verletzungen des Rektums, der Blase oder der Vagina bzw. der Urethra sind entsprechende Untersuchungen, wie digital-rektale Austastung, Rektoskopie, Blasenkatheterismus und Spekulumuntersuchung der Vagina unbedingt durchzuführen. An weiteren Untersuchungen scheint die Anfertigung eines Zystogramms bzw. Urethrogramms - auch im seitlichen Strahlengang bei Feststellung blutigen Harnes unbedingt angezeigt. Über die Obsorge betreffend die Entwicklung eines sogenannten "akuten Abdomens" scheint mir in diesem Kreis zu sprechen überflüssig.

W. H. Heiss

Pfählungsverletzungen im Kindesalter

Echte Pfählungsverletzungen des Ano-Genitalbereiches im Kindesalter sind Gott sei Dank ungewöhnlich selten, was auf die gut geschützte Lage dieser Region zurückgeführt werden muß. So fanden wir unter rund 25 000 stationär behandelten Kindern der Kinderchirurgie Abteilung Heidelberg während der letzten 12 Jahre nur 16 derartige Fälle. Entgegen der häufigen Ansicht, daß derartige Läsionen nur durch einen Sturz auf spitze Gegenstände, wie Aststrünke oder Zaunspitzen hervorgerufen werden könnten, waren die Unfallursachen wesentlich vielfältiger. So wurden nur 4 perineale Pfählungen durch Sturz von einem Baum oder einer Mauer verursacht (Abb. 1), während wir 3 mal Verletzungen des Dammbereiches und der Vagina durch Auslaufhähne am Schwimmbeckenrand fanden. 2 mal erfolgte die Verletzung durch Schaukeln auf einem unbearbeiteten Baumstamm mit Aststummel, bzw. einer Schaukel mit defektem Haltegriff. Einmal sind beim Rodeln in Bauchlage die hinteren Schlittenholme durch plötzliches Abbremsen an einem Hindernis oberhalb der Symphyse in die Becken- und Blasenregion eingedrungen, ein Junge hat sich beim Herabsteigen von einer Leiter in einer am Boden stehenden Vorschlaghammer gesetzt. 5 mal mußten wir schwerste Pfählungsverletzungen nach An- oder Überfahrenwerden durch LKW, Straßenbahn oder Ackergerät beobachten, besonders schwerwiegend waren die Verletzungen bei einem 12-jährigen Jungen, der nach Sturz von einem Traktor durch die Schaufeln eines nachfolgenden Rübenausgräbers erfaßt und mitgeschleift wurde, so daß wir uns hier in Anbetracht der nachfolgenden Vorträge auf diesen kasuistischen Beitrag beschränken wollen:

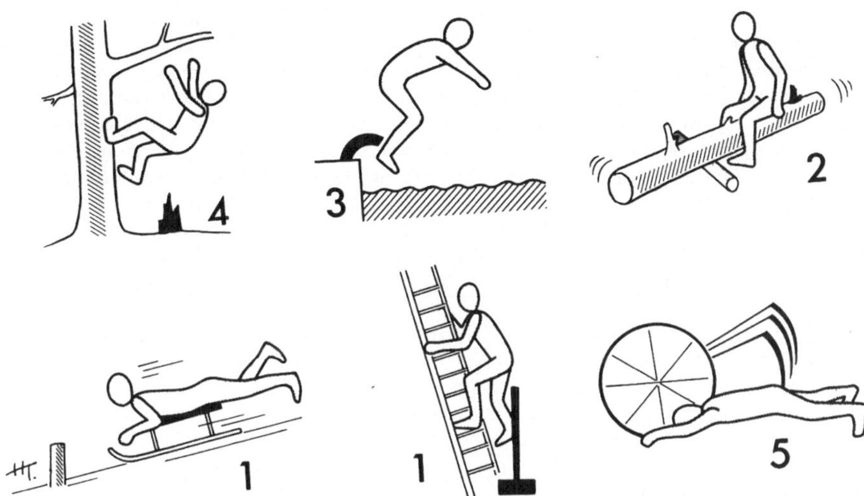

Abb. 1. Schematische Darstellung der Unfallursachen von kindlichen Pfählungsverletzungen

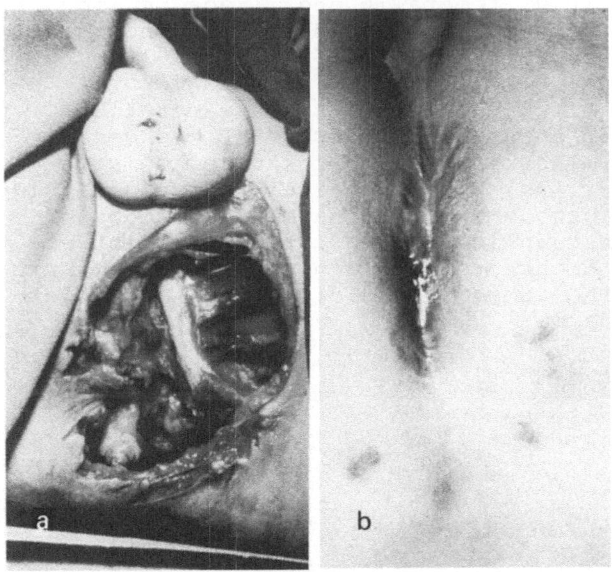

Abb. 2a und b. Tiefreichende Pfählungsverletzung bei einem 12-jährigem Jungen mit schwersten Zerreißungen im Beckenbereich durch einen Rübengräber; (b) Derselbe Patient 3/4 Jahr nach der Verletzung

Abb. 2a zeigt den Lokalbefund direkt nach dem Unfall mit schwerster Zerstörung des gesamten pararektalen Bindegewebes und völligem Freiliegen des Sitzbeins. Anus und Rektum waren vollständig aus ihren Gewebsverbindungen gelöst, zeigten jedoch noch fibrilläre Kontraktionen. Nach Ausschluß einer Harnröhrenverletzung wurde bei der sofort durchgeführten Wundversorgung in Allgemeinnarkose des Wundgebiet soweit wie möglich von den zerfetzten Gewebsmassen und eingedrungenen Erdverschmutzungen gereinigt und nach ausgedehnten Drainagen die Haut soweit wie möglich rekonstruiert und der völlig freiliegende Anus wieder eingenäht. Zur Sicherstellung der Stuhlentleerung wurde eine temporäre Kolostomie im Sigmabereich notwendig. Unter hochdosierter Antibiotikagabe und täglichen Spülungen verkleinerte die riesige Wundhöhle sich langsam und schloß sich schließlich spontan. Da der Anus klinisch und röntgenologisch eine ausreichende Sensibilität und Schlußfunktion aufwies, konnte ein halbes Jahr später der temporäre Anus praeter reseziert und die Kontinuität des Dickdarmes durch eine End-zu-End-Anastomose wiederhergestellt werden.

Abb. 2b zeigt den Befund ein 3/4 Jahr nach der schwerwiegenden Verletzung. Der Junge weist heute trotz der schweren Nerven- und Muskelläsionen eine ausreichende Kontinenz auf und ist nur bei dünnen Stühlen leicht verschmiert. Errektionsstörungen waren bisher nicht zu beobachten, sind bei derartigen Verletzungen jedoch unter Umständen zu erwarten.

Auch bei unseren 3 Pfählungsverletzungen nach Verkehrsunfällen, die meist mit schweren Beckenfrakturen kombiniert waren, war der Heilverlauf komplikationslos. Lediglich ein 16-jähriger Junge, der in voller Fahrt von der vorderen Kupplung einer Straßenbahn erfaßt wurde, ist aufgrund des schweren Blutverlustes infolge eines Mesenterialrisses, einer Zerfetzung von Sigma und Mesosigma sowie einer Rißwunde der V. femoralis und iliaca bei schwerster Zertrümmerung des Beckens und tiefreichender Pfählung unmittelbar nach der Aufnahme verstorben.

Erst kürzlich haben wir von MITCHELL ebenfalls von einer tiefreichenden Pfählung nach Überfahrenwerden durch ein Ackergerät erfahren, bei dem neben einem Ausriß der Ano-rektalregion auch die Harnröhre mitverletzt war. Bei Kindern heilen jedoch derartig schwere Verletzungen unter ausgedehnter Drainage und hochdosierter Antibiotikagabe meist erstaunlich gut. Wichtig erscheint allerdings darüber hinaus die Sicherstellung einer ungestörten Urin- und Stuhlentleerung durch eine temporäre Ableitung bei Mitverletzungen von Urethra und Mastdarm.

G. v. Foerster

Erstversorgung bei Pfählungsverletzungen

Von Pfählungsverletzungen spricht man, wenn der fallende oder sich bewegende Körper auf einem ruhenden Gegenstand aufgespießt wird. Früher verstand man darunter lediglich auf diese Weise entstandene Verletzungen des Unterleibes. Heute werden auch solche im Bereich anderer Körperregionen mit einbezogen. Eine besondere

Rolle spielen neben Extremitätenpfählungen die 3 großen Höhlen des Schädels, des Thorax und des Abdomens. Es bleibt jedoch die Bauchhöhle, die für Pfählungsverletzungen am meisten exponiert scheint. Gewissermaßen typisch sind diejenigen am unteren Stammesende, insbesondere von der Dammgegend vordringende, wie sie durch Sturz, Fall oder Herabgleiten des Körpers auf pfählende Gegenstände zustande kommen. Je nach der dabei auftretenden Energie- und Aufprallwucht können auch sehr stumpfe Pfahlenden das Perineum durchstoßen oder aber in Anus oder Vagina abgelenkt werden. Von dort aus können Durchbohrungen der Bauch- bis zur Brusthöhle und in den Halsbereich stattfinden, besonders bei Fall aus großer Höhe und Zusammenknicken des Körpers. Jeder Fall weist Besonderheiten auf. Der Verlauf des Wundkanals ist bei äußerer Betrachtung außerordentlich schwierig zu beurteilen. Man kann zunächst nie sicher sagen, welche Höhlorgane oder Körperhöhlen eröffnet sind, vor allem aber auch, ob Gefäße verletzt und durch den evt. noch liegenden Gegenstand tamponiert sind.

Die früher sehr hohe Letalität konnte in den letzten Jahrzehnten erheblich gesenkt werden von etwa ca. 60% auf unter 5%. Allen Pfählungsverletzungen ist an Gefahren gemeinsam: 1. die Blutung, 2. die Infektion, 3. die Verletzung wichtiger Organe und 4. die Gefahr des Nichterkennens solcher Verletzungen.

In den meisten Fällen entsteht infolge der Schwere und der Grobheit der Verletzungen, sowie der ausgeprägten Quetschungen der betroffenen Körperabschnitte ein mehr oder weniger starker Schock. Da dieser Schockzustand, zumal wenn er ausgeprägt ist, einen erforderlichen operativen Eingriff erheblich verzögern bzw. infragestellen kann, gilt der Schockbehandlung absolute Priorität. Auffüllen des Kreislaufes, Blutentnahme, Blutgruppenbestimmung, Bereitstellung von Transfusionsblut, da immer mit erheblichen Blutungen gerechnet werden muß.

Im Anschluß an die Schockbehandlung folgt die gründliche Wundrevision evtl. in Narkose. Der noch liegende verletzende Gegenstand wird immer nur in Vollnarkose unter voller Operationsbereitschaft entfernt. Bei der Wundrevision ist zu berücksichtigen, daß der Wundkanal nicht immer geradlinig verlaufen muß, der pfählende Gegenstand kann beim Austreten auch von seiner ursprünglichen Richtung abgelenkt werden, wie er überhaupt den Weg des geringsten Widerstandes geht. Der mit Buchten und Taschen versehene Kanal ist möglichst bis zu seinem Ende darzustellen und offene Wundbehandlung anzustreben. Verletzungen benachbarter Strukturen sind genau zu beachten.

An weiteren diagnostischen Maßnahmen sollten parallel laufen, Bestimmung des Hämatokrits, der Leukozyten, Abnahme eines Urinsedimentes sowie Röntgenübersichtsaufnahmen des Thorax und Abdomens. Eine rektale Untersuchung ist dringend erforderlich. Der kleinste klinische Verdacht auf eine peritoneale Beteiligung wie Allgemeineindruck, Bauchdeckenspannung oder Douglasschmerz, sowie Blutungsverdacht sollen zur Laparotomie führen. Finden sich bei der rektalen Untersuchung oder bei der Laparotomie auch nur geringste Anzeichen einer Darmverletzung, so ist außer deren Versorgung immer die Anlage eines temporären Anus praeter angezeigt.

Blutiger Urin weist auf Mitbeteiligung des Harnsystems hin. Sollte von der Gesamtsituation her die Möglichkeit bestehen, so ist es ratsam, eine i. v. oder retrograde Darstellung des Systems durchzuführen. Harnröhrenabrisse, Quetschungen, Blasenzerreißungen und Ureterenabrisse sind häufige Komplikationen bei Pfählungsverletzungen. Bei schwersten Zerstörungen der ableitenden Harnorgane beschränkt man sich auf Drainage, suprapubische Blasenfistel; wiederherstellende Operationen können in einer 2. Sitzung nach Abklingen eventuell zu erwartender Infektionen durchgeführt werden. Bei Revision der Bauchhöhle ist immer darauf zu achten, daß der pfählende Gegenstand auch dort Verletzungen hervorgerufen haben kann, wo er zur Zeit des Eingriffes nicht mehr liegt. Bei klinisch dezenter Symptomatik kann ein unterhalb des Nabels über einen Trokar in die Bauchhöhle eingeschobenen Drain (wie wir dies aus der Diagnostik des stumpfen Bauchtraumas her kennen) wichtige Hinweise auf Blutungen oder Perforationen geben. Es sei nochmals betont, daß die Anlage eines temporären Anus praeter der sicherste Weg ist, um sich vor Komplikationen von Seiten des Darmes zu schützen.

Abschließend möchte ich über einen etwas atypischen Fall berichten:

Ein 35-jähriger Mann klagt bei der Aufnahme über Blutungen aus dem After. Bei der klinischen Untersuchung tastet man rektal einen harten Gegenstand, der sich später auf dem Röntgenbild deutlich als Bierflasche zeigt. Der Verletzte war bei Manipulationen mit der Flasche auf diese gefallen, dabei wurden die Sitzbeinhöcker auseinandergedrückt und die Flasche verkeilte sich fest im kleinen Becken. Versuche, die Flasche mit Geburtszange und Vacuumextraktor zu entfernen, mißlangen, so daß eine Laparotomie durchgeführt werden mußte. Die Bierflasche war so fest verkeilt, daß sie nach Kolotomie mit einem Holzstiel von anal her nach Kranial herausgepreßt werden mußte. Wegen der dabei entstandenen Darmwunde mußte auch hier ein Anus praeter angelegt werden.

Pfählungsverletzungen bedürfen einer besonders intensiven Diagnostik und subtilster Revision der Wunden und schützen selbst dann noch nicht vor Überraschungen. Oft gilt es, sich unter Umständen schnell zu einer Laparotomie zu entschließen und nicht die Zeichen einer Peritonitis abzuwarten.

Der Fortschritt der Medizin wird hoffentlich die Letalitätsziffer weiter senken, und rekonstruktive Eingriffe werden die Folgen an verletzten Organen mindern.

R. Scholz und P. Petritsch

Pfählungsverletzungen im Bereich des Beckens, Therapie und Ergebnisse

In den letzten 5 Jahren konnten wir an der Chir. Univ. Klinik Graz insgesamt 9 Pfählungsverletzungen bei einer Frequenz von ca. 2 200 stationären Unfallpatienten pro Jahr beobachten. Davon entfielen 7 auf den Bereich des Beckens, die restlichen 2 auf den Thoraxbereich.

Die Diagnostik wird kaum Schwierigkeiten bereiten, da in jedem Fall die operative Revision erfolgen wird. Es soll lediglich darauf hingewiesen werden, daß bei Verdacht auf eine Verletzung des Harntraktes ein Infusionsurogramm durchgeführt werden sollte. Dies scheint uns insofern wichtig, da sich bei einer möglichen Nierenverletzung intraoperativ die Indikation zur Nephrektomie stellen kann, und dazu die Kenntnis über die Funktionstüchtigkeit des kontralateralen Organs unbedingt erforderlich ist. Von Vorteil wäre auch noch die Durchführung einer Urethrographie bzw. Zystographie vor Operationsbeginn, da diese Untersuchungen wichtige Hinweise in Hinblick auf das später operative Vorgehen liefern können.

Zur Therapie wäre folgendes zu sagen: Es ist charakteristisch für die Pfählung, daß die Eintrittspforte oft sehr klein ist und man daher nicht auf den wahren Verletzungsgrad schließen kann. Ferner ist es eine Tatsache, daß gerade bei Pfählungsverletzungen das subjektive Befinden in keinem Verhältnis zum wahren Verletzungsgrad steht. Deshalb wird in vielen Fällen neben einer ausreichenden Revision des Wundkanals auch die Laparotomie erfolgen müssen. Das weitere Vorgehen richtet sich hierauf nach den jeweiligen intraoperativen Befunden.

Ist eine Verletzung der Bauchhöhle von vornherein auszuschließen, so wird sich die Therapie auf eine erweiterte Friedrich'sche Wundexzision und Naht beschränken. Ist dies jedoch nicht der Fall, da nur die Eintrittsöffnung sichtbar ist, bzw. die Austrittsöffnung eine Verletzung des Abdomens vermuten läßt, so wird sofort laparotomiert.

Bei Verletzung des Sphinkter ani wird dieser primär mit Catgutnähten versorgt. Dies war bei 3 unserer Patienten notwendig. In jedem Fall war damit ein gutes Resultat erzielt worden, alle Patienten waren nach Wundheilung kontinent. Ist das Rektum perforiert, dies war bei 3 unserer Patienten der Fall, wird die Perforationsstelle wenn möglich verschlossen, wobei auch Adaptionsnähte ausreichend sind. Wichtig ist jedoch die ausgiebige Drainage am besten von 2 Seiten, nämlich von oben und vom Damm über eine kleine pararektale Inzision her. Gleichzeitig sollte immer eine axiale Transversostomie angelegt werden. Bei Mitverletzung der Blase oder des Harnleiters ist diese in jedem Fall erforderlich.

Eine Blasenperforation wird zweischichtig mit Chromcatgut verschlossen. Sind Nähte im Lumen der Blase erforderlich, darf nur plain Catgut verwendet werden. Anschließend wird die Blase für ca. 1 Woche mittels eines urethralen Katheters bis zur Wundheilung drainiert. Bei Verletzung eines Harnleiters und gleichzeitiger Rektumperforation sollte eine Neueinpflanzung desselben in die Blase primär nicht versucht werden, sondern es sollte der Harn bis zur blanden Abheilung des infizierten Wundgebietes vorübergehend über eine Ureterocutaneostomie abgeleitet werden. Bei allen unseren Fällen kam es zur blanden Abheilung der Darmläsion, bzw. der Blasenverletzung. Die einzige Komplikation entstand nach einer primären Ureterozystostomie bei kombinierter Rektum-, Blasen-Perforation und Ureterabriß links. Die Folge war eine suprapubische Harnfistel, aufsteigende Harninfektion und letztlich der Verlust der linken Niere.

Abschließend kann jedoch gesagt werden, daß die Pfählungsverletzung ihren Schrecken weitgehend verloren hat. Voraussetzung ist natürlich die Einhaltung von bestimmten chirurgischen Kautelen und eine gezielte antibiotische Nachbehandlung.

H. Vagacs

Hüftverrenkungsbruch mit per- und subtrochanterem Trümmerbruch

Fallbericht über einen 37-jährigen Mann, der nach einem PKW-Unfall zutransferiert wurde, mit einer Hüftverrenkung nach hinten, Ausbruch des Pfannendaches und Mehrfachbruch unter dem Trochantermassiv ohne neurologische Ausfallerscheinungen, Femurdrahtextension 5 kg. Nach Schockbekämpfung Operation in Seitenlage am folgenden Tag mit dem Zugang nach MOORE, der Y-förmig zum Darmbeinkamm verlängert werden muß. Stabilisierung des Hüftgelenkes mit einer langen schmalen Platte vom Darm- zum Sitzbein, die das Pfannendach wieder an seinen Sitz preßt (eine Verschraubung der Pfanne war wegen der Größe des Bruchstückes nicht möglich). Versorgung des Mehrfachbruches unter dem Trochanter mit langer Kondylenplatte, wobei nur so viel Osteosynthesematerial wie notwendig verwendet wird. Postoperative Nachbehandlung: Extension mit Femurdraht für 3 Wochen, anschließend Bewegungsübungen mit der Schwebeschiene, Mobilisierung mit Stützkrücken nach 7 Wochen. Arbeitet wieder als Kranführer.

Seltene Pfählungsverletzung beim Skifahren!

Fallbericht über einen 38-jährigen Mann, der in Sitzhocke bremste und von einem Latschenkieferast aufgespießt wurde. Vom Skrotalansatz beginnend eine zunächst seichte, dann tiefer werdende Wunde, die das gesamte Perineum umfassend bis zum Hiatus sacralis reicht, der kaudal davon gelegene Kreuzbeinanteil war zertrümmert, des Rektum wie zu einem sakralen Akt ausgehülst, hatte sich doch der Levatorschlitz nach oben zurückgezogen. Ein Dauerkatheter war bereits angelegt. Dieser wurde entfernt, eine Urethrographie ergab einen großen Urethradefekt. Die nachfolgende operative Revision ergab, daß die Harnröhre unter einer intakt erscheinenden Weichteilbrücke gegen die Symphyse abgequetscht wurde. Naht der Harnröhre über einen von einer Sectio alta vorgeschobenen dünneren Katheter, Reinsertion des Levatortrichters am Anus, Drainage, Kolostomie. Nach 3 Wochen Auflassen der Kolostomie und Entfernung des Harnröhrenkatheters, anschließend der Sectio alta. Behandlung einer Sphinkterschwäche von Anus und Rektus mit Galvanostrom. Vollkommen kontinent entlassen.

F. PAUWELS

Atlas zur Biomechanik der gesunden und kranken Hüfte

Prinzipien, Technik und Resultate einer kausalen Therapie

305 Abbildungen in 852 Einzeldarstellungen.
VIII, 276 Seiten. 1973
Gebunden DM 390,–; US $159.90
ISBN 3-540-06048-0
Vertriebsrechte für Japan: Igaku Shoin Ltd., Tokyo

Bein und Statik

2. neubearbeitete Auflage von J. Lang, W. Wachsmuth
373 zum großen Teil farbige Abbildungen.
XII, 473 Seiten. 1972
(Lanz/Wachsmuth, Praktische Anatomie, Band 1, Teil 4).
Gebunden DM 675,–; US $276.80
ISBN 3-540-05747-1
Vertriebsrechte für Japan: Igaku Shoin Ltd., Tokyo

R. LIECHTI

Die Arthrodese des Hüftgelenkes und ihre Problematik

Mit einem Geleitwort von M. E. Müller, B. G. Weber
266 Abbildungen. XVIII, 270 Seiten. 1974
Gebunden DM 128,–; US $52.50
ISBN 3-540-06636-5
Vertriebsrechte für Japan: Igaku Shoin Ltd., Tokyo

P. JACOBS

Röntgenatlas der Hand

Aus dem Englischen übersetzt von G. Kaiser, M. Kaiser
300 Abbildungen. IX, 223 Seiten. 1975
Gebunden DM 68,–; US $27.90
ISBN 3-540-06792-2

Indikation zur Operation

Herausgeber: G. Heberer, G. Hegemann

Mit 118 Beiträgen
232 Abbildungen, 155 Tabellen. XVI, 505 Seiten, 1974
Gebunden DM 198,–; US $81.20
ISBN 3-540-06551-2

Preisänderungen vorbehalten

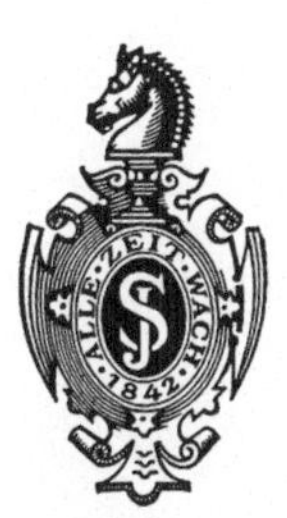

Springer-Verlag
Berlin
Heidelberg
New York

Hefte zur Unfallheilkunde
Beihefte zur Monatsschrift für Unfallheilkunde
Herausgeber: J. Rehn, L. Schweiberer

Heft 120
Knochenverletzungen im Kniebereich
2. Reisensburger Workshop zu klinischen Unfallchirurgie, 18.–21. September 1974
Herausgeber: C. Burri, A. Rüter, W. Spier.
Unter Mitarbeit von W. Bandi *et al.*
71 Abbildungen. VIII, 149 Seiten. 1975
DM 32,–; US $13.20
ISBN 3-540-07200-4

Heft 121
38. Jahrestagung
der Deutschen Gesellschaft für Unfallheilkunde, Versicherungs-, Versorgungs- und Verkehrsmedizin e.V.
21. bis 23. November 1974, Berlin.
Kongreßbericht im Auftrage des Vorstandes zusammengestellt von J. Probst.
245 Abbildungen, 86 Tabellen.
XXI, 562 Seiten. 1975
DM 118,–; US $48.40
ISBN 3-540-07467-8

Heft 122
B. FRIEDRICH
Biomechanische Stabilität und posttraumatische Osteitis
Experimentelle Untersuchungen zur Ätiologie und ihre Konsequenzen für die Klinik
51 Abbildungen, 17 Tabellen. VIII, 113 Seiten. 1975
DM 48,–; US $19.70
ISBN 3-540-07468-6

Heft 123
T. P. RÜEDI
Titan und Stahl in der Knochenchirurgie
22 Abbildungen, 7 Tabellen. VIII, 66 Seiten. 1975
DM 44,–; US $18.10
ISBN 3-540-07469-4

Heft 125
Bandverletzungen am Knie
3. Reisensburger Workshop zur klinischen Unfallchirurgie, 27. Februar bis 1. März 1975
Herausgeber: C. Burri, A. Rüter
Unter Mitarbeit von C. Burri *et al.*
84 Abbildungen. X, 148 Seiten. 1975
DM 32,–; US $13.20
ISBN 3-540-07374-4

Preisänderungen vorbehalten

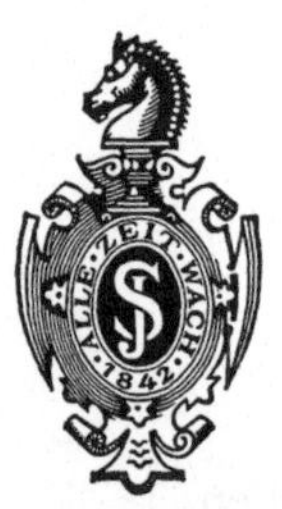

Springer-Verlag
Berlin
Heidelberg
New York